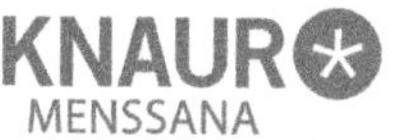
KNAUR
MENSSANA

Dietmar Hansch

Angst selbst bewältigen

Das Praxisbuch

Die Synergie-Methode – entwickelt aus der aktuellen Angstforschung

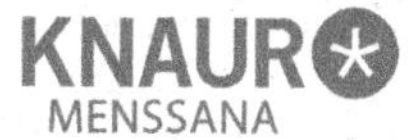

Besuchen Sie uns im Internet:
www.mens-sana.de

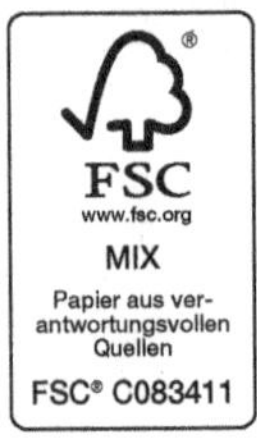

Ein Imprint der Verlagsgruppe
Droemer Knaur GmbH & Co. KG, München

Redaktion: Anke Schenker
Covergestaltung: ZERO Werbeagentur, München
Coverabbildung: FinePic® / shutterstock
Abbildungen: S. 340 Shutterstock.com; alle Grafiken Computerkartographie Carrle nach Vorlagen von Dr. med. Dietmar Hansch
Satz: Adobe InDesign im Verlag
Druck und Bindung: CPI books GmbH, Leck
ISBN 978-3-426-65803-1

5 4

Inhalt

Hilfe und Selbsthilfe bei Panik, Phobien und generalisierter Angst

Da Sie sich für das Thema Angsterkrankungen interessieren, gestatten Sie mir, Sie als wahrscheinlich Betroffenen direkt anzusprechen. Zunächst einmal kann ich Ihnen Mut machen: Angststörungen sind gut behandelbar. In nicht wenigen Fällen ist Heilung ganz oder weitestgehend möglich; vielfach lässt sich die Angst so weit eindämmen, dass keine Einschränkung mehr empfunden wird; immer ist eine deutliche Reduzierung des Leidensdrucks erreichbar!

Die Grenze zwischen noch normaler Angst in unsicheren Zeiten und einer Angsterkrankung ist natürlich fließend und manchmal schwer zu bestimmen. Sie sollten sich angesprochen fühlen, sofern Angstprobleme in erheblichem Maß Ihren Alltag beeinträchtigen. Es könnte sein, dass die Angst aus heiterem Himmel kommt, überstarke Ausmaße annimmt und mit ängstigenden körperlichen Phänomenen einhergeht (z.B. Schwitzen, Herzrasen, Zittern, Schwindel oder Atemnot). Es könnte sein, dass Sie aus Furcht vor solchen Angstanfällen bestimmte Alltagssituationen meiden, z.B. Einkaufszentren, öffentliche Verkehrsmittel oder Fahrstühle. Oder Sie haben in sozialen Anforderungssituationen – z.B. beim Halten von Vorträgen – eine überstarke Angst, die Ihre Leistungsfähigkeit beeinträchtigt. Und schließlich könnte es sein, dass Sie über viele Stunden des Tages von schwer kontrollierbaren Sorgen geplagt werden, die sich auf eigentlich normale Alltagsprobleme beziehen.

In diesen Fällen könnten Erkrankungen wie *Panikerkrankung, Platzangst (Agoraphobie), soziale Phobie* oder *generalisierte Angststörung* im Entstehen sein oder schon vorliegen. Diese Formen von Angststörungen sind die wichtigsten und werden im vorliegenden Buch besprochen. Aufs Ganze gesehen gehören Angsterkrankungen zu den häufigsten psychischen Störungen, und es gibt starke Hinweise, dass zumindest leichte bis mittelschwere Formen von Angststörungen häufiger werden.

Warum Selbsthilfe-Bücher?

Sollte das Gesagte zumindest teilweise auf Sie zutreffen, ist es eine gute Idee, zu solch einem Buch zu greifen. Insbesondere bei Angststörungen haben Selbsthilfe und Selbsthilfe-Bücher einen hohen Stellenwert. Fehlendes Wissen und inkorrektes Denken spielen bei der Entstehung von Angststörungen eine deutlich größere Rolle als bei anderen psychischen Erkrankungen. Die einfachste und effektivste Weise, sich das nötige Hintergrundwissen anzueignen, ist die Lektüre eines solchen Selbsthilfe-Buches. Generell sollte sich Psychotherapie so weit wie möglich als »Hilfe zur Selbsthilfe« verstehen. Einerseits wird so vermieden, dass Patienten in zu hohem Maße abhängig von ihrem Therapeuten werden, und andererseits geht es ja, genau besehen, auch gar nicht anders. Kaum einmal – ich selbst habe es nie erlebt – funktioniert Psychotherapie nach dem Prinzip der Wunderheilung: Eine geniale therapeutische Maßnahme, ein »innerer Knoten« löst sich und alles ist gut. Psychische Störungen beruhen zumeist auf Reaktions- und Verhaltensmustern, die durch die Gene, frühe Prägungen und ungute Gewohnheiten fest verwurzelt sind. Ihre Veränderung gelingt meist nur in einem längerfristigen Prozess des Umlernens und Übens nach dem Prinzip der kleinen Schritte. Das braucht deutlich mehr Zeit, als in ambulanten oder stationären therapeutischen Settings zur Verfügung steht. Daraus folgt: Es wäre gut, wenn Sie Schritt für Schritt die Fähigkeit aufbauen würden, einen möglichst großen Teil der Therapiearbeit in Eigenregie zu leisten. Soweit es Ihnen möglich ist, sollten Sie sich zu Ihrem eigenen Therapeuten ausbilden (lassen). Nutzen Sie dazu unbedingt Selbsthilfe-Bücher wie dieses. Studien zeigen, dass es Betroffenen mit geringen bis mäßigen Problemen durchaus gelingt, auf solchen Wegen der Selbsthilfe ausreichende Besserung zu erreichen. Anderenfalls suchen Sie sich zusätzlich einen Therapeuten. Erwarten Sie von diesem aber nicht, dass er Sie sozusagen am »offenen Herzen« operiert – engagieren Sie ihn als einen Helfer bei Ihrer Selbsthilfe und ergänzen Sie die Therapie durch eine selbstständige Arbeit mit Büchern wie diesem.

Gerade bei Angststörungen sind die Erfolgschancen eines solchen Selbsthilfe-Konzepts auch deshalb besonders gut, weil die Betroffenen zumeist genügend Kraft haben, es in ausreichendem Maße umzusetzen. Anders als etwa bei Menschen mit Depressionen oder Burn-out sind bei ihnen Antrieb und Motivation nicht oder zumindest nicht so stark und dauerhaft reduziert. Die Angst ist und bleibt eine Kraft – eine Kraft, die man auch zu ihrer eigenen Zähmung positiv nutzen kann.

Warum gerade dieses Selbsthilfe-Buch?

Zum Thema Angststörungen gibt es schon eine Fülle von Selbsthilfe-Büchern, darunter sehr gute, auf die hier zum Teil auch verwiesen wird. Was ist am vorliegenden Buch also neu oder anders? Um es gleich vorweg zu sagen: Was auch ich nicht anbieten kann, ist eine gänzlich neue Heilmethode mit sofortiger und durchschlagender Wirkung, und ich fürchte, auf eine solche Wundermethode sollten wir auch nicht hoffen. Denn viele gewichtige Gründe sprechen dafür, dass es so etwas auf absehbare Zeit nicht geben wird. Was es dagegen gibt, ist eine Handvoll altbekannter Verfahren, deren positive Wirkung wissenschaftlich nachgewiesen ist. Darüber hinaus gibt es eine Überfülle weiterer Methoden, die allenfalls eine geringe Wirkung zeigen, sofern man an sie glaubt *(Placebo-Effekt)*. Das Feld der Angstbehandlung ist deshalb sehr unübersichtlich. Oft werden bestimmte Einzelmethoden unangemessen in den Vordergrund gerückt oder gar als einzig heilbringende angepriesen. Es ist sehr schwer, hier Ordnung hineinzubekommen, um sinnvolle Auswahlentscheidungen zu treffen.
Was braucht es in dieser Situation? In welcher Richtung wäre noch Fortschritt zu erzielen? Nun, man müsste die wirksamen Methoden auswählen und auf eine Weise in ein Rahmenkonzept integrieren, die Synergien ermöglicht. So kann sich aus Einzelmethoden, die für sich genommen nur eine mäßige Wirkung haben, ein Gesamtherangehen entwickeln, das eine hochgradige Wirkung zeigt. Diesen Ansatz verfolge ich im vorliegenden Buch.

Deutlicher als bisher soll die »Psycho-Logik« der Angstentstehung und -behandlung dargestellt werden, deutlicher als bisher soll in einem ganzheitlichen Bild gezeigt werden, wie Psyche funktioniert, wie sich Angsterkrankungen einschleifen, welchen Ort, welche Funktion und welchen Stellenwert die einzelnen Therapiemaßnahmen haben, wie sie zusammenwirken und dadurch »Aufwärtsspiralen« erzeugen können. Dies sollte beim Leser und beim Betroffenen durch einen Zugewinn an Plausibilität die Veränderungs- und Therapiemotivation stärken.

Greifen wir kurz einen der zentralen Punkte heraus: In der wissenschaftlich fundierten Psychotherapie gibt es eine Tendenz, bestimmte Formen des Lernens isoliert zu betrachten, sie überzubetonen und gegen andere Lernformen in Stellung zu bringen. So solle man z.B. entweder nur kognitiv arbeiten oder nur konfrontativ, weil sich die beiden daran beteiligten Lernformen – das Einsichtslernen und das Gewöhnungslernen – wechselseitig behindern würden. Das ist nicht psycho-logisch. Im Gehirn laufen alle Lernformen ganzheitlich-integriert und parallel ab, auch und gerade bei den fehlgeleiteten Lernprozessen, die zu Angsterkrankungen führen. Im vorliegenden Buch werden die einzelnen Lernstufen deshalb gezielt angesprochen und in einem ganzheitlichen Prozess des Korrekturlernens zusammengeführt. Nur wenn ich auf der Einsichtsebene in der Tiefe verstanden habe, dass etwas Ängstigendes wirklich ungefährlich ist, vermag ich es in der Konfrontation auch innerlich so nah an mich »heranzulassen«, dass eine effektive Gewöhnung stattfinden kann.

Einer solchen »Suche nach Synergien« habe ich mich im Übrigen nicht nur bei der Angstbehandlung verschrieben. Seit vielen Jahren bemühe ich mich unter der Bezeichnung *Psychosynergetik* um den Aufbau einer ganzheitlichen Lehre der psychischen Veränderung. Hier geht es in erster Linie nicht mehr um die Beseitigung von Defekten, sondern um den Aufbau des Positiven und Gesunden. Sollten Sie die Herangehensweise dieses Buches überzeugend finden, hätten Sie damit die Möglichkeit, in verschiedener

Richtung bruchlos weiterzugehen – in Richtung einer Burn-out-Prävention z. B. oder in Richtung einer ganzheitlichen Persönlichkeitsentwicklung. Zu diesen und anderen Themen habe ich weiterführende Bücher publiziert.

Wie umgehen mit diesem Buch?

Ich habe mich entschlossen, in diesem Buch die Selbsthilfe bei den vier wichtigsten Formen von Angsterkrankungen – Panikstörung, Agoraphobie, soziale Phobie und generalisierte Angststörung – integriert zu besprechen. Zum einen sind die Grenzen zwischen den Diagnosen fließend – Betroffene werden oft von Mischformen geplagt –, zum anderen gibt es gemeinsame Grundlagen, und die Selbsthilfeprinzipien für eine Diagnose sind immer auch in Teilen für andere Diagnosen hilfreich.
Diese gemeinsamen Grundlagen und universellen Behandlungsansätze werden im ersten Teil des Buches besprochen. Im zweiten Teil geht es dann um die vier o.g. Einzeldiagnosen. Hier werden die spezifischen Mechanismen und Behandlungsmaßnahmen ergänzt.
Für den Betroffenen und Leser ergibt sich daraus die folgende Empfehlung: Egal, wo der Schwerpunkt Ihres Problems oder Ihres Interesses liegt, lesen Sie dieses Buch nach Möglichkeit ganz und beginnen Sie vorn. Die Buchteile und Kapitel bauen aufeinander auf, und es werden einige wenige Fachbegriffe eingeführt.

Ich habe mich bemüht, dieses Buch so einfach und so gut lesbar wie möglich zu gestalten. Allen meinen Patienten, Kollegen und Freunden, die mir dabei als kritische Probeleser geholfen haben, sei an dieser Stelle herzlich gedankt. Ein »Psycho-Krimi für den Nachttisch« ist es natürlich trotzdem nicht geworden. Ich bin mir aber sicher, dass es für die meisten Betroffenen gut möglich sein wird, es zu lesen und die besprochenen Übungen ausreichend gut umzusetzen. Zumindest unter Aufwendung einiger Mühe.
Und das sollte es Ihnen wert sein! Bedenken Sie, worum es geht!

Wie gesagt, sind Angststörungen gut behandelbar. Dennoch befinden Sie sich als Angstbetroffener in einer mehr oder weniger schwierigen und beeinträchtigenden Situation, aus der auf lange Sicht durchaus Gefahren erwachsen können. Denken Sie an Ihre gegenwärtigen Einschränkungen, denken Sie an die Freiheit und das Glück, das Sie zu gewinnen haben. Und dann entscheiden Sie sich dafür, die nötige Zeit und Energie aufzubringen, den Weg aus der Angst konsequent zu gehen.

Wenn Sie das Gefühl haben, dass dieses Buch zu Ihnen passt, dann entschließen Sie sich, richtig damit zu arbeiten. Es könnte sinnvoll sein, es zur Orientierung erst einmal komplett zu lesen, um es dann ein zweites Mal gründlich durchzuarbeiten. Hierbei können Sie entsprechend Ihrer individuellen Problematik natürlich Schwerpunkte setzen. Machen Sie Unterstreichungen, schreiben Sie sich Wichtiges heraus, denken Sie darüber nach, ergänzen Sie es durch eigene Gedanken, klären Sie aufkommende Fragen, wiederholen Sie die Hauptinhalte regelmäßig, bis Sie sie im Gedächtnis haben. Aber vor allem: Versuchen Sie so weit wie möglich, die beschriebenen Aufgaben und Übungen in die Praxis umzusetzen. Nur die mutigen Schritte auf der steinigen Straße bringen Sie ans Ziel, nicht das Betrachten des Wegweisers. Lassen Sie sich nicht durch Hindernisse aufhalten, springen Sie nicht von Buch zu Buch und von Guru zu Guru in der Hoffnung auf einfache Lösungen. Die gibt es leider nicht! Die Lösung liegt in einer systematischen, kleinschrittigen Veränderungsarbeit über längere Zeit. Besuchen Sie auch immer wieder einmal die Website www.angst-selbstbewältigen.de, die kontinuierlich um weiterführende und unterstützende Multimedia-Inhalte ergänzt wird.

Machen Sie sich bewusst: Krankhafte Ängste sind überbordende, irrationale Gefühle. Hierfür gibt es in unserer Psyche nur eine Gegenkraft: die Vernunft. Und genau diese stärken Sie, indem Sie sich ein Buch wie dieses zu eigen machen und seine Inhalte beherrschen lernen. Nehmen Sie die unvermeidlichen Schwierigkeiten an und wachsen Sie daran.

Ich wünsche Ihnen viel Erfolg dabei!

Teil 1: **Angsterkrankungen im Überblick**

1 Angst und Gehirn

Vier Gesichter der Angst: Panikstörung, Agoraphobie, soziale Phobie und generalisierte Angststörung

»Oh nein – jetzt geht das wieder los! Das ist so grauenvoll!« Und dann fängt das Herz an zu rasen, Hitze wallt hoch, das Zittern beginnt, Schweiß quillt aus allen Poren, die Luft wird knapp und ein Kloß verschließt den Hals. Eine innere Stimme schreit: »Ich kriege einen Herzinfarkt! Ich ersticke! Mich trifft der Schlag! Ich werde verrückt! Gleich falle ich um!« oder gar: »Ich sterbe!« Brustschmerzen, Schwindel und Entfremdungsgefühle können hinzukommen.

Wenn Sie solche Zustände kennen, leiden Sie wahrscheinlich an einer Panikstörung. Oft kommt es wie aus heiterem Himmel zu sich wiederholenden Panikattacken, bei denen sich die Angst in kürzester Zeit zu maximaler Intensität hochschaukelt. Die o.g. körperlichen Phänomene sind übersteigerte, aber im Kern normale und ungefährliche Begleiterscheinungen starker Angst. Sie werden aber nicht als solche erkannt, sondern als Symptome schlimmer körperlicher Erkrankungen interpretiert, die Angst machen und sich dadurch selbst verstärken.

In der Folge vermeiden die Betroffenen oft Situationen, in denen es schon einmal zu Panikattacken kam, in denen eine Flucht oder das Holen von Hilfe schwierig wäre oder peinliche Situationen entstehen könnten. Das betrifft einerseits sehr belebte Plätze wie Einkaufszentren oder öffentliche Verkehrsmittel, andererseits aber auch Situationen des Alleinseins wie Fahrstuhlfahren oder Waldspaziergänge. Dies nennt man Agoraphobie *(Platzangst)*. Panikstörung und Agoraphobie können zu sehr heftigen, einschränkenden und langwierigen Erkrankungen heranwachsen, sofern sie nicht frühzeitig und effektiv behandelt werden.

Oft ist die Angst aber auch auf ein spezielles Thema fokussiert –

man spricht dann von spezifischen Phobien. Die wichtigste und belastendste aus dieser Gruppe ist die soziale Phobie. Diese auch als *soziale Angsterkrankung* bezeichnete Störung ist die dritte Form von Angststörungen, um die es in diesem Buch gehen soll.
Die Sozialangst kann sich eher diffus auf alle sozialen Situationen – außerhalb von Familie und engem Freundeskreis – beziehen, in denen man bei bestimmten Tätigkeiten Gefahr läuft, prüfend beobachtet zu werden, z.B. Bezahlen an der Kasse, Unterschreiben am Bankschalter. Sie kann sich aber auch auf bestimmte Situationen fixieren, wie das öffentliche Reden und Präsentieren oder der Kontaktaufbau zum anderen Geschlecht. Sichtbare Symptome wie Rotwerden, Kloß im Hals, Zittern oder Schwitzen sind hier besonders gefürchtet, und es ist möglich, dass sich daraus ein ausgeprägtes Vermeidungsverhalten entwickelt.
Ein viertes Gesicht der Angst trägt den Namen »generalisierte Angststörung«. Hier tritt die Angst nicht so punktuell und heftig in Erscheinung, sie verteilt sich sozusagen gleichmäßiger über das ganze Leben. Die Betroffenen machen sich über jedes halbwegs problematisierbare Thema Sorgen: über die Gesundheit von Familienmitgliedern, über die finanzielle Absicherung oder die Zukunft der Firma. Schließlich sorgen sie sich darüber, dass sie sich so viele Sorgen machen und dass sie das nicht abstellen können. Je nach Veranlagung sind die Begleitsymptome unterschiedlich. Häufig finden sich Nervosität, Unruhe, Muskelverspannungen oder Schwindel. Diese Form der Angststörung entwickelt sich eher schleichend und kann in eine Depression übergehen.

Haben Sie sich bei den hier geschilderten Beschwerden wiedererkannt? Dann sollten Sie weiterlesen! Im zweiten Teil des Buches besprechen wir diese vier Angsterkrankungen im Detail – hinsichtlich ihrer Symptome, der dahinterstehenden Mechanismen sowie der Möglichkeiten von Hilfe und Selbsthilfe.
Aber zunächst: Was ist Angst eigentlich? Ist Angst immer krankhaft? Wo kommt sie her?

Angstantrieb: der evolutionäre Sinn von Furcht

Unser Körper, unser Gehirn und seine psychischen Funktionen sind im Laufe der Evolutionsgeschichte entstanden. Es bildeten sich Strukturen und Funktionen heraus, die unter den Lebensbedingungen der Primaten und Steinzeitmenschen dem Überleben dienlich waren. Alle Reaktions- und Verhaltenstendenzen, die für das Überleben des Einzelnen und seiner möglichst zahlreichen Nachkommen förderlich sind, sind genetisch festgeschrieben und haben die Tendenz, sich durch Genweitergabe von Generation zu Generation auszubreiten. Schon hier sei angemerkt: Das macht uns nicht zu Sklaven unserer Gene. Im Weiteren werden wir sehen, wie diese biologisch geprägten Verhaltenstendenzen auf menschlichem Entwicklungsniveau durch kulturelle Werte ergänzt und zum Teil korrigiert werden können.

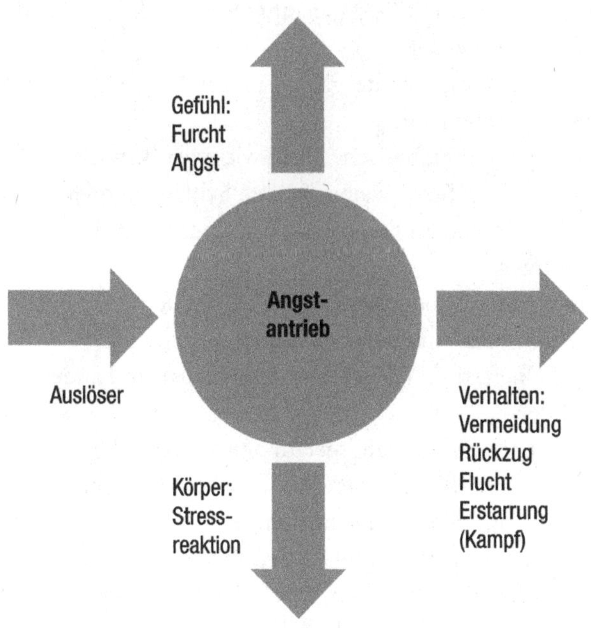

Abb. 1: Der Angstantrieb

Nun konnten ja Menschenaffen und Frühmenschen noch nicht wirklich gut konzeptionell denken und verfügten nicht über bewusstes Wissen in Bezug auf die Gefahren in ihrer Umwelt. Also musste ihnen die Evolution einen Instinkt »einbauen«, der sie per Gefühl von Gefahrenquellen fernhielt. Diesen Instinkt und seine Basis im Gehirn wollen wir hier als *Angstantrieb* bezeichnen (s. Abb. 1).

Der Angstantrieb reagiert auf bestimmte Auslösereize und weckt dann Gefühle von Furcht bzw. Angst. Im weiteren Sinne werden die Begriffe »Furcht« und »Angst« meist synonym benutzt. In der Fachsprache meint Furcht eher die emotionale Reaktion auf konkret im Raum stehende Gefahren. Angst dagegen bezieht sich mehr auf diffuse Bedrohungen, die noch unklar sind oder erst in der Zukunft erwartet werden. Um ein passendes Verhalten zur Gefahrenabwehr vorzubereiten, wird der Körper schon vorsorglich aktiviert. Hierfür sorgt die sogenannte Stressreaktion, die wir noch genauer besprechen.

Welche Gefahrenmomente gab es in der Steinzeit? Zählen wir mal die wichtigsten auf:

- mächtige und räuberische Tiere wie etwa Büffel oder Tiger
- kleine giftige Tiere wie bestimmte Schlangen oder Insekten
- Abgründe bzw. große Höhen, Verbunden mit der Gefahr des Abstürzens
- wankender Grund unter den Füßen, auf dem man den Halt zu verlieren oder einzubrechen droht
- Dunkelheit, tiefe Wasser, Unwetter, Feuer und andere Naturunbilden
- erkennbare Verletzungsgefahr mit der Erwartung von Schmerz und Blutaustritt – wenn einem etwa eine Speerspitze oder ein Büffelhorn zu nahe kommt
- körperliches Aufgehalten-, Bedrängt- und Eingeengtwerden – etwa in Felsspalten, durch Tierherden oder gar in den Schlingen einer Riesenschlange
- Aufenthalt auf großen, freien Flächen, die einen für Feinde gut sichtbar machen

- ungewollte Trennung von der Gruppe – wenn man beim Marsch zurückbleibt und sich womöglich verirrt; ungewolltes Im-Mittelpunkt-Sein mit dem Gefühl, dass alle Blicke kritisch auf einen gerichtet sind, z. B. nach einem Verstoß gegen irgendeine soziale Norm; den Kontakt zur Gruppe zu verlieren oder aus ihr ausgeschlossen zu werden, würde in der Wildnis den Tod bedeuten

All diese potenziell gefahrvollen Situationen lösten bei unseren Steinzeit-Vorfahren mehr oder weniger starke Furcht aus. Und auch bei uns finden sich diese Reaktionen weitgehend unverändert. Bei uns modernen Menschen allerdings sind *Hirnrinde* und *Frontalhirn* noch etwas gewachsen, und hier beheimatete »höhere« Funktionen wie Sprache, Fantasie, Denken und Wissensansammlung haben sich sehr stark entwickelt. Entsprechend sind bei uns auch die Angstreaktionen eingebunden in die Prozesse von Fantasie und Denken.

Wir können mit Angst reagieren, wenn wir uns Gefahrensituationen auch nur vorstellen oder wenn das Denken solche Vorstellungen weckt. Auch hier versucht der Angstantrieb im Körper alle Vorbereitungen für intensive Muskelarbeit zu treffen: Das Herz klopft heftiger und schneller, wir empfinden Luftnot und atmen hektischer, die Muskeln spannen sich zitternd an, die körpereigene Klimaanlage springt an und wir beginnen zu schwitzen. Umgekehrt können wir mit dem Denken die Angst aber auch eingrenzen. Wir sehen eine Spinne und schrecken zurück. Dann machen wir uns bewusst, dass es in Europa keine wirklich gefährlichen Giftspinnen gibt, und die Angst lässt wieder nach.

Unsere Reaktions- und Verhaltenstendenzen sind genetisch festgeschrieben. Doch das macht uns trotzdem nicht zu Sklaven unserer Gene. Wir können sie mit Vernunft und Übung modifizieren.

Stress im modernen Alltag

Im Alltag des modernen Menschen erzeugt der Angstantrieb das, was heute als Stressreaktion in aller Munde ist. Allerdings spielen die o.g. urzeitlichen Gefahrensignale, wenn wir in Stress geraten, meist keine offensichtliche Rolle. Moderne Chefs fletschen nur noch selten die Zähne. Der Stress des modernen Menschen wird überwiegend durch Gedanken getriggert. Menge und Höhe der Anforderungen erreichen dann ein Maß, das unausweichlich Gedanken aufkommen lässt wie: »Das ist nicht zu schaffen! Das geht schief! Du wirst versagen! Was werden bloß die anderen denken!« Und obwohl das bei realistischer Betrachtung fast immer falsch ist, sind diese Angstgedanken in der Tiefe mit unseren »Urängsten« verbunden: »Wenn ich versage, verliere ich meinen Job, steige sozial ab, werde von Freunden und Familie verlassen, lande unter der Brücke und werde wohl irgendwann erfrieren.«

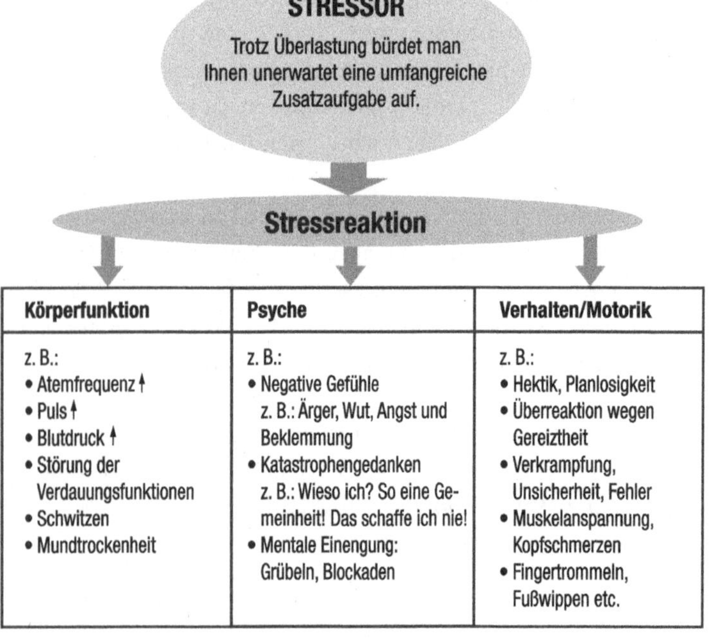

Abb. 2: Die akute Stressreaktion

Abbildung 2 zeigt die verschiedenen Aspekte der Stressreaktion auf. Schon hier wird deutlich, dass Angst und Stress die höheren geistigen Funktionen untergraben: Das Bewusstsein fokussiert sich auf die (vermeintlichen) Gefahren (Tunnelblick), das Denken verliert an Schärfe und Stimmigkeit, man wird planlos und hektisch.

Bei Menschenaffen klingen Stress und Angst ab, sobald die Gefahr aus dem Blickfeld verschwunden ist. Das macht den Weg frei für Regeneration und Erholung. Folgen auf Stress ausreichend lange Phasen der Entspannung, entstehen in aller Regel weder psychische noch körperliche Langzeitschäden.

Bei uns modernen Menschen sieht das leider anders aus. Durch unser begrifflich fundiertes Weltbild und die dadurch ermöglichten Erinnerungs- und Fantasiebilder sind unsere Innenwelten viel reicher und stabiler. Und auch auf erinnerte oder für die Zukunft vorgestellte Gefahren sprechen unsere Stressmechanismen an, wenn auch nicht so intensiv wie auf real präsente Gefahren. Hinzu kommt, dass wir Menschen durch die Evolution auf Fehler- und

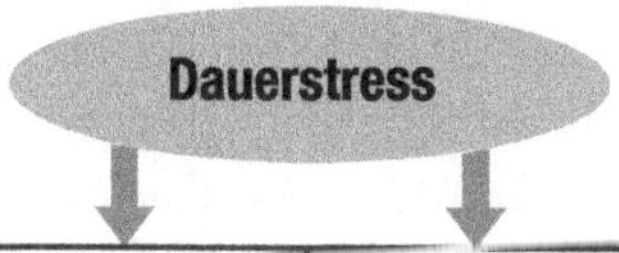

Dauerstress

Psychische und funktionelle Störungen	Körperliche Erkrankungen
z. B.: • Gereiztheit/Aggressivität • Verspannungen • Kopfschmerzen, Rückenschmerzen • Bluthochdruck/Herzklopfen/Schwitzen • Schlafstörungen • Gedächtnis- und Konzentrationsstörungen • Gesundheitliches Risikoverhalten (Frustessen, Missbrauch von Genussgiften oder Tabletten, Bewegungsmangel) • Erschöpfung/Burn-out/Angststörung	z. B.: • Metabolisches Syndrom: Übergewicht, Gicht, Zuckerkrankheit, Fettstoffwechselstörung • Arteriosklerose und Folgen: Herzinfarkt, Schlaganfall • Gehäufte Infekte • Schwere Depressionen

Abb. 3: Dauerstress und seine Folgen

Gefahrensuche programmiert sind. Und so fällt es vielen von uns gar nicht schwer, sich eine Innenwelt voller Leid und Gefahren zu konstruieren, aus der ein hohes Maß an Dauerstress und Angst erwächst. Auf lange Sicht kann ein solches chronisches *Dysstress-Syndrom* durchaus körperliche Erkrankungen begünstigen, aber auch eine Vorstufe von psychischen Störungen wie Burn-out oder Depression sein. Das gilt besonders dann, wenn gesundheitliches Risikoverhalten hinzukommt (Abb. 3).

Gerade bei der Entwicklung von Angststörungen gehört chronischer Stress zu den wichtigsten begünstigenden Faktoren. Bevor wir uns diese Prozesse genauer anschauen, müssen wir den Angstantrieb aber noch in den Kontext des Gesamtgehirns stellen.

Das heiße, emotionale Selbst (Ebene 1)

Das zweigeteilte Gehirn

Wir haben gesagt, dass unser Gehirn im Laufe der darwinschen Evolution geformt wurde. Die Natur arbeitet dabei nicht wie ein Ingenieur, der die Möglichkeit hat, Apparate bei neuen Anforderungen immer wieder von Grund auf neu und optimal zu konstruieren. In der Evolution kann das Alte, schon Bestehende nicht so einfach verändert oder gar abgeschafft werden. Zumeist legt die Evolution auf bestehende Funktionsstrukturen nur immer wieder neue. Dabei muss es zwangsläufig zu Spannungen und Konflikten kommen, wobei sich die älteren Strukturen oft noch lange als die stärkeren erweisen. Ein Beispiel dafür haben wir oben schon angesprochen: Das entwicklungsgeschichtlich junge Denken ist schwach gegenüber den alten Instinkten. Obwohl wir wissen, dass die Spinnen im heutigen Mitteleuropa ungefährlich sind, können die meisten Menschen eine starke Abneigung nicht unterdrücken und manche entwickeln sogar überstarke Ängste *(Spinnenphobie)*. Umgekehrt wissen wir, dass Fahren mit Tempo 200 gefährlich ist, und tun es doch immer wieder. Warum? Für unsere Vorfahren war es vorteilhaft, nach Möglichkeiten zu suchen, mit wenig Krafteinsatz eine große Wirkung zu erzielen – dementsprechend haben wir eine angeborene Freude daran. Nirgendwo kann man das besser ausleben als in einem Sportwagen: kleiner Tritt aufs Pedal, großer Sprung nach vorn. In der Steinzeit gab es noch keine Sportwagen oder kraftpotenzierenden Maschinen – also musste die Evolution auch keine Begrenzung für diesen Instinkt in uns einbauen. Und die neue »Vernunft-Bremse« ist eben oft zu schwach gegen die alte und starke »Effekt-Freude«. Die Urinstinkte unseres Steinzeit-Gehirns passen einfach nicht mehr in unsere moderne Lebenswelt, und das Denken hat große Mühe, diese Kluft zu überbrücken.

Das entwicklungsgeschichtlich junge Denken ist schwach gegenüber den alten Instinkten.

Damit haben wir schon die beiden Funktionsebenen angesprochen, in die wir das Gehirn vereinfacht einteilen wollen: Auf Ebene 1 liegt das *heiße Instinktsystem*, das ich hier, wie schon in meinen anderen Büchern, als »Selbst« bezeichne. Auf Ebene 2 liegt das *kühle Vernunftsystem*, welches wir »Ich« nennen. Schauen wir zunächst genauer, wie unser Selbst aufgebaut ist.

Erbantriebe – angeborene Instinkte und Motivationen

Unsere noch nicht zum Denken befähigten Vorfahren durch Furchtgefühle von den Gefahren ihrer urzeitlichen Umwelt fernzuhalten war eine wichtige Aufgabe des heißen Instinktsystems, aber bei Weitem nicht die einzige. Dieses System, das Selbst, muss alle Grundfunktionen von Leben, Überleben und Fortpflanzung sicherstellen und regulieren. Im Selbst sitzen die Quellen all unserer Lebens- und Gefühlsenergien; die Kräfte, die uns zur Nahrungs- oder Partnersuche antreiben; die Neugier, die neue Lebensräume erkunden lässt; die Funktionslust, die Bewegungs- oder Kampfspiele befeuert; die Aggression, die Kraft – auch zum Kampf gegen überlegene Feinde – verleiht. Da diese Antriebssysteme in ihren Grundfunktionen angeboren sind, bezeichnen wir sie als *Erbantriebe.* Den ersten, den Angstantrieb, haben wir schon besprochen. Weitere in unserem Zusammenhang wichtige Erbantriebe sind:

Bevorratungsantrieb: Schon Tiere legen Nahrungsmittelvorräte an oder sammeln allerlei Tand, um das andere Geschlecht zu beeindrucken. Es liegt auf der Hand, dass das Horten von Ressourcen aller Art in Notzeiten dem eigenen Überleben und dem des Nachwuchses dienlich ist. Ebenso klar ist, dass der Gewinn attraktiver und gesunder Sexualpartner und ihrer »guten Gene« die Zukunftschancen des gemeinsamen Nachwuchses steigert. Bei uns Menschen hat sich hieraus das Bedürfnis nach Sicherheit, das Streben nach Wohlstand oder gar Reichtum und Luxus entwickelt.

Statusantrieb: Unsere Vorfahren lebten in sozialen Gruppen und entwickelten eine Tendenz zur Bildung von Hierarchien (»Hackordnung«). Nur wenn einer das Sagen hat, ist ein koordiniertes Zusammenwirken als Gruppe möglich. Bei der Jagd oder der Verteidigung vervielfachen sich dadurch die Kräfte. Außerdem reduziert sich das Konfliktpotenzial innerhalb der Gruppe. Nach einem Kräftemessen ist für längere Zeit klar, an welchem Platz man steht, und es muss nicht bei jeder Gelegenheit neu ausgefochten werden. Der Einzelne entwickelt dann ein Streben, so hoch wie möglich in der sozialen Hierarchie aufzusteigen, denn das wirkt in die gleiche Richtung wie beim Bevorratungsantrieb angesprochen: Status bringt Macht und Einfluss und dies schafft Zugang zu Ressourcen und attraktiven Partnern. Auch beim modernen Menschen ist das Streben nach Status, nach Ruhm oder Macht eine der stärksten Triebkräfte. Von kaum etwas werden Menschen stärker umgetrieben als von der Frage, was andere über sie denken. Das Streben nach und das Prahlen mit Statussymbolen ist weitverbreitet.

Beziehungsantrieb: Beim Kampf um hohe Rangpositionen oder bei der Jagd hilft es, Freunde und Verbündete zu haben. Um viele Nachkommen zu zeugen und ihnen das Überleben zu ermöglichen, muss man Bindungen zum Partner und eventuell zur weiteren Familie aufbauen. All das wurde bei unseren entfernteren Vorfahren durch soziale Instinkte geregelt, die auch noch bei unserem Verhalten eine große Rolle spielen. Obwohl der moderne Mensch so viele Ausgleichsmöglichkeiten hat, dass er auch allein halbwegs zufrieden leben kann, wünschen sich die meisten eine Familie oder zumindest einen Freundeskreis.

Diese und weitere angeborene Antriebssysteme sind also Teil des Gehirns bzw. Selbst des modernen Menschen und wirken an unseren Gefühls- und Verhaltensreaktionen mit. Wie der Angstantrieb, so sind auch die anderen Erbantriebe beim Menschen in die Bewusstseinsprozesse eingebunden und lassen sich durch Fantasie und Denken modulieren. Wer z.B. einen Preis gewonnen hat, kann sich seine Leistungen innerlich überhöhend vor Augen führen und platzt auf dem Podium vor Stolz. Er kann sich aber auch bewusst machen, wie flüchtig der Erfolg ist, wie viele andere daran beteiligt waren und wie viel gefährliche Missgunst zur Schau getragener Status weckt. Er wird daraufhin seinen Stolz bremsen und bescheidener vor das Publikum treten.
Zugleich sind unsere Erbantriebe auch untereinander verbunden und können sich durch Gedankenvermittlung wechselseitig aktivieren. Gedanken und Fantasien, die etwa Verarmung, sozialen Abstieg oder Vereinsamung zum Inhalt haben, können den Angstantrieb aktivieren und unsere »Urängste« wachrufen.

Hitzköpfige Reaktionen

In vielen Situationen neigt unser Selbst dazu, mit schnellen und heißen Reaktionen zu antworten. Auch das liegt natürlich an unserer Steinzeit-Vergangenheit, in der viele Gefahren akut und viele Chancen kurz befristet waren. Wer bei einem Angriff nicht augenblicklich heftigste Gegenwehr zeigte, war verloren. Bei Nahrungsfülle galt es, sich den Bauch vollzustopfen und Fettreserven anzulegen – Gefriertruhen gab es noch nicht und die nächste Hungerzeit kam bestimmt.

In heutigen Zeiten ist das nur noch selten hilfreich, oft sogar kontraproduktiv. Das heiße System lässt uns unmittelbar auf die konkret gegebene Situation reagieren. Es weiß nichts vom meist komplexen Kontext dieser Situation, es schert sich nicht um die Langzeitfolgen des Verhaltens. So kaufen wir oft gierig bei der erstbesten Gelegenheit, nur um kurze Zeit später viel günstigere Angebote zu finden. Wir reagieren cholerisch auf das Versäumnis eines Kollegen; zu spät erinnern wir uns, dass dessen Frau schwer erkrankt ist. Wir können verführerischen Speisen oder sexuellen Gelegenheiten nicht widerstehen, obwohl die durchaus erahnbaren Langzeitfolgen oft dramatisch sind. Wir dreschen unüberlegt rechthaberische oder prahlerische Phrasen, um unseren Status zu erhöhen – doch was am Stammtisch eben noch funktioniert hat, kehrt sich im gehobenen Kreise ins Gegenteil.

Diese Neigung zu heftigen, schnellen und überschießenden Reaktionen wird nun oft noch verstärkt durch Eigenheiten des Denkens, das in seinem spontanen Lauf zumeist eine aufschaukelnde Wirkung hat. Denken spitzt zu, idealisiert, perfektioniert, verabsolutiert, (über-)verallgemeinert. Es erzeugt auf diese Weise Muss-Vorstellungen in unserer Psyche: »Ich muss unbedingt ein Vermögen dieser oder jener Größe erwerben. Ich muss unbedingt dieses oder jenes Karriereziel erreichen.« Dabei tendiert unser Denken dazu, nach Gefahren und Fehlern zu suchen: »Sein Versprechen reicht mir nicht, ich muss absolute Sicherheit haben, dass er nicht fremdgeht. Ich muss ihn beobachten und kontrollieren.« All das macht Stress und steigert Gefühle, vor allem die negativen. Hinzu kommen sogenannte Teufelskreis-Mechanismen. Hier verbinden sich Teilmomente so, dass sie sich wechselseitig verstärken. Weil die Nervenzellen in unserem Gehirn hochgradig miteinander vernetzt sind, zünden in unserem Denkorgan solche Teufelskreisprozesse sehr schnell. So neigen z.B. Gedanken und Gefühle dazu, sich gegenseitig zu verstärken und regelrechte Gedanken-Gefühls-Lawinen aufzubauen.

Da wird morgens auf dem Gang einer von seinem Chef nicht zurückgegrüßt. Es entsteht ein ungutes Gefühl, das Gefahr signali-

siert. »Hab ich einen Fehler gemacht? Mag er mich nicht mehr?« Das Denken macht sich nun auf die Suche nach möglichen weiteren erhärtenden Hinweisen auf Gunstentzug vonseiten des Vorgesetzten. »Hilfe, ja!! Er ist seit Längerem nicht mehr so freundlich wie früher!« Jetzt entsteht Angst. Und flugs macht sich das Denken auf die Suche nach Fehlern, die man gemacht haben könnte, und wird natürlich fündig: »Hat er meinen Scherz neulich in der E-Mail für bare Münze genommen? Das muss es sein – diese verfluchten E-Mails, die sind immer so missverständlich!« Und schon drängt die jetzt entstehende Panik das Denken zur Suche nach einer neuen Arbeitsstelle.
In ähnlicher Weise kann man sich natürlich auch in euphorische Zustände hineinsteigern. So kommt es, dass die unreguliert-spontanen Prozesse im Selbst oft einen instabilen, selbstverstärkend auf- oder abschwellenden Charakter haben. Menschliche Gefühle, so lässt sich vermuten, können Intensitäten erreichen, wie sie das Tier nicht kennt: Wut steigert sich zu Hass, Appetit steigert sich zu Gier, Süchte entstehen, Liebes- oder Eifersuchtswahn, Angst steigert sich zur Todesangst. Manche Menschen erleben ihre Stimmungen als einen Wechsel von »himmelhoch jauchzend« und »zu Tode betrübt«. Unser Selbst ist wie ein merkwürdiger Ozean, dessen Wellen umso schneller aufschießen, je höher sie schon sind.

Das kühle, vernünftige Ich (Ebene 2)

Die Selbststeuerungsfunktionen des Ich

Das Selbst ist also zunächst ein aufbrausender Ozean voller Gefühle und Energien aus unseren Erbantrieben. Sie sichern mit heftigen und schnellen Instinktreaktionen das Überleben im Hier und Jetzt. Im Gehirn entspricht dieser Bereich zu großen Teilen dem sogenannten *limbischen System*. Hier hat auch der *Mandelkern (Amygdala)* seinen Sitz, der in der populären Literatur oft als Angstzentrum bezeichnet wird. Das limbische System liegt zwischen dem *Hirnstamm*, in dem die elementaren Lebensprozesse wie Atmung oder Herzfunktion geregelt werden, und der Hirnrinde *(Neocortex)*, in der sich höhere geistige Funktionen wie das Denken entwickeln. Der Rindenbereich hinter der Stirn heißt Frontalhirn und gilt als Sitz des Bewusstseins.

In seiner spontan-assoziativen Form hat das Denken wie schon gesagt eine zumeist eher aufpeitschende Wirkung. Unser Selbst wird so zu einer Art Innovationskochtopf. Wenn er brodelt, sind wir spontan und kreativ, sprunghaft und chaotisch. Dies ist gut und wichtig, um Ideen zu haben, etwas Neues zu schaffen, Lösungen für Probleme zu finden, Mut, Zuversicht und Energie für große Projekte zu mobilisieren. Aber für die Umsetzung der Projekte braucht es dann natürlich Fokussierung und Zielstrebigkeit. Deshalb musste sich auf dem Entwicklungsweg zum Menschen ein System zur Kanalisierung und Kontrolle dieses »kreativen Ozeans« entwickeln. Diese Instanz bezeichnen wir als Ich. Es sitzt im Bereich des Frontalhirns und ist zuständig für Bewusstsein, Wille, Konzentration, Selbstkontrolle, systematisches Denken, gedankliches Bewerten und langfristig-strategisches Entscheiden. In der wissenschaftlichen Literatur wird all das unter dem Begriff *Exekutive Funktionen* zusammengefasst – wir werden hier von *Selbststeuerungs-Funktionen* sprechen.

Mithilfe dieser Selbststeuerungs-Funktionen ist das Ich in der Lage, die Energien des Selbst in zielgerichtete Aktivitäten zu kanalisieren – beginnend schon beim Steinzeitjäger, der viele Stunden beharrlich und systematisch an seiner steinernen Speerspitze zu arbeiten hatte, ehe er sich über den Jagderfolg freuen konnte. Das Zusammenwirken von Selbst und Ich wird in Abb. 4.1 beschrieben.

Das Ich kann spontane Verhaltensreaktionen stoppen, es kann aufschießende inadäquate Spontangedanken bremsen und korrigieren, es kann Gefühle abkühlen und unterdrücken oder durch Ablenkung zum Abklingen bringen. Es kann Gefühle durch das bewusste Aufrufen innerer Bilder und Gedanken modulieren. Allerdings ist ein einzelner Gedankenbaustein schwach gegenüber starken Gefühlswellen. Was macht das Ich? Nun, es macht genau

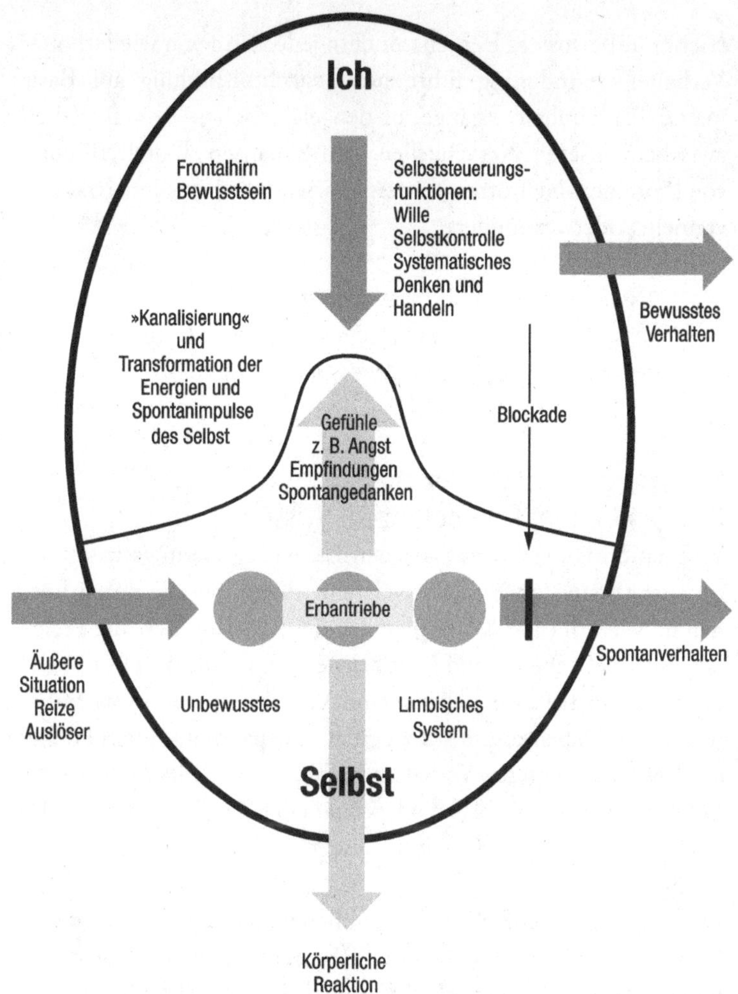

Abb. 4.1: Aufbau der Psyche in drei Schritten: Ich und Selbst

das, was Küstenbewohner gegen die Fluten des Meeres tun: Es baut Dämme, Schleusen und Kanäle. Es baut Strukturen zur Lebensregulierung, die aus unzähligen über die Jahre systematisch gesetzten Gedanken- und Verhaltensbausteinen bestehen oder – besser gesagt – aus deren materiellem Niederschlag in den Gehirnstrukturen.

Nicht nur bewusstes Lernen, sondern jede Form von wiederholter Verhaltensveränderung führt zur Gedächtnisbildung auf Basis materieller Umbauvorgänge an den elektrischen Kontaktstellen zwischen unseren Nervenzellen, den Synapsen. Durch Bildung von Proteinen, Neurotransmittern u.a. wird die Signalübertragung vermehrt oder vermindert.

Bewusstes Lernen und wiederholte Verhaltensveränderungen führen zu einem Umbau der materiellen Strukturen unseres Gehirns.

Lebensregulierungsstrukturen: Gewohnheiten, Kompetenzen, Wissen

Was kann man sich unter solchen Lebensregulierungsstrukturen genauer vorstellen? Nun, wir verstehen hierunter alle durch Lernen im Gehirn (und Körper) entstandenen Strukturen, die geeignet sind, die Lebens- und Gefühlsenergien aus dem Selbst in geordnete, konstruktive Lebens- und Verhaltensprozesse zu transformieren. Dabei kommt es zu einer Entspannung durch Abbau der Energie. Wenn das Verhalten Erfolg hat, der Tätigkeitsprozess mit hoher Ordnung abläuft oder sogar ein neues Niveau von Ordnung erreicht, kann negative Energie in positive umgewandelt werden.

Das beginnt bei einfachen Gewohnheiten und Ritualen: regelmäßige Schlafens- und Essenszeiten, Teezeremonien, feste Gewohnheiten im Sport- oder Hobbybereich. Es gibt autobiografische Zeugnisse, dass Rituale der Körperpflege wie das morgendliche Rasieren bei Männern in Kriegs- oder Notsituationen zur Aufrechterhaltung der Moral beitrugen. Auch das reiche Repertoire an Ritualen, das alle Religionen ihren Zugehörigen auferlegen, dient unter anderem dazu, in emotionalen Krisen und sonstigen Verzweiflungssituationen Halt zu geben.

Des Weiteren zählen zu Lebensregulierungsstrukturen Kompetenzen aller Art, die wir in unserem Leben einmal gelernt oder trainiert haben: Joggen, Musizieren, Kompetenzen zur Regulierung eigener Gefühle, berufliche Kompetenzen, Interessensgebiete wie Münzensammeln oder Lesen, soziale Kompetenzen etc. Wer negativ gestresst von der Arbeit kommt, könnte all diese Kompetenzen dazu nutzen, seine innere Unruhe in einen Tätigkeitsprozess zu transformieren, in dessen Ergebnis Entspannung oder sogar positive Gefühle stehen.

Und schließlich gehört auch alles theoretische Wissen, das wir uns durch bewusstes Lernen oder auch nebenbei aneignen, zu den Lebensregulierungsstrukturen. Alle äußeren und inneren Wahrnehmungsreize, die ständig in unser Bewusstsein branden, werden durch diese Wissensstrukturen kanalisiert, mit der Folge, dass entweder Gefühle aufschießen und womöglich eine Gefühls-Gedanken-Lawine losbricht oder aber dass alles wieder in Gelassenheit verebbt, vielleicht nach einem Prozess der konstruktiven Verarbeitung.

Hört eine Frau abends Geräusche im Haus, erschrickt sie vielleicht im ersten Moment. Doch diese kleine Erregungswelle bricht sich sofort an den Wissensbausteinen, die sie daran erinnern, dass es ihr Mann ist, der ja gesagt hatte, dass er einen Tag früher von der Dienstreise zurückkommt. Ohne diese »Wissenspoller« wäre vielleicht eine Angstflut aufgestiegen. Laufen die Vorboten einer Börsenpanik über den News-Ticker, wird das bei »innerlich armen« Menschen mit materialistischen Werten eine Angstwelle auslösen, während es »innerlich reiche« Menschen mit geistig-kulturellen Werten sehr viel leichter haben, solche Nachrichten angstfrei abzupuffern. Während Erstere viel teuren Konsum für ihre Zufriedenheit brauchen, schöpfen Letztere das Glück mehr aus ihrem Inneren.

Oder stellen Sie sich vor, jemand ertastet eine kleine Geschwulst an seinem Körper. Wie er reagiert, hängt in vielfältiger Weise wieder von der Gesamtheit der Lebensregulierungsstrukturen ab, die er in seinem Leben aufgebaut hat (oder nicht). Wenn er z.B. über medizinisches Grundwissen verfügt, wird es ihn beruhigen, wenn er feststellt, dass der Knoten gut verschieblich ist. Wenn er sich stoische oder buddhistische Lebensprinzipien angeeignet hat, wird er zumindest gefasst bleiben, bis die Diagnose geklärt ist.

Sollte er sehr tief in einem religiösen Weltbild mit positiver Jenseitsvorstellung verwurzelt sein, bliebe er vielleicht sogar wirklich positiv gestimmt, selbst wenn am Ende eine ernste Diagnose herauskäme.

Die zentralen Trägerelemente in unseren Lebensregulierungsstrukturen werden von Werten, Prinzipien und Überzeugungen gebildet. Je stärker solche »Verstrebungen« ausgeprägt sind, desto standhafter können wir gegenüber Gefühlsaufwallungen sein – wir widerstehen den Versuchungen von Luxus und Lust und wir trotzen dem Schmerz und der Angst.

Und so baut unser Geist – unser Ich – lebenslang an solchen Lebensregulierungsstrukturen, die im Laufe der Jahre natürlich einen gewaltigen Umfang annehmen können. Sie wachsen in das Selbst hinein und prägen immer mehr auch dessen spontane Reaktionen. Je präziser und systematischer diese innere Arbeit erfolgt, je mehr sie sich an richtigen und positiven Inhalten ausrichtet, desto stärker prägt sich in diesen spontanen Reaktionen eine hohe Kultiviertheit aus, und zwar in allen Bereichen, z.B. Anstand, Charakter, Urteilskraft, Selbstdisziplin, emotionale Stabilität u.a.m.

Kulturantriebe: wenn es richtig »flutscht«

Wir haben gesagt, dass Lebensregulierungsstrukturen Lebens- und Gefühlsenergie – auch negative – in einen geordnet-konstruktiven Prozess transformieren können, der als positiv erlebt wird. Wie funktioniert das, was steckt dahinter? Kurz gesagt: Wir sind sensibel für Ordnung – Ordnung macht gute Gefühle (Stimmigkeits- und Harmoniegefühle). Störungen dagegen und Unordnung machen schlechte Gefühle (Unstimmigkeits- und Dissonanzgefühle).

Die Evolution musste uns diesen »inneren Lehrer« für hoch geordnete Prozesse einbauen, damit wir einen Anreiz haben, unsere Motorik beherrschen zu lernen. Weil harmonische Bewegungen Freude machen, vollführen Kinder Bewegungsspiele und wir Erwachsenen tanzen oder fahren Ski. Diese Sensibilität für hohe Ordnung überträgt sich auf unsere Wahrnehmungen und auf unser Denken. Deshalb haben wir Freude an Ornamenten und an Musik. Deshalb finden Mathematiker ihre Theorien schön und wir haben ein positives Aha-Erlebnis, wenn wir eine Einsicht gewinnen oder auf eine Lösung kommen. Auf der Ebene der Persönlichkeit fühlt es sich gut an, in Übereinstimmung mit seinen Werten und Überzeugungen zu leben (»eins mit sich sein«), im anderen Fall bohrt das schlechte Gewissen.

Dort, wo ihr Ordnungsgrad besonders hoch ist, können unsere Lebensregulierungsstrukturen nicht nur negative Energie in positive Energie transformieren, sie können sogar aus sich heraus positive Energie erzeugen. Alle kulturellen Aktivitäten, die wir besonders gut können, schaffen ein Bedürfnis danach, sie weiter zu vervollkommnen und auszubauen, vom Tanz über das Klavier- oder Schachspiel bis hin zur hobbymäßigen Beschäftigung mit Lokalgeschichte oder Philosophie. Wann immer wir uns mit diesen Aktivitäten beschäftigen: Wenn es gut läuft, werden wir positiv energetisiert, d.h., wir bekommen mehr Energie zurück, als wir hineingesteckt haben. Das funktioniert auch, wenn wir subdepressiv und antriebslos sind. Wenn es uns mittels Willenskraft gelingt, uns »anzuschieben«, geht es uns besser, wir handeln uns in eine gute Stimmung hinein. Anschieben? Ja, tatsächlich ein guter Vergleich! Beim Starten eines Autos – ob nun mit Anlasser, Anschieben oder per Kurbel – steckt man Aktivierungsenergie hinein und setzt damit Prozesse in Gang, die viel mehr Energie erzeugen, als man eingebracht hat.

In Ergänzung zu den Erbantrieben können wir diese Inseln besonders hoher Ordnung in unseren Lebensregulierungsstrukturen als Kulturantriebe bezeichnen. Während uns die Erbantriebe auf biologische Werte und Ziele verweisen, richten uns die Kulturantriebe auf kulturelle Inhalte, Werte und Ziele aus. Kulturantriebe sind Ressourcen, die unabhängig machen, die es erlauben, in schlechten Zeiten aus innerem Reichtum heraus Zufriedenheit zu erzeugen. Wer über genügend inneres Material verfügt, könnte sogar während einer Gefängnishaft in Geist und Gedächtnis ein Buch schreiben, um es danach zu Papier zu bringen. Wie in autobiografischen Zeugnissen berichtet, sind solche inneren Aktivitäten schon oft die entscheidenden Kraftquellen gewesen, die es überhaupt möglich machten, eine schwere Haftzeit zu überstehen. Und natürlich sind starke Quellen positiver Energie auch immer wichtige Bollwerke gegen überbordende Angst. In Abbildung 4.2 wird Abbildung 4.1 um das Neuerarbeitete erweitert.

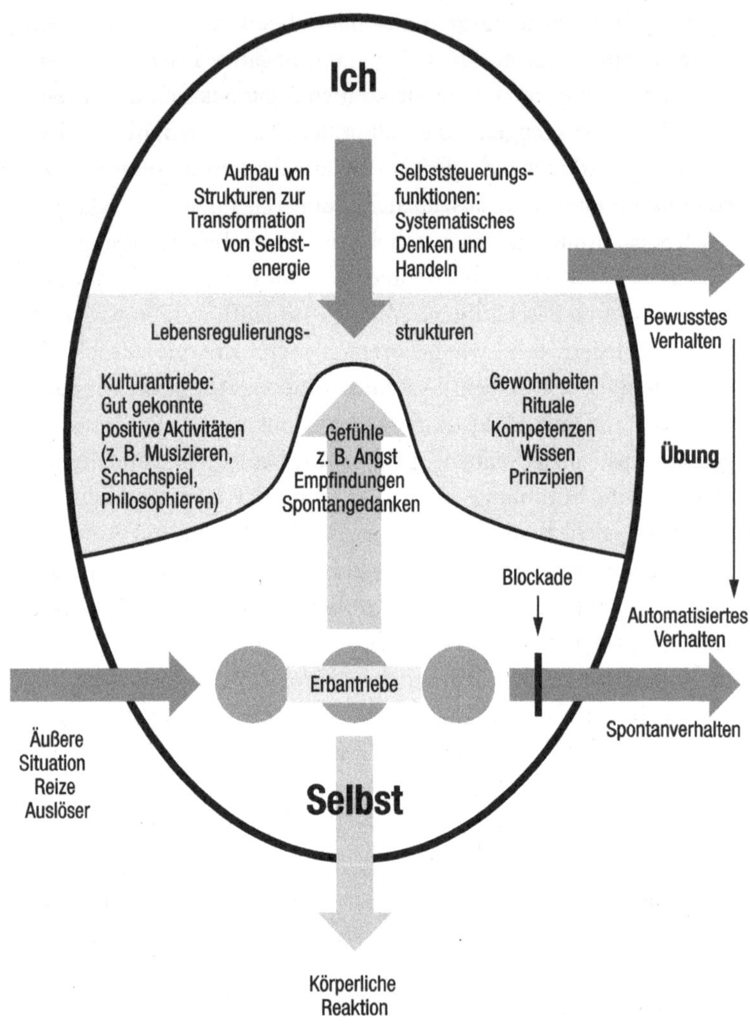

Abb. 4.2: Aufbau der Psyche in drei Schritten: Lebensregulierungsstrukturen

Wenn wir uns faszinierende kulturelle Inhalte aneignen, schaffen wir innere Glücksquellen, die uns unabhängig machen.

Reframing: positive Sichtweisen finden, förderliche Geisteshaltungen aufbauen

Trifft nun ein äußerer oder innerer Reiz auf die äußeren oder inneren Sinnesorgane des Selbst, kommt es zu einer schnellen, spontanen Erstreaktion in Form einer Empfindung bzw. eines Gefühls, oft verbunden mit einem Impuls zu einer reflektorischen oder instinktiven Verhaltensreaktion. Während sich bei unseren weit entfernten Vorfahren dieses Spontanverhalten weitgehend unmoduliert Bahn brach, entstand auf dem Weg zum modernen Menschen zwischen Reiz und Spontanreaktion sozusagen eine Lücke, die sich immer mehr vergrößerte. Auch durch Erziehung und bewusstes Üben kann das Ich mit seinen Selbststeuerungsfunktionen immer stärker in diese Lücke hineinwirken. Je nachdem, wie schnell und effektiv das vonstatten geht, kann es z.B. die Entstehung eines Gefühls, zumindest aber das Spontanverhalten verhindern, abmildern oder transformieren. Diese Transformationen werden kanalisiert durch die Lebensregulierungsstrukturen. In diesem Zusammenhang wären das Sichtweisen und Lebenshaltungen, mit denen wir das Geschehen deuten und bewerten.
In neuartigen Situationen müssen wir uns Deutung und Prinzipien für ein richtiges Handeln erst noch zurechtlegen. Unter Stress gelingt das manchmal nicht. Dann bricht die Spontanreaktion durch – wir sagen dann Sachen wie »Ich war außer mir!«. Für den Umgang mit sich wiederholenden Situationen können wir uns aber förderliche Geisteshaltungen erarbeiten und verinnerlichen, die uns dann blitzschnell und automatisiert zur Verfügung stehen. Der spontanen Erstreaktion des Selbst folgt also eine Zweitreaktion aus dem Ich, die mehr oder weniger bewusst bzw. automatisiert ablaufen kann. Man könnte auch sagen, die Lebensregulierungsstrukturen wachsen immer weiter nach unten, sodass ursprünglich biologisch geprägte Spontanreaktionen allmählich transformiert

werden zu kulturell geprägten, automatisierten Verhaltensreaktionen, die ähnlich schnell und spontan erfolgen können.
Machen wir das einmal an einem Beispiel deutlich: Hans ist im Auto unterwegs. Plötzlich kommt ein anderes Auto aus einer Nebenstraße, das ihm die Vorfahrt nimmt und zum Bremsen zwingt. Das physische Aufgehaltenwerden ist ein urzeitlicher Auslösereiz für Ärger, Wut und Aggression (die Steinzeit-Männer wurden gestoppt durch Feinde oder Felsblöcke auf dem Weg, die mit Gewalt beiseitegeräumt werden mussten). Entsprechende Spontanimpulse spürt auch noch Hans: dem anderen hinten drauffahren oder ihn ausbremsen und ihm eine reinhauen. Doch heute hatte er einen guten Tag mit einigen Erfolgserlebnissen. Die Wut hat keine Chance und er beruhigt sich bald. Es hätte aber auch anders verlaufen können. Nach einer Nacht mit schlechtem Schlaf hätte er sich vielleicht erst richtig in den Ärger hineinsteigert: »Diesen Jugendlichen die Fahrerlaubnis wegnehmen – allen!!« Und irgendwann hätte er dann begonnen, sich über sich selbst zu ärgern – darüber, dass er sich so lange über Kleinigkeiten ärgert; dass es dieser Verkehrs-Rowdy nun auch noch geschafft hat, ihm den ganzen Tag zu verderben. So hätte er als Reaktion auf die spontane negative Gefühlswelle sukzessive eine der negativen Gefühls-Gedanken-Aufschaukelungen losgetreten, von denen schon die Rede war.
Es hätte aber auch so ablaufen können: Hans wird richtig wütend, sieht dann aber, dass der Fahrer wie irre weiterrast und schließlich laut hupend in eine Einfahrt abbiegt, die zur Notaufnahme eines Krankenhauses führt. Sein Ich wird nun eine transformierende Regulierungsstruktur erzeugen, die zu einer ganz anderen Gefühlsreaktion führt: »Das ist wohl ein medizinischer Notfall – hoffentlich schaffen sie's!« Die Wut ist nun wie weggeblasen, stattdessen kommt Mitgefühl auf (durch das Denken wird nun der Erbantrieb für Mitgefühl aktiviert). Ein solcher die Gefühle verändernder Wechsel des Interpretationsrahmens heißt in der Psychologie *Reframing*.
Und wie wäre es im Idealfall? Hans hätte sich einmal Zeit genommen, sich gründlich zu überlegen, welches Verhalten in diesen im-

mer wiederkehrenden Verkehrsstress-Situationen sinnvoll und vernünftig ist. Dabei wäre ihm klar geworden, dass die urzeitliche Wut- und Gewaltreaktion im Straßenverkehr völlig sinnlos und kontraproduktiv ist. Sie würde das Stauproblem nicht lösen und hätte schlimme strafrechtliche Konsequenzen. Auch das Thema »Gesicht verlieren« hat keine Bedeutung, da die Verkehrssituation anonym ist (sodass kein Kollege auf die Idee kommen kann: Wenn der sich so einfach die Vorfahrt nehmen lässt, dann kann man ihm auch anderswo die Butter vom Brot nehmen). Die Wut bessert also nichts, sie richtet nur zusätzlichen Schaden an, weil sie den Tag verdirbt. Zudem ist der reale Schaden ja meist auch nicht groß, es geht um wenige Minuten Zeitverlust. Und selbst das müsste nicht sein. Man kann die Zeit, die man im Stau verbringt, auch zum Meditieren, Hörbuch- oder Musikhören oder zum Nachdenken über ein anstehendes Problem nutzen. Warum sollte das im Autosessel nicht ebenso gut gehen wie im Sessel daheim?
Aus diesen und vielleicht weiteren Überlegungen heraus sollte Hans die folgende Grundsatzentscheidung treffen: »Ich will mich im Straßenverkehr prinzipiell nicht mehr aufregen, egal was geschieht. Ich betrachte mein Auto als Trainingsstätte für die Ringkampf-Disziplin Frontalhirn gegen Mandelkern. Es ist mein Ehrgeiz zu lernen, den Urzeit-Automatismen in mir immer weniger auf den Leim zu gehen.« Wenn Hans das ausreichend übt, wird er an einen Punkt kommen, wo schon die geringste wahrnehmbare innere Anspannung im Straßenverkehr zum Auslöser wird für einen reflexartigen inneren Schritt zurück. Hierdurch öffnet sich gewissermaßen die Lücke zwischen Reiz und Reaktion. Hans wird sich augenblicklich und intuitiv des Inhaltes seiner förderlichen Geisteshaltung bewusst, und diese entfaltet auch prompt ihre abkühlende Wirkung. Innerhalb des Bruchteils einer Sekunde weicht die Anspannung der Gelassenheit (auch ohne dass Hans die o.g. Gedanken innerlich ausbuchstabieren müsste; automatisierte Gedanken werden intuitiv-ganzheitlich bewusst). Nach und nach entwickelt sich eine spontane automatisierte Gelassenheits-Reaktion.
Die Erarbeitung und Automatisierung ähnlicher förderlicher

Geisteshaltungen in Bezug auf die wichtigsten individuellen Belastungssituationen sind der Kern dessen, was man als Stressmanagement bezeichnet (siehe Kapitel 3).

Aber im Grunde brauchen wir das nicht nur in Bezug auf Belastungssituationen. Die steinzeitlich programmierte Reaktionsausrichtung unserer Erbantriebe passt überwiegend nicht mehr zu unserer modernen kulturellen Umwelt. Es ist eine zentrale Aufgabe der Entwicklung unserer Persönlichkeit, die meisten unserer instinktiven Spontanreaktionen kulturell zu überformen. Dies gilt für den Umgang mit schwierigen sozialen Konfliktsituationen (bei Eifersucht etwa sollten wir unseren Drang nach Kontrolle des Partners eindämmen) oder für Versuchungssituationen (oft ist es ratsam, kulinarischen oder anderen Konsum-Verführungen zu widerstehen). Aber in einem Buch über Angsterkrankungen ist leider nicht genug Raum, auf diese Aspekte im Detail einzugehen (vgl. Hansch 2008, Baumeister 2012, Mischel 2015).

> *Wenn wir für wiederkehrende Belastungssituationen förderliche Geisteshaltungen entwickeln und automatisieren, können wir unseren Stress deutlich reduzieren.*

Selbst und Ich – wie Ross und Reiter

In Weiterentwicklung von Abbildung 4.2 zeigt Abbildung 4.3 nun ein Gesamtschema unserer Psyche, vor dessen Hintergrund wir die Entstehung und Behandlung von Angsterkrankungen gut verstehen können. Und keine Angst, es wird jetzt nicht mehr schwieriger. Das »Schlimmste« in Sachen Theorievermittlung liegt hinter Ihnen.

Fassen wir die wichtigsten Zusammenhänge mit Blick auf Abbildung 4.3 einmal zusammen: Die Basis unserer Psyche bildet das

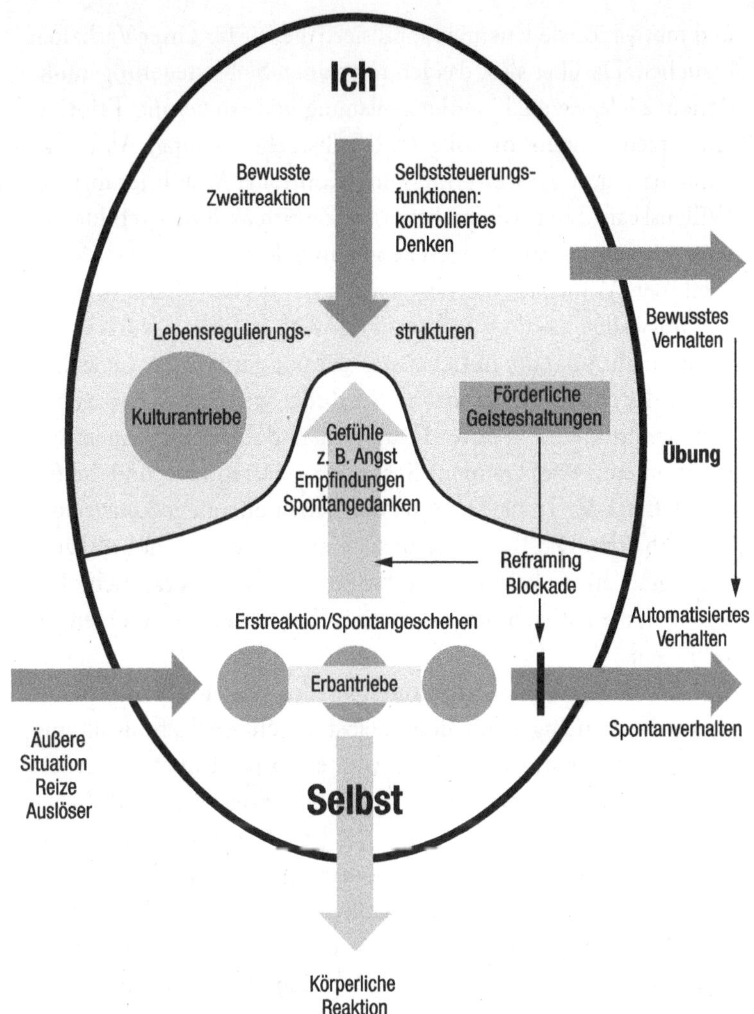

Abb. 4.3: Aufbau der Psyche in drei Schritten: das ganze Bild

Selbst, das unbewusste heiße Instinktsystem, mit einer Reihe von Erbantrieben (Angstantrieb, Bevorratungsantrieb, Statusantrieb, Beziehungsantriebe u.a.), die das Überleben unserer Vorfahren in einer urzeitlichen Lebenswelt mit z.T. schnellen und heftigen Reaktionen sicherstellen mussten. Im Selbst wird die körperliche und motivationale Energie mobilisiert, die wir für unser Verhalten brauchen. Darüber sitzt das Ich mit seinen Selbststeuerungsfunktionen: Ziele setzen, Handlungsplanung und -steuerung, Prioritäten setzen, Impulskontrolle und Selbstbeherrschung, Aufmerksamkeitssteuerung, Bewertung und Kontrolle, Mobilisierung von Willenskraft. Hier werden bewusste Zweitreaktionen gebildet als Antwort auf das Spontangeschehen im Selbst.

Weil der Wille als solcher gegenüber starken Energie- und Gefühlswellen aus dem Selbst oft schwach ist, baut das Ich systematisch Jahr um Jahr an Lebensregulierungsstrukturen: Gewohnheiten, Rituale, Kompetenzen, mehr oder weniger systematische Wissensstrukturen, Werte, Prinzipien und Überzeugungen. Sie funktionieren wie Dämme, Schleusen oder Kanäle und helfen dem Ich bei der Transformation der Lebensenergie in konstruktives Verhalten. Die Bereiche, die zu einem besonders hohen Ordnungsgrad entwickelt wurden, haben wir als Kulturantriebe bezeichnet, die aus sich heraus positive Gefühlsenergie zu erzeugen vermögen.

Die Lebensregulierungsstrukturen werden vom Ich in das Selbst sukzessive hineingebaut, dem Selbst durch Gedächtnisbildung eingeformt, ja einverleibt. Sie gewinnen so tatsächlich materielle Gestalt, die man messen und wiegen könnte (in Form des Wachstums bestimmter Synapsen, s. u.). Die Lebensregulierungsstrukturen, so könnte man sagen, sind eine Art Polderland, das den »limbischen Feuchtgebieten« durch Kultivierung abgerungen wurde.

Wie Abbildung 4.3 auch deutlich machen soll, ist es von entscheidender Bedeutung, zwischen zwei Reaktionsebenen zu unterscheiden. Da haben wir zum einen die spontanen Wellen, die der Auslösereiz im Selbst schlägt: Wahrnehmungen, Körperempfindungen, Gefühle, spontan-assoziative Gedanken (oft Katastrophengedanken, die dann Gedanken-Gefühls-Aufschaukelungen bewirken). Und darüber haben wir die Ebene, auf der das Ich auf diese Primärereignisse reagiert – entweder durch bewusste Überlegung im Hier und Jetzt oder automatisiert in Form von Lebensregulierungsstrukturen (insbesondere förderliche Geisteshaltungen), die es in der Vergangenheit für ähnliche Situationen geformt hat.

Die meisten Bürger der westlichen Wohlstandsgesellschaften leben überwiegend in ausreichend sicheren und positiven äußeren Lebensumständen. Kaum einmal schauen sie in den Lauf einer Waffe oder sind von Hunger oder Kälte bedroht. Für ihr psychisches Leiden sind deshalb oft die äußeren Auslösereize nur von untergeordneter Bedeutung. Hauptverantwortlich ist eine falsche Zweitreaktion auf Ereignisse in Außenwelt und Selbst, die durchaus im Bereich des Normalen oder zumindest Verkraftbaren liegen. Und das ist doch eigentlich eine gute Nachricht, oder? Unsere inneren Reaktionen haben wir potenziell besser unter Kontrolle als die äußeren Lebensumstände. Unsere inneren Reaktionen können wir reflektieren, verstehen, korrigieren und umtrainieren.

Oft ungeahnte Potenziale im Selbst

Aufs Ganze gesehen ist die hier vertretene Idee der Aufteilung unserer Psyche in zwei Systeme sehr alt und weitverbreitet. Schon der griechische Philosoph Platon stellte sich vor mehr als zwei Jahrtausenden die Seele wie einen damals üblichen Wagen vor: Zwei Zugpferde (das Selbst) werden kontrolliert von einem Wagenlenker (das Ich). Sigmund Freud sprach vom Es und vom Ich. Als Analogie hierfür verwendete er Ross und Reiter. In der gegenwärtigen Psychologie stellt man das *schnell-automatische System 1* dem *langsam-bewussten System 2* gegenüber (Kahnemann 2011), an anderer Stelle ist vom *heiß-emotionalen System* versus *kühl-kognitiven System* die Rede (Mischel 2015).

Die Metapher von Ross und Reiter hilft uns, etwas sehr Wichtiges deutlicher zu sehen. Das Ross ist ein eigenständiges Wesen – der Reiter wird es niemals vollständig kennen und beherrschen können. In neuartigen Situationen wird das Tier immer mal auf eine Weise reagieren, die den Reiter überrascht, immer mal wird es mit unerwarteten Launen aufwarten, nicht immer folgt es genau auf jeden Wink. Und genauso ist es auch mit unserem Selbst. Das menschliche Selbst kennen und verstehen zu lernen ist ein menschheitsgeschichtlicher Lernprozess, den jeder Einzelne von uns angehalten ist, in seinem Leben möglichst weitgehend nachzuvollziehen. Dazu gehört, sich psychologisches Grundwissen anzueignen – was Sie ja gerade tun. Ferner gehört dazu, das eigene Erleben und Reagieren zu beobachten und vor dem Hintergrund dieses Wissens zu interpretieren. Es kann wichtig sein, die Rückmeldungen anderer aufzunehmen. Und man sollte sich die Möglichkeit geben, vieles im realen Leben auszuprobieren, ohne immer schon im Vorhinein zu »wissen«, dass es nicht gut ist, nicht funktioniert, keinen Zweck hat etc. Von der Ich-Ebene her können wir oft ganz schlecht vorhersagen, wie wir uns in Situationen fühlen würden, die wir uns nur vorstellen, aber noch nicht real erlebt haben. Wer lange allein gelebt hat, sagt vielleicht: »Mit einer alleinerziehenden Mutter zweier kleiner Kinder eine Partnerschaft eingehen und zusammenleben – das geht unter keinen Umständen.« Er sollte es ausprobieren. Vielleicht würde er die Situation als überraschend belebend und bereichernd erfahren. Und wenn nicht sofort, dann vielleicht nach einer längeren Zeit der Annäherung in kleinen Schritten.

> *Das menschliche Selbst kennen und verstehen zu lernen ist ein Prozess, der niemals abgeschlossen ist. Bei jedem von uns enthält es Facetten und Potenziale, die wir noch nicht kennen.*

Ein großer Teil unseres Wissens wird im Laufe der Jahre implizit und verschwindet aus dem Bewusstsein. Wenn ich mich an den PC setze, um an diesem Buch zu schreiben, passiert oft in den ersten fünf bis dreißig Minuten gar nichts. Ich starre auf den leeren Bildschirm und habe das Gefühl, dass mein Kopf leer ist, ich nichts kann und nichts weiß. Aber nach einiger Zeit des »Brütens« fließen die Zeilen eben doch. Wer bei ähnlichen Gelegenheiten zu früh aufgibt, verbleibt womöglich zeitlebens in dem Irrglauben: »Dieses oder jenes kann ich einfach nicht!«
Unser Selbst verfügt über ein immenses Kreativpotenzial. Es ist dazu in der Lage, alte Verhaltensschemata an neue Situationen anzupassen oder sogar völlig neue Schemata spontan und sofort

zu erzeugen, ohne vorheriges Lernen. Wer noch nie jongliert hat oder auf einem Seil gelaufen ist – zwei oder drei Kugeln bzw. zwei bis drei Meter schafft er auf Anhieb und ohne Übung. Hierum zu wissen und entsprechende Erfahrungen bewusst festzuhalten ist eine wichtige Basis für ein gesundes Selbstvertrauen.
Und zuletzt verfügt unser Selbst über ein enormes Anpassungspotenzial, das von vielen Menschen sehr unterschätzt wird. Das ist insbesondere in Bezug auf Invalidisierung und Traumatisierung bedeutsam. Viele Menschen denken, wenn mir dies oder jenes passieren würde, das könnte ich nicht aushalten, ich würde lebenslang schwer darunter leiden oder mir sogar das Leben nehmen. Aus Studien weiß man, dass Menschen, die nach einem Unfall an den Rollstuhl gefesselt sind, ein bis zwei Jahre danach das gleiche Niveau an Lebenszufriedenheit angeben wie vor dem Unfall. Unsere Psyche hat die Tendenz, sich an dauerhafte Umstände zu gewöhnen und Misslichkeiten als Anreiz für Lernen und Wachstum zu nutzen. Auch nach anderen schlimmen Ereignissen ist das posttraumatische Wachstum viel häufiger als die *Posttraumatische Belastungsstörung*. Dies wundert einen nicht, wenn man bedenkt, welche Fülle an Katastrophen aller Art den Entwicklungsweg unserer Vorfahren gepflastert hat. Nicht selten mag es gerade das Wissen des Ich über das Selbst sein, das die Weichen stellt, denn wer aus den Medien entnommen hat, dass man nach einem Trauma nur psychisch krank werden kann, der läuft Gefahr, eine selbsterfüllende Prophezeiung in Gang zu setzen. Wer dagegen an seine Bewältigungsfähigkeiten glaubt, hat viel größere Chancen, gesund zu bleiben.

Ich finde es instruktiv, diese Selbst-Ich-Doppelung unserer Psyche zusätzlich in einen weiteren Analogie-Zusammenhang zu stellen, dessen Grundidee so etwas wie eine vom Meer bedrohte Polderstadt bildet, mit allen möglichen Kanälen, Befestigungswerken, Gezeitenkraftwerken, Flutwehren etc. In normalen Zeiten spielt alles gut zusammen, das Wasser dient der Lebenserhaltung, dem Transport, der Energiegewinnung usw. Leider steht das Meer aber von Zeit zu Zeit zu Fluten oder gar schweren Sturmfluten auf, und dann sind alle städtischen Lebensregulierungsstrukturen in Gefahr, überschwemmt und zerschlagen zu werden. Ähnliche Gefahren drohen auch dem Ich mit seinen Selbststeuerungsfunktionen und den ins Selbst gebauten Lebensregulierungsstrukturen, wenn aus dem Selbst zu starke Wellen an negativer Spannung und Angstenergie hochbranden oder gar die Sturmfluten von Panikattacken heraufschlagen.

Klingt zu vereinfachend und mechanistisch? Grundsätzlich bin ich ja auch ein Gegner des mechanistischen Denkens und allzu vereinfachender Analogien. Bleibt man sich ihrer Grenzen bewusst, können sie manchmal aber doch helfen, wichtige Zusammenhänge anschaulich und greifbar zu machen.

Krankheit, auch psychische Krankheit, ist im Kern ein Prozess der Entdifferenzierung, der Vereinfachung (die größtmögliche Entdifferenzierung tritt dann mit dem Tod ein, wo unser Körper sozusagen zu gleichförmigem Staub zerfällt). Angsterkrankungen haben bei jedem Einzelnen ganz individuelle und einzigartige Ausgangspunkte. Eskalationsmechanismen, Panikattacken und Maßnahmen der ersten Hilfe (z.B. Atemtechniken) sind aber für alle ähnlich.

Auch in unserer Polderstadt wird man in Zeiten des gesunden Gleichgewichts feinsinnig über Tausende und jeden Tag neue Themen diskutieren. Wenn aber eine Sturmflut droht, gibt es nur ein einziges Thema: sind die Deiche hoch und fest genug und wie kann man sie ggf. verstärken. Und so universell, wie die Grundgesetze des Deichbaus sind, so universell sind auch die Grundprinzipien der Eindämmung starker Angst.

Ehe wir zu den Ursachen von Angststörungen kommen, bleibt ein letzter wichtiger Punkt zu besprechen: die verschiedenen Ausbau- und Verinnerlichungsstufen der Lebensregulierungsstrukturen.

Drei Lern- und Verinnerlichungsstufen im Selbst: Denken/Wissen, Konditionierung und Gewöhnung

Der Auf- und Ausbau unserer Lebensregulierungsstrukturen ist im Kern ein Lernprozess, der alle drei Hauptformen des Lernens umfasst, die in unserem Selbst bzw. unserem Gehirn ablaufen. Zugleich werden diese Inhalte in drei unterschiedlichen Modi im Gehirn vernetzt, ja »einzementiert«. Auf drei unterschiedlichen Stufen entsteht ein »materieller Niederschlag«, der diese Strukturen real wirksam und langzeitstabil macht. Wie das im Gehirn im Detail abläuft, wissen wir nicht. Wahrscheinlich spielt die Neubildung bzw. Verstärkung oder Abschwächung der synaptischen Verbindungen zwischen den Nervenzellen eine zentrale Rolle. Die drei Grundformen des Lernens sind: Einsichtslernen, Konditionierungslernen und Habituationslernen. Vor diesem Hintergrund macht es Sinn, zwischen den folgenden drei Stufen der Verinnerlichung im Selbst zu unterscheiden.

Stufe 1: Denken/Wissen (Einsichtslernen)

Hier haben wir zunächst die flüchtigen Bewusstseinsprozesse im Hier und Jetzt: Gleich dem Wellenspiel auf einem See gehen uns jeden Tag Tausende Gedanken durch den Kopf, begleitet von mehr oder weniger deutlichen visuellen Vorstellungen oder Bildern, die mehr oder weniger intensive und schnell wechselnde Gefühle anregen. Wir erfassen hier Inhalte, die von außen kommen. Wir beobachten etwas, hören jemandem zu oder lesen einen Text. Oder die Inhalte kommen von innen, aus dem Gedächtnis oder der Fantasie. Wenn wir diese Prozesse spontan treiben lassen, haben sie oft wenig Bedeutung und sind schon Stunden später unwiederbringlich vergessen. Wie besprochen können sich hierbei aber auch schnelle Strudel und starke Aufschaukelungen bilden: Wir kommen ins Grübeln, oder zuspitzende Spontangedanken steigern Gefühle wie Wut oder Angst zu immenser Stärke.

Unter Nutzung der Selbststeuerungsfunktionen unseres Ich können wir aber auch systematisch lernen. Wir konzentrieren uns auf bestimmte Lehrmaterialien, rekonstruieren deren Inhalte in unserem Denken, prüfen sie kritisch, korrigieren sie eventuell und bemühen uns dann, sie im Langzeit-Gedächtnis abzuspeichern. Hierbei helfen bestimmte Techniken wie Anschaulichkeit, Aufschreiben, Wiederholen etc. Schritt für Schritt versuchen wir, diese Lerninhalte weiter auf- und auszubauen. Das Wissen wird organisiert nach Prinzipien wie: sachlicher Zusammenhang, Übereinstimmung mit den Naturgesetzen, Logik und Vernunft.
So bildet sich der »harte Kern« unserer Lebensregulierungsstrukturen. Auf dieser Ebene liegen all unser Wissen, mit dem wir unsere Welt und uns selbst interpretieren, die Kulturantriebe und die förderlichen Geisteshaltungen sowie ein wichtiger Teil unserer Kompetenzen. All das wird in unserem Langzeitgedächtnis zu Materie, die man messen und wiegen könnte. An Abermillionen von Synapsen kommen reale Veränderungsprozesse in Gang, u.a. die Bildung von Proteinen. Gedächtnisinhalte können wir jederzeit reaktivieren und im heißen Fokus unseres Bewusstseins ergänzen oder verändern, gewissermaßen »umschmelzen«.
Aber Wissen und Denken sind immer ganzheitliche Prozesse. Auch die unbewussten Bereiche, die gerade nicht im Bewusstsein aktiviert sind, wirken in unterschiedlicher Form mit. So gibt es »Intuitionen«, die uns ein Gefühl für die richtige Denkrichtung geben, es gibt unerwartete »Eingebungen«, plötzliche Lösungsideen, wir sehen die Dinge anders, wenn wir eine Nacht darüber geschlafen haben. Und: Wenn bestimmte Inhalte sehr gut verinnerlicht sind, wenn wir sie mit schlafwandlerischer Sicherheit beherrschen, dann können wir ihrer blitzschnell und intuitiv innewerden; sie führen dann zu blitzschnellen, automatisierten gedanklichen und gefühlsmäßigen Bewertungen.

Stufe 2: Konditionierungen (Konditionierungslernen)

Zum Einsichtslernen sind nur wir Menschen fähig, in Vorformen aber wohl auch schon die Menschenaffen. Ein einfacherer im

Tierreich weit verbreiteter Lerntyp ist das Konditionierungslernen. Hier werden die Inhalte nicht gemäß sachlich-logischem Zusammenhang verbunden, sondern einfach entsprechend räumlich-zeitlicher Nähe: Alles, was gemeinsam in Erscheinung tritt, wird im Nervensystem verknüpft. Bestimmt haben Sie in der Schule von den berühmten Hunden des russischen Gelehrten Pawlow gehört, der diese Lernform als Erster experimentell untersucht hat: Wie andere Tiere auch fangen Hunde im Angesicht von Nahrung an zu speicheln. Wurde wiederholt vor dem Füttern eine Glocke geläutet, begann nach einiger Zeit das Speicheln schon beim Glockenläuten. Glockenton und Nahrung wurden offenbar im Nervensystem miteinander verbunden.
Diese Form des Lernens läuft auch bei uns Menschen im Hintergrund mit. Neulich habe ich mir fürs Autofahren eine neue CD mit einem Mix unterschiedlichster Titel in beliebiger Reihenfolge gebrannt. Nach wiederholtem Abspielen bemerkte ich, dass ich zunehmend sicher immer schon wusste, welcher Titel als nächster kommt. Ohne dass ich das gewollt und bewusst angestrebt hätte, begann mein Gehirn, ihn schon im Voraus innerlich zu intonieren. Zu wissen, was als Nächstes kommt, hatte für unsere Vorfahren in vielen Situationen einen hohen Überlebenswert.

Konditionierte Verbindungen bilden sich umso schneller und geraten umso fester, je häufiger sie durch Wiederholung bestätigt werden und/oder je heftiger der emotionale Impact ist, der u.U. damit verbunden ist. Das Standardbeispiel für den letzteren Aspekt ist: An der heißen Herdplatte verbrennt man sich nur ein Mal.

> *Zu wissen, was als Nächstes kommt, hatte schon für unsere Vorfahren einen hohen Überlebenswert.*

Stufe 3: Gewöhnung (Habituationslernen)

Während das Konditionierungslernen durchaus komplexere Nervensysteme voraussetzt, finden wir die elementarste Form des

Lernens, das Habituationslernen, schon bei einfachsten Lebewesen. Gut erforscht wurde das an der Meeresschnecke Aplysia: Beim ersten Berühren ihrer Kiemen zieht sie diese heftig zurück. Bei fortgesetzter Wiederholung schwächt sich dieser Reflex allmählich ab, um bei Berührung nach längerem Pausieren wieder verstärkt einzusetzen. Die Begegnung mit starken Reizen führt also zu einer Gewöhnung. Andere Worte für Gewöhnung sind Habituation oder Desensibilisierung. Die Vermeidung starker Reize bewirkt das Gegenteil: Sensibilisierung.

Auch im Nervensystem des Menschen laufen diese elementaren Prozesse auf vielen Ebenen ab. Nach Ausschalten der Nachttischlampe am Abend sensibilisieren sich Ihre Augen: Zuerst ist alles schwarz, nach fünf Minuten finden Sie den Weg zur Toilette im roten LED-Licht Ihrer Heimelektronik. Und am Morgen gleißt nach Einschalten des Lichtes alles schmerzhaft auf, um nach einigen Minuten der Gewöhnung wieder der normalen Tagessicht Platz zu machen. Ähnliche Prozesse spielen sich auf höheren psychischen Ebenen ab: bei der Begegnung mit inneren Bildern, Gedanken, Gefühlen und Lebenssituationen. Ist man ihnen lange nicht begegnet, bewirken sie immer stärkere Ausschläge ins Negative oder Positive (außer es handelt sich um belanglose, gleichgültige Dinge). Setzt man sich ihnen dann aber wieder länger aus, pendeln sich die Ausschläge allmählich wieder in Richtung Nulllinie ein.

Wer jahrelang nicht geflogen ist, spürt beim Wiedereinstieg in ein Flugzeug eine ängstliche Unruhe. Nach einigen Wiederholungsflügen wird sie zumeist der Freude weichen. Wem nach einem Unfall nur der Rollstuhl bleibt, ist erst einmal für einige Monate unglücklich oder gar depressiv. Ein bis zwei Jahre nach dem Unfall hat er sich aber, wie schon erwähnt, in seinem neuen Leben so eingerichtet, dass seine Lebenszufriedenheit wieder die Werte von vor dem Unfall erreicht. Das gilt auch in umgekehrter Richtung: Einige Monate nach einem Lottogewinn weicht das Glück einer neuen Normalität.

In den meisten Lehrbüchern werden diese Lernformen genauso dargestellt wie oben: getrennt voneinander und exemplifiziert an unterschiedlichen Arten von Lerninhalten und verschiedenen Tierarten. Man kann hier leicht den Eindruck gewinnen, dass es sich um isolierte Prozesse handelt, die für unterschiedliche Lebensbereiche zuständig sind, und dass der Mensch womöglich nur dem Einsichtslernen unterliegt. Doch das ist nicht der Fall. Bei uns Menschen ist Lernen ein ganzheitlicher Prozess, an dem immer alle drei Lernformen zeitgleich und integriert beteiligt sind – je nach Lerninhalt natürlich mit unterschiedlichem Schwerpunkt. Die meisten von Ihnen haben das Autofahren gelernt. Nehmen wir das einmal als Beispiel. Sie waren in der Fahrschule, haben ein Lehrbuch gelesen, um dann in der Anfangsphase alle Ihre Schritte erst einmal langsam, bewusst und überlegt auszuführen. »Wo war noch mal der erste Gang, ach ja, vorher die Kupplung treten.« Unterhalb dieser Prozesse des Einsichtslernens vollzog sich zeitgleich aber auch schon das Konditionierungslernen: Abfolgen wie »Hindernis, Kupplung, Bremse« oder »hoher Ton des Motors = höher schalten« automatisierten sich als *Reflexkette,* und irgendwann konnten Sie in allen Standardsituationen »automatisiert« fahren. Gottlob lief zu all dem von Anfang an auch das Habituationslernen parallel. Es gibt eine Menge durchaus beängstigender Wahrnehmungsmomente, die dem Autofahrnovizen entgegenschlagen: schattenwerfende Lkw-Riesen fast auf Tuchfühlung, schmale Gassen in Parkhäusern, Engführungen in Autobahnbaustellen, aggressive Hektik und Dichte im Großstadtverkehr zur Rushhour, hohe Geschwindigkeiten auf der Autobahn, dunkle Tunnelfahrten etc. An all das gewöhnt man sich mit der Zeit, sodass es nicht mehr zu Ablenkungen, starker Angst, Blockierungen oder gar fatalen Schreckreaktionen kommt.

In derartigen ganzheitlich-integrierten Lernprozessen formen wir unsere gesunden Lebensregulierungsstrukturen in unser Selbst hinein. Je weiter diese Prozesse gehen, je tiefere Schichten sie erreichen, je stärker sie sich dort materialisieren, desto haltbarere Dämme formieren sie, u.a. auch zur Abwehr der Angst. Kommt allerdings die Entwicklung einer Angststörung in Gang, dann vollzieht sich der Abbau gesunder Strukturen ebenso wie der Aufbau pathologischer Angststrukturen – auch wieder integriert auf diesen drei Stufen. Dementsprechend wird auch die Behandlung diese drei Stufen spezifisch und integriert ansprechen müssen, wir müssen ein *stufenbezogen-integriertes Korrekturlernen* in Gang bringen.

2 Die Ursachen von Angsterkrankungen

Nicht eine Ursache, sondern viele!

Endlich! Wir sind bei den Ursachen! Ursachen zu finden scheint dem menschlichen Geist ja immer besonders wichtig. Gerade im psychischen Bereich ist die Überzeugung verbreitet, dass es einige wenige Ursachen gäbe und dass uns diese normalerweise auch vollständig zugänglich sein sollten. Ich wundere mich immer ein bisschen, wo solche Überzeugungen herkommen, die aus meiner Sicht nur sehr wenig mit der Realität zu tun haben. Vielleicht liegt das daran, dass unser Geist dafür gemacht wurde, in den umgrenzten Bereichen der steinzeitlichen Lebenswelt auf einfachste Weise Einfluss auszuüben. Und da gab es ja tatsächlich sehr einfache Ursache-Wirkung-Beziehungen: Wenn man an der Palme rüttelte, fiel die Kokosnuss herunter; wenn man Palmblätter zu einem Dach formte, blieb man trocken, wenn es regnete usw. Diese einfachen monokausalen Wirkmechanismen wurden dann später zur Basis des Baus von Geräten, Apparaten und Maschinen. Und von hier kennen wir natürlich das folgende Muster: Ist ein Apparat kaputt, dann ist eine Reparatur nur möglich, wenn man die Ursache gefunden hat. Bei einfachen Geräten funktioniert das meist auch sehr gut. Wer sich ein bisschen auskennt, schraubt irgendeinen Deckel ab, die Ursache tritt zutage, er wechselt ein Teil und alles ist gut.

All das überträgt nun der Geist per Analogieschluss auf sich selbst. Dabei vergisst er die für ihn ja unsichtbare gewaltige Gehirnmaschine, die ihn hervorbringt und trägt. Er meint, es gäbe eine oder wenige Ursachen für seine Störungen und die müssten bei erinnerten Betrachtungen seiner Entwicklungsgeschichte (notfalls nach Aufdeckung von »Verdrängtem«) auffindbar sein.
Wir sollten uns bewusst machen, dass unsere Psyche lediglich eine Art Benutzeroberfläche für unser Gehirn und unseren Körper ist. Dann wirkt aber die Idee, dass ein Großteil der Störungen dieses Systems allein auf das Fehlverhalten auf der Benutzeroberfläche zurückzuführen sein sollte, einigermaßen merkwürdig, wenn nicht absurd. Das wird sonnenklar, wenn wir es einmal mit der PC-Benutzung vergleichen: Wenn plötzlich der PC-Bildschirm schwarz wird, weiß jeder, das kann tausend Gründe haben – vom gekappten Stromkabel drei Querstraßen weiter bis zum durchgebrannten Chip. Dass man es selbst durch Tastatur oder Maus verursacht haben könnte, würde einem eher nicht in den Sinn kommen. Benutzeroberflächen sind in der Regel so gestaltet, dass auch der größte Esel keinen allzu großen Schaden anrichten kann.
Wenn wir nun psychische Störungen betrachten, so entstehen diese in einem extrem komplexen Entwicklungsprozess. Unüberschaubar viele Faktoren sind daran beteiligt, die zudem noch miteinander in Wechselwirkung stehen. Ein Großteil dieser Faktoren liegt im Verborgenen, und selbst wenn sie uns zugänglich wären, könnten wir sie in ihrer Vielzahl nicht erfassen. Sicher gibt es Fälle, bei denen die Annahme plausibel ist, dass gravierende Einzelfaktoren eine wichtige oder gar zentrale Rolle spielen, etwa im Fall von wirklich traumatischen Lebensereignissen. Aber selbst hier sind offenbar immer auch noch andere Momente mit im Spiel. Man sieht das beispielsweise daran, dass es Menschen gibt, die nach ähnlichen Ereignissen keine Störung entwickelt haben.
Wir können in Bezug auf alle hier genannten Aspekte immer nur Wahrscheinlichkeitsaussagen machen: Dieses oder jenes könnte mit mehr oder weniger großer Wahrscheinlichkeit diese oder jene Rolle gespielt haben.

Wir Menschen haben ein starkes Bedürfnis nach Kausalerklärungen. Sie geben Beruhigung, Orientierung und Sicherheit. Stellen Sie sich also anhand der folgenden Ausführungen durchaus die Frage nach möglichen Ursachen. Suchen Sie hierfür ggf. auch die Unterstützung durch einen Therapeuten. Es ist gut, wenn Sie plausible Antworten finden. Lassen Sie sich durch Ihre Ursachenvermutungen im Bemühen um Besserung leiten, soweit das möglich und sinnvoll erscheint. Verzweifeln Sie aber nicht, falls plausible Kausalitäten nicht erkennbar sind. Lassen Sie sich nicht zu allzu gewagten Konstruktionen verleiten. Grübeln Sie nicht allzu lange über die Vergangenheit nach. Hier lauert die Gefahr des Aufbaus neuer Teufelskreise, was unter Umständen zu einer Verschlechterung der Situation führen könnte.

Oft gelingen genaue Erinnerungen an weit Zurückliegendes nur sehr schlecht. Wiederholtes Erinnern verändert die Erinnerung (nicht selten bis hin zum regelrechten Erfinden von Ereignissen). Viele in diesem Zusammenhang zu stellende Fragen sind sehr komplex und nicht immer klar zu beantworten. Wenn Peter über Jahre brutal von seinem Vater geschlagen wurde, wäre dies ein eindeutiger und gut erinnerbarer Sachverhalt. Findet sich derart Eindeutiges nicht, fragt sich Peter vielleicht: »Hat mich mein Vater wirklich, genügend und auf die rechte Weise geliebt?« Und nun wird es eben kompliziert: Was ist Liebe? Wie viele Arten gibt es, Liebe zu zeigen? Was ist, wenn sie da war, aber Peter sie nicht wahrgenommen hat? Wie bedeutsam ist die Vaterliebe überhaupt? Reicht es nicht, dass sich Peter von der Mutter oder vom Großvater sehr geliebt gefühlt hat? Oder war auch das nur eine vom Wunsch erzeugte kompensierende Illusion?

Je nach Stimmung, Lebenssituation und Gesprächspartner wird man in einem solchen Spiegelkabinett von Fragen womöglich auch immer anders Stellung beziehen. Doch wie schon gesagt, wäre es keine Katastrophe, wenn Sie nicht zu plausiblen Ursachenvermutungen kommen. Es ist nicht so, dass Sie in der Vergangenheit einen Schlüssel finden müssten, ohne den Ihnen der Weg zu Besserung und Glück verschlossen bliebe. Der Lösung ist es oft egal, wo das Problem herkommt.

Grübeln Sie nicht allzu lange über die Vergangenheit nach. Hier lauert die Gefahr des Aufbaus neuer Teufelskreise, was unter Umständen zu einer Verschlechterung der Situation führen könnte.

Das System Psyche/Gehirn funktioniert anders als die einfachen linear-kausalen Maschinen, die uns aus unserem Alltag vertraut sind. Es ist so viel komplexer, dass völlig neue Prinzipien und Mechanismen in die Welt kommen. Körper und Gehirn setzen sich zusammen aus dynamischen, zirkulär verbundenen, eigenaktiv-selbstheilenden Netzwerk-Strukturen und -prozessen. Bei komplexeren Störungen ist Heilung keine Reparatur in dem Sinne, dass man ein einzelnes kaputtes Bauteil wechselt. Heilungsförderung besteht darin, möglichst viele Belastungsfaktoren zu beseitigen und alle Rahmenbedingungen möglichst gesundheitsförderlich zu gestalten. Je besser das gelingt, desto größer ist die Wahrscheinlichkeit, dass pathologische Prozesse durch das Selbstheilungspotenzial in Richtung Gesundheit »umgelenkt« werden.

Stellen Sie sich einen kleinen Glücksbambus vor, der in Wirklichkeit aber unglücklich ist, weil sein Unterleib so verkrüppelt ist und er deshalb nicht bis ans Fenster reicht, um endlich einmal hinausschauen zu können. (Sie wissen schon, das sind diese Drachenbäume, die bei Wachstumsstörungen verkrümmte, oft spiralartige Bereiche in ihrem Stämmchen haben.) Was tun? Die Vergangenheit lässt sich nicht mehr begradigen. Versuchte man, das Stämmchen geradezuziehen, würde man es zerstören. Es gibt nur einen Weg: Man muss erstens das Wachstum wieder in Gang bringen und zweitens die Pflanze richtig ausrichten. Also: erstens Gießen und Düngen und zweitens die Vorhänge aufziehen, damit der Weg zum Licht deutlicher wird.

Auf die Psyche übertragen heißt das: Erstens müssen Prozesse der Veränderung und Entwicklung, die persönliches Wachstum ermöglichen, wieder in Gang kommen. Hierzu muss man aktiv werden, man muss sich Ziele setzen und mehr und neue geistige Nahrung aufnehmen. Es gilt, sich Wissen anzueignen und neuen Er-

fahrungen zu öffnen. Und zweitens braucht es passende und adäquate Konzepte für die (Selbst-)Veränderung, damit das Wachstum in die richtige Richtung geht. Es braucht die Orientierung an Werten und Sinn.
Es ist hilfreich, die Ursachenhintergründe von Angststörungen in die folgenden vier Bereiche einzuteilen: Dispositionen, Wegbereiter und Auslöser, Eskalations- und Chronifizierungsmechanismen, Ursachen 2. Ordnung.

Dispositionen: Gene und frühe Verletzungen

Es gibt Faktoren, die schon in frühen Stadien der Entwicklung eines Menschen zu einer erhöhten Anfälligkeit für Angststörungen führen. Das beginnt bei den Genen, die ja immer einen erheblichen Einfluss auf die individuellen Eigenarten aller Funktionen und Strukturen von Körper und Psyche haben. Aufs Ganze gesehen wird der Anteil genetischer Faktoren an der Entstehung von Angststörungen auf ca. 50 % geschätzt.
Diese Effekte machen sich auf vielen Ebenen bemerkbar, auf sehr umschriebenen und auf sehr komplexen. Sie sind mehr oder weniger angstspezifisch, mehr oder weniger diffus und mehr oder weniger gut in Begriffe zu fassen. Beispiele für umschriebene Dispositionen wären eine erhöhte Schmerzempfindlichkeit und eine gesteigerte Sensibilität für innere Vorgänge wie den Herzschlag oder den CO_2-Gehalt der Atemluft (ein hoher CO_2-Gehalt bewirkt Empfindungen von Luftnot). All das führt zu einem intensiveren Erleben der angstbedingten körperlichen Reaktionen, wodurch sich dann natürlich erst recht eine Furcht vor diesen körperlichen Angstsymptomen entwickeln kann (»Angst vor der Angst«).
Menschen können genetisch bedingt eine Neigung haben, besonders intensiv oder gar überschießend mit Gefühlen zu reagieren, was auch die Angst mit einschließt. Das betrifft vor allem Personen, die schon von Kindesbeinen an überängstlich und übervorsichtig agieren, was oft einhergeht mit Schüchternheit, Gehemmtheit und Introvertiertheit.

Haben Sie schon einmal von den berühmten Marshmallow-Experimenten gehört, die der amerikanische Psychologe Walter Mischel in den 1960er-Jahren durchführte? Er testete die Selbstbeherrschung von Vierjährigen: Waren sie in der Lage, die vor ihnen liegenden Süßigkeiten einige Minuten unberührt zu lassen? Die »schwachen« Kinder, die das nicht schafften, hatten im Erwachsenenalter deutlich mehr psychische Probleme als die »starken« Kinder (Mischel 2015). Offenbar bewirkte hier eine schon genetisch angelegte Schwäche der Selbststeuerungsfunktionen des Ich, dass über die Lebenszeit weniger gesunde und stabilisierende Lebensregulierungsstrukturen aufgebaut werden konnten. Wer Schwierigkeiten hat, mit Disziplin und Konsequenz Lebensgewohnheiten und stimmige Weltbilder einschließlich fester Überzeugungen aufzubauen – gleich ob wissenschaftlicher, philosophischer oder religiöser Natur –, der ist offenbar auch anfälliger für Angststörungen.

Auch bestimmte ungünstige Eigenheiten des Denkens können unter anderem für Angststörungen disponieren, z.B. eine Neigung zu mechanistischem Schwarz-Weiß-Denken: Man sieht nur starre Extreme, alles ist immer entweder total gut oder absolut schlecht. In Zwischentönen, Veränderungen und Kompromissen zu denken fällt schwer oder ist unmöglich. Weitere disponierende Persönlichkeitseigenschaften liegen auf noch komplexerer Ebene: ein starker Bedarf nach engen menschlichen Beziehungen bis hin zur Abhängigkeit; mangelndes Selbstwertgefühl; eine ausgeprägte Zwanghaftigkeit, d.h. ein überhoher Bedarf nach fester Ordnung, Perfektion und Kontrolle; ein starker »Neurotizismus« (Nervosität, Reizbarkeit, Unzufriedenheit, hohe Irritierbarkeit auch durch kleine Störungen, schlechte Stressverträglichkeit).

Und schließlich wird das Risiko für eine spätere Herausbildung von Angststörungen gesteigert durch Traumata in der Kindheit wie Missbrauch, Misshandlung oder Katastrophen, durch Vernachlässigung und überlanges Alleingelassenwerden, durch frühe negative Erfahrungen wie Verluste, Trennungen, schwere Erkrankungen oder gar Todesfälle im engen sozialen Umfeld. Ein ähnlicher Effekt kann von ungünstigen Erziehungsstilen ausgehen, etwa der *überprotektiven Erziehung* durch überbesorgte Eltern. Die Kinder werden hier von allen potenziell auch nur gering gefährlichen Situationen ferngehalten. So haben sie nur wenig Gelegenheit, in Konfrontation mit Herausforderungen sich selbst kennenzulernen und entsprechende Bewältigungskompetenzen aufzubauen.

In der Populärpsychologie scheint der Glaube unausrottbar, dass Angststörungen wie auch alle anderen psychischen Erkrankungen ihre Ursache immer in einer »schlimmen Kindheit« haben müssten. Das ist Unsinn. Sowohl belastende Ereignisse als auch die Erziehung sind in ihren Auswirkungen deutlich geringer zu veranschlagen als die genetische Disposition (Bandelow 2008).
Menschen sind deutlich traumaresistenter und in ihrer Entwicklung innenbestimmter, als uns die »therapeutische Kultur«, in der wir leben, oft glauben macht. Trügen wir nicht das Potenzial in uns, relativ unbeschadet durch Katastrophen gehen zu können, gäbe es die Menschheit schon lange nicht mehr. Von Eiszeiten über Steppenbrände bis zu verheerenden Raubzügen und Kriegen überlebten unsere Vorfahren tausend Höllen und werden bei all dem kaum Zeit gehabt haben, über Elternliebe und Erziehungskonzepte zu philosophieren.
Wie schon gesagt, das posttraumatische Wachstum ist sehr viel häufiger als die Posttraumatische Belastungsstörung. Ja, es gibt echte, schwere Traumata, die negative Auswirkungen auf die weitere Entwicklung haben können. Ist dies so, müssen und können sie fachgerecht behandelt werden. Allerdings wird der Trauma-Begriff heute sehr inflationär gebraucht, auch für Ereignisse, die als »schlimme Erlebnisse« bald wieder vergessen sein könnten, wenn man den Dingen ihren natürlichen Lauf ließe.
Nicht wenige dieser schlimmen Erlebnisse werden im Sinne einer selbsterfüllenden Prophezeiung erst dadurch zum Trauma, dass man sie als ein solches definiert und behandelt. Bei Grenzfällen scheint es deshalb ratsam, sie erst einmal deeskalierend als »schlimme Erlebnisse« einzuordnen. Ängste, die möglicherweise mit diesen Erlebnissen zusammenhängen könnten, wären dann

zunächst z.B. nach den Prinzipien dieses Buches zu behandeln. Fruchtet dies nicht oder zeigen sich wirklich deutliche Symptome einer Posttraumatischen Belastungsstörung, sollte eine Traumatherapie erfolgen (solche Symptome wären: Albträume, unkontrolliert einbrechende Erinnerungen an das Ereignis, anhaltende ungewöhnliche Schreckhaftigkeit und Reizbarkeit). Für schwierige Fragen dieser Art sollten Sie sich in jedem Fall therapeutischen Beistand oder qualifizierte Beratung holen.

Der Trauma-Begriff wird heute sehr inflationär gebraucht. »Schlimme Erlebnisse« könnten oft bald wieder vergessen sein, wenn man den Dingen ihren natürlichen Lauf ließe.

Abschließend sei zum Stichwort »Dispositionen« noch angemerkt, dass man in einem generellen Sinn natürlich auch die Fehlpassung zwischen unserem Steinzeitgehirn und den modernen Umweltbedingungen zu den Dispositionen rechnen könnte. Aus diesen Diskrepanzen resultiert eine Anfälligkeit aller Menschen, bestimmte psychische Störungen zu entwickeln. Wir werden bei der Besprechung der einzelnen Störungsbilder kurz darauf eingehen.

Wegbereiter und Auslöser: Dauerstress und der berühmte letzte Tropfen

Dispositionen entstehen früh und können über viele Jahre, Jahrzehnte oder auch lebenslang fortbestehen, ohne dass eine Angststörung ausbricht. Wegbereiter sind dagegen Bedingungen, die die Angststörung in den letzten Monaten vor ihrem Ausbruch sozusagen vorbereiten. Wegbereiter erzeugen einen Dauerstresszustand. Einige Beispiele dafür sind eine deutlich zu hohe Arbeitsbelastung in der Firma, Dauerkonflikte mit dem Chef oder dem Ehepartner, Bedrohung des Arbeitsplatzes, Mobbing, Erkrankungsfälle in der Familie, permanenter Verkehrslärm, Reisetätigkeit mit Zeitzonenwechsel, vermehrt kritische Lebensereignisse wie der Tod Nahestehender, Unfälle oder ein finanzieller Verlust z.B. an der Börse etc. Je mehr und je schwerwiegendere Faktoren dieser Art sich summieren, desto ausgeprägter ist der resultierende chronische Dysstresszustand. Als Auslöser fungiert dann schließlich irgendein Stressereignis, das quasi als letzter Tropfen das Fass zum Überlaufen bringt. Hat das Fass noch einen Fingerbreit Raum, braucht es einen größeren Brocken; ist es randvoll, genügt wirklich ein Tröpfchen.

Nicht selten werden über viele Monate oder gar Jahre hinweg bestehende Dauerstresszustände vom Betroffenen als Normalität empfunden. Wenn dann geringfügige und unauffällige innere oder äußere Vorkommnisse als Auslöser fungieren, entsteht oft der Eindruck, die Angst käme aus heiterem Himmel. Wie wir noch sehen werden, kann z.B. eine Panikattacke durch alles angefacht werden, was zu einer auch nur leicht vermehrten Aktivierung des Kreislaufs und anderer Körperfunktionen führt. Dabei kann es sich um einen leichten Infekt handeln, um einen besonders warm-schwülen Sommertag, um ein banales Vorkommnis, das einen aber doch verärgert hat, oder einfach um zufällige innere Schwankungen von Körperprozessen.

Eskalations- und Chronifizierungsmechanismen auf drei Stufen

Teufelskreise: wechselseitige Verstärkung

Segelflugzeuge haben keinen Motor und kommen deshalb von allein nicht vom Boden weg. Sie müssen zuerst durch eine Seilwinde oder einen Motorschlepper auf eine ausreichende Höhe gebracht werden. Dann wird das Zugseil ausgeklinkt und der weitere Aufstieg und Flug wird von anderen Kräften übernommen: vom Auftrieb der Flügel und von Aufwinden. Mit eben diesen Kräften muss man dann auch arbeiten, um wieder landen zu können. Es würde nichts zur Landung beitragen, die Seilwinde oder den Motorschlepper zu suchen und auszuschalten.

Bei vielen Angststörungen verhält es sich ähnlich. Dispositionen, Wegbereiter und Auslöser bringen den Angstdrachen zum Abheben. Dann aber springen davon unabhängige Eskalations- und Chronifizierungsmechanismen an, die die Angststörung verschlimmern und auf Dauer stellen, auch wenn die ursprünglichen Verursachungsbedingungen längst entfallen sind. Unbehandelt neigen Angststörungen deshalb zur Chronifizierung und werden unter Umständen ihrerseits zur Ursache von Folgestörungen wie Depressionen oder Suchterkrankungen (z.B. Tabletten- oder Alkoholabhängigkeit).

Im Kern funktionieren diese Verschlimmerungs- und Chronifizierungsmechanismen nach dem Prinzip des Teufelskreises, was wir bereits angesprochen haben: Wirkmomente verbinden sich auf eine Weise, in der sie sich wechselseitig steigern. Wie schon gesagt, ist unser Gehirn extrem komplex und höchstgradig intern vernetzt – entsprechend gibt es hier eine ausgeprägte Neigung zu solchen pathologischen Kurzschlüssen. Vernetzte Teufelskreismechanismen spielen bei allen psychischen Störungen eine entscheidende Rolle, sie sind für einen erheblichen Teil allen psychischen Leids verantwortlich.

Wie wir in dem entsprechenden Kapitel sehen werden, fungiert bei der Panikstörung der Teufelskreis »Angst vor der Angst« als Turbo-Eskalationsmechanismus: Wird z.B. Herzklopfen als Gefahr wahrgenommen, dann steigert das die Angst, wodurch das Herz noch mehr angetrieben wird, die Situation wird als noch gefährlicher interpretiert, was die Angst noch mehr verstärkt usw. Bei allen Angststörungen ist Vermeidung ein Kernmoment von Verschlechterung und Chronifizierung. Wie im vorigen Kapitel schon angeklungen, führt Vermeidung zu Sensibilisierung und Kompetenzverlust und damit zur Verstärkung der Angst, die dann ihrerseits wieder die Vermeidung verstärkt. Auch hier liegt ein Teufelskreis vor. Panikpatienten z.B. vermeiden körperliche Anstrengung, weil sie Angst vor Körperempfindungen wie Herzklopfen haben. Sie geben den Sport auf, ihr Trainingsniveau sinkt, plötzlich haben sie Herzklopfen schon beim Treppensteigen und gehen am Ende gar nicht mehr aus dem Haus. Sozialangst-Betroffene vermeiden öffentliches Reden, Präsentationen etc. In der Folge schrumpfen natürlich ihre Fähigkeiten in diesen Bereichen, Angst und Vermeidung breiten sich noch mehr aus etc. Menschen mit generalisierter Angststörung vermeiden die innere Auseinandersetzung mit ängstigenden Vorstellungen und Themen, die z.B. Verarmung, Krankheit oder Sterben betreffen. Dadurch können sich keine desensibilisierend-relativierenden oder bewältigungsbezogenen Konzepte bilden, was Angst und Vermeidung anwachsen lässt. Auf all das wird noch im Detail eingegangen.

Angsteskalationsstrukturen: Die Angst schleift sich ein

Der fundamentalste Verschlimmerungsmechanismus aber ist die schleichende Erosion der Lebensregulierungsstrukturen. Eine länger anhaltende, sich verschlimmernde und chronifizierende Angststörung untergräbt die Lebensregulierungsstrukturen immer weiter. Lebensgewohnheiten wie Sport oder Freunde treffen werden sukzessive aufgegeben. Die Weiterentwicklung positiver Aktivitäten und Inhalte kommt zum Erliegen, Kulturantriebe verkümmern. Die Angst und mit ihr verbundene Themen beherrschen das Leben immer mehr, für den Ausbau des Gesunden ist kein Platz mehr. Das Lesen wird aufgegeben, weil Gedächtnis und Konzentrationsfähigkeit nachlassen. Die allgemeine Verunsicherung rüttelt an allem Wissen; der Zweifel frisst an den Stützpfeilern der Weltsicht; Überzeugungen, Prinzipien und Werte brechen weg. Das Ich verliert allen Halt. Auf lange Sicht kommt es zu einer regelrechten Persönlichkeitsveränderung in Richtung Selbstunsicherheit, Vermeidung, Rückzug, Abhängigkeit und Deprimiertheit.

Auch diesem fatalen Gesamtvorgang unterliegt ein Teufelskreis, denn die Lebensregulierungsstrukturen dienen ja wesentlich auch der Eindämmung von Angst. Je mehr Lebensregulierungsstrukturen wegbrechen, desto mehr Raum bekommt die Angst, desto stärker wird die Angst, desto mehr und tiefere Lebensregulierungsstrukturen spült sie weg. Um im Bild unserer Polderstadt zu bleiben: Der Angst-Ozean rollt gegen die Uferbefestigungen. Bei

der Panikstörung ist es ein sich wiederholender Tsunami; bei der generalisierten Angststörung branden die Wellen nicht so stark, aber dauerhaft; bei der sozialen Angststörung bricht das Wasser zunächst nur an einem umgrenzten Küstenabschnitt ein. Je stärker die Zerstörungen werden, desto schwieriger der Wieder- und Neuaufbau, desto schneller geht der weitere Zerfall voran.
Und es geht noch weiter: Die Lebensregulierungsstrukturen werden nicht nur auf allen Ebenen zerstört – bei längeren Verläufen werden sie durch das Wuchern pathologischer Strukturen ersetzt, die wir als Angsteskalationsstrukturen bezeichnen. Wenn sich die Angststrudel auf Stufe 1 lange genug drehen, dann wühlen sie sich gewissermaßen Trichter in den Grund, die die Angstfluten immer wieder aufs Neue übermäßig in die falsche Richtung beschleunigen.
Auf Stufe 1 können sich irrationale, angsterzeugende Glaubenssätze und Bedrohungsszenarien im Gedächtnis zu Angsttheorien verfestigen und verinnerlichen. Auf Stufe 2 kommt es parallel dazu zu Angstkonditionierungen: Auslösesituationen, Katastrophengedanken und Panikgefühle werden immer fester zusammenkonditioniert. Wie wir noch detaillierter besprechen werden, formieren sich so Angstnetzwerke, bei denen sich alle Elemente immer leichter und stärker wechselseitig aktivieren können. Auf Stufe 3 wird das Vermeidungsverhalten aufrechterhalten und verstärkt durch Strukturen, die sich immer weitergehend sensibilisieren.

Ursachen 2. Ordnung – Mangel an Selbstkompetenz und Ressourcen

Natürlich können sich Polderstädte vor Sturmfluten durch ganz besondere bauliche Maßnahmen schützen. So wurde etwa der Großraum von Rotterdam 1997 mit einem Sturmflutwehr versehen, dessen riesige motorbewegte Flügel bei steigenden Wasserständen das Haupteinfallstor des Wassers (den Nieuwe Waterweg) verschließen. Für Venedig ist Ähnliches geplant. Nehmen wir nun einmal an, eine solche Polderstadt erlebte eine große Flutkatastrophe, weil die Motoren des Sturmwehrs ausfallen oder weil wegen politischer Querelen sein Bau nicht rechtzeitig fertig geworden ist. Was ist nun die Ursache der Katastrophe? Die Sturmflut, der Motor-Defekt oder engstirnige Politiker? Man könnte von Ursachen erster Ordnung – die Sturmflut – und bei allem anderen von Ursachen zweiter Ordnung sprechen.

Nicht anders ist es im Psychischen. Alles bisher Besprochene sind Ursachen erster Ordnung. Doch auch im Psychischen gibt es so etwas wie Flutwehre – »Selbstkompetenzen zum Umgang mit psychischen Störungen« könnte man sie nennen. Wie schon im Zusammenhang mit Abbildung 4.3 erläutert, werden aus psychischen Alltagsproblemen hauptsächlich deshalb psychische Erkrankungen, weil wir auf das Spontangeschehen (z.B. Herzklopfen) fortgesetzt falsch reagieren (z.B. mit Katastrophengedanken, die den Teufelskreis »Angst vor der Angst« schließen). Verfügen wir dagegen von Anfang an über genügend Selbstkompetenz, dann reagieren wir entspannter und kleine Angstwellen schaukeln sich nicht zur Panikflut auf. Wenn Sie Selbstkompetenz im Umgang mit Angst schon in der Schule gelernt hätten, dann wären Sie wahrscheinlich nie ein Angstpatient geworden.

Wenn Selbstkompetenzen gewissermaßen die »technischen« Gegenmittel der Angst sind, so braucht es noch »energetische« Gegenkräfte – so wie es neben der Mechanik der Flutwehre auch noch die elektrische Energie zum Betrieb der Motoren braucht. Diese Gegenkräfte finden sich vor allem in Quellen positiver Gefühle, die negative Gefühle wie Angst kompensieren, neutralisieren oder aufwiegen. Eine wichtige Quelle positiver Gefühle sind unsere Erbantriebe: Konsum, soziale Anerkennung, Sexualität, Partnerschaft, Familie, Freunde. Wer erfüllt ist von bebender Vorfreude auf neue Anschaffungen, wer jederzeit intensiv in vielfältiger sozialer Unterstützung baden kann, in dessen Psyche ist für die Angst kein Platz. Hinzu kommen die Kulturantriebe: begeisternde, sinnspendende Projekte im Berufs- oder auch Hobby-Bereich, innerer Reichtum an Wissen und Kompetenzen, deren

Aktivierung Freude macht, weil sie meisterlich beherrscht werden. Ist das Innere in dieser Weise positiv ausgefüllt, hat die Angst weniger oder keinen Raum zu wuchern. Wo starke Lebensregulierungsstrukturen in ihrer höchstentwickelten Form als Kulturantriebe den Platz halten, können keine Angsteskalationsstrukturen wachsen.

Ein solcher Aufbau von Selbstkompetenz und Ressourcen ist eine umfassende und lebenslange Aufgabe der persönlichen Entwicklung, die nicht nur der Angstvermeidung dient, sondern die zentrale Basis ist für Erfolg, Gesundheit und Glück im Leben.

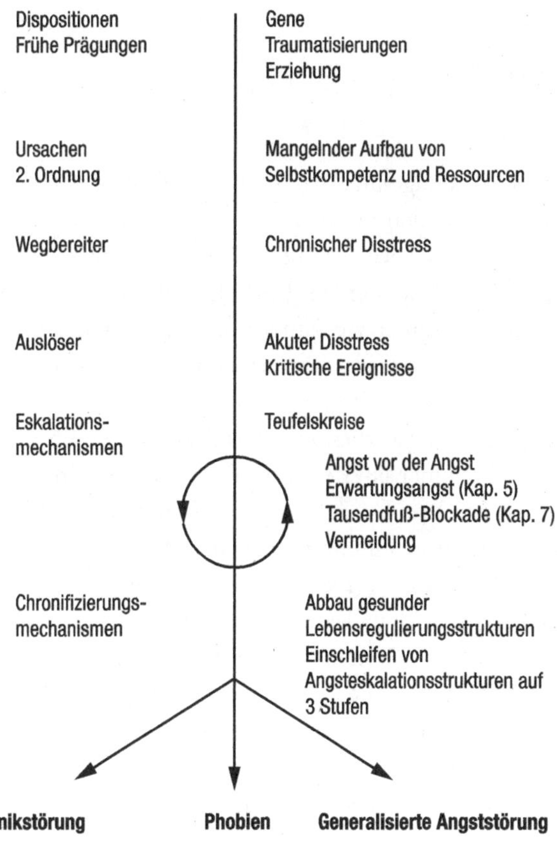

Abb. 5: Die Entwicklung von Angsterkrankungen im Überblick

Wenn Sie Selbstkompetenz im Umgang mit Angst schon in der Schule gelernt hätten, wären Sie wahrscheinlich nie ein Angstpatient geworden.

Abbildung 5 stellt anhand der wichtigsten Stichworte die Entstehung und Entwicklung von Angsterkrankungen dar.

3 Sofortmaßnahmen – Was immer und schnell hilft

Entlastung

Bei der Behandlung von Angststörungen gibt es Allgemeinmaßnahmen, die bei allen Formen von Ängsten Besserung bewirken, und Verfahren, die spezifisch bei bestimmten Formen von Angststörungen eingesetzt werden. Im Folgenden stelle ich Ihnen die Allgemeinmaßnahmen vor. Nutzen Sie alle Möglichkeiten, die Sie spontan sehen, zu einer schnellen Umsetzung – wenn möglich, noch heute! Weil es wichtig ist, dass Sie Prinzipien und Logik der Angstbehandlung ganzheitlich verstehen, werde ich die spezifischen Verfahren hier skizzieren, im Detail aber erst in den Spezialkapiteln besprechen. Da sich diese Maßnahmen vor dem Hintergrund unserer zwei Funktionsebenen (Ich und Selbst) und drei Verinnerlichungsstufen (Denken/Wissen, Konditionierungen und Gewöhnung) einordnen lassen, könnte man diesem Therapiekonzept den Namen »2-Ebenen-3-Stufen-Methode« geben (oder kurz 2e3s-Methode). Die koordinierte und integrierte Umsetzung von Therapiemaßnahmen auf diesen zwei Ebenen und drei Stufen kann und soll Synergieeffekte ermöglichen. In einem übergeordneten Sinn kann man deshalb auch von einer Synergie-Methode sprechen.

Bei allen Angstproblemen sollte die erste Frage sein: Kann ich durch Sofortmaßnahmen Wegbereiter und Auslöser reduzieren oder beseitigen?

Das kann im Einzelnen heißen:

1. Ist durch schnelle und einfache Entscheidungen eine schnelle Entlastung möglich?
   Zwei Wochen Urlaub nehmen? / Eine Zusatzaufgabe delegieren? / Für eine Weile auf Teilzeit runterschalten? / In einem Ehrenamt aussetzen? / Den dementen Vater eine Zeit lang doch in eine Pflegestation geben? / Eine Putzfrau einstellen? / Den New-York-Marathon oder die Matterhorn-Besteigung doch um ein Jahr nach hinten verschieben?
2. Ist durch schnelle und einfache Maßnahmen eine Reduzierung von Stressoren möglich?
   Einige seit Langem hinausgeschobene belastende Entscheidungen treffen? / Eine Aussprache führen oder einen Brief schreiben, um einen chronischen Konflikt zu lösen? / Bei weniger wichtigen Dingen zur Not selbst nachgeben – in der Fernbeziehung ein Wochenende Pause machen, bei schnarchendem Partner eine Zeit lang die Schlafzimmer trennen, Feiertagsbesuche bei Verwandten absagen?
3. Hat es schlimme Erlebnisse in den letzten Wochen und Monaten gegeben?
   Der Tod eines nahestehenden Menschen? / Eine demütigend-ungerechte Behandlung durch den Chef? / Ein Wohnungseinbruch?
   Wurde das ausreichend verarbeitet? Wenn nicht, nehmen Sie sich Zeit, die Ereignisse zu reflektieren. Lassen Sie die aufkommenden Gefühle zu und erarbeiten Sie sich eine förderliche Haltung zu dem Geschehenen. Sprechen Sie mit Nahestehenden darüber oder mit einem Therapeuten.

Im weiteren Sinne geht es auch um einen Abbau von Stressoren für den Körper: die alte Gewohnheit, Samstagsnacht mit der Clique bis früh um vier durch die Clubs zu ziehen, einmal aussetzen; ausprobieren, ob die Reduktion von Genussgiften zu einer Besserung führt – hierzu gehören potenziell Koffein, Nikotin, Alkohol, Energy-Drinks, Drogen.

Stressmanagement: klären und Entscheidungen treffen

Wie schon gesagt, sind wir modernen Menschen kaum noch direkt existenziell bedroht. Zumeist antizipieren wir potenzielle Gefahren mit unseren Katastrophengedanken und setzen uns selbst unter Druck. Stressmanagement heißt zu lernen, diese inneren Aufschaukelungsprozesse unter Kontrolle zu bringen. Es gilt zu lernen und zu üben, bei aufkommender Anspannung reflexartig innerlich einen Schritt zurückzugehen, die »heiße Spontanreaktion« zu bremsen und klärende innere Algorithmen wie die folgenden ablaufen zu lassen:

1. *Wichtig? Oder unwichtig und einfach ignorieren?*
   Nehmen wir an, Sie werden in der überfüllten Fußgängerzone heftig angerempelt. Spontan schießt Ärger in Ihnen auf und Sie sind kurz davor, ziemlich heftig loszubrüllen. Doch Ihr innerer Schritt zurück ist schneller, Ihnen wird bewusst, dass es wahrscheinlich unabsichtlich passiert ist. Es war ein Unbekannter, und niemand, der Sie kennt, hat es gesehen. Sie werden dem Rüpel nie wieder begegnen und Sie haben das Gesicht nicht verloren. Das Ganze hat keinen Schaden angerichtet und ist für die Zukunft ohne Bedeutung. Also: ignorieren, auf etwas anderes konzentrieren, vergessen!
   Anders könnte das aussehen, wenn Sie ein Kollege in der Betriebskantine anrempelt, ohne sich glaubwürdig zu entschuldigen. Wahrscheinlich wäre es in dieser Situation sinnvoll, ihn verbal zurechtzuweisen und ein klärendes Gespräch zu suchen. Beobachter sollten nicht auf die Idee kommen, dass man Ihnen ungestraft die Butter vom Brot nehmen kann. Da Sie dem Kollegen ja weiterhin begegnen werden, schont es die Nerven, eventuelle Konflikte so schnell wie möglich auszuräumen.

2. *Schnelle, klare Entscheidung: verändern oder akzeptieren?*
   Nehmen wir an, es stellt sich an einem späten Freitagnachmittag heraus, dass noch ein wichtiges längeres Schriftstück rausmuss und die Sekretärin schon im Wochenende ist, doch Sie sind lediglich dazu in der Lage, mit zwei Fingern über die Tastatur zu stolpern. In solchen Situationen hadern wir oft. Wir ärgern uns über die Sekretärin, überlegen, ob es nicht doch bis Montag Zeit hat, fangen halbherzig an, kriegen den Tunnelblick, machen Fehler, ärgern uns noch mehr, schmeißen zwischendurch alles hin und brauchen am Ende fünfmal so lange. Man sollte üben, in solchen Situationen sofort schnelle und klare Entscheidungen zu treffen und dann gemäß dieser Entscheidung mit ganzem Herzen zu handeln!
   Verändern: die Sekretärin z.B. via Handy zurück ins Büro rufen, den Adressaten anrufen und um Aufschub bitten oder die Sache einfach liegen lassen.
   Akzeptieren: das Schreiben selbst anfertigen.
   Was kann dabei helfen? Universelle Tricks sind: a) das Ganze als Trainingsaufgabe definieren: Heute will ich einmal versuchen, ein Vier-Finger-Ballett einzuüben; b) relativierend auf weiten Abstand gehen und nach den schlimmsten Konsequenzen fragen: Okay, wenn ich die Sache positiv und fokussiert abarbeite, komme ich eine Stunde später heim. So what?; c) vielleicht kann ich es kompensieren und z.B. am nächsten Freitag eine Stunde früher gehen.

Es hilft immer, sich bewusst zu machen, dass Aufregung blockiert und den Tag verdirbt, ohne den geringsten Nutzen zu haben. Entwickeln Sie den Ehrgeiz, sich von diesen urzeitlichen Mechanismen nicht mehr einfangen zu lassen!

Reframing: förderliche Sichtweisen für wiederkehrende Belastungen

Für wiederkehrende Belastungssituationen macht es Sinn, sich einmal die Zeit zu nehmen, um sich systematisch förderliche Geisteshaltungen zu überlegen – am Beispiel von Hans im Auto hatten wir das ja schon besprochen (siehe: *Positive Sichtweisen finden, förderliche Geisteshaltungen aufbauen*). Der dadurch gesetzte neue Interpretationsrahmen – Reframing – führt zu einer Veränderung der Gefühle ins Neutrale oder Positive. Durch längeres systematisches Üben kann man erreichen, dass sich diese inneren Algorithmen automatisieren und regelrecht reflexhaft ablaufen. Anleitungen hierfür finden Sie u.a. in Hansch (2008).
Belastungen entstehen zwar oft in unterschiedlichen Situationen, kreisen aber um wiederkehrende Themen, die sich gern in Form von Muss-Vorstellungen zeigen: Ich muss dieses oder jenes unbedingt haben oder erreichen – bestimmte Besitztümer, Karriereschritte oder Beziehungsziele (»von allen gemocht und geliebt werden«). Immer wenn etwas geschieht, das diesen Muss-Vorstellungen entgegensteht, kommt es zu Stress. Für die meisten dieser Mussvorstellungen gilt: Angestachelt durch unsere Erbantriebe, erwachsen sie aus falschem und überzogenem Denken. Es wäre schön, diese Ziele zu erreichen, aber es muss nicht sein. Unser Glück oder Unglück hängt davon viel weniger ab, als uns diese Muss-Vorstellungen suggerieren. Es gilt, diese Zusammenhänge zu verstehen und durch eigene bewusstere Lebenserfahrungen zu untermauern. Auch hieraus ergeben sich förderliche Geisteshaltungen, die uns helfen, diese Muss-Vorstellungen immer wieder loszulassen und allmählich abzubauen. Vor allem in den Kapiteln zur sozialen und generalisierten Angst wird auf diese Punkte noch eingegangen (s. auch Hansch 2014).

Es gibt übrigens auch recht universelle förderliche Geisteshaltungen, die in fast jeder belastenden Lage anwendbar sind. Ein Beispiel hatten wir weiter vorn: die Situation in eine Übungs- und

Wachstumsaufgabe umdeuten! Und wenn es »nur« Selbstbeherrschung ist, die geübt werden kann.
Eine universelle Hilfe beim Akzeptieren leistet die Haltung, die hinter der folgenden alten Weisheitsgeschichte steht: Ein armer alter Mann besaß ein wunderschönes Pferd, für das ihm selbst Könige schon viel Geld geboten hatten. »Einen Freund verkauft man nicht«, sagte der Mann, doch eines Morgens war das Pferd nicht mehr im Stall. Die Dorfleute kamen und sagten: »Welch ein Unglück, nun ist das Pferd gestohlen und du alter Narr bist ärmer als je zuvor!« – »Geht nicht so weit«, entgegnete der Alte, »sagt nur, das Pferd ist nicht mehr im Stall, nur so viel ist Tatsache.« Am nächsten Morgen war das Pferd wieder da und hatte ein Dutzend Wildpferde mitgebracht. Wieder versammelten sich die Leute und sagten: »Du hattest recht, es war kein Unglück, es hat sich als Segen erwiesen.« Der alte Mann antwortete: »Erneut geht ihr zu weit. Sagt nur, das Pferd ist wieder zurück. Ihr lest ein einziges Wort und urteilt über das ganze Buch!« Am folgenden Morgen brach sich der Sohn des Alten beim Zureiten der Wildpferde die Beine. Die Leute schrien: »Was für ein Unglück! Du hast dich geirrt. Es hat sich doch nicht als Segen erwiesen.« – »Ihr seid besessen vom Urteilen«, sagte der weise Alte resigniert, »wer weiß, was folgen wird? Wer kann sagen, ob es ein Unglück oder ein Segen ist?« Am nächsten Morgen ritten die Beamten des Königs durch das Dorf. Ein Krieg war ausgebrochen und sie zogen alle jungen Männer zum Militär ein. Nur der Sohn des alten Mannes konnte daheimbleiben. Wieder kamen die Leute und klagten: »Du hattest doch recht – es war ein Segen für dich; unsere Söhne werden wohl nicht aus dem Krieg heimkehren.« Und so weiter und so fort.
Offenbar ist unsere Welt extrem komplex, vielschichtig und auf unvorhersehbare Weise veränderlich. Kaum etwas ist so schlimm, dass es nicht etwas noch Schlimmeres von uns abgehalten haben könnte, ohne dass wir davon wissen. Wer weiß, wozu es gut ist, sagt der Volksmund.

Ein Großteil unseres Stresses entsteht durch schwer zu kontrollierende innere Eskalationsprozesse. Die beiden wichtigsten hier beteiligten Teufelskreismechanismen sind »Kampf gegen sich selbst« und »Verkrampfung durch Erzwingenwollen«. Wie geht man damit um?

Deeskalieren mit taktischer Akzeptanz und paradoxer Intention

Wenn ich Sie auffordere, nicht an einen weißen Bären zu denken – was passiert dann? Richtig, Sie haben sofort einen weißen Bären vor Augen. Wenn man gegen etwas kämpft, das man in sich trägt, dann stärkt man es. Druck erzeugt Gegendruck. Gerade bei Angststörungen spielt dieser Mechanismus eine zentrale Rolle. Gehen wir deshalb gleich in medias res.

Der Aufschaukelungsprozess beginnt, sobald man gegen Symptome der Angst kämpft, weil man sie als unangenehm ablehnt, weil man Angst vor ihnen hat, weil man sie hasst. Der Panikpatient hat Angst vor körperlichen Symptomen wie Herzklopfen, Schwitzen oder Brustschmerzen. Er achtet auf sie. Doch was man anschaut, das wird größer. Was größer wird, macht mehr Angst und verstärkt die Symptome. Das Gleiche passiert beim Sozialphobiker, der sich gegen das Schwitzen, das Rotwerden oder das Zittern wehrt, nicht aus Krankheitsangst, sondern aus Furcht vor der Geringschätzung der anderen. Menschen mit generalisierter Angststörung bemerken, dass sie ständig grübeln und sich sorgen. Sie sehen, dass sie kaum Kontrolle darüber haben, und sorgen sich nun darum, dass sie sich so viele Sorgen machen. Sie grübeln darüber nach, wie sie das Grübeln abstellen können.
Ein hiermit oft verbundener zweiter eskalierender Teufelskreis-Mechanismus ist die wechselseitige Verstärkung von negativen Gefühlen und negativen Gedanken: Negative Gefühle erzeugen negative Interpretationen, Erinnerungen und Zukunftsfantasien; dies verstärkt wieder die negativen Gefühle und den stressbedingten Tunnelblick, wodurch es noch schwerer wird, von den nega-

tiven Inhalten wegzukommen etc. Um zu vermeiden, dass sich Bewusstseinsprozesse in dieser Weise »eskalierend verheddern«, kann man die Selbststeuerungsfunktionen der Ich-Ebene auf spezielle Weise trainieren.

Worum es hier geht, wird am Beispiel der sogenannten chinesischen Fingerfessel deutlich. Hierbei handelt es sich um ein etwa fingerdickes röhrenförmiges Geflecht, z.B. aus Bast. Da sich bei Stauchung der Durchmesser vergrößert, ist es ein Leichtes, z.B. die Zeigefinger von beiden Seiten hineinzuschieben. Will man die Finger dann aber nichtsahnend wieder herausziehen, verengt sich das Geflecht, man wird panisch, will die Finger mit Gewalt herausreißen und erreicht nur, dass sich die rauen, festen Bänder tief ins Fleisch schneiden.

Was ist das optimale Verhalten in dieser Situation? Nun, wenn man merkt, dass es eng wird, gilt es, mit dem Ich die spontane Befreiungsreaktion des Selbst zu bremsen. Es gilt, akzeptierend innezuhalten. Man merkt dann, dass es auszuhalten ist, wenn man nicht zieht. Wenn man den Druck mildert, nimmt auch der Gegendruck ab. Wenn man keine unsinnigen und eskalierenden Gedanken zulässt nach dem Motto »Ich komm hier nie wieder raus!«, kann man das Ganze eine Zeit lang gut aushalten, um die Situation zu analysieren und sich eine Lösung zu überlegen. Man versteht den Mechanismus schnell, erkennt, dass keine akute Gefahr droht, und sieht, dass man paradox, d.h. entgegen der spontanen Instinktreaktion zu handeln hat: Man muss die Finger wieder hineinschieben – die Röhre weitet sich – und sie dann ganz langsam und achtsam herausdrehen (sodass die Haftreibung nicht so stark wird, dass sich die Röhre wieder auseinanderzieht).

Was lernen wir daraus? Eine ganze Menge! Zunächst sieht man wieder, dass unsere urzeitlichen Spontanreaktionen in unserer z.T. perfide konstruierten modernen Welt nicht immer die besten sind! Gefragt sind Selbstbeherrschung, Innehalten, der innere Schritt zurück, Aufweiten der Lücke zwischen Reiz und Reaktion.

Taktische Akzeptanz: zulassen, aber nicht auf Dauer

Wir brauchen Akzeptanz, taktische Akzeptanz. Taktisch heißt vorübergehend, als kurzzeitigen Trick; es heißt nicht, für immer und ewig alles Negative hinzunehmen. Nicht immer sind also Veränderung und Akzeptanz so klare Alternativen, wie es im Abschnitt »Stressmanagement: klären und Entscheidungen treffen« den Anschein hatte. Sachverhalte, die unwichtig sind, die von allein vorübergehen oder die wirklich absolut unveränderlich sind, kann bzw. muss man prinzipiell akzeptieren. Wenn aber Aufschaukelungsmechanismen im Spiel sind, hängt beides oft dialektisch zusammen, dann gilt das oft gehörte Therapeutenwort »Akzeptanz ist der erste Schritt zur Veränderung«. Akzeptanz wirkt deeskalierend, wirkt schon allein dadurch verändernd und bessernd, schafft Luft, Kraft und Raum für überlegtes Veränderungshandeln, das dann zu weiterer Besserung führen kann.

All dies gilt insbesondere für den Umgang mit den Phänomenen der Angst: Herzklopfen, Schwitzen, peinliche soziale Situationen oder ständige Sorgen im Kopf. In Bezug auf all diese Dinge kann man lernen, auf Abstand zu gehen und innezuhalten. Dann wird man merken: »So schlimm, wie es sich eben, als ich noch gekämpft habe, angefühlt hat, ist es gar nicht. Ich könnte es schon noch eine Zeit lang aushalten.« Wie bei der Fingerfalle hilft dabei natürlich das Verstehen! Die in spontaner Reaktion auf unerwartete und zunächst unverständliche Phänomene aufschießenden Katastrophengedanken sind ja sachlich zumeist falsch. Sich in Bezug auf die Themen der eigenen Angst korrekt und umfassend zu informieren ist einer der wichtigsten ersten Behandlungsschritte!

Für jemanden, der z.B. Herzstolpern hat, ist es natürlich von zentraler Bedeutung zu erfahren, dass dies ein weitverbreitetes Phänomen ist und ohne jede Gefahr (zumindest nach Ausschluss einer organischen Herzerkrankung). Allerdings wirkt das oft nicht sofort durchschlagend angstlösend! Das neue Wissen muss sich erst noch auf den tieferen Stufen materialisieren, ehe es die Angst eindämmen kann; es muss angeeignet und verinnerlicht werden. Ist diese Basis einmal geschaffen, gilt es, ausgehend von ihr die falschen Spontangedanken immer wieder korrigierend in die richtige Richtung zu wenden oder sie sogar bis ins Paradoxe zu überdrehen.

> *Sich in Bezug auf die Themen der eigenen Angst korrekt und umfassend zu informieren ist einer der wichtigsten ersten Behandlungsschritte!*

Paradoxe Intention: sich etwas wünschen, um es loszuwerden

Lassen Sie uns noch einmal zu unserer Fingerfessel zurückkommen. Tatsächlich können wir das befreiende paradoxe Verhaltensmoment auf den Umgang mit Gefühlsaufschaukelungen einschließlich der Angsteskalation übertragen. Wenn Druck Gegendruck erzeugt, dann könnte das Entgegengesetzte, nämlich Zug, den inneren Gegner zu Fall bringen. Wenn man einen Trick fände, um das, was man ablehnend wegstößt, positiv anzunehmen und quasi zu sich hinzuziehen, könnte sich das Problem lösen. Diese Technik bezeichnet man als paradoxe Intention (oder auch paradoxe Intervention, wenn die Anregung vom Therapeuten ausgeht). Man geht einfach den Weg weiter, der schon zur Akzeptanz geführt hat: dem Abgelehnten nicht nur neutral begegnen, sondern versuchen, es lieben zu lernen.

Nehmen wir noch einmal das Beispiel des Herzstolperns, das im Rahmen von Angststörungen oft sehr furchtbesetzt ist und deshalb Teil des Teufelskreises »Angst vor der Angst« wird. Infolge der ängstlichen Sensibilisierung nimmt man Extraschläge viel öfter wahr. Das steigert die Angst, die Stresshormone beschleunigen den Herzschlag und führen eventuell sogar zu mehr Extraschlägen, das steigert wiederum die Angst etc. Was hatten wir schon? Sich korrekt informieren! Herzstolpern ist ein völlig normales, weitverbreitetes Phänomen und ohne jede Gefahr (zumindest nach Ausschluss einer organischen Herzerkrankung). Als förderliche Geisteshaltung bietet sich an: »Ich will mich deswegen nicht mehr ängstigen und das Ganze als Übung in Selbstkontrolle und Angstbewältigung begrüßen.« Und nun kommt die paradoxe Intention hinzu: Gelingt es einem, dem Herzstolpern sogar etwas Positives abzugewinnen, sodass man es herbeiwünschen und ein klein wenig mögen kann, bricht der Teufelskreis noch schneller zusammen.

Ich sage meinen Patienten an dieser Stelle immer, Leben ist Schwingung, Gesundheit braucht Elastizität und Anpassungsfähigkeit. Deshalb pendeln alle biologischen Funktionen immer elastisch um die Normalwerte herum, halten diese aber nie starr und maschinenmäßig ein. Wenn das Herz mit starrem Rhythmus rattert, droht der Herzinfarkt, hüpft es dagegen, ist es gesund. Denken Sie an einen Großvater, der seine Enkeltochter an der Hand hat. Der alte Mann schreitet mit gleichmäßigem Schritt, das kleine Mädchen aber macht zwischendurch immer mal einen Hüpfer vor Freude und Ausgelassenheit. Sagen Sie sich also jeden Morgen: »Mein liebes Herz, ich hoffe, du zeigst mir heute wieder möglichst oft, wie jung, gesund und ausgelassen du bist! Ich werde mich über jeden Extraschlag riesig freuen!« Freude ist das beste Mittel gegen Stress, die Extraschläge werden seltener und man bemerkt sie dann auch weniger, weil die ängstliche und übersensible Selbstbelauerung aufhört.

In ähnlicher Weise lassen sich für fast alle Angstphänomene paradoxe Deutungen finden, die auch sachlich ausreichend zutreffend sind. Oft hilft auch schwarzer Humor. So pflegte der Wiener Logotherapeut Viktor Frankl oft seine Herzangst-Patienten mit der Hausaufgabe zu entlassen, bis zum nächsten Termin mindestens dreimal am Herzinfarkt zu sterben.

Manchmal ist es paradox: Wenn man etwas weghaben will, muss man einen Trick finden, es sich herbeizuwünschen.

Den Worst Case akzeptieren, um Blockierungen und Verkrampfungen zu lösen

Kürzlich erhielt ich eine neue Kreditkarte. Wie üblich musste hinten noch die Unterschrift drauf. Als ich den Stift in der Hand hatte, machte ich mir bewusst: Diese Unterschrift muss jetzt besonders typisch werden. Und: Du hast nur einen Versuch! Wie hatte in den letzten Monaten meine Unterschrift eigentlich genau ausgesehen? Und wie muss ich es machen, damit es genau so gelingt? Auf einmal war ich total verkrampft und konnte gar nicht mehr richtig unterschreiben.

Was war hier geschehen? Obwohl es nicht so aussieht, entspringt eine flüssige Unterschrift einem hochkomplexen motorischen Vorgang. Komplexe Verhaltensweisen können nur vom Selbst hervorgebracht werden, weil es viel leistungsfähiger ist als unser bewusstes Ich. Wir brauchen das Ich zum langsamen Lernen und Einüben, im Ernstfall aber stört es, da muss es die Kontrolle an das Selbst abgeben. Das Ich unterschreibt zögerlich und in verkrampfter Schönschrift. Den flotten, schönen und unnachahmlichen Schwung dagegen schafft nur unser Selbst. So ist es auch beim Skifahren oder Klavierspiel, beim Halten eines Vortrages oder selbst beim Small Talk. Wir sind nur dann gut, wenn wir aus dem Bauch heraus handelnd ganz im Tun aufgehen – zu viel bewusste Überlegung schadet, weil es den Flow zusammenbrechen lässt. Wir müssen »loslassen«.

Das Problem ist nun: Wenn Angst aufkommt, macht das Ich oft den Fehler, dass es wieder die Kontrolle an sich reißen will. Wer beim Halten eines Vortrages einige Leute den Kopf schütteln sieht und dann innerlich versucht, die Inhalte neu zu sortieren, wird scheitern. Wer in einer Gesprächsrunde irgendwie das Gefühl bekommt, nicht richtig dazuzugehören und nun mit bewusster Anstrengung versucht, sich ins Gespräch einzuklinken, wird durch ein Verhalten auffallen, das als störend und unangemessen empfunden wird. Und dann entsteht eben ein Teufelskreis: Das Ich erkennt, dass die Probleme größer werden, Stress und Angst

nehmen zu, der Tunnelblick setzt ein, das Ich will mit noch mehr Kraft kontrollieren und korrigieren, man verkrampft, richtet noch mehr Schaden an, und am Ende blockiert das Selbst total.
Mit welcher Strategie sollte ein selbstkompetentes Ich in so einer Situation reagieren? Man sollte innerlich auf Abstand zur Situation gehen und sich fragen: »Was könnte schlimmstenfalls passieren? Wie schlimm wäre das wirklich? Könnte ich nicht damit leben?« Man sollte Haltungen mobilisieren, die es erlauben, den Worst Case zur Not gelassen zu akzeptieren; Haltungen, für die die Alltagssprache Begriffe hat wie *Loslassen; in seine Mitte gehen; sein Ding durchziehen; geschehen lassen, was geschehen will.* Man sollte sich sagen können: »Und wenn es schiefgeht, dann geht es eben schief, ich kann damit leben. Wer weiß, wozu es vielleicht noch mal gut sein wird.« Da das Ich nun seinen Klammergriff lockert, kann das Selbst wieder sein ganzes Potenzial entfalten, und die Chancen auf die bestmögliche Performance steigen.

In den meisten normalen Alltagssituationen wird dies in Bezug auf die o.g. Beispiele gut funktionieren. »Okay, schlimmstenfalls ruf ich bei der Kreditkartenfirma an und bestell eine neue, nur frisch drauflos! Okay, dann geht der Vortrag halt in die Hose, wird mich schon nicht die Stelle kosten, und wenn, vielleicht find ich eine bessere! Ich finde gut und richtig, was ich zu sagen habe, und mach das jetzt einfach! Okay, ich definiere mich jetzt schlicht als still genießender, aufmerksamer Gast und Zuhörer. Vielleicht reißt es mich ja irgendwann spontan zu einem Statement hin – wenn nicht, ist es auch gut.«

Natürlich gibt es nicht selten soziale Leistungssituationen, von deren Bewältigung durchaus einiges abhängt: eine wichtige Prüfung, ein Bewerbungsgespräch oder eine Verkaufspräsentation für ein Millionenprojekt. Gleichwohl gilt für uns Bürger der westlichen Wohlstandsgesellschaften auch hier: Ein Scheitern bei solchen Terminen bringt nicht unsere Existenz in Gefahr und muss auch unser Glück nicht auf längere Sicht bedrohen. Das hat etwas mit dem schon erwähnten nachhaltigen Abbau falscher Muss-

Vorstellungen zu tun, mit strategischer Lebensplanung – hab ich einen Plan B? – und allgemein mit Persönlichkeitsentwicklung in die richtige Richtung. In den Kapiteln zur sozialen und generalisierten Angst kommen wir auf diese Themen zurück.

Was man gewinnen will, muss man loslassen.

Auch Achtsamkeit wirkt deeskalierend

An dieser Stelle kann es hilfreich sein, sich grundsätzlich einmal über den Status von Gedanken Gedanken zu machen. Wie schon angesprochen, sind wir aus evolutionären Gründen Fehler- und Gefahrensucher. Unser Denken neigt deshalb zum Katastrophisieren. Es ist oft deutlich negativer, als es der Realität entspricht. Diese Mechanismen zu verstehen kann helfen, Katastrophengedanken und die durch sie ausgelösten Gefühle nicht mehr so ernst zu nehmen.

Gedanken sind erst einmal nur »neuronale Blinkmuster« in unserer Hirnrinde, sie sind regelrechte Hirngespinste. Gedanken sind (noch) keine Realität. Oft sind sie falsch, und wenn sich einige als (wahrscheinlich) richtig erweisen, gibt es zumeist immer noch eine Chance, durch vorbeugende Maßnahmen ihr Realwerden zu verhindern. Es gilt, den psychischen Raum so aufzuweiten, dass wir uns von unseren Gedanken, Gefühlen und Stimmungen innerlich distanzieren können: »Ich bin nicht meine Gedanken, ich bin nicht meine Gefühle. Ich bin die Leinwand, und meine Gedanken, Gefühle und Stimmungen gehören zu dem Film, der auf der Leinwand läuft. Die Leinwand bleibt, während die Filme wechseln. Und sie bleibt auch unbeschädigt, wenn Katastrophenfilme laufen.« Auf der Ich-Ebene hier oben kann ich mir das Wissen erarbeiten, dass ich nicht bedroht bin. Und wenn ich mir das im Bewusstsein halte und in dieser aufgestellten Position bleibe, kann ich es gut aushalten, wenn da unten im Selbst spontane Katastrophengedanken aufblitzen oder Ängste kommen und gehen.

Gehen wir noch einen Schritt weiter: Wenn Gedanken erst mal nicht viel mehr sind als Schall und Rauch – können wir sie nicht einfach abstellen? Versuchen Sie es einmal! Bei den meisten Menschen plappert die innere Stimme fast pausenlos; sie können die Luft deutlich länger anhalten als ihr Denken. Aber denken Sie jetzt nicht zu lange darüber nach, wie Sie das ändern können, denn dann hätten wir wieder das Weiße-Bären-Problem. Wenn man etwas weghaben will, das man in sich trägt, sollte man es nicht direkt bekämpfen, weil es dadurch nur gestärkt würde. Besser man geht quasi indirekt vor: Man fokussiert die Aufmerksamkeit auf etwas anderes. Dadurch füllt sich das Bewusstseinsfenster mit diesem anderen und das Denken wird quasi sanft und wie nebenbei aus dem Bewusstsein »hinausgeschoben«.

Zum Üben ist es am besten, wenn man sich auf neutrale Wahrnehmungen konzentriert, z.B. auf den Atem. Wir hatten ja gesagt, dass unsere Psyche auf geordnete Prozesse mit Wohlbefinden reagiert und auf Unordnung mit schlechten Gefühlen. Wahrnehmungen, insbesondere das Spüren der Rhythmik des Atems, weisen natürlich eine viel höhere Ordnung auf als z.B. das Chaos des Grübelns. Allein dass man sein Bewusstsein mit der Wahrnehmung des Atemflusses füllt, bessert schon das Befinden, weil es Unordnung durch Ordnung ersetzt. Es geht darum, vollständig im Hier und Jetzt zu sein, den Atem – und eventuell auch noch andere Wahrnehmungen – ganz passiv zu erleben, zu beobachten, wie sie sind, ohne zu denken, zu bewerten, zu interpretieren oder irgendetwas zu wollen (etwas vermeiden oder etwas festhalten wollen). Dies nennt man Achtsamkeit.

Mit Blick auf Abbildung 4.3 könnte man sagen, Achtsamkeit ist, wenn das Ich seine Selbststeuerungsfunktionen abschaltet. Es beobachtet die Wellen des spontanen Geschehens im Selbst, ohne einzugreifen (und damit die Wellen aufzuwühlen).

Sie können das speziell trainieren und sich dazu entspannt aufs Bett legen, auf einen Stuhl setzen oder die bekannten Meditationsposen einnehmen. Ist die Position des distanzierten, neutralen Beobachters in Bezug auf den Atem ausreichend eingeübt, kann und sollte man in das Üben noch weitere Wahrnehmungen und

innere Vorgänge einbeziehen: unangenehme Empfindungen und Gefühle, negative Spontangedanken etc. unberührt registrieren und abklingen lassen, ohne mit den Ich-Funktionen daran anzuknüpfen. Es kann helfen, die Ich-Funktionen neutral zu beschäftigen: mit dem Zählen der Atemzüge (von 1 bis 10 und dann wieder von vorn) oder mit einem kurzen inneren Benennen dessen, was man wahrnimmt (... Auto ... Ziehen im Rücken ... Tür des Nachbarn ... Erinnerung an den gestrigen Einkauf ... etc.).
All das kann und sollte man im Grunde auch im Alltag bei nahezu jeder Gelegenheit üben: im Bus, beim Gehen, beim Stehen in der Schlange an der Kasse, während einer Sitzung. Bemühen Sie sich, in Ihren Alltag immer häufiger Momente bzw. Phasen der Achtsamkeit einzubauen. Achtsamkeit wäre auch ein weiterer Standard-Schritt bei den o.g. »inneren Algorithmen«: *Distanz. Wichtig oder unwichtig? Verändern oder akzeptieren?* Im Fall von Akzeptanz eine förderliche Geisteshaltung einnehmen – und schließlich: Achtsamkeit.

> *Wenn man etwas weghaben will, das man in sich trägt, sollte man es nicht direkt bekämpfen, weil es dadurch nur gestärkt würde. Am besten, man schiebt es quasi aus dem Bewusstsein, indem man seine Aufmerksamkeit auf etwas anderes fokussiert.*

In einer der üblichen fruchtlosen Sitzungen fängt Ihr Chef wieder an, Ihnen eine heftige Standpauke zu halten. Sie spüren einen Stich in der Bauchgegend, aber Sie springen innerlich sofort einen Schritt zurück und Ihnen wird blitzartig klar, was Sie sich in den Wochen und Monaten zuvor schon gut überlegt hatten: Er ist in dieser Sache festgefahren und geht sowieso in drei Monaten in Pension. Es hat keinen Sinn zu argumentieren, es wäre unwürdig zu kämpfen. Sie sind nicht in Gefahr – die Kollegen sehen es genauso und stehen auf Ihrer Seite. Was für eine gute Gelegenheit, unter sozialem Feuer stoische Gelassenheit zu üben! Sie gehen in eine Haltung der Achtsamkeit und konzentrieren sich auf Ihren Atem. Das äußere Gewitter lassen Sie von sich abprallen, die inneren Wellen von Ärger und Angst lassen Sie verebben. Mit jedem Atemzug fahren Sie tiefer herunter in einen Zustand des gefrorenen Seins. Für kurze Momente fühlen Sie sich wie ein Granitblock, in den selbst ein Blitz schadlos einschlagen könnte. Dann sagen Sie etwas in der Art wie: »Sie haben ja recht, wir bemühen uns. Aber lassen sie uns doch zum nächsten wichtigen Punkt unserer Tagesordnung kommen.«

Entspannungsverfahren: Lippenbremsatmung

Es gibt eine Fülle spezieller Verfahren, die eine entspannungsfördernde Wirkung haben – das autogene Training etwa oder die progressive Muskelrelaxation. Sie sind so weitverbreitet, dass nicht wenige Leser schon damit vertraut sein werden. Zudem gibt es eine Palette guter Bücher, Videos oder Kurse, die fürs Erlernen Anleitung geben. Ich will deshalb an dieser Stelle nicht detaillierter darauf eingehen – auf www.angst-selbst-bewältigen.de finden Sie Weiterführendes. Im weiteren Sinne gilt das auch für Meditationsverfahren oder Techniken wie Tai-Chi, Qigong oder Yoga. All diese Praktiken können außerordentlich hilfreich sein, wenn man sie systematisch und über längere Zeit wirklich übt und zu einem selbstverständlichen Teil des Alltagslebens macht.

Etwas genauer vorstellen möchte ich Ihnen dagegen die Lippenbremsatmung. Wie wir noch besprechen werden, spielt bei der Eskalation des Angstgeschehens die Beschleunigung der Atmung eine zentrale Rolle, insbesondere bei der Aufschaukelung einer Panikattacke. Die Atmung zu kontrollieren und abzubremsen ist deshalb ein sehr wirksames Verfahren der Angstdämpfung.

Lippenbremsatmung

Hierfür hat sich die achtsame Bauchatmung mit Lippenbremse bewährt. Üben Sie das zunächst einmal unter störungsfreien Bedingungen auf der Couch oder im Sessel. Sie legen oder setzen sich ganz normal und entspannt hin und praktizieren erst einmal die bewusste Bauchatmung. Wir atmen, indem wir den Brustkorb erweitern oder das Zwerchfell nach unten drücken (wodurch sich der Bauch nach außen wölbt). In beiden Fällen dehnt sich die Lunge aus und Luft wird eingesogen. Die Bauchatmung ist die effektivere Form der Atmung, die wir üblicherweise praktizieren sollten, obwohl bei Angstzuständen viele Menschen mehr oder weniger stark zur Brustatmung wechseln.

Sie können die Bauchatmung bewusst üben, indem Sie sich eine Hand auf den Bauch legen. Ihr Brustkorb sollte weitgehend in Ruhe verbleiben, während sich Ihre Bauchdecke deutlich hebt und senkt (was Sie dann über Ihre Hand gut spüren). Nun fügen Sie die Lippenbremse hinzu: Sie atmen ein und lassen dann die Luft langsam durch die geschürzten Lippen wieder ausströmen (wie beim Pfeifen, nur ohne Ton). Einatmen, Bauch rausdrücken, dann Lippen schürzen, entspannen und die Ausatemdauer durch die Stärke der Lippenbremse regulieren. Die Luft entweicht dadurch, dass sich die gedehnten Bauchmuskeln wie gespannte Gummis passiv wieder zusammenziehen; dabei schiebt sich der Bauch nach innen und das Zwerchfell nach oben. Üben Sie, in dieser Weise entspannt und passiv auszuatmen, und nicht dadurch, dass Sie die Bauchmuskeln aktiv anspannen, um die Luft mit Muskelkraft rauszudrücken. Sie werden merken, dass dies durchaus einer subtilen Koordination bedarf, die leicht erlernbar ist, aber geübt werden muss.

Wenn Sie das können, schleifen Sie als Nächstes einen langsamen Rhythmus ein: mindestens vier Sekunden einatmen und mindestens vier Sekunden ausatmen. Schauen Sie auf die Uhr oder zählen Sie mit, aber richten Sie sich auch nach dem Empfinden, wie es Ihnen am angenehmsten ist. Führen Sie die Atmung in dieser Form jeweils ca. 4 Minuten aus.

Sie können das Ganze auch als Achtsamkeitsübung durchführen: ganz im Hier und Jetzt sein, ohne zu werten und ohne zu wollen, alle Gedanken aus dem Kopf schieben dadurch, dass Sie Ihr Bewusstsein vollständig mit den Wahrnehmungen füllen, die während des wellenförmig-harmonischen, wie von allein ablaufenden

Atemvorgangs spürbar werden. Weiterhin können Sie auch darauf achten, die übrige Körpermuskulatur, insbesondere während des Ausatmens, zu entspannen (sich so schwer wie möglich machen, sich »tiefer sinken« lassen). Üben Sie das in dieser Form, bis es sich »eingeschliffen« hat.

Im nächsten Schritt sollten Sie diese Atmung in allen möglichen Alltagssituationen wie nebenbei üben: im Bus, vor dem Fernseher, in der Warteschlange, während einer Sitzung etc. Man kann lernen, die Luft ein bisschen seitlich durch einen kaum sichtbaren Lippenspalt entweichen zu lassen, sodass das Ganze auch in Gesellschaft nicht auffällt.

Nutzen Sie dieses Prozedere zur Selbstberuhigung in Angstsituationen. Wir kommen darauf zurück.

Was noch wichtig ist: Ressourcenaktivierung und nachhaltige Balance

Alles, was positive Gefühle aktiviert, wirkt auch gegen Angst (Aktivierung entsprechender Erb- und Kulturantriebe). In Phasen der Überlastung neigen viele Menschen dazu, sich sozial zurückzuziehen, Sport und Hobbys ruhen zu lassen. Das, so denken sie, spart Zeit und Energie. Kurzzeitig mag diese Strategie aufgehen, langfristig führt sie in Teufelskreise: Sie schneidet den Betroffenen von seinen Quellen positiver Energie ab und verhindert deren Ausbau. Ergo, wenn Sie sich durch Entlastung Freiraum geschaffen haben, dann nutzen Sie ihn für »Auftank-Aktivitäten«, die Ihnen Genuss und Freude bereiten!

Am einfachsten wäre es, wenn Sie zuerst jene Aktivitäten wiederbeleben, die Ihnen früher einmal Energie gegeben haben, mit denen Sie sich auskennen und für die eventuell noch die Voraussetzungen, Ausrüstungen etc. vorhanden sind, etwa malen, fischen gehen, saunieren, bergwandern, lesen, kochen, Freunde treffen, gute Filme oder Serien auf DVD anschauen, musizieren oder Musik hören, zur Chorprobe gehen, Motorrad fahren. Sofern

möglich, wäre es vielleicht gut, mehr Zeit mit dem Partner oder der Familie zu verbringen und offene, entlastende Gespräche zu führen.
In jedem Fall sollte Bewegung in der Natur dabei sein – mindestens Spaziergänge, besser Fahrrad- oder Wandertouren, wenn möglich auch Sport: walken, joggen, Rennrad fahren oder Fitness-Center. (Eine umfassende Anleitung zum Auftanken finden Sie in meinem Buch »Burnout«, Hansch 2014. Als weiterführende Bücher zum Thema Stressmanagement können empfohlen werden: Tausch 1996, Elkin 2012, Kaluza 2015, Kabat-Zinn 2015.)

Vielleicht haben Sie Ihr Angstproblem noch nicht so lange und es ist von minderer Schwere. Dann kann es durchaus sein, dass sich Ihre Angststörung deutlich bessert oder gar verschwindet, wenn Sie die Möglichkeit haben, einen Großteil der bis hierher genannten Maßnahmen gut umzusetzen.
In diesem Fall wäre das nun Folgende von zentraler Bedeutung: *nachhaltige Balancierung der Lebenssituation.* Sie müssen zumindest einen Teil der Maßnahmen, die zur Besserung geführt haben, auf Dauer stellen und dürfen die alten Belastungen nicht wieder in vollem Umfang übernehmen. Sprechen Sie mit Ihrem Chef, dass Sie diese oder jene Zusatzaufgabe dauerhaft abgeben wollen, arbeiten Sie permanent nur noch 80 %, beschäftigen Sie die Putzfrau doch langfristig etc.
Wie lässt sich Ihr Stressmanagement nachhaltig verbessern, ein Zeitplanungssystem konsequenter nutzen? Wie lassen sich mehr Pausen- und Auftankzeiten einplanen? Welche der aktivierten Ressourcen können Sie weitersprudeln lassen, welche anderen noch zusätzlich aufbauen? Können Sie das Joggen zu einem so selbstverständlichen Teil des Lebens werden lassen wie das Zähneputzen? Möchten Sie einen Meditationskurs belegen und eine jahrelange Praxis daraus machen?
Schauen Sie, ob langfristige Lebensumstellungen in Richtung Interessen, Sinn und Stärken möglich sind – Veränderungen in den Beziehungen, Arbeitsinhalten und Freizeitengagements –, und zwar derart, dass Sie mehr Erfüllung empfinden.

Zeichnet es sich nicht ab, dass die besprochenen Allgemeinmaßnahmen eine ausreichende Besserung bringen, gilt es, sie dennoch weiterzuführen und zusätzlich noch konsequent die nun folgenden spezifischen Herangehensweisen in Angriff zu nehmen. Darüber hinaus sollten Sie erwägen, einen Psychotherapeuten zu konsultieren oder zumindest mit Ihrem Hausarzt über die Sache zu sprechen.

Sie müssen zumindest einen Teil der Maßnahmen, die zur Besserung geführt haben, auf Dauer stellen und dürfen die alten Belastungen nicht wieder in vollem Umfang übernehmen.

4 Spezielle Anti-Angst-Maßnahmen im Überblick

Wenn Angst zu lange die Herrschaft über Erleben und Verhalten eines Menschen ausübt, dann wühlt sie sich immer tiefer ins Selbst, die Lebensregulierungsstrukturen werden unterspült und die Eskalations- und Chronifizierungsmechanismen schaffen sich eine feste Basis, indem sie auf tieferen Stufen Angsteskalationsstrukturen einschleifen. Diese Prozesse gilt es nun, zu stoppen und systematisch rückgängig zu machen – und zwar auf allen drei Stufen, die wir in Kapitel 2 genannt haben.

Stufe 1: Anti-Angst-Wissen verinnerlichen und deeskalieren lernen

Unser Geist ist süchtig nach Erklärungen. Wenn Angst entsteht, erzeugt er durch Assoziationen mit Erlebtem aus der Vergangenheit sofort Konzepte, die die entsprechenden Erklärungen liefern.

Jemand nimmt Herzrumpeln wahr, erschrickt und der erste Gedanke ist: »Ich hab eine Herzkrankheit!« Wie dieses Beispiel schon zeigt, sind solche spontanen Katastrophentheorien oft falsch und führen ihrerseits zu einer Verstärkung der Angst. Dies umso mehr, als wir ja evolutionär auf Gefahrensuche geprägt sind – der spontan agierende Geist kramt im Gedächtnis oder im Internet immer nach dem Schlimmstmöglichen: »Onkel Kurt ist doch am Herzinfarkt gestorben und auch mein Vater hat hohen Blutdruck. Prof. Google meint, dass das erblich ist! Bestimmt hab ich das Herzinfarkt-Gen!«

In Bezug auf Körperempfindungen, soziale Situationen oder vermeintliche Gefahren des Alltagslebens formieren sich so im Laufe der Zeit Angsttheorien, die sich ausweiten und immer mehr zu gut verinnerlichten Angsteskalationsstrukturen verfestigen.

Der erste Schritt in der stufenspezifischen Angstbehandlung ist es, sich diese Angsttheorien umfassend bewusst zu machen. Im nächsten Schritt gilt es, sich zu den betroffenen Themen umfassend und korrekt zu informieren, die Angsttheorien zu entkräften und ihnen Anti-Angst-Theorien entgegenzustellen. Die angstbesetzten Phänomene kommen hier in einen neuen Erklärungskontext, in dem sie normal, ungefährlich und nach Möglichkeit sogar positiv erscheinen.

Dann steht die Verinnerlichung an. Hierfür genügt es nicht, die Angstgedanken einmal neu und ins Positive gewendet mitzudenken – z.B. im Gespräch mit dem Arzt, beim Lesen eines Buches oder beim Hören eines Vortrags. Das wäre nur vergängliches Wellenspiel an der Oberfläche unseres Kortex, das keine nachhaltige Wirkung hat. »Mein Kopf weiß das doch alles, aber der Bauch richtet sich nicht danach! Die Gefühle spielen einfach nicht mit.« So oder so ähnlich formulieren es z.B. Patienten. Die Gefühle können schon deshalb nicht mitspielen, weil es der Kopf nicht wirklich weiß. Bittet man die Betroffenen nämlich, das Gehörte oder Gelesene differenziert wiederzugeben, kommt meist nicht viel.

Das Anti-Angst-Wissen muss wirklich verstanden, verarbeitet, ins übrige Wissen integriert und aus dem Gedächtnis prompt abrufbereit sein. Es gilt, sich mit dem Anti-Angst- und Gesundheitswissen wirklich auseinanderzusetzen: Finde ich es logisch und einleuchtend? Passt es zu meinen Erfahrungen und meinem Vorwissen? Wenn nein – wie könnte man beide Seiten integrieren, die Wissensbausteine passend neu zusammensetzen? Wenn ja – wie kann ich möglichst viele stützende Bezüge herstellen? Wie kann ich das Wissen prägnant und für mich eingängig darstellen? Wie oft und in welcher Form muss ich es wiederholen?

Das heißt, wir müssen es wirklich verdauen, es uns einverleiben, es zu Fleisch von unserem Fleische machen, es im Gehirn Material werden lassen. Nur ein Wissensdamm, den man wiegen könnte – die Proteinbildungen in den Synapsen –, ist dazu in der Lage, stärkere Angstwellen abzuhalten.

Ein solcher trittfester Untergrund an Anti-Angst-Wissen ermöglicht es, die immer wieder aufschießenden Eskalationen an der Oberfläche des Denkens zu unterbinden. Meist mühelos lassen sich aus ihm heraus Konzepte und Vorstellungen generieren, die die Nutzung der schon besprochenen Deeskalations-Techniken erlauben: Akzeptanz, Achtsamkeit, paradoxe Intention.

Stufe 2: Umkonditionieren mit Imaginationsübungen

Die Entwicklung einer Angststörung ist ein fehlgeleiteter Lernprozess, der sich durch Teufelskreismechanismen selbst verstärkt. Es ist ein ganzheitlicher Lernprozess, der auf allen drei Lernstufen gleichzeitig und integriert abläuft. Der oben geschilderten Formierung von Angsttheorien läuft auf der Stufe des Konditionierungslernens die Bildung und Ausweitung von »Angstnetzen« parallel. Hier werden nicht nur die Dinge miteinander verbunden, die sachlogisch zusammengehören, hier wird einfach alles verknüpft, was raumzeitlich benachbart auftritt: Gefühle wie Angst, damit einhergehende Körperempfindungen, Katastrophengedanken und Wahrnehmungen aus der Umgebungssituation. Wenn z.B. als Folge von Herzstolpern die spontan entstehende Katastrophentheorie den Zentralbegriff »Herzinfarkt« hat, dann erzeugt das Angst. Und wenn diese drei psychischen Momente nun gemeinsam aktiviert werden, dann entsteht auf Stufe 2 ein konditioniertes Angstnetzwerk, das diese drei Momente verbindet. Wo immer Teile dieses Netzes aktiviert werden, erfasst diese Aktivierung explosionsartig das ganze Netz. Irgendwo liegt ein Pfefferkuchen-Herz oder der Körper wird beim Zugfahren durch einen Schienenstoß leicht erschüttert – man denkt an sein Herz, und schon schießt wieder die alte Angst hoch.

Das Problem ist: Einsichtslernen geht schneller als Konditionierungslernen. Ein konditioniertes Angstnetz auf Stufe 2 braucht für seine Bildung deutlich länger als eine Katastrophentheorie auf Stufe 1 – und: Auch seine Auflösung dauert erheblich länger.

Deshalb kommt es immer wieder zu frustrierenden Erfahrungen wie dieser: Man hat sich ein gründliches Verständnis erarbeitet, wie Herzstolpern zustande kommt, und weiß, dass es beim nicht koronarkranken Herzen rein gar nichts mit dem Thema Herzinfarkt zu tun hat – und trotzdem schießt die alte Angst immer noch heftig ein, wenn es in der Brust rumpelt. Die Angsttheorie ist weg, aber das Angstnetz ist noch da. Es wäre also gut, wenn wir mit speziellen Verfahren die Auflösung oder positive Umkonditionierung des Angstnetzes irgendwie beschleunigen könnten.

Hierfür eignen sich textgestützte Imaginationsübungen. Wir müssen dabei die angstbesetzten Empfindungen und Situationsmomente in einen neuen, positiven Gedankenkontext hineinweben und dies möglichst mit positiven Bildern verbinden, was im Zusammenwirken dann nicht Angst, sondern positive Gefühle weckt. Für das Herzstolpern z.B. könnte man auf das Bild des hüpfenden kleinen Mädchens zurückgreifen, sich ein junges Fohlen oder einen tänzelnden Tennisspieler vorstellen und das Ganze als Ausdruck von unbändiger Jugendlichkeit, Vitalität und Gesundheit sehen. Das auf Stufe 1 erarbeitete Anti-Angst-Wissen sollte hierfür einen ausreichenden Fundus bilden, auf den es zurückzugreifen gilt, auch damit ein ganzheitlich stimmiger Lernprozess entsteht.

Man kann hieraus selbstinstruierende Texte verfassen, die man während der Imaginationsübung mit einem Aufnahmegerät abspielt. Parallel hierzu versucht man sich die ängstigenden Empfindungen und Situationen vorzustellen und all diese Momente innerlich intensiv miteinander in Berührung zu bringen, um das Ganze immer positiver zu erleben. Nach vielfacher Wiederholung löst sich das Angstnetz allmählich auf und die früher angstbesetzten Phänomene werden Teil eines sich neu konditionierenden Nervenzellen-Netzwerks, das positives Erleben erzeugt.

Neue Einsichten sind schnell gewonnen –
Konditionierungen lösen sich nur langsam.

Stufe 3: Konfrontation und Desensibilisierung

Angst – und das ist ja auch ihre Aufgabe – lässt uns zurückschrecken vor angstbesetzten Empfindungen und Situationen. So entstehen Verhaltensweisen der Vermeidung und am Ende Vermeidungsgewohnheiten, derer man sich z.T. gar nicht mehr bewusst wird. Wie in Kapitel 2 im Zusammenhang mit Stufe 3 beschrieben, kommt es in der Folge zu Sensibilisierungen und auch zum Abbau von Verhaltenskompetenzen, wodurch der Vermeidungs- und Fluchtdrang teufelskreisartig weiter verstärkt wird. Es liegt auf der Hand, dass der letzte Schritt der Angstbehandlung nur darin bestehen kann, die angstversperrten Lebensräume im realen Verhalten zurückzuerobern. Die Ziele dabei sind:

1. *Möglichst häufiges und intensives Herbeiführen der realen sinnlichen Erfahrung der angstbesetzten Zustände bzw. Situationen.*
   Hierdurch wird eine Gewöhnung und Desensibilisierung auf allen Ebenen bis hin zu den Sinnesempfindungen erreicht. Die angstbesetzten Empfindungen treten dann seltener und weniger stark ins Bewusstsein.
2. *Es werden zentrale Lernerfahrungen ermöglicht.*
   Die Betroffenen erkennen, dass die vom Katastrophendenken

imaginierten schlimmen Konsequenzen – etwa ein Herzinfarkt im Rahmen einer Panikattacke – nicht eintreten. Sie machen die Erfahrung, dass die Angst im Zuge der Expositionsbehandlung tatsächlich abnimmt u.a. Des Weiteren kommt es zu einer allmählichen Vergleichgültigung des Angsterlebens.

3. *Die Bewältigungskompetenzen in Bezug auf die jeweiligen Situationen werden reaktiviert bzw. neu aufgebaut.*
   Man übt sich wieder im Autofahren, im Small Talk etc.

Je nach Art und Ausprägung der Angststörung wäre nun eine mehr oder weniger ausgedehnte, systematisch graduierte äußere Konfrontationstherapie zu planen und durchzuführen. (Dies kann gestützt durch Selbsthilfeliteratur in Eigenregie erfolgen; bei gravierenderen Störungen sollte anfangs ein Therapeut hinzugezogen werden.) Hierbei wird eine Hierarchie der Angstsituationen erstellt, und zwar so, dass die Beängstigung von Stufe zu Stufe wächst. Bei Autofahr-Angst etwa: 1. ins Auto setzen; 2. ins Auto setzen und den Motor anlassen; 3. auf nicht öffentlichem Gelände langsam herumfahren ... nachts allein auf der Autobahn durch den Regen brausen. Und dann exponiert man sich auf jeder dieser Stufen so lange, bis man kein Problem mehr damit hat, d.h., bis die Angst weg ist oder einem etwaige Restsymptome gleichgültig sind. Diese äußere, reale Konfrontation wurde ja durch alle oben beschriebenen Therapieschritte schon vorbereitet. Die handlungsblockierenden Katastrophengedanken wurden widerlegt, es wurde Anti-Angst-Wissen aufgebaut und verinnerlicht, das den Übergang zum konfrontativen Verhalten bahnt und erleichtert. Akzeptanz, Achtsamkeit, paradoxe Techniken und besonders die imaginativen Umkonditionierungsübungen auf Stufe 2 sind im Grunde Momente einer inneren Konfrontation, die in Teilen schon o.g. Lernerfahrungen ermöglicht und zu einer gewissen Desensibilisierung führt. Idealerweise sollten sich schon die Imaginationsübungen auf die realen äußeren Konfrontationssituationen beziehen und diese in der Vorstellung so genau wie möglich vorwegnehmen.

Bei der Konfrontation genügt es nicht, sich einfach nur äußerlich in die Situation zu begeben. Wenn man innerlich nichts ändert und weiter gegen die Angst kämpft, stärkt man sie weiter und alles wird eher schlimmer (»Retraumatisierung«). Es gilt, mit den im Vorfeld aufgebauten neuen Anti-Angst-Einstellungen in die Situation zu gehen, sodass man diese tatsächlich auch anders erlebt: die Angst(-symptome) achtsam annehmen, sie positiv bis paradox reframen, sich für sie öffnen, sie an sich heranlassen, den Mut zur inneren Berührung aufbringen. Nur unter diesen inneren Voraussetzungen kann die äußere Konfrontation ihre Heilwirkung entfalten.

Es gilt, kontinuierlich an kohärenten Anti-Angst-Strukturen zu bauen, die man von Stufe zu Stufe quasi mitnimmt, um sie zu festigen und zu erweitern. In Abbildung 6 ist der stufenweise Aufbau eines solchen »Anti-Angst-Mindsets« dargestellt.

Verinnerlichtes Anti-Angst-Wissen Deeskl.-Techniken	Verinnerlichtes Anti-Angst-Wissen Deeskl.-Techniken	Verinnerlichtes Anti-Angst-Wissen Deeskl.-Techniken
	Angstmomente einkonditioniert in Positiv-Kontext	Angstmomente einkonditioniert in Positiv-Kontext
		Desensibilisierte Strukturen d. inn. u. äuß. Erlebens

Abb. 6: Stufenweiser Auf- und Ausbau eines kohärenten Anti-Angst-Mindsets

Noch mal ein Blick aufs Ganze: die 2e3s-Synergie-Methode

Was kann man realistisch erwarten? Wie schnell und wie weitgehend können die Symptome zurückgehen? Nun, das hängt ab von Faktoren wie den folgenden:

1. Wie ausgeprägt ist die Disponiertheit für Angststörungen, v.a. im Bereich der genetischen Veranlagung und früher extremer Negativerfahrungen?
2. Wie ausgeprägt ist die Symptomatik? Wie viel Zeit hatte die Angststörung im Vorfeld, sich einzuschleifen und zu chronifizieren? Sind bereits komplizierende Folgeerkrankungen entstanden?
3. Wie schnell, durchgreifend und nachhaltig sind Entlastung und Stressreduktion möglich?
4. In welchem Umfang gelingt es vor dem Hintergrund der individuellen Möglichkeiten und Motivationen, das hier vorgestellte (oder ein ähnliches) Therapieprogramm umzusetzen? Welche sonstige therapeutische Hilfe kann herangezogen werden?

In überwiegend durch äußere Überlastung bedingten Fällen kann in wenigen Wochen beträchtliche Symptomfreiheit erreicht werden, sofern eine schnelle und weitgehende Entlastung möglich ist. In mittelschweren Fällen ist im Verlauf von 1–3 Monaten eine deutliche Besserung und über 1–2 Jahre eine weitgehende Symptomreduktion anzustreben. In vielen Fällen kann die Symptomatik in abgeschwächter Form immer mal wieder aufflackern, mal ohne ersichtlichen Grund, mal in einer Überlastungsphase. Das wird dann aber kaum mehr als beeinträchtigend erlebt. Man hat gelernt, mit Restbeschwerden umzugehen und sich durch sie nicht mehr einschränken zu lassen.

In sehr ausgeprägten Fällen mit starker endogener Disposition dauert alles länger. Hier ist es oft nur möglich, die Symptomatik und das Leiden mehr oder weniger weitgehend zu reduzieren. Bei mittelschweren Fällen kann, bei schweren sollte auch der Einsatz von Medikamenten geprüft werden (siehe Kapitel 10).

Abbildung 7 eröffnet einen Gesamtblick auf unsere 2e3s-Therapie der Angst. Zunächst ist es wichtig, eine »Heilung auf zwei Ebenen« zu unterscheiden: Während es auf der Selbst-Ebene darum

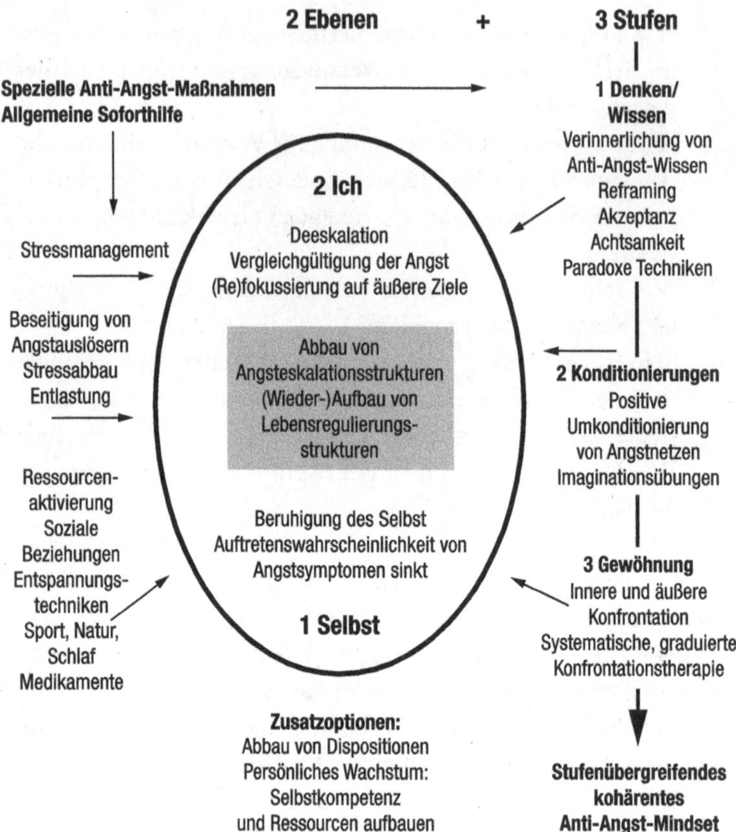

Abb. 7: Die 2e3s-Synergie-Methode in Überblick

geht, die Angst zu reduzieren, besteht das Ziel auf der Ich-Ebene darin, die Angst zu vergleichgültigen.

Beginnen wir auf der Ebene des Selbst. Das Potenzial, Angst zu erzeugen und überstark zu eskalieren, ist unabänderlich Teil unseres Selbst.

Was wir hier tun können, ist

- angstfördernde Umfeldbedingungen abbauen: besonders angstfördernde Probleme oder Konflikte beseitigen, Stressreduktion allgemein;

- positive Umfeldbedingungen etablieren: Ressourcenaktivierung, Orientierung auf Sinn und Werte;
- Angsteskalationsstrukturen durch positive Anti-Angst-Strukturen ersetzen: Anti-Angst-Wissen verinnerlichen, positive Umkonditionierung von Angstnetzwerken;
- die Angsteskalation durch das Ich unterbinden;
- Desensibilisierung durch Konfrontation.

Dabei haben die Prozesse im Selbst eine hochgradige Autonomie, die auch von Chaos und Zufall bestimmt ist. Wir können sie nur indirekt in der Wahrscheinlichkeit ihres Auftretens beeinflussen. Besserung, d.h. hier die Reduktion der Angst, hat deshalb zumeist eine Form wie in Abbildung 8 gezeigt: eine absteigende Zackenlinie, die in manchmal erkennbar außengetriggerter, oft aber auch unerklärlich chaotischer Folge verläuft und gute sowie schlechte Tage aufweist.

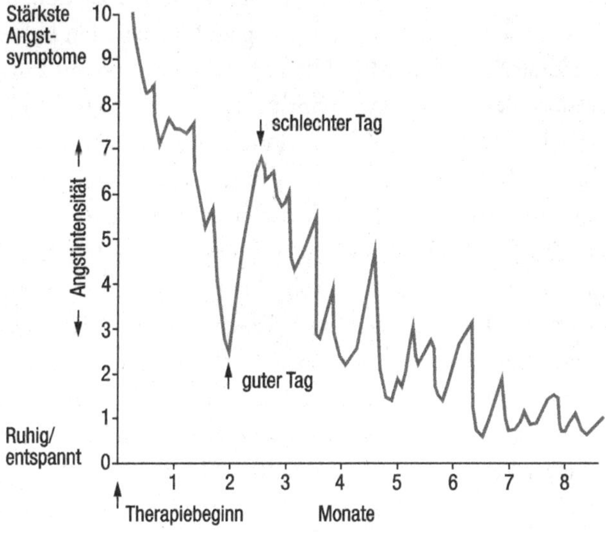

Abb. 8: Typischer Besserungsverlauf bei einer Angstbehandlung

Wichtig ist nur, dass über längere Zeit die Zahl der guten Tage wächst und die der schlechten abnimmt. Schlechte Tage wird es immer einmal geben – rechnen Sie damit, lassen Sie sich davon nicht entmutigen und nicht vom Weg abbringen!

Auf der Ebene des Ich lässt sich das Geschehen naturgemäß besser beeinflussen – wir sind im Bereich von Bewusstsein und Willenskräften. Die Angst vor der Angst kann deshalb schneller, leichter und dauerhafter beseitigt werden als die Angst selbst. Wie besprochen, muss das Ich als Erstes lernen, Aufschaukelungen der Angstprozesse im Selbst zu vermeiden – durch Haltungen und Techniken wie Akzeptanz, Achtsamkeit oder paradoxe Intention sowie durch die Aktivierung förderlicher Geisteshaltungen. Vor allem hierdurch – aber auch durch die Wirkung aller anderen hier beschriebenen Therapiemaßnahmen – kann zudem eine Vergleichgültigung der dann noch verbleibenden Restängste/Angstsymptome erreicht werden. Man kann lernen, gleichgültig und distanziert über der Angst und ihren Symptomen zu stehen und ohne Beeinträchtigung über sie hinweg zu handeln, den Fokus auf äußeren Zielen. Auch der Biathlon-Sportler lernt es, mit Puls 180 präzise zu schießen; der 200 m-Sprinter gibt kurz nach Zieleinlauf noch keuchend ein Interview, ohne mental beeinträchtigt zu wirken; Tinnitusbetroffene lernen, die Störung auszublenden; Schauspielstars zeigen mit Lampenfieber Höchstleistung.
Eine solche Vergleichgültigung der Angst auf der Ich-Ebene ist ein erstes und wichtiges Ziel. Abbildung 7 ordnet die genannten Stichworte noch einmal den erarbeiteten Systematisierungsprinzipien zu – allgemeine und spezielle Behandlungsmaßnahmen sowie unsere drei Verinnerlichungsstufen – und zeigt schwerpunktmäßig ihren Ansatzpunkt (die allgemeine Soforthilfe wurde in Kapitel 3 besprochen, die speziellen Maßnahmen folgen ausführlich in Teil 2). Wichtig ist, auf diesen zwei Ebenen und drei Stufen gleichzeitig, koordiniert und kohärent zu arbeiten. Dies sollte zu Synergieeffekten führen.
Insbesondere für schwere und hartnäckige Fälle gibt es noch zwei weitere Optionen, die man so weit wie möglich ausschöpfen sollte:

1. der Versuch, mit Hilfe eines Therapeuten mehr im Bereich der Dispositionen und frühen Prägungen oder Traumatisierungen zu arbeiten;
2. die Arbeit auf der Ebene der Ursachen 2. Ordnung: Aufbau von Selbstkompetenz und Ressourcen (Persönliches Wachstum, Persönliche Meisterschaft). Diese besprechen wir am Schluss des Buches in Kapitel 9.

Schlechte Tage wird es immer einmal geben. Lassen Sie sich davon nicht entmutigen und nicht vom Weg abbringen! Wichtig ist nur, dass über längere Zeit die Zahl der guten Tage wächst und die der schlechten abnimmt.

Anti-Angst-Grundhaltungen: Akzeptanz, Vertrauen, Offensive

In der Angsteskalation steigt der innere Druck. Ich-Funktionen wie Werten und Wollen sind maximal angespannt. Bildlich gesprochen bläht sich das Ich auf und drückt das Selbst ab. Die Aktivität des Selbst reduziert sich auf Notfunktionen wie Kämpfen und Flüchten, differenziertere Kompetenzen werden eingeengt oder blockieren ganz. Das Ich löst sich ab von Selbst und Welt, es vergisst die Kompetenzen des Selbst und die Potenziale der Welt. Entsprechend wähnt es, alles aus seiner bewussten Aktivität heraus wissen, können, leisten und lösen zu müssen, wozu es natürlich nicht in der Lage ist und schon gar nicht in seinem angstgeblähten Zustand. Es spürt die daraus resultierende Leere, Einsamkeit und Ohnmacht. Angst und Druck wachsen noch mehr, weitere Funktionen blockieren. Sie wissen schon – ein Teufelskreis.
Durch Akzeptanz gilt es zunächst, den Druck zu mildern und die Blockaden etwas zu lösen. Und dann muss Schritt für Schritt die vertrauende und identifizierende Berührung des Ich mit Selbst und Welt wiederhergestellt werden (Urvertrauen). Ein immer

weiter greifendes Vertrauen muss wiedergewonnen werden – in das eigene Selbst mit seinen angeborenen, gelernten und kreativen Potenzialen, die natürlich unverlierbar vorhanden sind, auch wenn sie in der Blockade nicht mehr gespürt werden; im nächsten Schritt dann das Vertrauen in die kreativen Potenziale des Seins, der Gesellschaft, des Ökosystems, ja des Universums als Ganzem. Das kann gelingen in Kreisprozessen aus Verstehen, Handeln und positiven, bestärkenden Erfahrungen.

Bei der Panikstörung geht es vor allem darum, das Vertrauen in die Intaktheit der körperlichen Funktionen, die Gesundheit und Robustheit des Körpers wieder zu stärken. Von Sozialangst Betroffene haben sich der sozialen Kompetenzen ihres Selbst wieder zu versichern. Und bei generalisierter Angststörung schließlich muss das Vertrauen dahinein gestärkt werden, dass es im manchmal turbulenten Fluss des Lebens eine Fülle rettender grüner Inseln gibt und dass der Urgrund des Seins, in den man schlimmstenfalls zurückstürzen könnte, gut ist.

Zu oben genannter Reidentifikation gehört auch die Wiederberührung mit dem Schmerz und dem Schmutz, ohne die man mit einem Körper in einer materiellen Welt nicht leben kann. Bei unseren Steinzeit-Vorfahren wurde die Berührung damit durch die Nöte eines harten Lebens in rauer Natur immer wieder erzwungen. Ausgedehnteres Vermeidungsverhalten mit Folge einer weitergehenden Sensibilisierung war unter diesen Umständen gar nicht möglich.

Heute ist das ganz anders. Die modernen Wohlstandsgesellschaften ermöglichen Vermeidung, Rückzug und Schonung in nie gekanntem Ausmaß. Man kann sich über Monate oder gar Jahre in einer fast sterilen Wohnung verschanzen und seine Zeit in digitalen Ersatzwelten verbringen, ohne einem realen Menschen zu begegnen. So ist es möglich, sich phasenweise in der Illusion zu verlieren, es könnte ein Leben ohne Schmerz, Angst, Leid und Schmutz geben. Aber das ist eben eine Illusion – irgendwann wird man von der Realität eingeholt und dann zahlt man den Preis plus Zinsen. Die Prozesse der Sensibilisierung bewirken, dass das Leid nun umso größer ausfällt. Doch wenn wir diese Mechanismen glasklar verstehen, dann können wir den durch die Natur ausgeübten Konfrontationszwang ersetzen durch eine Selbstkonfrontation mittels der Trotzmacht unseres Geistes – wir können uns durch Einsicht zu einer offensiveren Lebenshaltung entschließen, aus der heraus wir uns dem Unangenehmen in unserem Leben mutig stellen. »Schmerz – ja, sofort!« So hat es der Psychologe Jens Corssen (2004) auf den Punkt gebracht.

Es gilt, glasklar zu verstehen, was in den folgenden Zeilen zusammengefasst ist.

In jedem Leben gibt es Leid – das ist absolut unvermeidlich.
Wenn wir dagegen kämpfen, steigern wir es.
Wenn wir es vermeiden wollen und fliehen, wächst es hinter unserem Rücken und holt uns irgendwann übergroß ein.
Wenn wir es achtsam annehmen, können wir es aushalten.
Wenn wir durch das Leid hindurch handeln, können wir es vermindern und persönlich wachsen.

Es gibt definitiv keine Möglichkeit, ein Leben zu bekommen, das ohne Leid, Stress und unangenehme Gefühle wäre. Wir müssen uns daher eine gewisse Leidensbereitschaft, einen gewissen Leidensmut erhalten bzw. wieder neu aufbauen. Man kann das üben und trainieren wie jede andere Fähigkeit auch: die kalte Dusche am Morgen; die Gewohnheit, gleich bei Arbeitsbeginn die unangenehmen Sachen zu erledigen; dann beim Training im Fitnesscenter oder in der Sauna auch mal an die Schmerzgrenze gehen; sich dazu zwingen, einmal im Monat Paarkonflikte offen anzusprechen; den Jakobsweg oder zum Fallschirmspringen gehen; einen Überlebens-Urlaub in der Wildnis machen etc. Moderat und von Zeit zu Zeit sollten wir das altbekannte Nietzsche-Motto »Was mich nicht umbringt, macht mich stärker« durchaus immer mal wieder leben.

Use your Brain to shape your Brain – das Geheimnis nachhaltigen Therapieerfolgs

Was ist ein Mauerstein gegen eine Sturmflut? Nichts, gar nichts. Was machen die klugen Menschen an den Küsten? Sie bauen Dämme und Wehre aus Abermillionen von Steinen. Sie tun das, wenn es nicht stürmt, über Jahre und Jahrzehnte. Wenn man dies klug, systematisch und lange genug tut, können am Ende Bollwerke entstehen, die jedweder Sturmflut standhalten.

Was sind ein Gedanke, ein Stück Wissen, ein Willensimpuls gegen eine Panikwelle? Nicht viel. Muss uns das frustrieren, mutlos machen? Nein, gar nicht. Wir können es halten wie die klugen Küstenbewohner! Wenn Sie vorgehen, wie in diesem Buch beschrieben, dann bauen Sie Dämme gegen die Angst aus Gedanken-, Wissens- und Erfahrungsbausteinen. Und auch hier gilt: Sie können auf diese Weise so gut wie jede Angststörung ausreichend eindämmen – es ist eine Frage der Disziplin, der Systematik und der Ausdauer. Es geht, und wenn es Jahre oder sogar viele Jahre braucht. Auch und gerade in den Phasen, in denen es Ihnen gutgeht, müssen Sie weiterbauen und weiterüben. Das Gehirn ist lernfähig und formbar bis ins hohe Alter. Der Geist, das Ich, kann sich selbst zum Baumeister seines eigenen Gehirns ausbilden!

Seit man mit modernen bildgebenden Verfahren quasi ins lebende Gehirn schauen kann, weiß man, wie erstaunlich durchgreifend nachhaltige Verhaltensänderungen auch die festen Strukturen des Gehirns umzubauen vermögen. Bei Pianisten werden sehr viel mehr Nervenzellen in den Dienst der Fingersteuerung genommen als bei Menschen, die nicht Klavier spielen. Bei Taxifahrern schwellen die Gehirnbereiche erheblich an, die für das Ortsgedächtnis zuständig sind. Langzeitmeditierende können die Gehirnzentren, die für gute Gefühle zuständig sind, anschalten wie eine Glühlampe. Im Zustand der Versenkung gelingt es ihnen, sogar so alte und elementare Reflexe wie die Schreckreaktion außer Kraft zu setzen.

All das ist möglich – als Resultat langjähriger übender Tätigkeit. Versuchen Sie, den Prozess Ihrer Selbstveränderung positiv zu definieren – als einen Weg nicht nur fort von der Angst, sondern auch und vor allem als einen Weg hin zu persönlicher Meisterschaft. Wenn Sie spüren, wie dies Ihre Lebensmöglichkeiten erweitert, dann wird das ein nicht nur schmerzlicher, sondern über lange Strecken auch sehr freudvoller Weg werden können. Wege, die Freude machen, geht man gern, auch über Jahre und Jahrzehnte, und die Wahrscheinlichkeit ist groß, dass man sein Ziel erreicht.

Es gibt noch einen Hinweis auf die Richtigkeit und Wirksamkeit der hier vertretenen Prinzipien: die Praktiken traditioneller Religionen und Lebenskunst-Systeme.
Seit Beginn der Aufweitung des menschlichen Bewusstseins durch Sprache, Geist und Kultur standen die Menschen vor der Aufgabe, die in diese neuen Räume ausufernde Angst einzudämmen. Es galt, Steinzeit-Triebe zu zügeln – Stichwort »Todsünden« – und neue, förderlichere kulturelle Normen zu verinnerlichen – Stichwort »Kardinaltugenden«. Diese neuen geistigen Inhalte und Normen stammen z.T. aus Erfahrung und Einsicht, wie etwa im Falle von Stoa oder Buddhismus, oder sie wurden mehr auf überlieferte Geschichten oder angeblich geoffenbarte Inhalte zurückgeführt, wie im Falle der Religionen. Am Ende standen neben sinnlich wirksamen Ritualen kanonische Texte, die es zu verstehen und verinnerlichen galt: durch Auswendiglernen, gemeinsames Deklamieren oder Singen, persönliche Wiederholung als Mantra oder Gebet. Und das mehrmals täglich, über Jahre und Jahrzehnte, lebenslang.
All dies hat in den modernen Gesellschaften an Kraft verloren. Es passt nicht in die Spaßgesellschaft; es ist aus vielerlei Gründen mit Hektik, Mobilität und Vereinzelung schwer zu verbinden; es steht im Widerspruch zu wissenschaftlich geprägten Anschauungen etc. Das Zurückweisen dieser traditionellen Lebensregulierungssysteme mag aus vielerlei Gründen unvermeidlich und berechtigt sein, aber es hinterlässt natürlich eine Lücke (auch im

Sinne von Angstursachen 2. Ordnung, s. Kapitel 2), eine Lücke, die wir füllen müssen – nach Möglichkeit mit neuem, wissenschaftlich gestütztem Lebenskunstwissen, wie es auch im vorliegenden Buch empfohlen wird. Gleichwohl, die Inhalte erneuern sich in vielem, die Haupttechniken der Verinnerlichung aber bleiben in etwa die gleichen. Dass sich diese Praktiken in ähnlicher Form über Jahrtausende hinweg entwickelt haben und erhalten geblieben sind, ist ein starker Hinweis darauf, dass ihre Grundprinzipien gut und richtig sind.

> *Das Gehirn ist lernfähig und formbar bis ins hohe Alter. Der Geist, das Ich, kann sich selbst zum Baumeister seines eigenen Gehirns ausbilden!*

Teil 2: **Selbsthilfe bei den wichtigsten Angsterkrankungen**

5 Panikstörung

Es ist an der Zeit, zu den spezifischen Störungsbildern zu kommen. Wir werden ihre speziellen Entwicklungsmechanismen erklären und die Möglichkeiten von Therapie und Selbstbehandlung besprechen.

In den vorangegangenen Abschnitten ist deutlich geworden, wie komplex und vielschichtig das Bedingungsgefüge ist, aus dem heraus sich Angststörungen entwickeln. Bei jedem Betroffenen sind Mischung und Intensität all dieser Faktoren unterschiedlich. Gleichwohl tendiert dieses Bedingungsgefüge dazu, bestimmte typische Muster auszuprägen.

Im Kern lassen sich drei Grundmuster der Angst identifizieren: Situationsangst, Gedankenangst und Körperangst. Bei der Situationsangst bezieht sich die Angst auf Aspekte der äußeren Situation – der Oberbegriff hierfür lautet *Phobie.* Wir besprechen die *soziale Phobie* (Angst vor sozialem Bewertetwerden) und die *Agoraphobie* (Angst vor körperlichen Katastrophen in Situationen ohne Flucht- oder Hilfsmöglichkeiten). Auch hier spielt die Angstauslösung durch katastrophisierendes Denken eine zentrale Rolle. Bei der Gedankenangst verselbstständigt sich dies noch mehr und löst sich weitgehend von speziellen Situationen. Die Gedanken flottieren frei und schaffen es, beliebige und wechselnde Alltagsprobleme mit Sorgen und Angst aufzuladen: generalisierte Angststörung.

Der Rückzug aus der Realität kann aber noch weiter fortschreiten – bis dahin, dass sich die Angst ganz in sich selbst verschließt. Sie lernt, sich ganz aus sich selbst zu nähren, sich mit ihren körperlichen Symptomen zu ihrem eigenen Gegenstand zu machen: Körperangst oder Panikstörung.

Nur wenige Patienten haben eine dieser Grundformen der Angst in Reinkultur. Zumeist mischen und überlagern sie sich mit unterschiedlichen Schwerpunkten und Themen. Im Grunde hat jeder Betroffene seine eigene, ganz individuell ausgeprägte Form

von Angststörung. Entsprechend schwierig sind exakte Angaben zur Häufigkeit – es gibt Zwischenbilder und Mehrfachdiagnosen; immer bilden subjektive Einschätzungen die Basis; die Kriterien verschiedener Diagnosesysteme sind nicht einheitlich.
Vor dem Hintergrund dieser Einschränkungen kann man etwa Folgendes sagen: Befragt man die Bevölkerung westlicher Länder, dann geben ca. 15 % der Personen an, in ihrem bisherigen Leben eine Angststörung gehabt zu haben. Splittet man diese sogenannte Lebenszeitprävalenz auf die Einzeldiagnosen auf, ergeben sich etwa folgende Zahlen: Panikstörung 3,6 %, Agoraphobie 5,4 %, generalisierte Angststörung 5,1 %, soziale Phobie 2,4 % (Berger 2015, S. 441). Frauen sind insgesamt deutlich häufiger betroffen als Männer.

Wir packen den Stier bei den Hörnern und beginnen mit der Panikstörung. Da Panikpatienten oft zusätzlich eine Agoraphobie entwickeln, setzen wir mit dieser fort. Es schließt sich die Besprechung der sozialen Phobie an und zuletzt gehen wir auf die generalisierte Angststörung ein.

Gesetzt den Fall, es gäbe den Teufel. Und angenommen, er hätte den Auftrag bekommen, eine besonders perfide psychische Erkrankung zu konstruieren, die dem Menschen schon das Leben vor dem Tod zur Hölle macht. Ein Teufel, der sein Handwerk versteht, hätte wohl eine Art »innerer Bombe« konstruiert, die zum Ersten das Gefühl plötzlichen Vernichtetwerdens beschert, ohne dann aber zu vernichten – und damit zu erlösen –, und die zum Zweiten in völlig unberechenbarer Weise von allein hochgeht. *Das Schlimmste, was du dir vorstellen kannst – in jeder Sekunde kann es ohne Vorwarnung über dich hereinbrechen. Nie und nirgends bist du sicher, nicht einmal im Schlaf. Du bist ständig im Krieg, ständig unter Beschuss, es gibt keine Pause, keinen Bunker, keine sinnvolle Fluchtrichtung. Kaum etwas könnte erschöpfender und demoralisierender sein.* Verzeihen Sie diese martialische Metaphorik – aber Menschen, die unter einer sehr ausgeprägten Panikstörung leiden, werden sie kaum als Übertreibung empfinden. Leider!

Die »innere Bombe« heißt Panikattacke, bei der sich die Angst innerhalb weniger Minuten zu maximaler Stärke aufschaukelt. Dabei zeugt und verstärkt sich die Angst aus sich selbst, indem sie teufelskreisartig ihre eigenen Symptome als Angstursache nimmt: Die Angst erzeugt und verstärkt die Symptome, die ihrerseits wieder die Angst verstärken. Und da das Ganze zudem eine Art Selbstzündungsmechanismus ist, braucht es keine äußeren Ursachen. Typische Panikattacken kommen »wie aus heiterem Himmel«.

Oft wird die erste Panikattacke als ein nahezu traumatisierendes Erlebnis empfunden, das mit Vernichtungsgefühl und Todesangst einhergeht. Nicht selten wird der Notarzt gerufen und es geht unter dem Verdacht »Herzinfarkt« ins Krankenhaus, womöglich mit Blaulicht. Wenn man Glück hat, bleibt es dabei.

Ungefähr ein Viertel aller Menschen hatte irgendwann im Leben schon mal eine vereinzelte Panikattacke. Eine Panikstörung im Sinne einer medizinischen Diagnose liegt erst dann vor, wenn sich das Ganze wiederholt und aus der Akutsymptomatik eine Folgesymptomatik entsteht: Verschlimmerung durch Erwartungs- und Krankheitsängste, Situationsängste und Rückzug (Agoraphobie) u.a.

Es macht Sinn, diese Gesamtentwicklung in drei Phasen einzuteilen: Initialphase, Konditionierungsphase, Rückzugsphase.

Initialphase: die erste Panikattacke

1. Während eines Interviews mit Leonardo di Caprio in London.
2. Während eines Langstreckenflugs nach Los Angeles.
3. Während der ersten Liebesnacht mit einem neuen Freund.
4. Mitten im Gotthard-Tunnel bei einer Autopanne.
5. Bei einem Konzert von Robbie Williams inmitten Tausender Fans.
6. In den ersten Ferien ohne die Eltern.
7. Als sie erfuhr, dass sie schwanger war.

8. Als sie eine Fehlgeburt erlitt.
9. Bei einer Bergtour in den Alpen.
10. Während einer Live-Sendung im Schweizer Fernsehen.

So liest sich die Top-Ten-Liste der Panikattacken, die die Schweizer Journalistin Silvia Aeschbach im Rückblick auf ihre bald 40-jährige Geschichte als Panik-Betroffene aufgestellt hat (Aeschbach 2014). Die zeitlich erste war die Nummer 6. Da war sie 17 Jahre alt. Es war eine aufregende, punktuell auch stressige Gesamtsituation: erstmals ohne die elterliche Geborgenheit in der fernen Fremde, aber auch ohne die elterliche Aufsicht; die Ahnung neuer Freiheiten und Gefahren in der Verliebtheit in den charmanten jungen François aus Paris … am Tag zuvor ein kleiner Unfall mit einer leichten Kopfverletzung. Innerhalb dieser aufregend-stressigen Gesamtsituation ereignete sich die Panikattacke dann aber in einem Moment der Ruhe, der Stille und des Alleinseins: Um der drückenden Mittagshitze zu entkommen, zieht sich Silvia in ein schattiges Wäldchen zurück und legt sich auf ein Badetuch. »Doch kurz vor dem Einschlafen durchfuhr mich wieder diese seltsame Empfindung, die ich nicht einordnen konnte. Dieses Mal aber ließ sie sich nicht verscheuchen. Ich dachte an François und seine blauen Augen, die genau die gleiche Farbe hatten wie der Himmel. Statt eines wohligen Gefühls bekam ich jedoch Herzklopfen. Aber dieses Herzklopfen fühlte sich anders an, als wenn ich ihn jeweils sah: Keine freudige Erregung, sondern eine unbestimmte Furcht stieg in mir hoch und raubte mir den Atem. Was, um Himmels willen, geschah mit mir? […] Ich nahm alles wie durch einen Filter wahr, einen Filter, der die Umgebung nicht in ein angenehmes, weiches Licht tauchte, sondern die Bilder verzerrte. Eine Kälte, wie ich sie vorher nicht kannte, erfasste mich. Noch vor fünf Minuten war mir der Schweiß in Strömen heruntergelaufen, und jetzt hatte ich das Gefühl, in einem Eisblock zu stecken. Für einen Moment schien mein Herz stehen zu bleiben, doch dann begann es noch wilder zu rasen. Meine Gedanken taten dasselbe. […] Alles um mich herum drehte sich. […] Der lauschige Spätnachmittag hatte sich in einen Horrorfilm verwandelt. […] Schließlich schaffte ich es doch, mich aufzurappeln. Die Panik, die mich erfüllte, ließ mich losrennen. Nur weg von diesem Ort!« Sie trifft auf einen Bekannten und schreit: »Ich sterbe!« Eine klassische Konstellation, ein typischer Ablauf.

In 90 % der Fälle tritt die erste Panikattacke in Alltagssituationen außerhalb der eigenen Wohnung auf, ohne dass eine direkte Ursache offen zutage läge. Die Betroffenen haben den Eindruck, dass sie buchstäblich aus heiterem Himmel davon überfallen werden. Nicht selten geschieht es aus Situationen von Entspannung und Wohlgefühl heraus, im Urlaub oder am Wochenende, beim Einkaufsbummel oder im Biergarten. Eine Panikstörung kann in jedem Alter beginnen, zumeist sind die Betroffenen aber zwischen 15 und 35 Jahre alt.

Der Teufelskreis »Angst vor der Angst«

Was geschieht hier? Das plausibelste Erklärungsmodell sieht wie folgt aus: Aus einer Vielzahl von z.T. auch verborgenen Gründen, auf die wir gleich noch eingehen, kommt es immer wieder einmal zum Auftreten bzw. zur Intensivierung von Körperprozessen, die jenen Körpervorgängen gleichen, die auch vom Angstantrieb erzeugt werden (s. Kapitel 1), z.B. Zittern, Schwindel, Herzklopfen oder das Gefühl von Luftknappheit. Oft bleibt das unbemerkt. Anderenfalls kann es passieren, dass das Ich diese Empfindungen als gefährlich oder bedrohlich interpretiert. Das kann an zumeist falschen Vorinformationen liegen oder an früheren Erfahrungen (der miterlebte Herztod des Großvaters). Aber im Grunde genügt es schon, dass diese Körperempfindungen in einer ungewohnten Situation auftreten, in der sie nicht sofort erklärlich erscheinen. Hat jemand Herzklopfen, wenn er gerade dem Bus hinterhergelaufen ist oder von einem großen Hund angesprungen wurde, dann beachtet er es gar nicht, es passt in den altgewohnten Kontext. Bekommt er aber plötzlich Herzklopfen, wenn er auf einem Badetuch liegend in den Sommerhimmel guckt oder wenn er durch ein Einkaufszentrum schlendert, dann ist das ungewohnt, scheinbar unerklärlich, kann sofort Befürchtungen wecken und den Angstantrieb starten.

Eine solche Interpretation als Bedrohung kann bewusst-gedanklich erfolgen, aber auch als blitzschnell-intuitive Bewertung, deren man sich gar nicht oder nicht voll bewusst wird. Natürlich steigert das die Aktivität des Angstantriebs – und nun werden die ängstigenden Körpervorgänge auch vom Angstantrieb erzeugt bzw. verstärkt. Diese Verstärkung wird wahrgenommen, als noch bedrohlicher eingestuft, was den Angstantrieb noch mehr aktiviert. Das lässt weitere Körperempfindungen hinzutreten, und je weiter die Angstaktivierung in den Maximalbereich geht, umso eher können die angsterzeugten Körperempfindungen Formen annehmen und auf eine Weise erlebt werden, die man so nicht kennt und noch nie erlebt hat. Und das steigert die Panik dann oft tatsächlich bis zur Todesangst. Abbildung 9 zeigt diese Steigerungsspirale »Angst vor der Angst« – ein schnell aufschießender Teufelskreis par excellence. Wie bei einem Kurzschluss steigt die Temperatur rasant, bis es schmort.

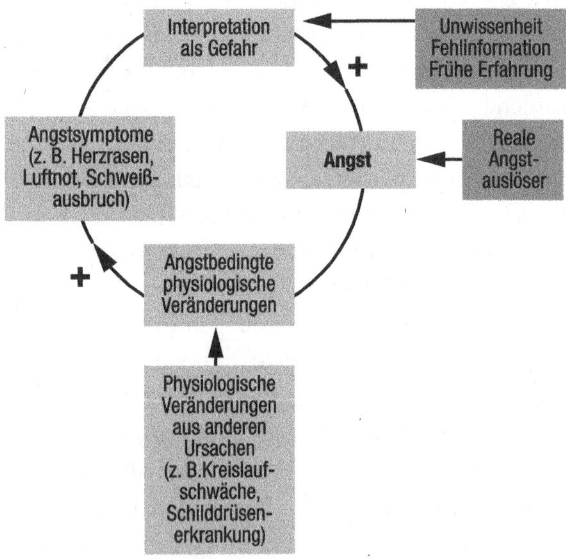

Abb. 9: Der Teufelskreis »Angst vor der Angst«

Panikattacken steigern sich innerhalb weniger Minuten zu voller Intensität. Ihre durchschnittliche Dauer beträgt knapp 30 Minuten. Wird nicht allzu sehr gegen die Panik gekämpft, flaut sie zumeist innerhalb von 10 Minuten wieder ab, bei starkem Ankämpfen dagegen kann es auch mal bis zu eine Stunde dauern. Im Anschluss daran wird oft eine starke Erschöpfung empfunden.

Ehe wir uns die Symptome gleich noch mal im Einzelnen anschauen, sei noch etwas Ergänzendes über die Ursachen gesagt. Zu den Stichworten Dispositionen und Wegbereiter hatten wir das Wichtigste in Kapitel 2 bereits besprochen:

- früh geprägte Belastungsfaktoren, v.a. aber genetische Veranlagungen, wobei hier die hohe Sensibilität für innere Vorgänge besonders wichtig ist
- in den Monaten vor der ersten Panikattacke eine Phase mit gehäuften negativen Lebensereignissenoder einem deutlich erhöhten Dauerstresslevel: Überarbeitung, schwierige berufliche oder private Konflikte etc.

Ein bisschen kann man sich das vorstellen wie bei einem Kochtopf: Je länger er auf dem Herd steht und je größer die Flamme, desto höher die Wahrscheinlichkeit, dass das Wasser zu kochen beginnt – aber wann und wo genau die erste große Blase hochblubbert, kann niemand vorhersagen, da spielen auch zufällige Fluktuationen und kleinste Auslöser eine Rolle. Diese letzten Auslöser liegen oft im Verborgenen oder sind derart minimal, dass sie vom Betroffenen nicht als solche wahrgenommen werden, sodass oft der Eindruck entsteht, die Panikattacke komme »aus heiterem Himmel«.

Auch unsere Körperprozesse unterliegen zufälligen Schwankungen, die umso stärker ausfallen, je höher der allgemeine Stresslevel ist. Wenn sich ein paar dieser Schwankungen zufällig addieren, kann das zu einem inneren Auslöser einer Panikattacke werden, der nicht in die bewusste Wahrnehmung dringt.
Es gibt natürlich auch begünstigende Außenfaktoren. Hierzu ge-

hört alles, was zu einer Kreislauflabilisierung/-ankurbelung führt. Alles, was einen auch nur kurzzeitigen Blutdruckabfall bewirkt, kann zu Schwindel, Standunsicherheit und einer Gegenregulation in Form eines heftigeren und schnelleren Herzschlags führen: große Hitze und Schwüle, langes Stehen, in der Wirkung noch verstärkt durch stickige Luft. Auch im Rahmen körperlicher Erkrankungen können Kreislaufinstabilitäten und sonstig veränderte Körperfunktionen auftreten: im Rahmen einer Grippe, bei allergischen Reaktionen, bei hormonellen Erkrankungen oder Veränderungen (etwa Schilddrüsenüberfunktion oder im Klimakterium). Die meisten Angstsymptome können auch durch eine Unterzuckerung ausgelöst oder verstärkt werden. Zu Hypoglykämien kann es kommen im Rahmen einer Diabetes-Erkrankung; nach langer, starker körperlicher Anstrengung; nach längerer Nahrungskarenz; nach Alkoholgenuss; als Medikamentennebenwirkung oder als Gegenregulation nach Aufnahme großer Zuckermengen (zum Abbau des Zuckers wird zu viel Insulin ausgeschüttet, das dann den Blutzucker zu weit absenkt). Auch im Rahmen eines Wutanfalls kann sich die starke Kreislaufaktivierung in einen auf die Körperempfindungen bezogenen Angstprozess transformieren. Alles, was eine ängstliche Aufmerksamkeit für den Körper fördert, kann den letzten Anstoß geben: journalistische Beiträge über gefährliche Erkrankungen beispielsweise oder reale Krankheitsfälle im Umfeld.

Panik im Schlaf?

Man könnte obige Aufzählung noch länger fortsetzen, doch beenden wir sie mit folgendem paradox anmutenden Phänomen: Panikattacken treten gehäuft auf in Situationen der Entspannung. Etwa die Hälfte aller Panikpatienten berichtet über Panikattacken aus dem Schlaf heraus (ca. 18% aller Panikattacken entstehen im Schlaf). Hier erfolgt ein abruptes Erwachen aus dem eher leichten Schlaf, meist ohne Erinnerung an wirkliche Albträume. Der Erwachende ist bei klarem Verstand und nimmt Symptome einer Panikattacke wahr (Herzrasen, Schwitzen, Atemnot etc.).

Nun, wie für so vieles haben wir dafür im Detail keine sichere Erklärung. Aber immerhin kann man einige Überlegungen anstellen, die eine gewisse Plausibilität haben. Im Zustand von Stress und Anspannung werden die Leistungsmechanismen maximal angespannt und alle gegenläufigen Kräfte unterdrückt (u.U. auch die Angst). Doch Druck erzeugt eben Gegendruck. Entfällt nun plötzlich der Druck, kann es zum Überschießen der Kräfte des Gegendrucks und stärkeren Nachschwankungen kommen, ehe sich die Kräfte wieder fangen und ausbalancieren. Stellen Sie sich eine Segeljacht vor. In starkem Wind stehen die Segel straff und fest. Flaut der Wind beim Einbiegen in eine geschützte Bucht plötzlich ab, dann flattert, knattert und schwingt das überdehnte Segelzeug umso ausgreifender chaotisch herum.
So könnte man sich plausibel machen, dass nach Feierabend, am Wochenende oder nach Urlaubsbeginn die »überdehnten Seilzüge unserer Leistungssysteme« mit der Entlastung »zurückschnellen«, etwas stärker herumbaumeln als gewohnt und als funktionelle Unregelmäßigkeiten wahrnehmbar werden. Außerdem hat man ja in Phasen des Ausruhens auch erst wieder Gelegenheit, in sich hineinzuhören und unregelmäßige Körperfunktionen wahrzunehmen.

Aber im Schlaf? Ist denn die Aufschaukelung des Teufelskreises »Angst vor der Angst« nicht an gedankliche Bewertungen gebunden? Nun, davon muss man ausgehen, aber eben unter Einschluss auch automatisierter Bewertungsprozesse, die nicht an das Wachbewusstsein gebunden sind. Schon bei schnell aufschießenden Panikattacken am Tag werden die gedanklichen Bewertungen ja nicht oder nicht immer wieder neu explizit im Bewusstsein verbalisiert. Auch hier werden im Gedächtnis gespeicherte Gedankenstrukturen intuitiv-automatisiert wirksam. Es ist hoch wahrscheinlich, dass Derartiges auch im Schlaf ablaufen kann und abläuft.
Man weiß heute, dass wir während großer Teile unserer Schlafenszeit träumen, phasenweise unter Beteiligung intakter gedanklicher Prozesse. Wenn eine Mutter beim Wimmern ihres Babys

sofort aus dem Schlaf erwacht, wieso sollte dann jemand, der sich den ganzen Tag wegen seiner Herzrhythmusstörungen katastrophisierende Gedanken gemacht hat, nicht aus dem Schlaf hochschrecken, wenn sein Herz stolpert?
Auch das Einschlafen kann für manche Menschen zu einer kritischen Phase werden. Viele Menschen erleben ja in diesem instabilen Übergangsmodus gelegentlich und kurzzeitig merkwürdige Phänomene: Ähnlich wie bei Halluzinationen meint man irgendetwas zu hören oder zu sehen; man hat das Gefühl, ins Bodenlose zu fallen oder gelähmt zu sein; das Herz beginnt zu klopfen oder es kommt zu Muskelzuckungen. Das ist normal, kann aber unter ungünstigen Umständen zum Startpunkt einer Panikstörung oder einer Art »Einschlafphobie« werden.
Aus all diesen Gründen – und noch vielen anderen – kann eine Situation entstehen, in der Folgendes zusammenkommt: gesteigerte oder leicht abweichende Körperfunktionen, gesteigerte Aufmerksamkeit für sie, Interpretation als zu bekämpfende Gefahr. Was man anschaut, das wird größer; was man angstvoll anschaut, wird noch schneller noch größer; was man bekämpft, das aktiviert man maximal. Dies ist der Hauptmechanismus, durch den sich Panikattacken in kürzester Zeit maximal aufschaukeln.

Lassen Sie uns nun die Empfindungen und Beschwerden im Detail besprechen, die im Rahmen von Panikanfällen spürbar werden können. In Kapitel 1 haben wir ja schon die Entstehungshintergründe und Grundfunktionen unseres Angstantriebes besprochen, einschließlich der wichtigsten Empfindungen, die sich in diesem Kontext einstellen. Wir müssen uns bewusst machen, dass sich all das überwiegend auf die Grundfunktionen bezog, wie sie bei unseren Affen- oder Steinzeit-Vorfahren im natürlichen Funktionskontext abgelaufen sein mögen (und wie sie bei uns in akuten Furchtsituationen immer noch in etwa ablaufen). Im Panikfall allerdings liegen die Dinge für den modernen Menschen in seiner Kulturwelt etwas anders.
Zum Ersten ist der moderne Mensch sehr viel reflexionsfähiger und -freudiger, er hat sehr viel mehr potenziell ängstigendes Wis-

sen im Kopf. Dies ermöglicht einerseits die eben beschriebene akute Eskalation im Teufelskreis »Angst vor der Angst«, andererseits trägt es zur Chronifizierung bei. Es sorgt für die längerfristige Aufrechterhaltung bzw. sich steigernde Wiederkehr von Angstzuständen. Ein zweiter wichtiger Punkt ist: Zumeist bleiben wir in Stress-, Angst und Paniksituationen weitgehend immobil – wir kämpfen oder fliehen nicht mehr, wir bleiben stehen oder sitzen, das heißt, unsere Muskulatur bleibt überwiegend inaktiv. Die mobilisierte Energie wird nicht abgebaut, sie »staut« sich im Körper und trägt zur Aufschaukelung von Erregung und Angst bei (und langfristig u.U. zur Entstehung von Stressfolgeerkrankungen). Es gibt weitere eskalierende Folgewirkungen, auf die wir gleich noch eingehen.

Im Ergebnis dessen wird das Panikerleben im Vergleich zum normalen und sinnvollen Furcht- und Angsterleben erheblich intensiviert und auch qualitativ verändert, sodass es z.T. verrückt und unerklärlich erscheint und sich eben auch furchtbar anfühlt. Dennoch gilt aber: Alle noch so verrückten und furchtbaren Empfindungen im Rahmen des akuten Panikgeschehens sind objektiv gesehen harmlos und klingen ab, ohne bleibende körperliche Schäden zu hinterlassen.

Sehen wir uns das im Einzelnen an.

Die Symptome der Panikattacke

Herz-Kreislauf-System

Wie schon gesagt, ist es eine wesentliche Aufgabe der Angstreaktion, auf körperliche Aktivitäten wie Flucht oder Kampf vorzubereiten. Um die Muskulatur hierfür ausreichend mit Brennstoff zu versorgen, müssen Kreislauf und Atmung angekurbelt werden. Wann wird das Blut schneller im Kreislauf umgewälzt? Richtig, wenn das Herz kräftiger und schneller schlägt und der Blutdruck steigt.

Normal sind Ruhe-Blutdrücke zwischen 100/70 und 140/90 mmHg. Die normale Ruhe-Herzfrequenz des Erwachsenen liegt

zwischen 60 und 100 Schlägen pro Minute. Bei körperlichen Maximalbelastungen kann die Herzfrequenz kurzfristig durchaus Werte um 230 Schläge pro Minute erreichen und der systolische Blutdruck 220 mmHg. All diese Werte werden vom Körper selbst erzeugt, unterliegen den gesunden Regulationsmechanismen und sind deshalb normal und ungefährlich (lediglich im höheren Alter und bei Vorliegen von Gefäßerkrankungen können Kreislauf-Parameter dieser Größenordnung u.U. gefährlich werden).
Bei Angstzuständen, die ja nur vorbereitenden Charakter haben, stellen sich derart hohe Werte in der Regel nicht ein. Zumeist liegen die gemessenen Größen deutlich unter den gefühlten. Im Einzelfall können bei psychischen Extrembelastungen und starker Panik o.g. Werte schon einmal erreicht werden. Auch wenn solche hohen Blutdruckwerte Symptome wie Schwindel, Kopfschmerz oder Zittern erzeugen oder verstärken können, gilt dennoch: Es ist keine Bedrohung für die körperliche Gesundheit damit verbunden.
Generelle Begleiterscheinungen der angstbedingten Kreislaufaktivierung sind spürbares heftiges und schnelles Herzklopfen, sichtbare Pulsationen z.B. am Hals oder im Bauchbereich, leichte pulssynchrone Mitbewegungen von Körperteilen oder auch spürbare Pulsationen etwa im Bereich der Hände oder des Kopfes. Auch kann vermehrt sogenanntes Herzstolpern auftreten: Die Stresshormone steigern die Erregbarkeit des gesamten Herzmuskelgewebes, sodass es zu vorzeitigen Entladungen kommen kann, mit der Folge von vorzeitigen Extraschlägen. Nach einer solchen Extrasystole entsteht eine ungewohnt lange Pause, ehe der nächste Schlag einsetzt. In dieser Pause füllt sich das Herz zudem mit einer ungewohnt großen Blutmenge, sodass sich der nächste Schlag wie ein Rumpeln anfühlt. Bei häufigen Extrasystolen entsteht so der Eindruck eines unregelmäßig stotternden Herzschlages. Das fühlt sich natürlich gefährlich an. Zumindest aus alten Filmen kennt man es noch: Nach einigem Stottern bleibt der Automotor stehen. Nicht so unser Herz – biologische Pumpen funktionieren, wie wir noch sehen werden, nach anderen Prinzipien als mechanische. All das sind ganz normale und ungefährliche

Phänomene. Und natürlich ist gelegentliches oder sogar häufiges Herzstolpern auch außerhalb von Angstzuständen normal und weitverbreitet.
Man kennt es aus dem Sport: Wenn Körperfunktionen und -bereiche stark belastet werden, kommt es irgendwann zu Schmerzempfindungen. Auch bei Angst und Panik werden von vielen Betroffenen Schmerzen angegeben, vorzugsweise im Bereich des Brustkorbs, v.a. links im Herzbereich, oft mit Ausstrahlung in den linken Arm. Auch das fühlt sich gefährlich an, wird es doch immer wieder breit popularisiert als mögliches Zeichen eines Herzinfarktes, woraufhin man sofort den Notarzt rufen sollte. Oft werden die Schmerzen als ziehend oder stechend beschrieben. Es kann bei Angst aber auch zu dumpf drückenden oder brennenden Schmerzen kommen, die zugleich typischer wären für eine Herzerkrankung. Bei Erstauftreten sollte man in jedem Fall eine ärztliche Abklärung anstreben. Wir gehen darauf noch ein.

Alle noch so verrückten und schlimmen Empfindungen im Rahmen des akuten Panikgeschehens sind objektiv gesehen harmlos und klingen ab, ohne bleibende körperliche Schäden zu hinterlassen.

Wie diese Schmerzen im Rahmen von Angst- und Panikzuständen entstehen, ist im Detail unklar. Wahrscheinlich überlagern und verstärken sich mehrere Entstehungsmechanismen. Tatsächlich ist infolge der forcierten und auf ungewohnte Weise ausgeführten Atmung (Brustatmung) neben dem Herz-Kreislauf-System auch eine hohe Belastung für Brustkorb und Lunge gegeben. Es kann an den knöchernen und knorpeligen Strukturen des Brustkorbs, an den Gelenken, Muskeln und Nerven dazwischen zu Überlastungen, Überdehnungen, Verspannungen, Verkantungen, Einklemmungen etc. kommen.
Durch die massive Gesundheitsaufklärung sind auch im Alltagsbewusstsein starke Assoziationen zwischen Konzepten wie »Anfall«, »Angst«, »Herz« und »Herzinfarkt« entstanden. Die meisten

Menschen wissen, dass man bei einem Herzinfarkt Schmerzen in der linken Brustseite hat, die oft in den linken Arm ausstrahlen. So kann es zu autosuggestiven Effekten kommen: Wer einen komischen Anfall mit Herzklopfen und Angst bekommt, sucht bewusst oder unbewusst nach den Anzeichen eines Herzinfarktes. Angst macht hochsensibel. Was man ängstlich erwartet, das erzeugt man. Was man ängstlich anschaut, das wird größer.

Aber im Angstzustand wird das Blut nicht nur mit größerem Druck und größerer Geschwindigkeit durch den Körper gepumpt – es wird auch umgeleitet. Die Weichen werden umgestellt in Richtung Muskulatur und weg von den Organen, die in einer Bedrohungssituation keine wichtige Funktion haben. So werden etwa Durchblutung und Funktion des Magen-Darm-Traktes heruntergeregelt. Auch die Durchblutung der Haut wird normalerweise reduziert. Allerdings kann der Organismus dabei in die Zwickmühle geraten, denn er hat ja auch noch andere Aufgaben, z.B. die Temperaturregulation. Neben dem Schwitzen wird die Wärmeabfuhr dadurch realisiert, dass die Hautgefäße weit gestellt werden, damit sich das heiße Blut gewissermaßen an der Luft kühlen kann. An sehr warmen und schwülen Tagen kann das kritisch werden. Wird das Gefäßbett insgesamt zu weit gestellt, beginnt der Blutdruck abzufallen. Dem versucht nun das Herz durch vermehrte Aktivität entgegenzuwirken. Geschieht das nicht schnell genug, kann es zu dem kommen, was man *Kollaps* nennt: Das Blut »versackt« in der unteren Körperhälfte, es wird einem »schwarz vor Augen«, man verliert kurzzeitig das Bewusstsein und geht zu Boden, weil das Gehirn zu schlecht durchblutet wird. Ähnliche präkollaptische Kreislaufinstabilitäten können bei Menschen auftreten, die generell einen niedrigen Blutdruck haben (v.a. nach zu schnellem Aufstehen), oder wenn zu Beginn einer Angstsituation zu viel Blut in den Muskeln versackt, ohne dass es durch Bewegung zurückgepumpt wird.

Schwindel, kurzzeitiges Schwarzwerden vor den Augen, heftiges reaktives Herzklopfen oder gar ein Kollaps – all das kann eine Panikattacke auslösen und der Ausgangspunkt für die Entwicklung einer Panikstörung werden. Dies steht am Beginn, aber niemals im Ergebnis. Angst und Panik setzen immer Prozesse in Gang, die den Blutdruck steigern und damit dem Kollaps direkt entgegenwirken. Was viele Panikpatienten befürchten, nämlich auf dem Höhepunkt der Panikentwicklung zu kollabieren, genau das kann gerade nicht eintreten.

Vor diesem Hintergrund wird verständlich, dass Panikattacken bei schwülwarmem Wetter gehäuft auftreten, dass Panikpatienten oft die Wärme nicht mögen und dass sich unter den Panikbetroffenen überhäufig Menschen finden, die über niedrigen Blutdruck klagen.

Übrigens gibt es auch von der eben aufgestellten Regel, dass man bei Panik nicht kollabieren kann, die berühmte Ausnahme: die Blutphobie (oder erweitert: die Blut-, Verletzungs- und Spritzenphobie). Die Betroffenen haben heftigste Angst vor dem Anblick des eigenen Blutes und vor allen Situationen, die dieses zutage fördern könnten: Verletzungen, medizinische Eingriffe, Blutabnahmen beim Arzt etc. Nach einem kurzzeitigen Anstieg des Blutdrucks kommt es hier zu einem drastischen Abfall von Herzfrequenz und Blutdruck, nicht selten so weit, dass eine kurzzeitige Ohnmacht eintritt. Aus Sicht der evolutionären Anpassung ist das auch gut nachvollziehbar: Wer in der Steinzeit sein eigenes Blut zu sehen bekam, blutete mit Sicherheit aus einer Verletzung. Und wer die Muße hatte, dies bewusst wahrnehmen und »an sich ranlassen« zu können, der war nach dem Kampf oder der Flucht wieder in Sicherheit. Nichts ist dann sinnvoller, als sich hinzulegen und den Blutdruck so weit wie möglich herunterzufahren. Das vermindert die austretende Blutmenge und erleichtert die Blutgerinnung.

Angst macht hochsensibel. Was man ängstlich erwartet, das erzeugt man. Was man ängstlich anschaut, das wird größer.

Atmungssystem

Damit die Muskeln Energie gewinnen können, müssen die aus dem Blut aufgenommenen Energieträger verbrennen, und dazu braucht es Sauerstoff. Parallel zum Kreislauf ist also die Atmung anzukurbeln. Was könnte uns dazu veranlassen, schneller zu atmen? Richtig – Empfindungen von Enge in der Brust und Luftnot. Genau dies stellt sich dann in Angst- und Paniksituationen ein und wird prompt fehlinterpretiert. Es wird intuitiv gedeutet als Sauerstoffmangel, der natürlich gefährlich wäre. In Wirklichkeit handelt es sich um einen vorweggenommenen Sauerstoffmangel für den Fall maximaler körperlicher Anstrengung (die ja in den meisten Fällen gar nicht eintritt).

Teufelskreisartig verstärkt auch das die Angst und führt zu immer forcierterer Atmung. Bei der Atmung wird die Lunge auseinandergezogen, wodurch über Luftröhre und Rachen/Nase Luft in sie eingesaugt wird. Dies kann, wie schon beschrieben, auf zweierlei Weise geschehen: Bei der Brustatmung erweitert sich der Brustkorb, bei der Bauchatmung spannt sich das Zwerchfell an und bewegt sich nach unten (sodass der Bauch nach außen gedrückt wird). Die Brustatmung ist kraftaufwendiger und weniger effektiv als die Bauchatmung. Es ist somit gut und richtig, dass unter normalen Alltagsbedingungen die Atmung überwiegend von der Bauchatmung getragen wird. Die Brustatmung wird dann unter den Bedingungen der Maximalbelastung – Kampf, Flucht oder Panik – hinzugenommen oder sie löst die Bauchatmung mehr oder weniger ab. Im Panikfall führt dies beim sportlich Untrainierten aber schnell zur Erschöpfung der Atemmuskulatur. Hinzu kommt, dass sich der Panikentwicklung eine Prise Schreckreaktion beimischt, bei der man ja erstarrt und mit hochgezogenen Schultern den Atem anhält oder sehr flach atmet. Dies macht die Panikatmung zusätzlich verkrampft und uneffektiv. Wenn sich nun dem Gefühl von Luftnot noch eine Erschöpfung der Atemkräfte entgegenstellt, entsteht »Erstickungspanik«.

Und damit nicht genug. Die Atmung läuft vorbereitend auf Hochtouren, aber die dazugehörige Muskelaktivität bleibt weitestgehend aus, weil der Panikbetroffene eben nicht kämpft oder flieht

wie bei realer äußerer Gefahr. Das heißt aber, es wird zwar Kohlendioxid (CO_2) vermehrt abgeatmet, es wird aber nicht vermehrt nachgebildet, wie natürlicherweise vorgesehen (durch Verbrennungsprozesse im Muskel). In der Folge verschiebt sich der pH-Wert des Blutes ins Basische, in der Fachsprache *Hypokapnie* mit *respiratorischer Alkalose* durch *Hyperventilation*. Das steigert nun wieder die Erregbarkeit des Nervengewebes, was zu merkwürdigen Empfindungen und Muskelverkrampfungen führt. Typisch sind Kribbelempfindungen (»Ameisenlaufen«) und später Taubheitsgefühle im Bereich des Mundes, der Hände und der Füße sowie Muskelzittern und Muskelverkrampfungen (mit der Folge einer »Kussmundstellung« der Lippen und einer »Pfötchenstellung« der Finger). Die hierdurch ausgelösten Veränderungen im Gehirn erzeugen Kopfschmerz, Schwindel und Empfindungen der »Unwirklichkeit«: Man hat das Gefühl, irgendwie nicht so in der Realität zu stehen wie gewohnt, alles kommt einem fremd vor, man ist nicht präsent, fühlt sich wie unter einer Käseglocke, hat den Eindruck, wie auf Wolken zu laufen. Bei sehr starker Hyperventilation kann es einem schon mal kurzzeitig »schwarz vor den Augen« werden, ein wirklicher Bewusstseinsverlust tritt aber nicht ein.
Auch bei maximaler Hyperventilation unter experimentellen Bedingungen konnten keine akut gefährlichen Zustände oder dauerhaften Schäden erzeugt werden. Ehe es wirklich gefährlich wird, erschöpft sich der Prozess selbst. Angstpatienten, bei denen die Hyperventilation *(Hyperventilationssyndrom)* sehr im Vordergrund der Symptomatik steht, lernen in der Therapie u.a., aus einer Tüte oder den hohlen Händen ihre kohlendioxidreiche Ausatemluft zurückzuatmen. In die gleiche Richtung wirkt die in Kapitel 3 schon beschriebene Lippenbremsatmung.
Nicht selten wird die Erstickungsangst zusätzlich verstärkt, oder sogar erstverursacht, durch ein sogenanntes Globusgefühl – ein schwer zu beschreibendes Empfinden, dass im Hals und mit dem Schlucken irgendetwas nicht stimmt, dass es einem irgendwie die Kehle zuschnürt oder dass man einen Kloß im Hals hat. Wahrscheinlich spielen hier mehrere Ursachen mit unterschiedlichem Gewicht zusammen: Das Herunterregulieren der Aktivität des

Verdauungstraktes wirkt sich nämlich auch dahingehend aus, dass die Speichelbildung zurückgeht und die Rachenschleimhäute trocken werden. Gelegentlich geht damit ein »metallischer« Geschmack einher. Auch Verspannungen/Verkrampfungen der Schlundmuskulatur oder der Halsmuskulatur könnten beteiligt sein. All das führt dann wieder zu einer vermehrten bewussten Aufmerksamkeit für den eigentlich automatisch regulierten Schluckakt: »Wie macht man das eigentlich, richtig schlucken? Wie oft? Wie fühlt sich normales Schlucken eigentlich an?« Und schon schluckt man zu oft und zu heftig, was die Schleimhaut reizt – ein Teufelskreis ist entstanden. Etwas zu trinken wird hier natürlich als hilfreich empfunden, oft führen Angstpatienten deshalb eine Wasserflasche mit.

Muskeln

Zur Vorbereitung auf Kampf- oder Fluchtaktivitäten steigt die Muskelspannung als Teil der normalen Angstreaktion. Wächst die Angst weiter, kommt bei den meisten Betroffenen z.T. heftiges Zittern hinzu. Vielleicht dient dies der Vorwärmung der Muskeln, vielleicht ist es schon die Folge der hyperventilationsbedingten Übererregtheit. In der Panikattacke entstehen oft Muskelverspannungen und -verkrampfungen, die zu verschiedenen Beschwerden beitragen können: zu Schmerzen, zum Globusgefühl, zu Standunsicherheit und damit zur »Urangst vor dem Fallen«.

Haut

Bei Angst wird der Kreislauf nicht nur angekurbelt, das Blut wird auch umverteilt – hin zu den Muskeln und anderen Körperteilen, die für Kampf/Flucht-Aktivitäten wichtig sind, und weg von allen anderen Körperbereichen, u.a. auch weg von der Haut. Deshalb bekommt man kalte Hände und wird »kreidebleich vor Angst«.

Weil nun weniger Wärme über die Haut abgegeben werden kann, kommt es zwangsläufig zu einem Anstieg der Temperatur im Körperinnern – möglicherweise trägt dies zu den »Hitzewallungen« bei, die von vielen Panikbetroffenen beschrieben werden. Umso mehr werden die Schweißdrüsen aktiv, um wenigstens die Kühlungsmöglichkeiten durch Schweißverdunstung zu maximieren. Der sprichwörtliche »kalte Schweiß der Angst« ist also eigentlich Schweiß auf kalter Haut, was dann von Betroffenen als »Kälteschauer« erlebt werden kann. Hierzu gehören auch Missempfindungen wie Prickeln oder Taubheit, wovon schon unter dem vorigen Punkt die Rede war.

Magen-Darm-Trakt

Bei nicht wenigen Menschen zeigt sich bei Schreck und Angst die Neigung, plötzlich Blase oder Darm entleeren zu müssen. Wahrscheinlich handelt es sich dabei um eine Art »Entleerungsreflex« als evolutionäres Erbe, der in mehrfacher Hinsicht Sinn und Funktion haben könnte. Manche deuten das im Sinne einer Erleichterung bei der Flucht – bei unseren größeren Vorfahren im Tierreich mag es ja um gewichtigere Volumina gegangen sein als bei uns. Andere vermuten, dass er Verdauungsstörungen vorbeugen soll, da ja die Darmfunktion bei Stress heruntergeregelt wird. Aus gutem Grund greifen nicht wenige Läufer vor dem Marathon zu Abführmitteln.
Für viele Angstkranke werden Blasendruck oder Durchfallneigung zum Problem, für einige besonders Veranlagte zu einem Riesenproblem: Sie entwickeln eine starke Furcht, im öffentlichen Raum dringend auf die Toilette zu müssen, ohne eine solche verfügbar zu haben. Zunehmend dominiert die »Toiletten-Logistik« alle Unternehmungen, die Eroberung unbekannten Terrains wird nach Möglichkeit vermieden. Natürlich ist hier viel Katastrophendenken dabei – reale unkontrollierbare Entleerungen kommen im Rahmen von Panikattacken so gut wie nie vor.

Vielleicht handelt es sich bei all dem aber auch nur um Nebeneffekte bei der generellen Umschaltung des Nervensystems von Energiegewinnung/-speicherung auf Energiebereitstellung. Wie schon angedeutet, werden im Rahmen akuter Angstzustände

Durchblutung und Verdauungsaktivität im Darm reduziert. In der Notsituation ist für die langwierigen Prozesse der Umwandlung von Nahrungsstoffen in körpereigene Bau- und Energiestoffe keine Zeit, jetzt werden die Speicher schon vorhandener und schnell verfügbarer Energieträger angezapft.

In diesem Zusammenhang können Übelkeit, Völlegefühl und *Meteorismus* (»Blähbauch«) entstehen, zu Letzterem mag gelegentlich ein vermehrtes Luftschlucken bei Hyperventilation beitragen. Auch Mundtrockenheit oder ungewöhnliche Geschmacksphänomene werden beklagt (Metall- oder Pfefferminzgeschmack). Die Übelkeit kann sich steigern zu einer Neigung zum Erbrechen bzw. zu einer überstarken Furcht vor dem Erbrechen und allem, was damit zusammenhängt *(Emetophobie)*, verbunden mit ähnlichen Problemen, wie oben bei der Durchfall-Furcht beschrieben.

Wird das Nervensystem oft oder lange auf Angst umgeschaltet, kann das sicher zu Entstehung oder Intensivierung dessen beitragen, was man als Reizdarmsyndrom *(Colon irritabile)* bezeichnet. Die Regulation der Darmmotorik läuft hier nicht so glatt, wie man es sich idealerweise wünschen könnte. Vielmehr neigt sie dazu, zwischen übermäßiger, verkrampfender und sehr geringer Aktivität zu schwanken. Die Folge ist, dass der Stuhlgang mal träger, mal lebhafter ist, dass es zu leichten Schmerzen oder Meteorismus kommt.

Augen

Ein weiterer Effekt der Umschaltung des Nervensystems auf Stress und Angst ist die Weitstellung der Pupillen. Dadurch werden wir lichtempfindlicher und das Sehfeld weitet sich aus. Zusätzlich wird die Sehschärfe für Entfernungen von drei bis zehn Metern voreingestellt, also eher für mittlere Distanzen. Verborgene Feinde in Angriffsdistanz auch bei schlechtem Licht zu entdecken war sicher eine der kritischsten Überlebensaufgaben für unsere Vorfahren. In hellen Räumen und auf Kurzdistanz führt dies dagegen oft zu der Empfindung, »verschwommen« zu sehen. Einige von Ihnen kennen diesen Effekt vielleicht vom Augenarzt.

Hier werden gelegentlich pupillenerweiternde Tropfen appliziert, um den Augenhintergrund besser anschauen zu können. Es leuchtet ein, dass dieses ungewohnte Empfinden zur Eskalation von Angst und Panik beitragen kann.

Psyche

Grundsätzlich wachsen im Zustand der Angst Empfindlichkeit und Sensibilität – das Herabfallen eines Kugelschreibers oder gar das Klingeln des Telefons lassen einen zusammenschrecken. Bei unseren weniger reflexionsfreudigen Vorfahren war diese gesteigerte Empfangsbereitschaft nach außen gerichtet und damit überlebensdienlich. Beim Angstbetroffenen kehrt sie sich auch oder sogar überwiegend nach innen: Er wird hochsensibel für alle Körpervorgänge, v.a. für solche, die er für ungewöhnlich und potenziell bedrohlich hält. Insbesondere auf die o.g. Körperphänomene kann sich die Aufmerksamkeit tunnelblickartig fokussieren.

Wie in Bezug auf alle Gefahren entsteht sofort ein starker Drang, zu verstehen und zu erklären, mit dem Ziel, aus einer solchen Deutung Bewältigungsstrategien ableiten zu können. Wie oben schon beschrieben, wird sich ein erster spontaner Deutungsversuch der gängigen Assoziationen bedienen müssen, die man im Laufe des Lebens mehr oder weniger bewusst aufgenommen bzw. sich angeeignet hat.
Die typischsten sind:

- Herzrasen, Schwitzen, Luftnot – »Ich bekomme einen Herzinfarkt!«
- Schwindel, Benommenheit, Schwäche – »Ich falle in Ohnmacht!«
- Atemnot, Kloß im Hals – »Ich ersticke!«
- Kribbeln, Taubheit, Verkrampfungen – »Ich bekomme einen Schlaganfall!«
- Schwindel, Unwirklichkeitsempfinden – »Ich verliere die Kontrolle, ich werde verrückt!« – »Ich habe einen Hirntumor!«

Starke Panik kann dann tatsächlich zur Todesangst werden, verbunden mit dem Gedanken »Ich sterbe!«. Wie oben beschrieben, sind es Gedanken dieser Art, die den Teufelskreis »Angst vor der Angst« befeuern, die Haupttriebkraft des Panikgeschehens.
Weitere typische Gedanken, die Menschen im Panikanfall durch den Kopf schießen, wären: »Ich muss hier raus, gleich kippe ich um, ich verlier die Kontrolle! Was sollen bloß die anderen Leute denken? Bestimmt sehen die, was mit mir los ist, sie bemerken mein Zittern, sehen die Schweißperlen! Das wird ja immer schlimmer. Ich werde die Angst nie wieder los, ich drehe durch und werde verrückt, keiner kann mir helfen!« Neben Angst und Panik können sich damit Gefühlszustände verbinden wie die folgenden: Sorge, Hilflosigkeit, Ohnmacht, Einsamkeit, Verzweiflung, Unsicherheit, Scham, Peinlichkeit, Minderwertigkeit, Frustration.
Mit Intensivierung des Panikgeschehens werden höhere psychische Funktionen, insbesondere die Selbststeuerungsfunktionen des Ich, zunehmend gestört und unterspült. Das betrifft logisches und stimmiges Denken, Übersicht, Konzentrationsfähigkeit, Gedächtnis, gedankliche Flexibilität sowie grundlegende mentale Funktionen wie die Fähigkeit, innerlich auf Abstand zu gehen oder gezielt die Willenskräfte einzusetzen. Auch hier entsteht natürlich ein Teufelskreis, der zur Eskalation beiträgt: Die verminderte Selbststeuerungsfähigkeit gibt der aufschießenden Angst mehr Raum, was die Selbstkontrolle noch mehr untergräbt, usw.
Tatsächlich wird man hier im Einzelfall davon sprechen müssen, dass ein gewisser psychischer Kontrollverlust eintreten kann. Allerdings hat das längst nicht die schlimmen Konsequenzen, die sich ein katastrophisierendes Denken ausmalt (man wird nicht verrückt, fällt nicht um und man tut auch niemandem etwas an). Die Grundfunktionen von Regulation und Kontrolle auf den tieferen Ebenen des Nervensystems und des Körpers sind und bleiben intakt. Die Angstüberflutung auf der psychischen Ebene ist selbstbegrenzend, klingt von allein ab und richtet keinen Schaden an.

Das also wären die wichtigsten und häufigsten Prozesse und Symptome, die im Rahmen von Panikattacken ablaufen und wahrgenommen werden. Natürlich können Körper, Nervensystem und Psyche im Zustand hoher Erregung eine chaotische Fülle weiterer Missempfindungen produzieren, die sehr individuell erlebt und beschrieben werden. Weder lassen sich dafür vollständige Kataloge erstellen, noch wird es möglich sein, für jedes Einzelphänomen einen konkreten Entstehungsmechanismus anzugeben. Wichtig ist: Alle merkwürdigen Empfindungen, die im Rahmen von Panikattacken auftreten und mit ihnen wieder abklingen, sind grundsätzlich durch die Aufschaukelung des Angstprozesses erklärt und können als harmlos gelten.

Wenn wir all dies noch mal vor dem Hintergrund unseres 2e3s-Schemas reflektieren, könnte man sagen: Geleitet von Fehlinformation und durch ungeschicktes Agieren schaukelt das Ich Gefühlsprozesse im Selbst sowie Körperfunktionen zu immenser Stärke auf (Abb. 7, Kapitel 4). Dabei handelt es sich aber zunächst immer noch um Eskalationsprozesse auf Stufe 1, die flüchtig sind und bei einmaligem Auftreten kaum Spuren hinterlassen würden. Dauerhaftigkeit erlangt das Ganze erst, wenn sich durch Wiederholung bleibende Angsteskalationsstrukturen bilden.

Konditionierungsphase: Krankheits- und Erwartungsängste schärfen die Bombe

Nun hat sich der erste mehr oder weniger schwere Panikanfall ereignet. Was geschieht jetzt? Natürlich kommt die katastrophisierende Denkmaschine auf Touren! »Was, um Gottes willen, ist das eben gewesen?!« Hatte man die o.g. Angstgedanken während des Anfalls vielleicht noch nicht so explizit, so kommen sie spätestens jetzt und breiten sich aus: »Hab ich eine Herz- oder Lungen-Erkrankung? Oder ein schweres Nervenleiden? Ist das etwas Unbekanntes, das nur ich habe? Was wird daraus? Kommt es wieder? Wird es schlimmer? Kann man es überhaupt behandeln? Wie sehr wird das mein künftiges Leben beeinträchtigen?« Gelingt es, die erste Attacke noch als Kuriosum abzutun, so stellen Sie sich diese Fragen spätestens nach der zweiten, was intensive Rechercheaktivitäten auslöst. Man geht zum Hausarzt, zum Kardiologen, man konsultiert Fachliteratur oder das Internet. Bei einer Angsterkrankung heißt es natürlich immer: o.B. (ohne pathologischen Befund). Das heißt: Bedeutsame messbare Abweichungen werden nicht gefunden, nicht in den Blutwerten und auch nicht bei allen anderen Untersuchungs-Verfahren (EKG, Röntgen, Sonografie, CT etc.).

Was eigentlich beruhigen könnte, beruhigt aber nicht: Eine Panikattacke ist ein Geschehen von gewaltigem Impact, das man sich nicht einbildet. Das kann nicht »nichts« sein. Es muss einfach einen Befund geben, der eine Erklärung und damit eine Behandlung möglich macht. Die Konsequenz ist klar: Man sucht weitere Ärzte auf, reimt sich noch unwahrscheinlichere Diagnosen zusammen und sucht noch spezialisiertere Spezialisten auf – die auch nicht wirklich etwas finden, die aber dem nach einem erlösenden Befund gierenden Patienten entgegenkommen wollen und die manchmal etwas unsicher sind, denn die eine oder andere leichte Abweichung findet sich natürlich bei jedem Gesunden und sogar bei jedem Panikpatienten.

Mal ist es eine kleine Delle im EKG, ein gering abweichender Laborbefund oder eine vielleicht doch etwas starke Verdichtung in einer CT-Aufnahme, und schon gibt es eine Falte auf der Stirn des Spezialisten oder ein »Das gefällt mir nicht, dem sollten wir nachgehen«. Was aber dann eben meist nicht an irgendein Ziel führt. Und dann wird Prof. Google befragt, in dessen allerhintersten Speicherwindungen sich natürlich zu allen Abweichungen die abstrusesten Krankheitstheorien finden. Aus all diesen und weiteren Puzzleteilen bastelt sich der Betroffene in seiner Erklärungsnot dann private Krankheitstheorien, die wechseln oder bleiben und sich zwischenzeitlich oder dauerhaft zu Angsteskalationsstrukturen auf Stufe 1 und 2 verfestigen.

Nicht wenige Kollegen aus den »harten« körpermedizinischen Fächern halten von »diffusen Psychodiagnosen« nicht viel und sind mit ihnen nicht so gut vertraut. Sie kennen diese Diagnosen nicht, sie drücken sich unklar aus und erklären schlecht. Hinzu kommt, dass auch viele Patienten nicht in die »Psychoecke« geschoben werden wollen und aus Gründen letzter Absicherung oder der »Ehrenrettung« zu lange am Konzept einer körperlichen Erkrankung festhalten. So dauert es oft Jahre, bis alle Beteiligten ausreichend fest an die Diagnose Panikstörung glauben und eine adäquate Behandlung beginnen kann.

Alle merkwürdigen Empfindungen, die im Rahmen von Panikattacken auftreten und mit ihnen wieder abklingen, sind grundsätzlich durch die Aufschaukelung des Angstprozesses erklärt und können als harmlos gelten.

Ängstliche Selbstbelauerung: Feinschmecker für Funktionsschwankungen

In dieser Zeit schleift sich natürlich die ängstliche Selbstbelauerung als Gewohnheit ein. Um der richtigen Diagnose auf die Spur zu kommen, ist es ja wichtig, möglichst viele Symptome zu entdecken und so präzise wie möglich zu beschreiben! Die damit einhergehenden Prozesse der Sensibilisierung und Schonung setzen nun wieder die bekannten Teufelskreise in Gang. Die Schonung bewirkt, dass der Körper empfindlicher auf Stresshormone anspricht und größere Funktionsschwankungen zeigt. Man koppelt sich von positiven Aktivitäten ab und hat mehr Zeit für die Selbstbeobachtung. Die angstbedingte Sensibilisierung lässt einen immer mehr Phänomene bemerken. All das verstärkt und intensiviert die ängstliche Selbstbelauerung. Laufen solche Prozesse über Monate und Jahre, kann man durchaus davon ausgehen, dass das auch die Struktur des Gehirns verändert. So, wie sich bei Klaviervirtuosen die Bereiche des Gehirns vergrößern, die für die Steuerung der Finger zuständig sind, so werden hier immer mehr Gehirnbereiche in den Dienst der *Interozeption* gestellt (in den Dienst der nach innen gerichteten Sinnesorgane).

So wird das Gehirn umgebaut von einer auf das Außen fokussierten Problemlöse-Maschine zu einem nach innen fokussierten Detektor für Funktionsschwankungen. Die Missbefindlichkeiten füllen so immer mehr die sich verengende innere Wirklichkeit aus, es entsteht eine innere Hölle permanenten Leidens.

Natürlich sind diese Prozesse rückbaubar, aber je weiter sie fortgeschritten sind, desto schwieriger und langwieriger wird das. Aber wir greifen vor. Ein solcher sensibilisierungsbedingter Gehirnumbau wäre ja eine Angsteskalationsstruktur auf den Stufen 2 und 3 und gehört schwerpunktmäßig in die Rückzugsphase.

Diese Prozesse können weiter um die Panikattacken kreisen, sie können sich aber auch ein Stück weit davon lösen und verselbstständigen. Dann treten andere Krankheitsbilder hinzu oder rücken in den Vordergrund:

- Die Herzangstneurose: Funktionelle Herzbeschwerden und Ängste bzgl. einer Herzerkrankung etablieren sich als Dauerproblem, auch unabhängig von Panikattacken.
- Die Somatisierungsstörung: das Leiden an einer Vielzahl ständig wechselnder Beschwerden in unterschiedlichen Körperregionen.
- Die somatoforme Schmerzstörung: Der Prozess spitzt sich zu in anhaltenden Schmerzen, z.B. Brustschmerzen oder Kopfschmerzen ohne organischen Befund.
- Die hypochondrische Störung: die anhaltende Befürchtung oder Überzeugung, an einer oder mehreren ernsten körperlichen Erkrankungen zu leiden, und die ständige Beschäftigung mit dieser Möglichkeit.

Erwartungsängste bestätigen sich selbst

Verbleiben die Panikattacken und ihre Symptome im Zentrum des Geschehens, bauen sich natürlich massiv Erwartungsängste auf: »Hoffentlich kommt das nicht wieder! Kommt es wieder? Wann, wie, wo und warum?« Es liegt auf der Hand, dass Erwartungsangst ein starkes Moment der selbsterfüllenden Prophezeiung in sich trägt: Der angstbesetzte Erwartungsgedanke startet den Angstantrieb und kann den Teufelskreis »Angst vor der Angst« in Gang setzen. Entsprechend steigt die Wahrscheinlichkeit des Auftretens weiterer Panikattacken. Nun treten Panikattacken immer häufiger auch ohne die objektiv begünstigenden Faktoren auf, die wir für die Erstattacke besprochen hatten. Mehr als ein Drittel der Folgeattacken ereignet sich in den eigenen vier Wänden unter den Bedingungen von Sicherheit und Entspannung. Es genügt, spontan oder durch irgendeinen zufälligen Anstoß, daran zu denken, und schon kann es losgehen: »Was macht mein Herz – schlägt es schneller? Oh Gott, ich fürchte, ja!« Und je mehr man versucht, Gedanken an die Panik zu unterdrücken, desto häufiger denkt man daran.

Dabei kann das Denken die Erwartungsangst an Beliebiges knüpfen, vielleicht aus zufälligen Erfahrungen heraus, aber auch aufgrund willkürlicher Mutmaßungen: »Das verspricht ja ein spannender Tatort zu werden heute Abend! Oh Gott – hoffentlich bekomm ich da nicht wieder einen Angstanfall! Hatte ich nicht beim vorletzten Tatort eine leichte Panikattacke? Besser, ich schaue den Tatort nicht mehr. Vielleicht sollte ich mir gar keine Filme mehr anschauen, die sehr aufregend und spannend sind.« In ähnlicher Weise kann sich die Erwartungsangst an beliebige andere Aktivitäten oder Situationen knüpfen: Bügeln (die Wärme oder der Elektrosmog?), in den Keller gehen (die Dunkelheit?), mit dem Partner streiten oder Sex mit ihm haben (die Erregung?), über Gesundheitsthemen sprechen (macht Angst), feste Verabredungen eingehen (setzt unter Druck) etc.

Konditionierungen: Ein neuronales Angstnetz wächst

Je häufiger sich nun Panikattacken ereignen, desto größeres eskalierendes Gewicht gewinnen die Folgen von Konditionierungsprozessen: Alles, was sich gleichzeitig ereignet, wird in der Tendenz auf der Ebene der nervlichen Repräsentationen miteinander verbunden. Je häufiger, regelmäßiger und intensiver das gemeinsame Auftreten ist, desto stärker wird die Verbindung (die Synapsen, die zwischen den die Ereignisse repräsentierenden Nervenzell-

gruppen liegen, werden verstärkt und damit leitfähiger). Es bilden sich also Angsteskalationsstrukturen auf Stufe 2.
Gehen wir diese Entwicklung noch einmal Schritt für Schritt durch: Am Anfang war die Verbindung zwischen der Empfindung von Herzklopfen und dem Gedanken »Herzinfarkt« auf der Ebene des bewussten Denkens lose und flüchtig – mal stellte sich der Ge-

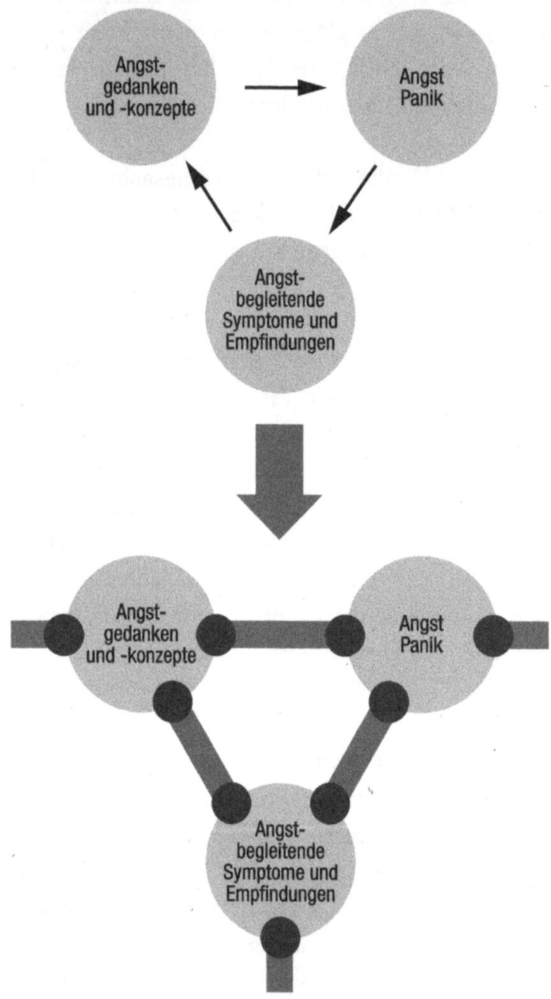

Abb. 10: Wie durch Konditionierung ein Angstnetz entsteht

danke ein, mal nicht. In Reaktion auf die eskalierende Angst wurde dann auf Basis von Fehlinformationen eine Krankheitstheorie konstruiert, in der beide in eine stabile Beziehung traten: Herzklopfen ist eines der Anzeichen für einen drohenden Herzinfarkt. Damit haben wir zunächst die Angsteskalationsstruktur auf Stufe 1. Kommt es nun zu angstvollen Grübeleien vor oder nach Panikattacken, werden nun immer beide Elemente gemeinsam aktiviert, und das schweißt sie unterhalb der Stufe Denken/Wissen zusätzlich zusammen. Nun erzeugt Herzklopfen mit reflexhafter Schnelligkeit und Zwangsläufigkeit das Schreckenskonzept »Herzinfarkt«. Und umgekehrt. Kommen Gedanken im Umfeld des Konzeptes Herzinfarkt auf, aktiviert das sofort stärkeres Herzklopfen. Gleichzeitig werden natürlich immer ein starkes Angstgefühl und alle sonstigen stressinduzierten Empfindungen wachgerufen. So werden durch wiederholte Panikattacken die Körperempfindungen bei Panik, die Panikgedanken und die Panikgefühle zu einem Angstnetz zusammengeschweißt, und wir haben die Angsteskalationsstruktur auf Stufe 2 (Abb. 10).

Im Laufe der Zeit dehnt sich dieses Netz immer weiter aus: Je häufiger sich Panikattacken in wechselnden Situationen ereignen, desto mehr Begleitumstände werden an das Netz angeknüpft (ein wichtiger Entstehungsmechanismus für die Agoraphobie, s.u.). Da von Mal zu Mal die Gedanken inhaltlich mehr katastrophisieren – »das wird ja immer häufiger und immer schlimmer!« –, intensiviert sich die mit der Netzaktivierung verbundene Angst. Von Mal zu Mal wird das Ganze stärker eingebahnt, sodass das Angstnetz bald mit explosionsartiger Geschwindigkeit hochfährt, sobald es nur irgendwo angestoßen wird. Nun ist die Angstbombe gebaut und scharf. Und jeder von Erwartungsangst geleitete Gedankenfaden ist wie ein neuer Stolperdraht, der die Bombe zu zünden vermag.

Es dauert oft Jahre, bis die Diagnose Panikstörung gestellt wird, alle Beteiligten ausreichend fest daran glauben und eine adäquate Behandlung beginnen kann.

So kann eine ausgewachsene Panikstörung entstehen, die das Leben immer mehr zu dominieren beginnt. Je nach Veranlagung kann »ausgewachsen« dabei ein sehr breites Spektrum aufspannen: Zwischen weniger als einer Panikattacke pro Monat und mehreren heftigen Panikattacken pro Tag ist alles möglich. Nach wie vor kommt es zu völlig unerwarteten Panikattacken, aber immer mehr kristallisiert sich zusätzlich eine individuelle Palette von Situationen heraus, die das Auftreten von Panikattacken mehr oder weniger stark begünstigen.

Im Zeitverlauf ist all das allen möglichen Veränderungen unterworfen. Es gibt gute und schlechte Tage, gute und schlechte Monate. Das individuelle Muster der Teilsymptome kann sich verändern. Es kann – auch in Abhängigkeit davon, wie sich der Gesamtstresslevel des Lebens verändert – zu monatelangen oder jahrelangen deutlichen Besserungen kommen (chronisch-fluktuierender Verlauf). Eine Panikstörung kann zu jedem Zeitpunkt auf so scheinbar unerklärliche Weise wieder verschwinden, wie sie gekommen ist. Allerdings ist die Rate dieser »Spontanheilungen« mit ca. 15 % nicht allzu hoch, sodass man sich nicht darauf verlassen sollte. Ohne Behandlung ist die Wahrscheinlichkeit einer Chronifizierung und Verschlimmerung leider deutlich höher als die einer Spontanheilung. Und damit tritt das Geschehen in seine nächste Phase.

Rückzugsphase: Vermeidung, Agoraphobie und Depression

Hat man mehrere Panikattacken erlitten, sind Schonung und Vermeidung logische Konsequenzen, die man sich auch aus seiner bewussten Handlungsplanung heraus auferlegt und die zunächst ja auch vernünftig sind. Sollte doch eine ernste körperliche Erkrankung dahinterstecken, dann wäre bis zur Klärung Schonung angeraten. Und wenn doch bestimmte Auslöser eine Rolle spielen, dann könnte systematische Vermeidung zur Klärung beitragen:

Bleiben nach dem Weglassen von Energy-Drinks die Panikattacken aus, wäre das eine vernünftige und beizubehaltende Form der Vermeidung.
Aufs Ganze gesehen bringt die Vermeidungsstrategie aber keinen Erfolg, die Angst tritt aufgrund innerer Auslöser in immer mehr Situationen auf und die Vermeidung weitet sich aus. Immer mehr Aktivitäten werden aufgegeben, der Lebensradius schränkt sich zunehmend ein. Zudem entgleitet das Vermeidungsverhalten allmählich der bewussten Kontrolle, es wird immer mehr zu einem von überstarker Angst quasi erzwungenen Verhalten. Die Angst wächst, weil eine Sensibilisierung einsetzt und weil die Kompetenzen zur Situationsbewältigung schrumpfen.

Grundsätzlich kann man äußere oder innere Reize vermeiden. Bei der reinen Panikstörung (ohne Agoraphobie) bezieht sich die Vermeidung überwiegend auf innere Reize: Die Betroffenen ändern ihr Verhalten so, dass sie glauben, dadurch das Auftreten bestimmter gefürchteter Körperempfindungen zu verhindern. Zuvorderst wird natürlich körperliche Anstrengung vermieden: Sport und Sauna werden aufgegeben, Fahrstühle und Rolltreppen dem Treppensteigen vorgezogen, etc. In Phasen mit stärkeren Beschwerden, insbesondere unter Beteiligung von Übelkeit oder Schwindel, legen sich Betroffene durchaus auch für Stunden, Tage oder sogar Wochen ins Bett.
Wie man etwa aus Experimenten im Umfeld der Raumfahrt-Forschung weiß, führt dies überraschend schnell zu erheblichen Effekten: Es kommt zu einer Herz-Kreislauf-Dekonditionierung, die Gleichgewichts- und Koordinationsfähigkeit reduziert sich, Muskelkraft und -masse schrumpfen. Beim Sich-wieder-Aufraffen kommt es dann natürlich umso mehr zu den gefürchteten Phänomenen: Schwindel beim schnellen Sich-Aufrichten, Herzklopfen schon bei geringen Belastungen, man fühlt sich unsicherer auf den Beinen, ermüdet schneller etc. Der Teufelskreis ist geschlossen, wenn das zu noch mehr Schonung führt, weil man bewusst die falsche Konsequenz zieht, dass man auf Energielosigkeit mit noch mehr Energiesparen reagieren müsse, oder

weil es durch überstarkes Aufschießen von Angst quasi erzwungen wird.
Besonders krass geht die Vermeidung nach hinten los, wenn Leistungssportler abrupt in den Schongang fallen – hier kann es zu einer regelrechten Sport-Entzugssymptomatik kommen: Herzklopfen oder -stiche, Schwindel, Beklemmung, Schweißausbrüche, Unruhe, Konzentrationsminderung, Schlaf- und Verdauungsstörungen. Die gefürchteten Symptome werden also hier regelrecht aktiv produziert.

Wie gesagt – angstgetriebene Vermeidung weitet sich aus. Die äußere Vermeidung führt im Extremfall dazu, dass Agoraphobiker über Jahre ihre Wohnung nicht mehr verlassen. Die innere Vermeidung führt im Extrem dazu, dass jegliche Regung von Körper und Selbst als unangenehm und ängstigend empfunden wird: Gefühle aller Art, Kopfdruck, Völlegefühl, leichteste Missempfindungen oder Schmerzen jeder Couleur, Befindensveränderungen, die durch Alkohol oder Medikamente ausgelöst werden, etc. Das Ich als Reiter ist hier gewissermaßen derart angstgebannt, dass es zusammenschrickt, wenn das Selbst, das Pferd, sich auch nur leicht bewegt, schnauft oder mit dem Schwanz wedelt.
Setzt sich die Sensibilisierung fort und sind die gehassten Empfindungen durch Verhaltensveränderung nicht mehr ausreichend zu reduzieren, können sich in fließendem Übergang Folgestörungen entwickeln – die wichtigsten hatten wir ja schon angesprochen: Somatisierungsstörung, hypochondrische Störung, somatoforme Schmerzstörung. Geht die Entwicklung in eine dieser Richtungen, nimmt das ohnehin oft hohe »medizinische Inanspruchnahme-Verhalten« noch mehr zu: Immer wieder werden immer neue Ärzte, Fachärzte und Subspezialisten, aber auch Heiler aus der Alternativmedizin aufgesucht. Es gibt Patienten, deren »Arbeitsalltag« am Ende darin besteht, täglich mehrere Arzttermine zu absolvieren. Neue Teufelskreise können sich schließen: Je mehr untersucht wird, desto mehr »kleine Auffälligkeiten« werden gefunden, die noch mehr Untersuchungen nach sich ziehen. Am Ende wird womöglich operiert, und dann wird nach-nach-operiert,

um die Schäden der vorangegangenen Operationen zu beseitigen und neue zu erzeugen (Verwachsungen lösen etc.).
Aber auch die Inanspruchnahme von sonstigen Hilfspersonen ist hoch, sofern sie verfügbar sind und solange sie das mitmachen: Partner, Verwandte oder Freunde werden zu Zuhörenden, Beruhigenden und Tröstenden, werden zu Rechercheuren und Begleitern. Und auch hier gibt es wieder sich steigernde Teufelskreise: Angstpatienten werden von Helfern abhängig, Helfer werden davon abhängig, gebraucht zu werden.

Überlappend oder im Anschluss an die innere Vermeidung entwickelt sich oft eine äußere Vermeidung – die Vermeidung bestimmter öffentlicher Situationen: Ca. 50% der Patienten mit Panikstörung entwickeln eine solche Agoraphobie. Dies ist Thema des nächsten Kapitels. Auch das sog. Sicherungsverhalten besprechen wir dort – die Neigung von Panik- und Agoraphobiebetroffenen, ihr Sicherheitsgefühl an die Mitführung von bestimmten Personen oder Gegenständen zu knüpfen (nur noch in Begleitung des Partners aus dem Haus gehen, einen Talisman oder eine Tablette dabeihaben müssen etc.).

Gelingt es nicht, diese Prozesse durch eine frühzeitige und korrekte Diagnose und Behandlung zu stoppen, besteht die Gefahr, dass weitere Folgeerkrankungen entstehen. Es ist gut nachvollziehbar, dass dieses Leiden alle Kraft und alle Hoffnung irgendwann aufzehrt – ca. 60% der unbehandelten Panikpatienten entwickeln eine Depression. Und es entsteht eine Neigung, Substanzen zu konsumieren, die vorübergehend Linderung verschaffen, auf lange Sicht freilich neue Probleme erzeugen: Ca. 50% rutschen in einen Alkoholmissbrauch und ca. 30% in einen Medikamentenabusus (insbesondere Benzodiazepine, die unter Namen wie Tavor, Temesta oder Valium bekannt sind).
Auf allen Ebenen und Stufen werden so die Selbststeuerungs-Funktionen des Ich geschwächt, gesunde Lebensregulierungsstrukturen zerstört und durch Angsteskalationsstrukturen ersetzt (in der Initialphase ist Stufe 1 betroffen, in der Konditionierungs-

phase sind es schwerpunktmäßig die Stufen 1 und 2, in der Rückzugsphase die Stufen 2 und 3).

Medizinische Abklärung: Steckt nicht doch eine körperliche Erkrankung dahinter?

Selbstverständlich ist es nach dem ersten, spätestens nach dem zweiten Panikanfall richtig und notwendig, den Hausarzt aufzusuchen, um körperliche Erkrankungen auszuschließen. Es gibt drei bzw. vier Grundkonstellationen, gemäß denen körperliche Erkrankungen und Angsterkrankungen zusammenhängen können. Der Regelfall ist der typische jüngere Panikbetroffene, der körperlich gesund ist. Natürlich können sich auch bei ihm leichte Abweichungen in den Untersuchungsbefunden zeigen. Sofern diese Abweichungen bei sensiblen Menschen zu spürbaren Effekten führen, können sie die Entstehung von Angsterkrankungen begünstigen – ein schon erwähntes Beispiel wäre eine Neigung zu niedrigem Blutdruck. Es ist hier meist keine weitere körpermedizinische Diagnostik und Therapie erforderlich.

Die zweite Konstellation ist deutlich seltener, aber kritisch, weil sie manchmal nicht leicht zu erkennen ist. Hier liegt eine bedeutsame körperliche Erkrankung vor, die im Anfangsstadium Symptome macht, die denen von Angstzuständen oder Panikanfällen ähneln. Es kann passieren, dass der Teufelskreis »Angst vor der Angst« an diese Symptome anknüpft, woraus sich als Zweiterkrankung eine Panikstörung entwickelt, die dann die körperliche Erkrankung »überlagert« und damit versteckt. So macht etwa eine geringgradig ausgeprägte Asthmaerkrankung leichte Atembeschwernis in Verbindung mit dem Gefühl von Luftnot – und sie macht Angst, sodass sich auf all das eine Panikstörung aufpfropfen kann. Auf den ersten Blick kann dies wie eine reine Panikstörung wirken. Der Hausarzt allerdings kann die asthmatische Atmung erkennen bzw. mit seinem Stethoskop hören und wird dann eine weiterführende

Diagnostik einleiten. Ähnlich kann es sich bei anderen Erkrankungen verhalten – die wichtigsten sind in Info-Box 1 aufgeführt. All diese Erkrankungen sind in der Medizin gut bekannt, können vom Haus- oder Facharzt sicher erkannt werden und sind behandelbar. Es ist wichtig, dass *beide* Krankheiten diagnostiziert und jede für sich der entsprechenden Therapie unterzogen wird.

Info-Box 1: Körperliche Erkrankungen, die teilweise Symptomüberschneidungen mit Angststörungen zeigen können und ggf. vom zuständigen Facharzt ausgeschlossen werden sollten:

- Lungenerkrankungen: Asthma bronchiale, chronisch-obstruktive Lungenerkrankung
- Herz-Kreislauf-Erkrankungen: Angina Pectoris, Herzinfarkt, Synkopen, spezielle Formen von Herzrhythmusstörungen, Mitralklappen-Prolaps-Syndrom
- Neurologische Erkrankungen: spezielle Formen epileptischer Anfälle, Migräne, multiple Sklerose, Tumoren u. a.
- Erkrankungen aus dem HNO-Bereich, insbesondere Störungen des Gleichgewichtsorgans (Morbus Menière, periphere Vestibularisstörung, benigner paroxysmaler Lagerungsschwindel)
- Hormonstörungen: Schilddrüsenerkrankungen, prämenstruelles Syndrom, Entgleisungen des Blutzuckers, des Kalium- oder Kalziumspiegels, hormonaktive Tumoren, seltene Stoffwechselstörungen wie die Porphyrie
- Autoimmunerkrankungen wie Lupus erythematodes

Die dritte mögliche Grundkonstellation ist dann wieder leichter zu erkennen: Es liegt eine bekannte körperliche Erkrankung vor, die so schwer ist, dass sie verständlicherweise erhebliche Angst erzeugt: eine Krebserkrankung etwa oder ein Herzinfarkt. Gerade nach einem Herzinfarkt sind die Patienten oft übervorsichtig und bestrebt, jegliche Form von Aufregung zu vermeiden. Das kann zum Wegbereiter einer eigenständigen Angsterkrankung werden, die sich überlagernd oder anschließend entwickelt. Hierfür gilt es, sensibel zu sein und mit einer Therapie auch auf der psychischen Ebene zu beginnen, ehe die Angst eskaliert und sich »einschleift«.

Theoretisch lässt sich eine vierte Grundkonstellation konstruieren: Angst, insbesondere starke und lang anhaltende Angst, könnte körperliche Erkrankungen hervorrufen, verschlimmern oder den Körper sonst wie schädigen. Von dieser Befürchtung werden nicht wenige Angstpatienten umgetrieben, sie spielt in den besprochenen Teufelskreisen eine eskalierende Rolle. Praktisch ist diese Befürchtung allerdings weitestgehend unbegründet. Keinesfalls ist es so, dass starke Angstzustände oder chronifizierte Angststörungen zum Auftreten spezifischer Krankheiten wie Krebs, Herzinfarkt, Schlaganfall oder Psychosen führen würden.

Natürlich, eine Angststörung erwächst oft aus Stress, und ihre Eskalations- und Erhaltungsmechanismen vermehren und verlängern diesen Stress dann noch zusätzlich. Insofern lässt sich grundsätzlich nicht ausschließen, dass eine Angststörung das Auftreten von körperlichen Stressfolgeerkrankungen auf längere Sicht zumindest leicht bis mäßig begünstigen könnte. Allerdings greifen ja hier auch Momente der Selbstregulation. Die Angst büßt ihre Schutzfunktion nicht gänzlich ein. Wer etwa wegen extremer Arbeitsbelastung eine Panikstörung entwickelt, wird durch sie daran gehindert, in diese Extrembelastung zurückzukehren.
Wenn Sie bewusst und vernünftig mit der Situation umgehen – und da Sie dieses Buch lesen, deutet alles darauf hin –, werden Sie Ihren Gesamtstresslevel deutlich reduzieren und auch sonstige Risikofaktoren ausschalten. Zudem wird sich dann bald die Heilung oder eine ausreichende Symptomreduktion ergeben. Setzen Sie sich aber nicht unter Druck, Sie haben genügend Zeit. Ob Sie den Alb in vier Wochen oder vier Monaten vom Herzen haben, spielt für Ihre körperliche Gesundheit keine erhebliche Rolle.

Was heißt all das nun für Sie in der Praxis?

Sind Sie ein bisher körperlich gesunder jüngerer Betroffener im Alter unter vierzig, ohne besondere Risikofaktoren, der eine überwiegend typische Paniksymptomatik entwickelt hat, dann haben Sie mit größter Wahrscheinlichkeit von Ihrem Hausarzt-Besuch nichts Schlimmes zu befürchten. Die Routine-Untersuchungen, die Ihr Hausarzt zur Sicherheit veranlassen sollte, zeigt Info-Box 2. Wie schon gesagt – mit großer Wahrscheinlichkeit wird sich kein deutlich krankhafter Befund ergeben.

Info-Box 2: Untersuchungen zum Ausschluss körperlicher Ursachen der Beschwerden

Grundsätzlich:

- Ausführliche Anamnese und körperliche Untersuchung
- Blutbild, Blutzucker, Elektrolyte (Kalium, Kalzium)
- Schilddrüsenhormone
- EKG mit Rhythmusstreifen

Erweitert:

- Lungenfunktionstest
- 24-Stunden-EKG, 24-Stunden-Blutdruckmessung
- Bildgebung Kopf (MRT, CT)
- Elektroenzephalogramm (EEG)

Sollte Sie das nicht ausreichend beruhigen oder sind Sie und Ihr Hausarzt sich nicht sicher, ob sich das typische Bild einer Panikstörung bei Ihnen findet, dann lassen Sie sich zusätzlich zu einem Psycho-Fachmann überweisen (Psychiater, Fachärzte für psychotherapeutische Medizin, Ärzte mit Zusatztitel »Psychotherapie« oder psychologische Psychotherapeuten). Er wird Sie dann auch gleich in Sachen Psychotherapie und ggf. *Pharmakotherapie* beraten. Das gilt natürlich auch für den Fall, dass Ihre Symptomatik schon länger besteht und sehr ausgeprägt ist.

Sind Sie bei Erstauftreten der Symptome älter als 45 Jahre, haben Sie Risikofaktoren (Übergewicht, Bluthochdruck, Diabetes) oder ist die Symptomatik etwas untypisch bzw. in einer bestimmten Richtung sehr akzentuiert, dann sollten Sie mit Ihrem Hausarzt besprechen, ob zusätzlich eine Vorstellung bei Fachärzten erfolgen sollte. Hierfür kommen die folgenden Fachgebiete infrage: Kardiologie, Lungenheilkunde und Allergologie, Neurologie, Hals-Nasen-Ohren-Heilkunde, Endokrinologie und Rheumatologie. Hier geht es um den Ausschluss v.a. der in Info-Box 1 aufgeführten Erkrankungen.

Für alle Arztbesuche gebe ich Ihnen folgende Empfehlungen: Liegen bestimmte körperliche Erkrankungen als Wegbereiter oder Auslöser vor, befürchten Sie in hohem Maße das Vorliegen einer bestimmten Erkrankung, oder kann Ihr Arzt dies nicht oder noch nicht sicher ausschließen, dann informieren Sie sich dazu so weit wie möglich. Es gibt ja heute eine breite Palette auch für den Laien geschriebene Medizin-Literatur. Wenn Sie Prof. Google fragen, sollten Sie sich auf wenige seriöse Quellen beschränken. (Es gibt keine angststeigernden Pseudo-Informationen, die Sie nicht im Internet in irgendeinem hinteren Winkel finden könnten.) Versuchen Sie die wichtigen Zusammenhänge zu verstehen, fragen Sie bei Ihren Ärzten nach, schreiben Sie sich Wichtiges auf.
Wie wir gleich noch ausführlicher sehen werden, sind alle unsere Körperfunktionen vielfältigen Schwankungen unterworfen, die z.T. chaotisch sind, d.h., dass hier der Zufall eine wichtige Rolle spielt. Deshalb kann Ihnen kein Arzt sagen, warum genau Sie in der letzten Nacht beim Einschlafen Muskelzuckungen hatten, warum Ihnen am Vortag leicht schwindelig war und sich das Ganze irgendwie anders angefühlt hat als sonst, warum das Herz gerade jetzt stolpert. Niemand kann vorausberechnen, ob morgen ein guter oder ein schlechter Tag sein wird und wann die nächste Panikattacke kommt. Für all das sind allenfalls vage Wahrscheinlichkeitsaussagen möglich. Aber das bedeutet nicht, dass Ihr Arzt inkompetent und die Schulmedizin nutzlos ist. Was die Schulmedizin nämlich recht genau weiß, ist: woran man sterben kann. Hunderttausende von Verstorbenen kamen auf die Seziertische der Pathologen und wurden sehr genau untersucht. Wir kennen die gefährlichen Krankheiten, kennen die kritischen Symptome und Befunde, haben Methoden entwickelt, diese ausreichend sicher zu erkennen.

Sollte also eine körperliche Erkrankung an Ihrer Angstproblematik beteiligt sein oder sollten Ihre Ärzte das (noch) nicht ausschließen können, dann wäre Folgendes das Wichtigste: Erarbeiten Sie sich ein Verständnis dafür, was kritische Symptome und Befunde sind, wie sie entstehen, wie sie sich anfühlen bzw. erkennbar würden. Schreiben Sie sich das auf. Besprechen Sie mit Ihrem Arzt vor diesem Hintergrund, was vernünftige Gründe für eine Wiedervorstellung wären.

Üben Sie dann, das chaotische Spiel Ihrer Körperfunktionen außerhalb der kritischen Symptome und Befunde zu ignorieren bzw. mit Staunen und Belustigung zur Kenntnis zu nehmen. Es ist gewissermaßen die Rückseite jener Kreativität von Körper und Selbst, die auch bei der Lösung von Problemen und bei der Selbstheilung hilft. Bauen Sie den Umgang mit lästigen Körperphänomenen Schritt für Schritt in Ihre Angstbehandlung ein, die wir nun besprechen, und konzentrieren Sie sich voll auf sie. Üben Sie sich darin, Ihre Ärzte nur dann aufzusuchen, wenn die abgesprochenen Kriterien erfüllt sind. Das hierbei u.U. entstehende Unbehagen auszuhalten ist Teil der Therapie, sehen Sie es als Wachstumsschmerz für Ihre neue, angstgefeite Persönlichkeit.

Selbsthilfe bei Panikstörung: Wissensarbeit, paradoxe Techniken (Stufe 1)

Im nächsten Schritt geht es nun darum, auf den einzelnen Verinnerlichungsstufen systematisch die entstandenen Angsteskalationsstrukturen abzubauen und durch Anti-Angst-Strukturen und normale Lebensregulierungsstrukturen zu ersetzen. Wir gehen Schritt für Schritt die einzelnen Stufen durch. Im Anschluss daran geht es um die praktische Umsetzung im Alltag.

Wie schon ausgeführt, besteht der Kern des Panikproblems in Folgendem: Normale oder intensivierte Körperempfindungen werden als krankhaft und gefährlich interpretiert. Dies führt zur

Eskalation im Teufelskreis »Angst vor der Angst«. Bei Wiederholung verfestigen sich im Gedächtnis falsche Krankheits- und Katastrophentheorien. Wir müssen also weiter an Wissensstrukturen bauen, vor deren Hintergrund diese Körperempfindungen verständlich werden und als normal erscheinen. Von dieser Basis aus können wir dann üben, die Teufelskreise der Eskalation zu unterbrechen, z. B. mit paradoxen Techniken.

Wichtige Teilschritte haben wir ja schon gemacht: Wir haben besprochen, durch welche Prozesse die Hauptsymptome der Panikattacke in den verschiedenen Körperregionen entstehen. Zur Sicherheit haben Sie abgeklärt, dass sich nicht doch bedeutsame körperliche Erkrankungen dahinter verbergen.

Im nächsten Schritt wollen wir das Ganze noch einmal grundsätzlicher und allgemeiner betrachten und damit wissensmäßig breiter verankern. Seien Sie gespannt auf einige Erklärungen zu Wesen und Natur körperlicher Prozesse.

Alles swingt: die pulsatile Natur körperlicher Prozesse

Bei unseren Vorfahren in Tierreich und Steinzeit lag der Fokus der Aufmerksamkeit überwiegend in der Außenwelt. Gefahrenabwehr, Nahrungssuche, Paarung – das waren die überschaubaren Aufgaben, die es zu bewältigen galt und für die unser Gehirn gemacht ist. Beim modernen Menschen haben sich dann Denkfähigkeit und Sprache weiter- bzw. hinzuentwickelt. Der innerpsychische Raum hat sich dadurch erheblich vergrößert; unvermeidlich kommt es zu mehr Innenschau und Selbstreflexion. Der moderne Mensch steht nun auf einmal vor der Aufgabe, sein Innenleben und die wahrgenommenen Körperprozesse zu interpretieren und zu verstehen. Doch menschliche Körper und menschliche Gehirne sind das Komplexeste und Komplizierteste, was die uns bekannte Natur hervorgebracht hat. Unser Gehirn ist nicht dazu gemacht, sich selbst zu verstehen, und auch ein vollständiges Verstehen körperlicher Prozesse übersteigt seine Grenzen weit.

Unter Nutzung vielfältiger Methoden und Technologien ist es der Spitzenwissenschaft gleichwohl gelungen, Grundprinzipien und Teilprozesse gut zu erforschen. Der Laie allerdings steht oft »wie die Kuh vorm neuen Tor«; er behilft sich mit Analogien und Metaphern aus dem ihm vertrauten Alltag: Das Gehirn ist eine Art Computer, der Körper ist eine Art Maschine. Und schon werden viele Prinzipien aus der Welt der Maschinen bewusst oder unbewusst auf Gehirn und Körper übertragen: Maschinen funktionieren immer gleichmäßig und perfekt. Und wenn nicht, wenn sie rumpeln und stottern, dann gehen sie bald kaputt. Störungen und Defekte müssen durch äußeren Eingriff vom Fachmann repariert werden. Er muss die Ursache finden und das defekte Teil austauschen. Benutzung und Überlastung haben unvermeidlich Verschleiß und Schwächung zur Folge und irgendwann das Funktionsversagen.

Maschinelle und synergetische Strukturen

Maschinen bestehen aus vergleichsweise wenigen festen Bauteilen, die sich auf genau vorgeschriebenen Bahnen zu bewegen haben. Biologische Organismen sind dagegen von ganz anderer Art. Sie bestehen nicht aus festen Strukturen, sondern aus dynamischen, sog. synergetischen Strukturen (aus denen nur an ganz wenigen Stellen feste Strukturen »aussedimentieren«, etwa in den Knochen oder Zähnen). Im Gegensatz zu festen Strukturen wie Stein oder Metall finden wir synergetische Strukturen in unserer Alltagswelt seltener und an eher unauffälliger Stelle: Wellenmuster auf dem Wasser; Strudel im Ausguss; die Ringe, die Zigarettenraucher manchmal in die Luft blasen; Wolkenmuster am Himmel (z.B. Streifenformationen). Man kann solche Strukturen experimentell erzeugen und erforschen. Ein Beispiel hierfür ist die sog. Rayleigh-Bénard-Konvektion – geben Sie diesen Begriff einmal bei Youtube ein, dann können Sie das flexible Spiel dieser dynamischen Muster mit eigenen Augen sehen (alternative Suchbegriffe wären: Bénard-Zelle oder Convection Cells).

Synergetische Strukturen sind wellenartige, dynamische Muster, die durch ein ständiges koordiniertes Zusammenspiel von Myriaden von Elementen entstehen und aufrechterhalten werden. Der

Mechanismus heißt in der Wissenschaft »Selbstorganisation«. Diese Strukturen pulsieren und schwingen andauernd auf hochelastische Weise. Kleinere Abweichungen passieren ständig, größere seltener. Wie von Gummibändern gehalten, fangen sich auch große Ausreißer immer wieder ein, sodass die Schwankungen einen bestimmten Bereich nicht verlassen. Diese elastischen Schwingungen machen synergetische Strukturen anpassungsfähig. Bei Störungen reorganisieren sie sich von allein oder sie springen in ein neues, anders geartetes Muster um, wobei auch Zufallsprozesse eine wichtige Rolle spielen. Wir haben es hier mit Elementarformen von Kreativität und Selbstheilung zu tun.
Von dieser Art also sind die Strukturen und Prozesse in Körper und Gehirn: die Netzwerke und Kreisläufe des Stoffwechsels in unseren Zellen, die Strömungsmuster des Blutes, die Erregungswellen auf Nerven und Muskeln, die Oszillationsmuster der Nervenzellen in unserer Hirnrinde, die auch unser psychisches Erleben tragen. Unsere Identität ist nicht die eines festen, materiellen Dings. Unsere Identität reproduziert sich ständig neu als spezifisches Muster, das von einer komplex in sich verschachtelten, pulsierenden Wellenformation getragen wird. Und so, wie eine Welle neue Materie erfasst und hinter sich lässt, so fassen wir Nahrung und lassen sie verdaut wieder hinter uns. Alle paar Jahre haben wir unsere materielle Substanz vollständig ausgetauscht (mit Ausnahme von Zahnfüllungen und Herzschrittmachern).

Unserer Natur und unserem Wesen nach sind wir also abgrundtief verschieden von Maschinen, Computern und anderen Geräten. Entsprechend müssen wir im Umgang mit unserem Körper die o.g. Maschinen-Prinzipien durch organismische Prinzipien ersetzen. Nichts in unserem Körper funktioniert gleichmäßig und perfekt. Gott sei Dank! Im Biologischen bedeutet Gleichmaß nämlich Starrheit und Inflexibilität, was in Richtung Alter und Krankheit weist. So ist z.B. in den letzten Jahren die Messung der Herzrhythmusvariabilität zu einem wichtigen Diagnoseparameter geworden: Ein starrer Herzrhythmus ohne Schwankungen ist Zeichen von Stress, Erschöpfung und drohender Krankheit.

Alles an und in unserem Körper pulsiert, schwankt und schwingt. Die Laborwerte pendeln im Normbereich – gelegentliche Ausreißer über die Normgrenze sind normal und gehen meist von allein wieder zurück. Alle Körperfunktionen schwanken und auch unsere Leistungsparameter zeigen Höhen und Tiefen. Rumpeln und Stottern ist hier einfach nur ein Lebenszeichen und kein Hinweis auf drohendes Versagen.

> *Üben Sie, das chaotische Spiel Ihrer Körperfunktionen außerhalb der kritischen Symptome und Befunde zu ignorieren bzw. mit Staunen und Belustigung zur Kenntnis zu nehmen. Es ist gewissermaßen die Rückseite jener Kreativität von Körper und Selbst, die auch bei der Lösung von Problemen und bei der Selbstheilung hilft.*

Belastung stärkt!

Die meisten wirklichen Funktionsstörungen, die man als Krankheiten bezeichnen kann oder muss, heilen von allein: Bis zu 75% aller neu aufgetretenen Beschwerden, wegen denen Menschen ihren Hausarzt aufsuchen, gehen von allein wieder weg, ohne dass man Ursachen hätte finden und Teile hätte wechseln müssen. Man muss dem Organismus gesundheitsförderliche Umfeldbedingungen bieten, dann richten es die Selbstregulations- und Selbstheilungskräfte von allein. Wahrscheinlich ist es sogar gut, wenn es immer einmal z.B. zu Fieber kommt, dann bleiben die Selbstheilungsfunktionen im Training. Generell führen Benutzung und Belastung nicht zu Schwächung oder Verschleiß – ganz im Gegenteil!
Hier ein paar Beispiele, von denen Sie die meisten aus eigener Erfahrung kennen:

- Bettlägerigkeit oder gar Schwerelosigkeit lässt Knochen und Muskeln schrumpfen, Sport dagegen führt zu Knochenstärkung, Muskelwachstum und Hornhaut.
- Bei Sonneneinstrahlung schützt sich die Haut vor dem UV-Licht durch Pigmentbildung.

- Zwischenzeitliches Fasten bewirkt eine bessere Nahrungsausnutzung und ist allgemein gesundheitsförderlich. Es gibt Hinweise darauf, dass eine leicht unterkalorische Ernährung lebensverlängernd wirkt.
- Wer sich intensiven thermischen Reizen aussetzt, wird widerstandsfähiger gegen Erkältungen: sich auch bei kaltem Wetter im Freien aufhalten, Sauna oder gar Eisbaden.

Ein Immunsystem, das auf die richtige Weise Herausforderungen ausgesetzt wird, steigert seine Leistungsfähigkeit und ist weniger störanfällig: Es gibt starke Hinweise darauf, dass Menschen, die buchstäblich im Dreck von Bauernhöfen aufgewachsen sind, deutlich weniger allergieanfällig sind. Die Konfrontation mit Bakterien und Viren bewirkt eine Immunisierung, bei erneutem Kontakt steht dann sehr effiziente Abwehrwaffen bereit. Auf diesem Prinzip beruht auch die Impfung. Es gibt Hinweise darauf, dass Menschen, die immer mal wieder ordentlich Fieber haben, weniger krebsanfällig sind.

Ähnliches finden wir im psychischen Bereich: Schwerste Traumatisierungen – etwa im Zusammenhang mit Kriegen oder Katastrophen – können auch bei starken Menschen zu psychischen Folgeproblemen führen, und bei sensiblen und verletzlichen Menschen genügen dafür mitunter auch weniger gravierende Ereignisse. Unter der Bezeichnung »Posttraumatische Belastungsstörung« (PTBS) ist dies in Medizin und Öffentlichkeit sehr präsent. Allerdings ist eine andere psychische Reaktion auf Traumata deutlich häufiger, die sehr viel weniger Beachtung findet oder gar weithin unbekannt ist – ganz sicher auch deshalb, weil es lange keinen Namen dafür gab.

Seit Mitte der 1990er-Jahre beginnt sich der Begriff »posttraumatisches Wachstum« zu etablieren: Die meisten Menschen kommen mit traumatischen Ereignissen relativ gut zurecht und berichten im Rückblick sogar von positiven Wirkungen. Der amerikanische Psychologe Richard Tedeschi, der hier wichtige Forschungsarbeit geleistet hat, konnte die folgenden fünf Wachstumsbereiche herausarbeiten: Intensivierung der Wertschätzung des Lebens, Intensivierung der persönlichen Beziehungen, Bewusstwerdung eigener Stärken, Entdeckung neuer Möglichkeiten im Leben und Intensivierung des spirituellen Bewusstseins. Er resümiert: »Erhöhte Widerstandsfähigkeit und Belastbarkeit sind die am häufigsten beobachteten Folgeerscheinungen nach einem potenziell traumatischen Ereignis« (zit. n. Gilbert 2007, S. 252). Ich hoffe, das entmutigt Sie jetzt nicht und bewirkt vielleicht, dass Sie sich als totaler Versager fühlen nach dem Motto: »Wenn alle es schaffen, wieso ich wieder nicht?!« Auch Sie tragen das Potenzial in sich, mit und an Ihren Problemen zu wachsen. Wir Menschen mit unserer sehr komplexen Psyche können leicht in eine Situation geraten, wo unsere Potenziale in Teilen blockieren oder sich in Kämpfen gegeneinander verfangen. Auch Sie können und werden wieder lernen, dieses Potenzial auf produktive Weise zu nutzen. Sie sind ja schon dabei!

Bei der Panikstörung haben sich Ich und Selbst entfremdet und zerstritten, Ross und Reiter stürmen nicht mehr wie miteinander verwachsen vorwärts, sondern kämpfen in einer Art Rodeo gegeneinander. Sie werden lernen, aus dem Rodeo-Modus herauszufinden, Sie werden dadurch gestärkt werden und dann umso besser in der Lage sein, auch den härtesten Military-Parcours zu reiten und aus jedem Steppenbrand zu entkommen! Schauen Sie sich einmal alte Wildpferde, Löwen, Nashörner oder Wale an: Sie sind über und über bedeckt mit Wunden, Schrunden, Narben, ja Spalten und Klüften, nicht selten sind ganze Körperteile stückweise verloren gegangen. Unsere Steinzeit-Vorfahren sahen wohl genauso aus. Uns allen ist diese Kampfelefanten-Überlebensfähigkeit unverlierbar in unsere tiefste Natur hineingeboren – auch Ihnen.

Mit »funktionellen Störungen« positiv umgehen

Wie man aus Studien weiß, erleben gesunde Menschen an ca. 80 Tagen im Jahr harmlose und vorübergehende Phänomene, die sie als Schmerzen, Störungen oder Krankheiten deklarieren: Kopfschmerzen, Schlafstörungen, Herzstolpern, Rückenschmerzen,

Verstopfung, Durchfall, Darmgrimmen, Hautrötungen etc. Während diese Menschen ihre Aufmerksamkeit aber überwiegend bei den anstehenden Aufgaben in der Außenwelt haben, ist der Angstbetroffene zu oft im Modus der ängstlichen Selbstbelauerung. In diesem Modus nehmen Sensibilität und Schmerzempfindlichkeit deutlich zu. Zudem köchelt der Körper wegen des gesteigerten Stresslevels sozusagen auf etwas höherer Flamme vor sich hin. Es ist vor diesem Hintergrund kein Wunder, dass nicht wenige Angstpatienten täglich, ja permanent irgendwo Missempfindungen zu spüren vermögen. Werden bestimmte Empfindungen mit großer Ängstlichkeit erwartet, können sie durch autosuggestive Effekte regelrecht erzeugt und durch Teufelskreise verstärkt werden.

Hier noch weitere Beispiele für meist harmlose Körpersensationen:

- brennende Augen
- Missempfindungen auf der Haut in allen Variationen, Hautjucken, Stechen und Ziehen überall
- leichte Schmerzen an den verschiedensten Stellen
- Muskelverkrampfungen, Muskelzuckungen, Zittern
- Ohrgeräusche, visuelle Phänomene
- leichter Schwindel
- Herzrumpeln
- Schwitzen, Hitze- und Kälteschauer
- Darmsensationen aller Art (Blähungen, Geräusche, leichte Schmerzen, Druckgefühle, leichte Übelkeit)
- Gefühle von innerem Vibrieren
- innere Unruhe

Was ist das Problem damit? Nicht die Empfindung selbst. Die meisten dieser Empfindungen kennen die meisten Menschen ja aus Situationen, in denen sie sogar Freude machen: Herzrasen, Luftnot und Schwindel nach dem siegreichen Sprint, Hitze und Schweiß in der Sauna, Muskelschmerzen nach einem harten Training. Das Problem sind der ungewohnte Kontext sowie falsche, oft von Maschinen-Analogien inspirierte Muss-Vorstellungen, nach denen diese Empfindungen nicht da sein sollten und womöglich Gefahr bedeuten.

So wie jede Maschine stillsteht, wenn sie abgeschaltet ist, so soll auch der Körper still sein, wenn er ruht. Und dann beginnt der Kampf gegen die Empfindung und ihre Aufschaukelung. Wir leiden unter »funktionellen Störungen«, weil wir sie als solche definieren. Auch Ärzte tragen hieran eine Mitschuld, da sie ja Maschinenmodelle nutzten und nutzen und Begriffe wie »funktionelle Störung« erfunden haben. Für viele oder gar die meisten Fälle wäre ein Begriff wie »normale Funktionsschwankung« oder »Anpassungsschwankung« treffender.

Anders als bei Maschinen führt Belastung bei Organismen nicht zu Abnutzung, sondern zu Wachstum. Versuchen Sie, funktionelle Beschwerden als »Geburtsschmerz« neuer körperlicher Potenziale zu erleben.

Lebenszeichen und Kreativitätsbeweise

Doch in diese Fallen müssen Sie jetzt nicht mehr tappen. Inzwischen haben Sie sich einen Wissenshintergrund erarbeitet, der ein Reframing möglich macht. Sie können spürbare Funktionsschwankungen als Lebenszeichen und Kreativitätsbeweise erleben lernen. Ihre Körperfunktionen sind wie tänzelnde Boxer oder Tennisspieler, sie müssen so tänzeln, um blitzschnell angepasst und kreativ reagieren zu können. Begrüßen Sie diese Empfindungen mit Interesse und Freude. Amüsieren Sie sich bei leichteren Funktionsschwankungen wie bei einer Zirkusvorführung. Bei gröberen Missempfindungen, die die Intensität einer Störung oder leichten Erkrankung erreichen, vertrauen Sie auf die Selbstregulations- und Selbstheilungskräfte Ihres Körpers. Es ist gut, wenn auch diese Potenziale immer wieder einmal aktiviert und trainiert werden. Erst, wenn diese Beschwerden über längere Zeit nicht weggehen oder zunehmen, sollten Sie einen Arzt aufsuchen, oder wenn die Beschwerden in die Nähe der kritischen

Symptome und Befunde geraten, die Sie mit Ihren Ärzten festgelegt haben.

Begegnen Sie leichteren Beschwerden mit Achtsamkeit. Versuchen Sie, die Empfindungen so neutral und rein zu erleben, wie sie sind, ohne zu werten und zu wollen. Ist die Empfindung an sich wirklich unangenehm oder gar unaushaltbar? Oder wird sie das erst durch die katastrophisierenden Gedanken und die ängstliche Fokussierung? Wie würde ein Tier das erleben, sagen wir eine Kuh, die nicht reflektieren und denken kann? Würde sie es überhaupt bemerken? Phänomene, die nur schwach ins Bewusstsein treten, registriert man oft nur dann, wenn man einen Begriff für sie hat.

Versuchen Sie ein positives Reframing. Finden Sie eine Deutung, die es Ihnen erlaubt, die Phänomene positiv anzunehmen. Funktionelle Schmerzen z.B. sind kein Gefahrensignal. Könnten Sie versuchen, sie als einen intensiven und belebenden Reiz zu erleben wie die kalte Dusche am Morgen? Könnten Sie sie als Wachstumsschmerz für die Psyche interpretieren wie den Muskelkater für die Muskeln? Die Aufgabe bestünde dann darin, mentale Kompetenzen zu erwerben bzw. zu stärken, die einen konstruktiven Umgang mit dem Schmerz erlauben (z.B. ihn durch die Fokussierung auf positive Aktivitäten zu vermindern oder ganz auszublenden).

Oft Besserung auf lange Sicht

Sie wissen jetzt, dass hinter Ihren funktionellen Beschwerden nichts Schlimmes steckt. Sie können sich zugeben: Aus einer Haltung der Achtsamkeit heraus handelt es sich gar nicht wirklich um Beschwerden, es ist an sich nicht unangenehm, es ist eigentlich eine faszinierende Empfindung. »Verglichen mit dem Schmerz, der entstünde, wenn mir eine Dampfwalze über den Fuß fährt, ist es nichts, gar nichts. Aber es stört einfach! Ich hatte es doch früher nicht. Wenn das nie wieder weggeht oder irgendwann noch schlimmer wird – was für eine grauenhafte Vorstellung!« Bleiben Sie ruhig. Auch wenn die Selbstregulations- und Selbstheilungskräfte nicht innerhalb von Wochen oder Monaten zu einem Abklingen führen, auch wenn Ihren Ärzten nichts zur Linderung einfällt, sollten Sie die Hoffnung aufrechterhalten, dass auch noch nach einigen Jahren eine Besserung eintreten kann. Ihr Körper altert und verändert sich, das verschiebt quasi die »inneren Resonanzbedingungen«, was jederzeit zum Zusammenbrechen von Aufschaukelungsprozessen führen kann.

Wie schon gesagt: Synergetische Strukturen haben in sich »elastische Rückstellkräfte«, die dafür sorgen, dass funktionelle Schwankungen einen bestimmten Intensitätsbereich nicht verlassen. Über längere Zeit kommen zudem auf vielen Ebenen Eingrenzungs- und Anpassungsprozesse in Gang. Auch deshalb werden funktionelle Störungen in der Regel über die Jahre nicht schlimmer, sondern vermindern sich. Mechanismen wie Gewöhnung und Ablenkung kommen hinzu. Denken Sie einmal an die vielen Begleitempfindungen und -wahrnehmungen, an die Sie sich im Laufe Ihres Lebens gewöhnt haben: der Schwerkraftdruck an Füßen bzw. Hintern und Rücken, die Brille auf der Nase, das Ticken der Wanduhr. All das stört Sie nicht mehr, ja Sie bemerken es gar nicht mehr, außer Sie achten bewusst darauf.

Darüber hinaus ist unser Bewusstsein fähig, bei ablenkender Fokussierung auf andere Inhalte auch starke Reize auszublenden. Ich erinnere mich, wie ich in der morgendlichen Eile – mein innerer Schweinehund kämpft um jede Verlängerungsminute im Bett – eine alte, inzwischen zu enge Hose erwischte. Erst im Auto merkte ich dann, wie eng sie tatsächlich war, es tat richtig weh. Ich nahm mir vor, sofort nach Ankunft in der Klinik das Hemd herauszuziehen und unter dem Gürtel den Bundknopf zu öffnen. Allerdings war ich von der ersten Arbeitssekunde an derart in Anspruch genommen, dass ich nicht dazu kam, den Schmerz bald vergaß und bis zum Abend nicht mehr daran dachte.

Vor dem Hintergrund solcher Mechanismen haben Sie eine gute Chance, mit zeitweiligen oder längerfristigen funktionellen Missbefindlichkeiten wie Tinnitus, Reizdarmbeschwerden, Schwindel etc. leben zu lernen. Dabei greifen Momente wie positives Reframing, Gewöhnung, Ablenkung und dann auch Rückbau von Selbstbelauerung und angstbedingter Sensibilisierung positiv ineinander. Sie verstärken sich in einer Aufwärtsspirale. Nutzen Sie diese Momente bewusst.

Manchmal ist folgende Denkübung hilfreich: Stellen Sie sich vor und tun Sie dann so, als wären Sie mit Ihren Missempfindungen geboren worden. Dann wären sie ein ganz normaler Bestandteil Ihres Alltagserlebens – wie der Druck der Schwerkraft, ohne den Sie sich das Leben gar nicht vorstellen könnten. Mit schwarzem Humor könnte man das Ganze dann ins Paradoxe weiterdrehen: Würden diese ehemaligen Missempfindungen nun plötzlich weggehen, würden Sie genauso in Stress, Angst und Panik geraten. In einer Tinnitus-Welt gäbe es dann die Grabesstille-Phobie. Menschen, bei denen der gewohnte Tinnitus plötzlich wegfiele, würden die plötzliche Grabesstille nicht aushalten können und sie als Vorboten des Todes fürchten.

> *Auch noch nach Jahren kann eine Besserung eintreten. Ihr Körper altert und verändert sich, das verschiebt quasi die »inneren Resonanzbedingungen«, was jederzeit zum Zusammenbrechen von Aufschaukelungsprozessen führen kann.*

Selbstbegrenzung – Katastrophen, die nicht eintreten

Nun haben wir für leichte bis mittlere funktionelle Schwankungen bzw. Beschwerden Anti-Angst-Wissen erarbeitet. Infolge einer Fehlverarbeitung von Angstanfällen beginnen insbesondere Panikpatienten sich dafür zu sensibilisieren. Sie leiden dann auch im Intervall zwischen etwaigen Panikattacken vermehrt unter funktionellen Beschwerden, was das Auftreten neuer Panikattacken fördert.

Kommen wir nun zu den Katastrophengedanken, die sich auf das hochintensive Geschehen während einer Panikattacke beziehen.

Die Panik hört nicht auf und steigert sich immer weiter

Wenn Menschen eine Panikattacke bekommen, dann machen sie irgendwas: Wenn sie irgendwo drin sind, rennen sie raus; wenn sie irgendwo draußen sind, rennen sie rein (z.B. zu einer Vertrauensperson oder einem Arzt); sie legen sich hin, nehmen eine Tablette ein oder sonst etwas. Wenn die Panik dann endet, sehen sie in ihrem Tun die Ursache für die Besserung und denken: Ich muss ab jetzt immer wissen, wo der nächste Ausgang oder der nächste Arzt ist, ich muss immer eine Tablette parat haben etc. Wenn nicht, so denken sie, dann steigert sich die Panik immer weiter, bis quasi das Licht ausgeht.

Diese Annahmen sind falsch! Leben ist Schwingung, Pulsation. Alles erreicht einen Höhepunkt und dann flaut es wieder ab. Die Regulationsmechanismen Ihres Körpers sind intakt – im roten Bereich regelt sich der Angstmotor ganz von allein wieder ab.

Aus Studien weiß man, dass Panikattacken im Durchschnitt knapp 30 Minuten dauern. Nach einer Stunde sind über 90% aller Panikattacken abgeflaut. Wenn Sie lernen, sich der Panikwelle anheimzugeben, ist sie in weniger als 20 Minuten abgeflaut; wenn Sie gegen sie ankämpfen und sie aufpeitschen, kann es länger dauern als eine halbe Stunde.

Ich verliere die Kontrolle und mein Körper spielt verrückt

Viele Panikpatienten befürchten, bei Annäherung an die maximale Panikstärke die Kontrolle über sich und ihren Körper zu verlieren. Ihr Körper, so vermuten sie, würde dann verrücktspielen und es könnten womöglich Sachen passieren wie: Erbrechen, Einnässen, Stuhlabgang, das Schlucken versagt, Ersticken, Lähmungen, in Ohnmacht fallen, aggressive oder sonst wie verrückte Verhaltensweisen, die Schaden anrichten …

Natürlich kann es durch Angst und Panik zur Irritation von Körperfunktionen kommen, aber all diese Störungen sind vorübergehend und harmlos. So gibt es »halbautonome« Körperfunktionen wie Schlucken oder Atmen. Meist laufen sie automatisch ab und

werden am besten vom Körper allein reguliert. Wir können aber auch in gewissen Grenzen die Willenskontrolle über diese Funktionen übernehmen. Allerdings haben wir auf der bewussten Ebene kein rechtes Maß hierfür – wie oft schlucken und atmen pro Minute ist normal? –, und so kann es bei zu viel bewusstem Kontrollbemühen zu Störungen kommen, die aber harmlos sind. Niemand kann sich durch Atemanhalten ersticken, und wie schon besprochen, auch die heftigste Hyperventilation richtet keine bleibenden Schäden an. Zu viel schlucken macht Schleimhautreizungen und vielleicht leichte Kehlkopfschmerzen, zu wenig provoziert schlimmstenfalls einen Hustenanfall. Und keine Sorge, auch solche Irritations-Phasen gehen zwangsläufig vorüber. Irgendwann ereilt uns der Nachtschlaf oder wir werden durch imperative Umweltanforderungen derart abgelenkt, dass die automatische Regulation wieder einsetzt.
Erbrechen in Panikzuständen wurde zwar beobachtet, aber sehr selten. Und ja, wenn man nicht darauf trainiert und daran gewöhnt ist wie Bulimiekranke, dann kann das schon recht unangenehm sein. Dennoch ist es eine gesunde Funktion, die für bestimmte Zustände vorgesehen ist und die Ihr Körper im Griff hat. Auch hier droht keine Gefahr.
Urin- oder gar Stuhlentleerungen kennt man aus Situationen stärkster realer Bedrohung. Im Zusammenhang mit Panikattacken aber wurden sie, soweit ich weiß, bisher nicht berichtet. Und selbst wenn – es wäre peinlich, aber nicht gefährlich. Über den Umgang mit der Angst vor Peinlichkeiten sprechen wir noch.
Haben Sie schon einmal voller Furcht in einen Abgrund geschaut und plötzlich einen leichten Impuls verspürt hinabzuspringen, obwohl Sie das gar nicht wollen? Diese von vielen Menschen berichtete Erfahrung ist als »High-Place-Phenomenon« in die Literatur eingegangen. Und in anderen Situationen treten vergleichbare Phänomene auf: Autofahrer haben plötzlich Angst, sie könnten in den Gegenverkehr lenken, Mütter beim Essenkochen fühlen sich plötzlich in Gefahr, sie könnten auf ihr Kind einstechen, etc.
Die Entstehung solcher komischen, paradoxen Phänomene

könnte man sich in etwa so erklären: Man hat plötzlich irgendeine Katastrophenidee: »Oh Gott, hoffentlich mach ich jetzt nicht dies oder das!« Es lässt sich kaum vermeiden, dass dadurch eine bildliche Vorstellung von der Katastrophenhandlung entsteht. Und jede Vorstellung von einer Handlung weckt minimale motorische Impulse für diese Handlung (sog. ideomotorische Reflexe). »Gegenzug erzeugt Zug«, so könnte man sagen (in Abwandlung des schon formulierten Diktums »Druck erzeugt Gegendruck«). Die Wahrnehmung dieser Mikroimpulse erzeugt dann das Gefühl, dass man drauf und dran sei, die Katastrophenhandlung auszuführen.

Diese Phänomene sind bekannt, normal und ungefährlich: Die ideomotorischen Mikroimpulse sind niemals stark genug, eine reale Handlung in Gang zu setzen. Auch wenn man das Dagegenankämpfen verstärkt, wird keine Handlung daraus, allenfalls eben eine Angst- oder Zwangserkrankung. Vielversprechender scheint es, den Kampf einzustellen.

Um den Zug wegzubekommen, muss man den Gegenzug aufheben. Was heißt das? Nun, man könnte es »radikale Akzeptanz im Urvertrauen auf die Weisheit des eigenen Körpers« nennen. Denken Sie an das, was wir in Kapitel 1 besprochen haben: Ihr Körper ist ein Produkt der Evolution, er unterliegt der Logik evolutionär geprägten Funktionierens. Wenn die bewusste Kontrolle eingeschränkt ist oder entfällt, macht Ihr Körper nicht einfach irgendwelchen willkürlichen Blödsinn. Weder entspricht es der evolutionären Logik unseres Körpers, sich selbst zu schädigen, noch, sich durch willkürliche Aggressionen und dadurch provozierte Vergeltung zu gefährden. Und am allerwenigsten entspricht es der Logik unserer Gene, die eigenen Kinder umzubringen. Angststörungen haben nichts mit Psychosen zu tun, bei denen es tatsächlich einmal zu selbst- oder fremdgefährdendem Verhalten kommen kann. Die elementaren Funktionen der genetischen Selbsterhaltung sind auf allen Ebenen intakt. Es droht deshalb keine Gefahr, selbst wenn auf dem Höhepunkt einer Panik ein ohnmachtsnaher Zustand mit erheblich eingeschränkten Ich-Funktionen eintreten sollte. Dann übernehmen tiefere

Zentren die Kontrolle. Sollte ein Hyperventilierender tatsächlich kurz in Ohnmacht fallen, würde er genau in diesem Moment wieder anfangen, normal zu atmen. Es ist, als wenn ein panischer Reiter sein Pferd in die falsche Richtung peitscht. Würde er in Ohnmacht fallen, beruhigte sich sein Pferd sofort und würde von allein und instinktiv den richtigen Weg aus der Gefahr finden.

Lassen Sie also los. Kämpfen Sie nicht gegen eine Gefahr, die es gar nicht gibt. Vertrauen Sie auf die Weisheit Ihres Körpers, auf seine Instinkte, die in Richtung Überleben, Sorge um die Kinder und auch freundliche Kooperation gehen (aggressives Verhalten braucht gravierende Auslöser, es entsteht nicht spontan). Geben Sie sich Ihrem Körper in dem Wissen darum vertrauend anheim.

Noch besser wäre es, wenn es gelänge, auch die niemals ausschließbaren Restrisiken unseres Lebens zu akzeptieren, zu relativieren und das Schicksal in jeder Hinsicht radikal und in Liebe anzunehmen. Hierbei hilfreiche Grundlagen besprechen wir noch für die generalisierte Angststörung (Religiosität, Spiritualität oder auch philosophisches Grundwissen) in Kapitel 8. Verkürzt und im Vorgriff: »Ich tue im Hier und Jetzt mit ganzer Kraft, was zur Vermeidung von Schaden richtig und angemessen ist. Ich weiß, dass ich Restrisiken nicht ausschließen kann. Beim x-ten medizinischen Check-up wird bald das Risiko, bei der Fahrt zum Arzt im Straßenverkehr zu verunfallen, größer als das Krankheitsrisiko. Wenn alles Sinnvolle getan ist, vertraue ich in die Weisheit des Universums (oder des Schicksals oder Gottes etc.). Ich lasse los, es mag geschehen, was geschieht. Selbst wenn etwas geschieht, das aus meiner gegenwärtigen Perspektive schlimm erscheint, will ich es in Liebe annehmen. Ich weiß, dass meine Perspektive begrenzt ist; ich weiß, dass es umfassendere Perspektiven gibt, aus denen heraus dieses Schlimme womöglich zu etwas gut sein könnte.« Denken Sie auch immer wieder einmal an die Geschichte vom alten Mann und dem Pferd (Kapitel 3).

Wir wissen nie, ob ein Negativereignis nicht ein noch viel schlimmeres Ereignis von uns ferngehalten hat.

Dies ist die mentale Grundhaltung, aus der heraus Sie am besten sicherstellen, dass sich Blockaden lösen, paradoxe Negativeffekte vermieden werden und Sie Ihr ganzes Positivpotenzial entfalten. Ein bisschen geht diese radikale Akzeptanz schon in Richtung der paradoxen Techniken, die wir gleich besprechen.

Die Panik steigert sich maximal und macht Geist und Körper kaputt

Eine starke Panikattacke ist ein derart überwältigendes Geschehen, dass ein Katastrophengedanke zu seiner Deutung gar nicht schlimm genug sein kann, bis hin zu tödlichen gesundheitlichen Ereignissen. Insbesondere Herzinfarkt und Schlaganfall werden hier immer wieder genannt, und tatsächlich gibt es ja in Bezug auf die Symptome durchaus Ähnlichkeiten. Deshalb ist nach den ersten Panikattacken eine medizinische Abklärung sinnvoll und bei älteren Patienten mit Risikofaktoren sofort notwendig. Sollten Sie ein Betroffener sein, dann sind Sie über dieses Stadium wahrscheinlich schon hinaus. Sie haben bereits einige Panikattacken gehabt, waren beim Arzt und haben die wichtigsten Untersuchungen hinter sich. Gehen wir einmal von der wahrscheinlichsten Situation aus: Es ist dabei kein schwerwiegender Befund herausgekommen, im Großen und Ganzen sind Sie für körperlich gesund erklärt worden.

Viele Betroffene in dieser Situation werden bei aufsteigender Panik dennoch weiterhin von den o.g. Ängsten geplagt: »Und wenn es diesmal doch das Herz ist? So schlimm war es doch noch nie! Ich kann mich nicht erinnern, dass ich dieses Kribbeln schon mal so stark hatte! Womöglich wird das jetzt doch ein Schlaganfall! Und könnte nicht eine extreme Panik den Blutdruck so weit hochtreiben, dass in Herz oder Hirn etwas kaputtgeht? Es fühlt sich doch so an!«

Herzinfarkte und Schlaganfälle können nicht von jetzt auf gleich aus funktionellen Störungen oder Schwankungen entstehen, auch nicht aus stärksten funktionellen Aufschaukelungen wie einer Panikattacke. Sie setzen einen längeren Krankheitsprozess voraus, der schon zu bleibenden Strukturveränderungen geführt hat (z.B. Ablagerungen oder kleine Aussackungen an den Blutgefäßen: Arteriosklerose, Aneurysmen, Bildung von Blutverklumpungen bei dauerhaftem Vorhofflimmern). Diese Veränderungen brauchen Monate oder gar Jahrzehnte für ihre Herausbildung und stehen zumeist im Kontext von typischen Risikofaktoren (hier v.a. hoher Blutdruck und Zuckerkrankheit). Es handelt sich deshalb ganz überwiegend um Erkrankungen der zweiten Lebenshälfte. Die Risikofaktoren sind erkennbar und oft machen sich diese Erkrankungen auch mit Vorläufer-Symptomen bemerkbar, ehe ein Katastrophenereignis eintritt. Beides ist dann Anlass für eine entsprechende (Vorsorge-)Diagnostik, mit der die gefährlichen Veränderungen an den Blutgefäßen sehr sicher erkannt werden können. Nur wenn solche langfristig entstandenen strukturellen Veränderungen vorliegen, sind so schwere, lebensbedrohliche Ereignisse wie ein Herzinfarkt oder ein Schlaganfall möglich. Hier kommt es dann zum Absterben von Herzmuskel- oder Hirngewebe infolge von Gefäßverschluss oder Einblutung (weil Ablagerungen oder Gefäßaussackungen aufgeplatzt sind).

Allein durch Blutdruckanstiege, wie sie bei Panikattacken beobachtet werden, kann all dies nicht entstehen. Die real gemessenen Blutdruckwerte sind hier meist nicht sehr hoch und liegen deutlich unter den gefühlten. Bei normalen körperlichen Anstrengungen wie Treppensteigen oder Sport entstehen höhere Blutdruckwerte. Eine kritische Gefäßaussackung im Gehirn wäre eher hier schon einmal geplatzt, eine kritische Gefäßeinengung am Herzen hätte eher hier schon Schmerzen gemacht. Außerdem sind auch beim Panikgeschehen die gesunden Selbstregulationsfunktionen des Systems intakt: Wenn es kritisch wird, werden die Werte herabgeregelt. Denken Sie an einen Druckkessel mit intaktem Überdruckventil.

Wenn Sie also schon einige Panikattacken hatten und die medizinischen Abklärungen keine bedeutsamen krankhaften Befunde ergeben haben, dann gilt: Wie viele Panikattacken in den nächsten Monaten auch kommen mögen, wie sehr sie sich vom Gefühl her auch noch so steigern mögen, was für merkwürdige Zusatzsymptome auch noch hinzutreten mögen – das ändert nichts an der Tatsache, dass es sich bei alledem um angsterzeugte funktionelle Symptome handelt, die harmlos sind, schnell wieder abklingen und keine bleibenden Schäden hinterlassen. Insbesondere gilt das, wenn Sie noch jünger sind, bisher gesund waren und bis vor Kurzem noch ohne Beschwerden Sport getrieben haben.

So viel zu den häufigsten körperbezogenen Ängsten. Was ist mit der Psyche?
Besteht die Gefahr, dass man während einer Panikattacke »verrückt werden« könnte? »Verrückt werden« heißt in der Fachsprache »eine Psychose bekommen«. Angststörungen gehören aber nicht zur Gruppe der Psychosen, sondern zur Gruppe der Neurosen. Was ist der Unterschied? Kurz gesagt: Bei Neurosen ist das Problem die Quantität. »Neurotiker« haben nichts, was »Normalos« nicht auch haben, nur eben von einigem zu wenig oder zu viel: zu wenig Antrieb und zu viel Niedergeschlagenheit (Depression) oder zu wenig Selbstsicherheit und zu viel Angst (Angsterkrankungen). Bei Psychosen dagegen ist das Problem die Qualität. »Psychotiker« haben Sachen, die »Normalos« nicht haben, z.B. Wahnvorstellungen oder das Hören imperativer Stimmen. Überdies treten die psychotischen Symptome längerfristig auf und nicht nur innerhalb kurzer Phasen extremer Erregung.
Psychosen und Panikerkrankungen lassen sich vom Fachmann gut unterscheiden. Man hat die Entwicklung beider Krankheitsgruppen breit untersucht. Es kommt praktisch nicht vor, dass jemand eine Panikstörung hat und dann eine Panikattacke plötzlich in einen psychotischen Schub übergeht. Also: Wie verrückt sich ein Panikanfall auch anfühlen mag – ein Panikanfall ist und bleibt ein Panikanfall und nach längstens einer Stunde ist man überwiegend wieder normal.

Ein letzter Punkt: Wir haben gesagt, dass erste Panikattacken nahezu »traumatisch« erlebt werden können, dass es sich anfühlt, als würde eine »innere Bombe« hochgehen, o.Ä. Vor dem Hintergrund des inflationär gebrauchten Trauma-Begriffs könnte die Sorge aufkommen, dass wiederholte Panikattacken zu einer echten Traumatisierung, zur Ausbildung einer »vollwertigen« Posttraumatischen Belastungsstörung (PTBS) führen könnten. Dem ist nicht so. Der Körper erzeugt von innen heraus nichts, das Folgen hat wie ein echtes Trauma. Es liegt kein Trauma vor, auch wenn die Warnlampe dafür blinkt und es sich so anfühlt. Damit der Gesamtprozess der Entwicklung einer PTBS in Gang kommt, braucht es gewissermaßen den Einschlag »äußerer Bomben« auf die Sinnesoberflächen. Panikattacken sind dann die Folgen des Traumas, nicht aber deren Ursache.

Im Vergleich zu einer PTBS bleiben bei Angststörungen sui generis deutlich größere Freiräume für den Eingriff der Selbststeuerungsfunktionen des Ich. Es ist auch eine Frage Ihrer Entscheidung: Will ich der Angst gestatten, mein Leben zu zerstören, oder will ich daran wachsen? Die Entscheidung, das Erlernen eines souveränen Umgangs mit der Angst als ein Training wichtiger allgemeiner mentaler Kompetenzen zu nutzen, wäre wieder ein positives Reframing.

Aufgabe 1

Ich hoffe, viel von dem Gesagten leuchtet Ihnen ein und hat manche Angst schon reduziert. Nehmen Sie sich dennoch die Zeit, das Ganze noch einmal systematisch und schriftlich anzugehen. Sie erinnern sich: Wir dürfen auf Stufe 1 nicht bei schnellen und flüchtigen Einsichten stehen bleiben – wir müssen die tieferen und festeren Strukturen im Langzeitgedächtnis umformen: Angsttheorien durch Anti-Angst-Konzepte ersetzen.

Fixieren Sie im ersten Schritt Ihre Angst-Konzepte: Nehmen Sie sich ein Blatt Papier und schreiben Sie auf, welche Katastrophengedanken Ihnen im Verlaufe von Angstzuständen durch den Kopf gehen und welche Hintergrund-Theorien Sie sich dazu in den Grübelphasen zurechtgelegt haben. Sollten Sie sich dessen nicht ausreichend bewusst sein, dann führen Sie eine Zeit lang Tagebuch. Versuchen Sie sich während der Angstphasen und kurz danach bewusster zu beobachten. Merken Sie sich, was mit Ihnen passiert und welche Gedanken Ihnen dabei durch den Kopf gehen. Schreiben Sie das, sobald Sie Gelegenheit dazu haben, in ein Notizbuch, das Sie immer bei sich tragen. Nach einer gewissen Zeit systematisieren Sie Ihre Aufzeichnungen und bringen Ihre Angst-Theorie zu Papier.

Im nächsten Schritt gilt es nun, diese Angst-Theorie zu prüfen, zu widerlegen und ihre Inhalte möglichst positiv umzuformulieren. Sind Ihre Angstannahmen begründet, sind die Schlussfolgerungen logisch und folgerichtig? Enthalten sie Übertreibungen oder Überverallgemeinerungen? Sind Ihre Annahmen sachlich richtig, insbesondere vor dem Hintergrund der in diesem Buch vermittelten Informationen? Haben Sie sich korrekt über die Wahrscheinlichkeit Ihrer Annahmen informiert? Haben Sie die real bestehenden Risiken mit anderen alltäglichen Lebensrisiken verglichen? Was ist der wahrscheinlichste Fall? Was wären die Konsequenzen, wenn alles schiefgeht? Wie schlimm wären diese Konsequenzen wirklich?

Wenn Ihnen eine solche Bearbeitung Ihrer Angst-Theorie schwerfällt oder Ihnen noch Informationen fehlen, dann organisieren Sie sich Hilfe: Ärzte, Therapeuten, informierte Freunde oder Bekannte, das Internet, weitere Literatur.

Formulieren Sie nun im dritten Schritt Ihre Angst-Theorie möglichst positiv zu einer Anti-Angst-Theorie um. Leiten Sie die Entstehung und Bedeutung der angsterzeugenden Phänomene korrekt her, weben Sie sie in einen möglichst positiven Kontext ein, der es leichter macht, sie anzunehmen und zu akzeptieren. (Im folgenden Abschnitt kommen hierfür noch weitere Anregungen.)

Schreiben Sie sich diese Anti-Angst-Theorie auf, hängen Sie sie an Stellen in Ihrer Wohnung auf, wo oft Ihr Blick darauffällt (kürzlich gestand mir ein Patient, dass das bei ihm die Innenseite der Klotür wäre – warum nicht?), und lernen Sie sie auswendig. Sie können auch einen zusammengefalteten Ausdruck in der Hosentasche bei sich tragen. Machen Sie sich diese Inhalte mindestens einmal täglich bewusst, vielleicht in einem gebetsähnlichen Ritual. Lesen oder rezitieren Sie sie bei dieser Gelegenheit. Achten Sie zusätzlich bewusster auf Ihren inneren Dialog – in Angstzuständen, aber auch sonst. Drehen Sie so oft und so konsequent wie möglich alte Angstgedanken im Sinne Ihrer neuen Anti-Angst-Theorie ins Positive um. Dies ist der Prozess, der auf Stufe 1 die alten Angsteskalationsstrukturen abbaut und durch Anti-Angst-Strukturen ersetzt.

Umdenken: mit Reframing und paradoxen Techniken gegen die Eskalation

Reframing: Anpassungsschwankungen begrüßen

Wenden wir uns nun den Deeskalationstechniken auf Stufe 1 zu. Was können wir mit dem bisher Erarbeiteten hier anfangen? Auf das positive Reframing in Bezug auf funktionelle Missbefindlichkeiten sind wir etwas vorgreifend ja schon eingegangen. Möglichst wohlwollende Akzeptanz auf Basis eines positiven Reframing ist die wichtigste Strategie im mentalen Umgang mit längerfristig bestehenden oder wiederkehrenden funktionellen Missbefindlichkeiten, die nicht zu den »schnell aufschießenden« Angstsymptomen im engeren Sinne gehören, aber durch Dauerstress mitbedingt sind: Magen-Darm-Beschwerden zum Beispiel, Rückenschmerzen oder andere chronische Schmerzsyndrome. Durch die Ermöglichung von Stressreduktion, ablenkender Aktivität und Desensibilisierung fördert Akzeptanz das Zusammenbrechen von Teufelskreisen und trägt zur Ausblendung und Besserung der Beschwerden bei.

Hier noch einmal einige zusammenfassende Leitgedanken:
Auch Funktionsschwankungen, die störend wirken, haben mit normalen und sinnvollen Lebensvorgängen zu tun. Sie verbleiben in einem begrenzten Intensitätsbereich, und die Wahrscheinlichkeit ist groß, dass sie irgendwann abklingen oder verschwinden.
Versuchen Sie sie als Lebenszeichen und Kreativitätsbeweise Ihres Körpers zu nehmen. Leben ist Pulsation! Versuchen Sie sie als Dehnübungen Ihrer Körperfunktionen zu erleben, die deren Elastizität und Anpassungsfähigkeit erhalten und stärken. Auch vor dem Joggen stretchen Sie so, dass es etwas wehtut – und genießen es. Nehmen Sie auch hier eine vergleichbar robuste und offensive Grundhaltung ein und versuchen es durchaus auch einmal paradox: »Los, lieber Körper, geh ruhig noch ein bisschen mehr in den Schmerz hinein!«

Sehen Sie in Ihren funktionellen Missbefindlichkeiten eine Chance für mentales Training und persönliches Wachstum. Man weiß aus Studien, dass ein leichter Störungspegel die Konzentration verbessern kann. Es entsteht gewissermaßen ein äußerer Rahmen, der die innere Sammlung fördert. Wahrscheinlich hören deshalb viele Leute auch bei geistiger Arbeit gern Musik. Nehmen Sie Ihre Missbefindlichkeiten als Rahmen für ein Konzentrationstraining. Sagen Sie nicht: »Mit Tinnitus oder Rückenschmerzen kann ich nicht arbeiten!« Sagen Sie: »Im Gegenteil, aus einer förderlichen Geisteshaltung heraus kann es mir sogar beim Arbeiten helfen!«
Versuchen Sie sich durch diese und andere Varianten eines positiven Reframing die Möglichkeit zu eröffnen, die Anpassungsschwankungen Ihres Körpers in Liebe anzunehmen. Üben Sie, diesen Empfindungen achtsam und positiv innerlich zu begegnen. So wie sich ein strampelndes Kleinkind beruhigt, wenn man es in Liebe umarmt, so trägt auch das zum Abklingen Ihrer Missbefindlichkeiten bei.

Natürlich gibt es Beschwerden, die so stark sind, dass sich durch solche Tricks die Komponente des Leidens nicht völlig oder dauerhaft beseitigen lässt. Sollten Sie der religiös-spirituellen Dimension gegenüber offen sein, könnten Sie versuchen, Ihrem Leiden einen Sinn zu geben. Man könnte sich vorstellen, dass ein wie auch immer gearteter höherer Geist gute, aber für uns uneinsehbare Gründe hat, uns Leid aufzuerlegen. Wir könnten uns von dieser Macht gesehen fühlen und die Aufgabe spüren, möglichst gute Haltung zu bewahren und an mentaler Stärke zu gewinnen. Man könnte sich vorstellen, dass es ein bestimmtes Quantum an Schmerz und Leid im Universum gibt, das unter den Menschen verteilt wird und von diesen getragen und »abgearbeitet« werden muss nach dem Motto »Jeder hat (s)ein Päckchen zu tragen«. Glauben Sie daran, dass Ihnen, wenn Sie Ihr aktuelles Päckchen tapfer tragen, kein weiteres, womöglich noch schwereres auferlegt wird. Oder sagen Sie sich: »Ich tue ein gutes Werk als Schmerzarbeiter fürs Gemeinwohl. Was ich an Leid trage, müssen andere nicht tragen, die vielleicht kurz vor dem Zusammenbrechen sind.« Oder denken Sie an die Geschichte vom alten Mann und dem Pferd. Ihr Leiden hat in jedem Fall Ihren Lebensweg verändert. Sie wissen nicht, wozu das gut war. Sie sind bestimmten Menschen nicht begegnet – vielleicht hätten die Ihnen Unheil gebracht; Sie sind bestimmte Straßen nicht entlanggefahren – vielleicht wären Sie dort verunfallt. All das könnte durchaus sein, wir wissen es nicht. Was Sie wissen, ist: Sie sind am Leben! Versuchen Sie sich in demütiger Dankbarkeit dafür.

Klingt alles etwas weit hergeholt? Vielleicht. Aber auch Menschen mit einem reifen wissenschaftlichen Weltbild sind sich der Grenzen des Wissbaren bewusst und müssen einräumen: All das könnte durchaus so sein. Und wenn Denkfiguren, die sich nicht wiederlegen lassen, helfen, sind sie gut. Wir selbst sind die Schöpfer der Wirklichkeit, in der wir leben.

Paradoxe Techniken: den Teufelskreis durchbrechen

Kommen wir zu den »schnell reagiblen Angstsymptomen im engeren Sinn«, die sich in dem Teufelskreis »Angst vor der Angst«

sehr plötzlich aufzuschaukeln vermögen, u.U. bis zur heftigsten Panikattacke.
Bei diesen Funktionen, die auf Druck unmittelbar und schnell mit Gegendruck reagieren, ist eine bloße Verminderung des Drucks – also Akzeptanz – oft nicht ausreichend. Hier bringt man den inneren Gegner sozusagen sicherer zu Fall, indem man weitergeht und Zug ausübt, d.h. paradoxe Techniken einsetzt. Die diesbezüglichen Grundlagen haben wir ja in Kapitel 3 schon besprochen, denken Sie an den Umgang mit der chinesischen Fingerfessel: Innehalten ist gut, denn es vermindert den Schmerz. Um aber freizukommen, muss man die Finger wieder hineinschieben.

Beim paradoxen Umgang mit Angstsymptomen müssen wir irgendeinen Dreh finden, der es uns erlaubt, etwas Gutes in diesen Symptomen zu sehen und uns diese Symptome mit einem Augenzwinkern herbeizuwünschen. Natürlich darf das keine Konstruktion sein, die völlig falsch und irreal ist. Ein kleines Quäntchen Wahrheit muss sie schon enthalten, um als Voraussetzung ihrer Wirksamkeit eine ausreichende Identifikation zu ermöglichen. Aber oft genügt wirklich ein Quäntchen – den Rest kann man mit Humor auffüllen. Vor allem schwarzer Humor kann sehr dabei helfen, eine robustere und offensivere Haltung im Umgang mit den Angstproblemen einzuüben. Vielleicht ist das nicht jedermanns Sache. Sollten Sie das, was jetzt kommt, als albern, überzogen oder unangemessen empfinden, dann überspringen Sie diesen Abschnitt einfach.

Innere Unruhe, Zittern

Sollten Sie unter diesen Symptomen besonders leiden, dann fragen Sie sich, ob Sie ähnliche Empfindungen aus einem für Sie positiven Zusammenhang kennen.
Einer meiner Patienten meinte, es wäre fast so, als wenn er in seinem Porsche säße. Er beschloss, seine Angst als »inneren Porsche-Motor« zu betrachten. Unruhe und Zittern würden ihm nur zeigen, wie viel PS in ihm stecken. Nun hatte er die Möglichkeit,

die innere Unruhe nicht mehr zu bekämpfen, sondern sie sich herbeizuwünschen: »Komm, liebe Angst, zeig mir mal, was in uns steckt, heute probieren wir mal 10.000 U/min im Leerlauf und gucken, ob da nichts klappert. Und das versuchen wir mal drei Stunden zu halten.«

Eine Patientin hatte die Assoziation »Whirlpool«. Auch da wird man ganz schön durchgeschüttelt, alles vibriert und man genießt es. Sie stellte sich vor, ihr Selbst wäre eine Art Whirlpool, in dem ihr Ich badet. Und so wie man im Spa immer ungeduldig darauf wartet, dass endlich wieder große Blasen aufsteigen, so sagte sie zu sich: »Jetzt lass es aber mal wieder richtig blubbern!« Mir selbst fällt gerade das Bild einer eben geöffneten Sprudelflasche ein. Man könnte sich vorstellen, dass man bei innerer Unruhe in ähnlicher Weise mit »Lebensenergie« durchperlt würde.

Das wären mal drei Beispiele, vielleicht haben Sie ja weitere Ideen.

Herzrasen

Hier könnten Sie sich Dinge sagen wie: »Puls 110 im Sitzen? Na super! Die anderen müssen dafür rennen und ich krieg das gratis nebenbei! Die Panik ist doch ein super Herz-Kreislauf-Trainer! Allerdings liegt meine Trainings-Herzfrequenz bei 140/min. Lass uns doch mal schauen, liebe Angst, ob wir heute diesen Wert erreichen. Und wenn wir es schaffen, ihn über eine Stunde zu halten, würde es mich freuen!«

Fallen Ihnen noch andere Varianten ein?

Herzstolpern

Das Herzstolpern haben wir ja schon mehrfach als Beispiel herangezogen. Wir haben gesagt, dass Schwankungen im Herzrhythmus normal und gesund sind und als Zeichen für Jugendlichkeit und Anpassungsfähigkeit dienen können (sofern eine organische Herzerkrankung ausgeschlossen ist). Als positive Bilder bieten sich Sachen an wie: ein junges Fohlen, das wild auf der Weide herumspringt; die hüpfende Enkelin an der Hand des alten, monoton voranstapfenden Großvaters; der tänzelnde Tennisspieler oder der Boxer. Tatsächlich hat einer meiner Patienten in seiner Jugend leidenschaftlich geboxt. Für ihn war sein Herz nun ein kraftstrotzender »innerer Boxer«, der Doubletten gegen die Brustwand schlägt.

Nun, vielleicht nicht jederfraus Sache. Vielleicht können Sie mit Folgendem mehr anfangen: »Okay, liebes Herz, ich habe verstanden, du stolperst nicht, du hüpfst und willst mir dadurch zeigen: Es geht mir gut, ich bin zu allen Schandtaten bereit! In Zukunft will ich mich über deine Hüpfer freuen, fang doch bitte gleich morgens damit an!«

Brust-/»Herz«schmerz

Wenn das Vorliegen einer Herzerkrankung ausgeschlossen ist, kann es nicht schaden, auch mit Symptomen aus diesem Bereich robust-paradox umzugehen. Die Chancen, dadurch Besserung zu erreichen, sind erheblich! Ein solches »halbernstes Negativdenken« erzeugt keine Voodoo-Effekte, die allenfalls bei einer extrem tiefen Einwurzelung in ein magisches Glaubenssystem entstehen können. Der österreichische Psychotherapeut Viktor Frankl hat vielen seiner Herzangst-Patienten die Hausaufgabe gegeben, bis zur nächsten Therapiestunde mindestens drei Mal am Herzinfarkt zu sterben – sie kamen alle gesund wieder und hatten schlimmstenfalls ein bisschen weniger Angst.

Nehmen Sie also mutig eine offensiv-robuste Grundhaltung ein und sagen Sie sich Sachen wie: »Okay, wenn du ein Herzinfarkt bist, dann zeig dich! Ein richtiger Infarkt kriegt doch einen stärkeren Schmerz hin, oder? Bringen wir's hinter uns und fechten das aus! Besser ein Ende mit Schrecken als dieser Schrecken ohne Ende! Dann wissen endlich alle, dass ich recht hatte und wirklich etwas habe! Es muss ja nicht gleich ein großer, lebensgefährlicher Infarkt sein, aber ein kleines Infärktle werdet ihr doch hinkriegen, liebes Herz, liebe Angst! Ich möchte die Gesichter von meinem Hausarzt und meinem Therapeuten sehen. Die sind sich immer so sicher, dass ich spinne und nichts am Herzen habe. Dann werd ich

endlich mal ernst genommen und bekomme meinen Stent! Mein Nachbar hat schon drei und gibt immer damit an!«
Bemühen Sie sich selbst einmal, autosuggestiv Brustschmerzen zu erzeugen oder zu verstärken. Wenn Ihnen das gelingt, ist es eine wichtige Erfahrung, die Ihnen zeigt, dass psychische Faktoren hier eine entscheidende Rolle spielen. Und keine Angst, der so erzeugbare Schmerz geht nicht über eine mittlere Intensität hinaus und bleibt aushaltbar. Und das akzeptierende und vergleichgültigende Aushalten zu üben ist dann der nächste Schritt: Lassen Sie den Schmerz links liegen und fokussieren Sie sich auf wichtige äußere Aufgaben, die zu erledigen sind. Die Chancen sind dann groß, dass sich der Schmerz allmählich davonstiehlt – und mit ihm die Angst.

Hoher Blutdruck

Bei manchen Patienten macht sich die Angst im Zusammenhang mit Panikattacken am Thema »hoher Blutdruck« fest, insbesondere dann, wenn dieser Punkt irgendwie vorbelastet ist: weil man generell unter Hypertonie leidet oder dies früher einmal der Fall war; weil Hypertonie in der Familie verbreitet ist, samt ihren möglichen Spätfolgen (Schlaganfall, Herzinfarkt). Sollte der Blutdruck aufgrund einer solchen Vorbelastung tatsächlich immer mal höhere Werte erreichen, dann addieren sich eventuell damit verbundene Zusatzsymptome – Zittern, Schwindel, Kopfschmerz – den Paniksymptomen auf. Es kann dann zu Zuspitzungen kommen, die ein Mischbild sind aus »Weißkittel-Hypertonie«, Panikattacke und Hochdruckkrise. Unter »Weißkittel-Hypertonie« versteht man eine Blutdrucksteigerung, die allein durch die Erwartungsangst hervorgerufen wird, dass der Blutdruck gemessen wird und zu hoch sein könnte (oft trägt ja die messende Fachperson einen weißen Kittel).
Auch dieses Geflecht von Teufelskreisen kann man mit paradoxem Scharfsinn zu zerschneiden versuchen. Mein Vorschlag wäre: Machen Sie sich bewusst, dass hohe Blutdruckwerte ihre schädliche Wirkung nur über Jahre und Jahrzehnte entfalten. Wie schon

gesagt, kürzer dauernde Blutdruckanstiege bis 250 mmHg bei sehr hohen körperlichen oder psychischen Belastungen sind normal und werden vom nicht strukturell vorgeschädigten Gefäßsystem vertragen. Auf Intensivstationen sind unter Extrembedingungen sogar noch deutlich höhere Werte gemessen worden.

Sind also hormonelle Erkrankungen, die zu starken Blutdruckanstiegen führen könnten, und erhebliche Vorschädigungen Ihres Gefäßsystems ärztlicherseits ausgeschlossen, dann können Sie sicher sein: Alle Blutdrucksteigerungen, die im Rahmen von Panikattacken auftreten können, sind ungefährlich (mit großer Wahrscheinlichkeit gilt dies sogar dann, wenn Sie eine leichte bis mittlere Hypertonie haben sollten, die noch nicht über viele Jahre besteht und Sie in jüngerem Alter sind).

Sie könnten sich dann z.B. sagen: »Okay, ich habe Angst vor hohem Blutdruck und dass womöglich mal eine Ader platzen könnte. Was macht man da? Man trainiert die Blutgefäße. Schließlich haben sie Muskeln in ihren Wänden und sind mit einer Haut ausgekleidet. Ich stelle mir vor, dass man diese Muskeln trainieren kann wie alle anderen Muskeln und dass die Innenhaut Hornhaut bildet wie auch die Haut an meinen Füßen. Je stärker die Muskeln und je mehr Hornhaut, desto höhere Blutdrücke können meine Gefäße aushalten. Ich möchte ab jetzt mindestens zwei Panikattacken täglich haben und in kleinen Trainingsschritten von 10 mmHg den Blutdruck bis auf 200 mmHg steigern! Durch ein solches systematisches Training schütze ich mich am besten vor den Folgen möglicher wirklicher Blutdruckkrisen, die vielleicht später einmal aufgrund realer körperlicher Ursachen eintreten könnten.«

Erstickungsangst/Hyperventilation

Stehen Gefühle von Luftnot beim Anfluten der Angst im Vordergrund, könnte man sich Dinge sagen wie: »Ich versuch jetzt einmal entspannt mit dem Thema Keine-Luft-Kriegen umzugehen. Es ohne Luft auszuhalten ist eine wichtige und nützliche Kompetenz, die man trainieren kann.« Apnoe-Taucher z.B. tun das. Die Rekorde beim Luftanhalten liegen hier bei über 10 Minuten (beim vorherigen Atmen von Sauerstoff sogar bei über 20 Minuten!). Das hat offenbar auch sehr starke allgemeine Trainingseffekte. Apnoe-Taucher zeigen generell extrem gute Leistungsparameter im Herz-Kreislauf-Bereich. Und es kann sehr nützlich sein: Wenn sich bei einem Apnoe-Taucher mal eine verirrte Wiener durch die Luftröhre in den Magen zu wursteln versucht, schafft er es immer ganz locker im eigenen Auto bis in die nächste Notaufnahme. Übrigens: Ab und an gelingt es so einem »Verrückten« tatsächlich, die Luft anzuhalten, bis er in Ohnmacht fällt. Und wie schon gesagt, beginnt der Körper danach einfach wieder in Eigenregie zu atmen, ohne dass ein Schaden entsteht.

Ähnliche Trainingseffekte zeigen sich bei Bergsteigern, die ohne Sauerstoffmaske Achttausender besteigen: Ihr Herz-Kreislauf-System lernt, dem Körper Höchstleistungen zu ermöglichen in einer Atemluft, die nur eine deutlich geringere Sauerstoffaufnahme zulässt (aufgrund des geringeren Luftdrucks). Wenn Sie also bei ansteigender Panik Gefühle von Luftnot bekommen, versuchen Sie langsam und ruhig zu atmen und stellen Sie sich vor, Sie seien Reinhold Messner beim Training für die Erstbesteigung des Mount Everest ohne Sauerstoffmaske.

Es kann nichts passieren, Ihre Atemwege sind frei, es hat sich keine Wiener Wurst in Ihrer Luftröhre verkeilt. Schlimmstenfalls fallen Sie in Ohnmacht, in der sich auch Muskelverkrampfungen im Atembereich lösen und Ihr Körper von sich aus wieder zu atmen beginnt. Oder Sie streben gleich die Ohnmacht an nach dem Motto: »Besser ein Ende mit Schrecken als ein Schrecken ohne Ende. Los, liebe Angst, das wirst du doch noch hinbekommen, jetzt halt endlich mal deine Versprechen!«

Schwindel, Derealisation

Hier könnten Sie sich klarmachen, dass Seeleute einen beträchtlichen Teil ihrer Lebenszeit auf schwankenden Planken verbringen und dabei womöglich phasenweise noch unter Seekrankheit mit Übelkeit leiden. An all dem stören sie sich nicht, sie lieben es.

Andere machen eine Kreuzfahrt, fahren Achterbahn oder kaufen Drogen. »Okay, liebes Gehirn, jetzt lass es mal richtig drehen und krachen! Ich will, dass du mich heute mit völlig neuen Sensationen überraschst! Ich will mich fühlen wie nach dem fünften Glas Champagner auf der Jacht eines russischen Oligarchen oder wie auf einem Ecstasy-Trip! Und all das krieg ich gratis! Jesus konnte übers Wasser laufen, bitte mach, dass auch ich … nein! Ich möchte heute über die Wolken laufen … wie schön das wäre!« Oder fühlen Sie sich wie ein spielendes Kind, das mit dem aufregenden Gefühl »Schwindel« experimentiert und sich deshalb immer wieder wie eine Ballerina um die eigene Achse dreht.

Schwitzen

Das ist nun wirklich gesund und entgiftet. (Letzteres könnten Sie sich zumindest vorstellen, auch wenn es nicht wissenschaftlich bewiesen ist.) Die einen lassen dafür viel Geld in der Sauna, die anderen viel Mühe beim Sport. Und Sie haben das alles wieder gratis! Nichts ist ehrenwerter als das Schwitzen. Schon in der Bibel heißt es schließlich, dass du dein Brot essen und leben sollst »im Schweiße deines Angesichts«. Niemand ist Gott, dem Schicksal, der Macht oder wem auch immer gefälliger als der, der Schweiß in seinem Antlitz trägt! Nur darauf kommt es schließlich an. Nicht darauf, was die Kollegen oder die zufällig Umstehenden denken. Und die denken zumeist ja auch etwas ganz anderes, als Sie vermuten oder befürchten. Schwitzen Sie also sofort schneller und mehr als jemals zuvor, um allen zu zeigen, was für ein gutes Menschenkind Sie sind und wie hart Sie darum ringen.
In einem seiner Bücher berichtet Viktor Frankl von einem Abteilungsleiter, der eine Veranlagung zu stärkerem Schwitzen hatte. Das war ihm irgendwie peinlich: »Denkt mein Chef, ich bin meinen Aufgaben nicht gewachsen und hab Angst vor ihnen?« Nicht vor seinen Aufgaben, aber vor seiner Angst entwickelte er nun Angst, was ihn nur noch mehr schwitzen ließ! Am Ende wechselte er vor jeder Sitzung heimlich das Hemd auf der Toilette. Frankls Empfehlung: »Gehen Sie offen und provokativ damit um: Lassen

Sie das verschwitzte Hemd an, schauen Sie mal an sich runter, dann in die Runde und sagen Sie etwas in der Art wie: ›Ich scheine ja hier der Einzige zu sein, der richtig arbeitet! Jetzt strengt ihr euch bitte auch mal an!‹ Stellen Sie einen persönlichen Rekord auf und schwitzen Sie mindestens zehn Liter!«

Sturzangst, Ohnmachtsangst

Wie schon gesagt, führen außer bei der Blutphobie Angstzustände immer zu einem Blutdruckanstieg. Ein vollwertiges Kollabieren ist bei normalen Panikattacken damit nahezu ausgeschlossen und wurde meines Wissens auch nicht berichtet oder beschrieben. Aber selbst bei echtem Kollabieren ist die Gefahr nicht so groß, wie man vielleicht denken könnte. Auch dabei stürzt man nicht urplötzlich, schlaff und mit voller Wucht zu Boden. Das Ganze läuft zeitverzögert und oft unvollständig ab, sodass reflektorische Restfunktionen das Zubodengehen in der Regel ausreichend abfedern. Nur jeder Dritte verletzt sich, und meist nur leicht.
Kurzum: Als körperlich gesundem Panikpatienten droht Ihnen keine Gefahr und Sie können unbeschwert in paradoxen Fantasien schwelgen: »Okay, Gehirnkasten, du nervst, jetzt schalt dich mal für ein paar Minuten ab und mach dann einen Neustart! Dann wär die Angst erst mal weg. Achtung, ich drücke jetzt den Resetknopf!« Oder: »Liebe Angst, nun lass mich doch endlich mal zu Boden gehen! Dann rufen die Leute den Notarzt, ich komme ins Krankenhaus, werde mal wieder ernst genommen und gründlich durchgecheckt!« Vielleicht fällt Ihnen noch etwas anderes ein. Vielleicht absolvieren Sie einmal irgendwo ein Falltraining, dann wäre dieses paradoxe Spiel für Sie überzeugender und wirksamer.

Übelkeit, Angst vor Erbrechen

Auch bei diesen Empfindungen und Ängsten kann ein offensiver und robuster Umgang hilfreich sein. In diesem speziellen – und nur in diesem – Kontext mag einmal eine etwas zweischneidige

Überlegung erlaubt sein. Es gibt ja Menschen, die mit dem Erbrechen wenig Probleme haben bzw. für die das zumindest kurzzeitig angenehme und positive Facetten hat: Bulimiekranke. Bei der Ess-Brech-Sucht wird das Erbrechen nach Heißhunger-Attacken zur Gegenregulation genutzt, um eine Gewichtszunahme zu verhindern. Im Laufe der Zeit ist das Erbrechen derart eingeübt, dass es ohne mechanische Reizung und fast ohne Geräusche gelingt (man soll es ja nicht durch die Toilettentür hören). Oft wird es kaum mehr als unangenehm, eher als erleichternd erlebt.
Es geht hier natürlich nicht darum, reales chronisches Erbrechen zu verharmlosen oder Sie dazu zu verleiten, Ihr Körpergewicht auf diese Weise zu regulieren. Es geht nur darum zu zeigen, dass der Akt des Erbrechens offenbar nicht derart furchtbar und zerstörerisch sein kann, dass man davor Panik entwickeln muss. Sie könnten sich sagen: »Okay, wenn es mein Schicksal ist, dass sich meine Angst sehr stark über Übelkeit und Furcht vor dem Erbrechen ausdrückt, dann muss ich das frontal angehen! Ich will Meisterschaft im schnellen und geräuschlosen Erbrechen erwerben. Eine Toilette oder ein Gebüsch gibt es überall. Und vielleicht kann man ja sogar lernen, es in eine Tüte zu erledigen und das wie bei einem Zaubertrick so aussehen zu lassen, als schneuze man sich die Nase. Liebe Panik, lass es uns doch gleich heute das erste Mal hinter uns bringen! Ich werde ab jetzt und für alle Fälle immer eine Tüte dabeihaben.«
Sollte eine solche paradoxe Intention nicht ausreichen, würde ich im Sinne der Konfrontationstherapie bei einer ausgewachsenen Emetophobie tatsächlich dazu raten, so oft reales Erbrechen zu induzieren, bis es seinen gröbsten Schrecken verliert. Gehen Sie ggf. tatsächlich mal in eine Bulimie-Selbsthilfegruppe, erklären Sie Ihr Emetophobie-Problem und lassen sich beraten.

Die Panikattacke als Ganze

Sofern es nicht so ist, dass einzelne Angstsymptome besonders hervorstechen und besonders furchtbesetzt sind und die Panik sozusagen ganzheitlich erlebt wird, kann man natürlich auch mit der

Panikattacke als Ganzer paradox umgehen. Einige der o.g. Vorschläge eignen sich auch an dieser Stelle. Es geht hier um Situationen, die man positiv erleben kann und von denen vorstellbar ist, dass sie sich ähnlich einer heraufziehenden Panikattacke anfühlen. Meine Vorschläge wären:

- ein Extrem-Bergsteiger beim Höhentraining über 7000 m
- eine Sprinterin/Mittelstreckenläuferin auf der Zielgeraden
- ein Sauna-Besuch nach 15 Minuten bei 100 Grad
- ein Rodeoreiter auf einem schwarzen Teufels-Bronco
- ein Kampfpilot im F16-Jäger, ein Formel-1-Pilot in scharfen Kurven oder ein Astronaut beim Zentrifugentraining (hier werden so starke Fliehkräfte wirksam, dass das Herz rasen muss, um noch ausreichend Blut in den Kopf zu bekommen)
- eine rasante Fahrt in einer Achterbahn (das Gleiche wie oben, aber nicht ganz so heftig)

Ist eine der o.g. Situationen bei Ihnen positiv besetzt, ist sie Ihnen womöglich aus eigenem Erleben bekannt oder können Sie sich gut in sie hineinversetzen?
Dann versuchen Sie sich in diese Situation einzudenken. Versuchen Sie sich Ihre Paniksymptome vorzustellen, sie als gewohnte Folge der Situation und damit als völlig normal und gleichgültig zu erleben! Welcher 100m-Olympiasieger, der kurz nach dem Lauf noch keuchend vom Reporter interviewt wird, würde Sachen sagen wie: »Meine Güte, mein Herz klopft aber, was ist das denn?« Oder: »Entschuldigen Sie, dass ich grad so außer Atem bin, das passiert mir doch sonst nicht!«
Wenn dann in irgendeiner Alltagssituation reale Angst und Panik aufziehen, dann versuchen Sie es andersherum: Nehmen Sie die Vorstellung der von Ihnen präferierten Extrem-Stress-Situation her und überlagern Sie diese Vorstellung der Real-Situation, in der Sie sich befinden. Versuchen Sie dann, die aufkommenden Paniksymptome als selbstverständlich und normal zu erleben. Wenn z.B. in einem Geschäft eine Angstattacke aufzieht, könnten Sie sich vorstellen, sie wären im Souvenir-Shop des Mount-Everest-Basecamps (ich fürchte, bald wird es so etwas dort geben).

Weil Sie etwas schnell in diese Höhe aufgestiegen sind, kommen jetzt die Symptome einer leichten Höhenkrankheit. Erwischt es Sie dagegen im U-Bahn-Wagen, würde die Vorstellung passen, in einem Formel-1-Rennwagen zu sitzen.

Was immer die von Ihnen imaginierte Situation ist: Stellen Sie sich vor, es sei eine Trainingsrunde. Wünschen Sie sich, dass es so heftig wie möglich wird, damit das Training anschlägt. Sagen Sie sich: »Okay, ich will an meine Grenzen gehen, je heftiger, desto besser!« Fühlen Sie sich wie ein Held, wie ein Pionier. Sie sind dabei, noch nie bezwungene Neuntausender unserer Innenwelt zu besteigen, ohne Sauerstoffmaske. Sagen Sie sich: »Okay, ich will schon lernen, den Panic-Bronco zuzureiten! Wohlan, Pferd, brich endlich wieder heraus, damit ich aufspringen kann für die nächste Runde!«

Wünschen Sie sich in dieser Weise tatsächlich solche Situationen herbei, d.h., versuchen Sie, selbst Panikattacken zu erzeugen. Was Sie selbst erzeugen können, haben Sie unter Kontrolle – na ja, sagen wir halb unter Kontrolle. Das Ziel ist, dass Sie in kleinen Schritten die mit der Panik verbundenen Symptome in einer ähnlichen Weise erleben lernen wie Menschen, die sich real in den o.g. extremen Anforderungs-Situationen befinden.

Persönlicher Wissenschaftler

Ein guter Universal-Trick für einen paradoxen Umgang mit allen Angstphänomenen ist, sich zu seinem »persönlichen Wissenschaftler« zu erklären. Sagen Sie sich etwas in der Art wie: »Ich interessiere mich für den Menschen, für seine Psyche und die Vorgänge in seinem Körper. Ich möchte das erforschen und verstehen, auch und gerade alle Vorgänge im Umfeld der Angst! Das ist einfach interessant, und wer weiß, wofür ich es noch einmal brauchen kann. Vielleicht zur Beratung meiner Kinder oder Freunde, womöglich gründe ich selbst noch mal eine Selbsthilfe-Gruppe für Angstbetroffene. Ich will meine Angstproblematik als eine gute Gelegenheit nehmen, ein guter Psychologe zu werden! Ab jetzt will ich üben, meiner Angst gegenüber die Rolle eines positiv interessierten wissenschaftlichen Beobachters einzunehmen. Was man erforschen will, muss natürlich auch da sein! Also, liebe Angst, zeige dich in all deinen Facetten! Und beschere mir auch immer wieder mal ein Panik-Rodeo. Ich will üben, als wissenschaftlicher Beobachter so lange wie möglich im Sattel zu bleiben.«

Ein guter Universal-Trick ist es, den eigenen Körperprozessen und Angstsymptomen mit der Neugier und dem Forscherdrang eines »persönlichen Wissenschaftlers« zu begegnen.

Konditionierungsarbeit: das Angstnetz auflösen (Stufe 2)

Wir haben erarbeitet, wie wir Katastrophen-Theorien auf Stufe 1 durch Anti-Angst-Theorien ersetzen können. Auf dieser Grundlage können wir nun auf Stufe 1 eskalierende Gedanken immer wieder in deeskalierender Richtung »umdrehen« (Reframing, paradoxe Techniken). Zugleich ist all dies eine gute Grundlage dafür, »noch tiefer zu graben« und gegen die Angstnetzwerke auf Stufe 2 vorzugehen.

Neuronale Angstnetze

Wie im Abschnitt »Konditionierungsphase: Krankheits- und Erwartungsängste schärfen die Bombe« besprochen, entstehen neuronale Angstnetze durch Konditionierung: Alles, was im Nervensystem zeitgleich auftritt, wird verbunden – umso fester, je häufiger es sich ereignet und je intensiver die begleitenden Emotionen sind. Abb. 10 hat diesen Mechanismus gezeigt und Abb. 11 nimmt ihn wieder auf, erweitert um den nun zu etablierenden Gegenmechanismus.

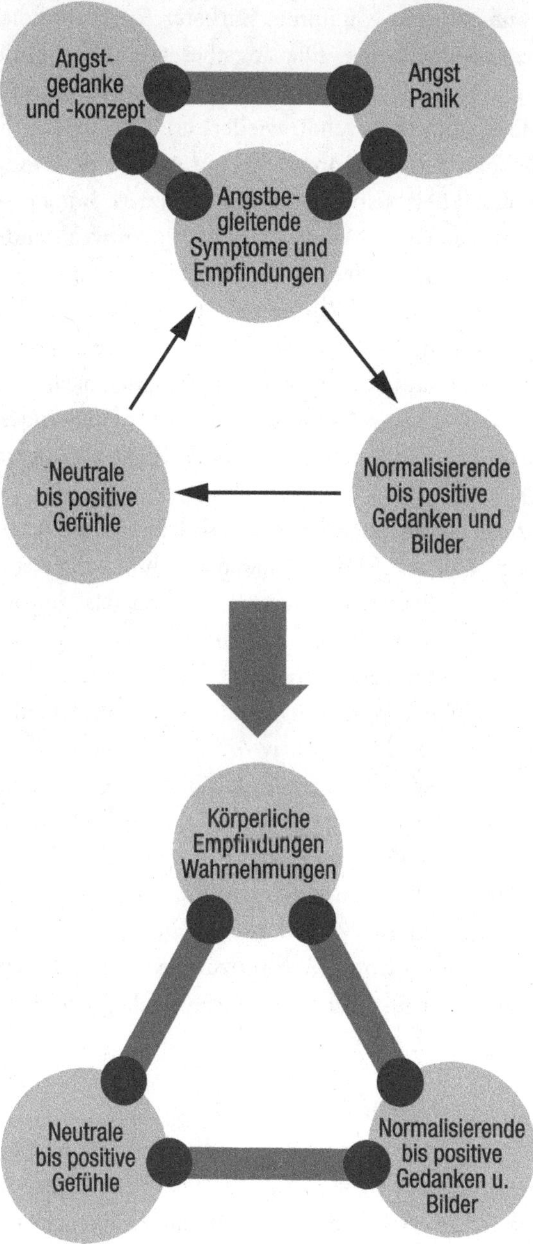

Abb. 11: Angstnetze ins Positive umkonditionieren

Allzu oft und begleitet von immer stärkerer Angst sind die Eskalationsprozesse abgelaufen. Die angstbesetzten Empfindungen/Wahrnehmungen weckten immer schlimmere Katastrophengedanken: »Jetzt kommt es schon wieder! Es hört nie auf! Es wird immer häufiger und schlimmer! Es muss doch diese oder jene schlimme Krankheit sein!« Und das induziert immer stärkere Angst bis hin zur Panik. All das wird zu einem wachsenden und immer leichter zu aktivierenden Angstnetz »zusammengebahnt«. Rührt nur entfernt eine Wahrnehmung, ein Gedanke oder ein Gefühl an dieses Angstnetz, explodiert es wie eine innere Bombe. Diese Angstnetze sind der Grund dafür, dass auch nach der Arbeit auf Stufe 1 noch Angst aufschießt und sich zur Panikattacke steigert – in Auslösesituationen, die rational längst als ungefährlich eingeordnet sind.

Diese Prozesse gilt es nun umzuleiten, sodass sich die Angstnetze abschwächen, weil die Aktivität sukzessive hinübergezogen wird in ein sich neu aufbauendes alternatives Netz, das von positiven Interpretationen bestimmt ist. Es gilt also, die angstbesetzten Empfindungen mit neuen Anti-Angst-Gedanken und den durch sie induzierten, eher positiven Gefühlen zusammenzubringen, und das möglichst oft und intensiv.

Was im Gehirn geschieht, ist natürlich immer ein ganzheitlicher Prozess. Schon durch Ihre bisherige Arbeit auf Stufe 1 hat diese Umkonditionierung auf den Hintergrundebenen ein klein wenig begonnen. Und noch viel intensiver vollzieht sich das parallel zur Konfrontationsarbeit auf Stufe 3, die wir im nächsten Abschnitt besprechen. Es macht trotzdem Sinn zu versuchen, Stufe 2 intensiv und spezifisch anzusprechen. Wie könnte das gehen?

Selbst instruierende Texte

Nun, wir können und sollten dabei an das für Stufe 1 Erarbeitete anknüpfen: Hier haben Sie ja für die bei Ihnen angstbesetzten Phänomene schon nach neutralen oder gar positiven Deutungen gesucht – für ein positives Reframing oder gar paradoxe Techniken. Dies gilt es nun nochmals auszubauen und zu konkretisieren.

Fahnden Sie weiter nach positiven Umdeutungen für Ihre Angstinhalte – für die Körperempfindungen, aber auch für damit verbundene Gedanken, die sich vielleicht auf »Schwächen« beziehen, die Sie sich selbst zuschreiben, oder auf angstbesetzte Situationen. Versuchen Sie Ihre Positiv-Gedanken zu verbildlichen. Knüpfen Sie nach Möglichkeit an Bilder an, die positiv besetzt sind, wenn möglich auch aus Ihrer eigenen Erfahrung. Stellen Sie nach Möglichkeit eine Verbindung her zu eigenen Kompetenz- und Bewältigungserfahrungen.
Versuchen Sie dann, dieses Potpourri an Positiv-Inhalten zu selbstinstruierenden Texten zu verweben. Es gibt hierfür keine festen Regeln. Wichtig ist, dass es für Sie passt. Sie können in der Ich- oder Du-Form formulieren, die Texte können kurz und einfach oder lang und literarisch sein. Sie können reimen oder Wiederholungen bzw. »Refrains« einbauen. Es können wichtige Gedanken formuliert, Selbstinstruktionen gegeben, Erinnerungen aufgerufen, Bilder und Vorstellungen ausgeschmückt werden – alles, was helfen könnte, ist gut.

Stehen bestimmte Einzelsymptome im Mittelpunkt des Leidens oder Panikattacken ohne Agoraphobie, die völlig situationsungebunden sind, können Sie einfach die oben bei den paradoxen Techniken genannten Ideen zu Texten ausbauen.
Hier ein Text, wie man ihn für den Porsche-Fahrer erstellen könnte, der vornehmlich unter starker innerer Unruhe litt: »Ich stelle mir vor, wie die innere Unruhe wieder in mir aufsteigt. Aber ich habe keine Angst vor ihr, ich bekämpfe sie nicht. Ich nehme sie nicht als Unruhe war, sondern als eine positive Energetisierung. Ich werde von Lebensenergie durchperlt wie eine Sprudelflasche. Es ist die gleiche positive Energetisierung, wie ich sie habe, wenn ich Achterbahn oder Motorrad fahre, im Whirlpool liege oder in meinem Porsche sitze. Ich will diese Energetisierung positiv wahrnehmen und lernen, sie zu genießen – wie das Brummen meines Porsche-Motors, der mir zeigt, wie viel Kraft und Energie ich habe, wie viel Kraft und Energie ich notfalls auch zum Kämpfen oder Flüchten zur Verfügung hätte. Ich könnte mir vorstellen, in einem

Whirlpool zu liegen, auch da sprudelt und brodelt es unter mir. Ich stelle mir vor, mein Körper ist ein Whirlpool für meine Seele, ein sprudelndes Energetisierungsbad, das mich wach und leistungsfähig hält. Ich stelle mir vor, wie ich das Vibrieren in meinem Körper genieße. Ich genieße das Brummen meines Porschemotors, ich liege im Whirlpool und freue mich über das Sprudeln. Leider wird dieses Sprudeln nicht ewig anhalten, es unterliegt ja den normalen schwingenden Regulationsmechanismen meines Körpers. Mal geht die Schwingung in Richtung Energie, mal in Richtung Ruhe. Ich werde es nur eine Zeit lang genießen können, es geht von allein wieder weg. Es geht von allein weg, wenn ich mich gar nicht darum kümmere und einfach den Fokus meiner Aufmerksamkeit nach draußen wende und das tue, was zu tun ist. Wenn ich Energie sparen will und das Beben dämpfen möchte, dann muss ich es positiv annehmen. Ich muss es durch meine umarmende Liebe beruhigen wie ein kleines strampelndes Baby. Ich stelle mir jetzt vor, wie ich meinen bebenden Körper in Liebe umarme und ihn in die Ruhe schaukele wie ein kleines strampelndes Baby.«

Oft gibt es aber zumindest agoraphobische Tendenzen, d.h., die Panik kommt bevorzugt in bestimmten Situationen. Dann macht es Sinn, diese typischen Situationen mit einzubeziehen. Schauen wir uns das mal an einem Beispiel an:
Stellen wir uns vor, bei einem Panikbetroffenen stünde das Gefühl von Luftnot in Verbindung mit Hyperventilation im Vordergrund der Symptomatik. Die Wahrscheinlichkeit von Panikattacken erhöht sich bei ihm, wenn er in geschlossenen Räumen sitzt, dort viele weitere Menschen anwesend sind und es etwas warm und stickig wird. Er hat dann schnell das Gefühl, zu wenig Sauerstoff zu bekommen, beginnt zu hyperventilieren und die Erwartungsangst einer Panikattacke setzt noch eins drauf. Besonders krass sei das immer an den Donnerstagen, wo mehrere Sitzungen oben im Büroturm aufeinanderfolgen. Schon mehrfach musste er wegen extremer Angst den Raum verlassen. Unser Paniker sei früher einmal passionierter Bergwanderer gewesen und habe damals eine Biografie Reinhold Messners gelesen, die ihn sehr beeindruckt habe.

Hier ein kürzerer Text, wie man ihn sich aus dem im vorigen Abschnitt zusammengestellten Material unschwer erarbeiten könnte:

»Der Raum ist voller Luft und ich bekomme genügend Sauerstoff. Dass sich die Luft so stickig anfühlt, hat mit der Wärme und den Ausdünstungen der vielen Menschen zu tun, aber O_2 ist hier ausreichend vorhanden. Um mich meiner Luft zu versichern, mach ich Lippenbremsatmung. Ich atme ganz langsam ein, halte mit geschürzten Lippen gegen und spüre, wie viel Luft ich in mir habe. Und es wäre ja sogar gut, wenn die Raumluft etwas weniger O_2 enthalten würde. Weil ich dann trainieren kann. Ich will wieder mit dem Bergsteigen beginnen. Unsere Gipfeltreffen nehme ich als Höhentraining. Es ist kein Gipfeltreffen, sondern eine gemeinsame Gipfelbesteigung. Ich lasse mich durch das Gefühl von Luftnot nicht aus der Ruhe bringen. Im Gegenteil – das zeigt, dass wir Höhe machen, dass es ein guter Trainingsreiz ist. Schwere Atmung und Herzklopfen – na und, ist doch normal beim Aufstieg. Früher beim Bergsteigen hatte ich auch schwere Atmung und Herzklopfen, aber das war im Hintergrund und eingewoben in die Freude über die Natur und das Gespräch mit den Kameraden. Geistiger Aufstieg kann genauso schwere Atmung und Herzklopfen machen und ich will es als eingewoben erleben in die Freude an unserer gemeinsamen Sacharbeit. Ich will mich immer mehr auf die Inhalte konzentrieren, auf meine Mitstreiter und auf meinen eigenen Beitrag. Die schwere Atmung, das Herzklopfen, die ängstlich-freudige Erregung – all das darf da sein, im Hintergrund. Es ist schön, es gehört zur geistigen Anstrengung dazu. Mensch, Leute! Das ist so toll, was wir hier machen – da bleibt einem ja glatt die Luft weg!«

Schritt für Schritt wie beim Bergsteigen: Atembeschwernis positiv annehmen, auf die Sache konzentrieren, Atembeschwernis positiv annehmen, auf die Sache konzentrieren, Atembeschwernis positiv annehmen, auf die Sache konzentrieren, annehmen/refokussieren, annehmen/refokussieren … usw.

Imaginationsübungen zur Umkonditionierung

Mit diesen Texten werden dann die Umkonditionierungsübungen durchgeführt. Auch hierfür gibt es keine festen, allgemeingültigen Regeln. Finden Sie ein Verfahren, das zu Ihnen passt. Im Prinzip geht es darum, aus den positiven und normalisierenden Gedanken und Bildern gute Gefühle entstehen zu lassen und all dies dann mit den imaginierten (und womöglich real aufkommenden) angstbesetzten Empfindungen, Vorgängen und Situationen möglichst oft und intensiv innerlich in Berührung zu bringen. Die Angstmomente sollen aus dem alten Negativkontext herausgelöst und in einen neuen Positivkontext eingebunden werden. Das Angstnetz wird dabei durch ein neues »Positivnetz« überlagert, das immer besser eingebahnt wird und immer mehr Aktivität an sich zieht, während das alte Angstnetz schwächer wird und sich auflöst (vgl. Abb. 11).

Machen Sie sich hierfür Ihren Text präsent. Lernen Sie ihn auswendig oder sprechen Sie ihn auf ein Aufnahmegerät. Für Ihre Umkonditionierungsübungen setzen Sie sich dann in einen bequemen Stuhl. Sprechen Sie den Text laut oder in Gedanken oder lassen Sie die Aufnahme ablaufen via Lautsprecher oder Kopfhörer. Schließen Sie ggf. die Augen und stellen Sie sich die zum Text passenden Bilder, Szenen und Situationen vor. Wenn Sie es schaffen, können Sie versuchen, sich möglichst viele dieser Dinge gleichzeitig vorzustellen. Sie können Bilder und Gedanken überlagern oder sie nacheinander und wiederholend vor Ihrem inneren Auge vorbeiziehen lassen. Werfen Sie all diese Elemente wie Jonglierbälle in Ihr Bewusstsein, spielen Sie damit, machen Sie ein inneres Feuerwerk und versuchen Sie dabei, sich in eine fröhliche, positive Stimmung hineinzupushen. Im nächsten Schritt versuchen Sie dann, sich die Sie ängstigenden Phänomene so intensiv und plastisch wie möglich vorzustellen: die innere Unruhe und die Luftnot-Empfindung in unseren Beispielen. Ziehen Sie diese und andere Angstempfindungen dann quasi in Ihren inneren Freude-Reigen hinein. Versuchen Sie diese Phänomene zu berühren, ja zu umarmen und sie dabei mit positiven Gefühlen einzufärben. Anfangs kann es sein, dass Sie davor zurückschrecken – mobilisieren Sie Ihren Berührungsmut. Wenn der bunte Reigen dann in Ihnen tanzt, können Sie Ihren Text auch auf Kernformeln verkürzen oder nur noch anfeuernde Schlüsselworte dazwischenwerfen.

Es ist nicht unwahrscheinlich, dass bei all dem auch wirkliches Angstgefühl entsteht, da ja das Angstnetz real aktiviert wird, und zwar als Ganzes. Begrüßen Sie dann auch die Angst mit Achtsamkeit und Freude. Wenn Sie nicht gegen die Angst kämpfen, wird sie Sie nicht daran hindern, Ihre Imaginationsübungen weiterzuführen. Im Gegenteil, sie könnte Ihnen das Ganze sogar erleichtern, weil sie die ängstigenden Phänomene – innere Unruhe, Luftnot, Herzklopfen, Schwitzen oder Zittern – ein Stück weit auch real erzeugt.
Versuchen Sie, sich einen Teil Ihrer Freude zu erhalten und etwas wie eine freudig-ängstliche Erregung zu erleben. Bei fortgesetztem Üben wird die Angstkomponente abnehmen und die Freudekomponente wachsen. Versuchen Sie immer öfter, immer entspannter und freudiger innerlich auf Ihre angstbesetzten Empfindungen zuzugehen und sie zu umarmen.

> *Durch die Umkonditionierung wird das Angstnetz von einem neuen »Positivnetz« überlagert, das immer besser eingebahnt wird und immer mehr Aktivität an sich zieht, während sich das alte Angstnetz abschwächt oder gar auflöst.*

Aufgabe 2
Setzen Sie all dies nun in die Praxis um! Erarbeiten Sie sich als Erstes Texte.
Vielleicht hilft es, sich als Einstieg eine Tabelle zu machen: Links listen Sie die angstbesetzten Phänomene auf und rechts Ihre Ideen für ein positives Reframing. Sofern die wichtigsten Angstphänomene zumeist gemeinsam auftreten, packen Sie alles in einen Text.

Stehen in verschiedenen Situationen unterschiedliche Symptomkombinationen im Vordergrund, können Sie separate Textvarianten erarbeiten. Auch für das Experimentieren mit verschiedenen Reframingvarianten können Sie verschiedene Textversionen erstellen.

Wie gesagt, all das muss nicht große Literatur werden. Es genügen jeweils wenige formelhafte Sätze, die sich für Sie überzeugend anfühlen und Sie in einen positiven Zustand versetzen. Sollte das Schreiben nicht zu Ihren Stärken gehören, dann lassen Sie sich von Freunden oder von Ihrem Therapeuten helfen. Sie können auch immer einmal auf die Website zum Buch www.angst-selbstbewältigen.de schauen. Ich plane, hier eine Sammlung von Beispieltexten aus der Praxis einzustellen, in Schriftform und gesprochen als MP3-Datei zum Herunterladen. Experimentieren Sie ein bisschen mit den Texten, bessern Sie ggf. nach. Entscheiden Sie dann, ob Sie den Text auswendig lernen oder als Sprachaufnahme abspielen wollen. Vielleicht experimentieren Sie mit beidem. Für Leute, die sich ein bisschen mit Computern auskennen, sollten Sprachaufzeichnungen kein größeres Problem sein.
Der meines Wissens beste kostenlos im Netz verfügbare Audioeditor/-recorder ist *Audacity*. Auch ich nutze dieses Programm. Die Bedienung ist einfach, man kann es sich mithilfe von Internet-Anleitungen selbst beibringen. Zusätzlich empfiehlt sich noch ein USB-Mikrophon, das man einfach an den Computer anschließen kann. Mit dem Programm ist es kinderleicht, die Tonspuren zu schneiden, um Sequenzen rein- oder rauszunehmen und Pausen zu verkürzen oder zu verlängern. Man kann die Aufnahme dann vom Computer über USB-Lautsprecher abspielen oder die Tonsequenz auf einen MP3-Player oder ein Smartphone übertragen und sie dann via Kopfhörer anhören. Ein noch einfacheres Verfahren wäre es, den Text über eine Audiorecorder-App (z.B. Voice Record pro) direkt ins Smartphone zu sprechen. Wenn Sie sich all das nicht zutrauen sollten, gibt es ganz sicher auch in Ihrem sozialen Umfeld jemanden, für den es ein Leichtes wäre, Ihnen da ein wenig zu helfen.

Dann geht es ans eigentliche Üben! Sie sollten täglich zwei bis viermal trainieren, jeweils für 5–10 Minuten. Aufgenommene Texte können Sie für diese Zeit auf Endlosschleife stellen. Legen Sie sich in einem ruhigen Raum in einen bequemen Sessel. Schließen Sie ggf. die Augen, den meisten Menschen erleichtert das die Imaginationsübungen.

In Idealform sind diese Übungen natürlich recht komplex und stellen hohe Anforderungen an Konzentration und Vorstellungsvermögen. Seien Sie deshalb im Leistungsanspruch an sich selbst nicht zu perfektionistisch! Das Ganze wirkt auch, wenn Sie nur die halbe Punktzahl erreichen! Es ist nicht schlimm, wenn Sie phasenweise abschweifen oder die inneren Bilder nur undeutlich sind! Allein schon dass Sie den Text weiter verinnerlichen, bringt Fortschritt.

Wenn Sie Schwierigkeiten haben, können Sie auch stufenweise üben: Zuerst sprechen/hören Sie nur den Text und üben, die zugehörigen Bilder in sich aufzurufen. Dann versuchen Sie sich die Angstphänomene vorzustellen und ggf. sogar real zu erzeugen. Versuchen Sie in realen Angstsituationen genau darauf zu achten, wie sie sich anfühlen, und prägen Sie sich das ein. Im letzten Schritt bringen Sie beides in der oben beschriebenen Weise zusammen.

Möglicherweise besteht bei Ihnen zusätzlich eine Agoraphobie oder Sie haben zumindest leichte agoraphobische Tendenzen, d.h., in bestimmten Situationen treten Angst und Panik gehäuft auf und Sie fürchten deshalb auch diese Situationen. Dann wäre es hilfreich, die Übungssituation dem so weit wie möglich anzunähern, z.B. beim Üben an einem Tisch zu sitzen oder stehen wie bei einer Konferenz oder Präsentation.

Sollte das möglich sein, könnten Sie im nächsten Schritt in die Situation selbst hineingehen – und da sind die Übergänge zur Konfrontationstherapie bei Agoraphobie natürlich fließend. Sie könnten sich mit Ihrem MP3-Player und den Kopfhörern auf den Ohren in die U-Bahn oder in ein Restaurant setzen, Sie könnten damit durch ein Einkaufszentrum schlendern oder über den Bahnhof.

Man kann noch weiter gehen! Einer meiner Patienten mit Fahrstuhlangst war Hobby-Musiker. Er machte aus seinem Text einen Rap-Song. Den sang und tanzte er dann, während er spätabends mit dem Klinik-Fahrstuhl auf und ab fuhr. Sie könnten immerhin einmal versuchen, Ihren Text(-vortrag) rhythmisch zu gestalten und synchrone Ganzkörperbewegungen beim Stehen oder Laufen dazu auszuführen. Kommen Sie in Flow, lassen Sie sich mitreißen, variieren Sie Ihren Text, spinnen Sie ihn fort!

Man weiß, dass Bewegung generell Lernen und Umlernen unterstützt. Dass rhythmisches, synchronisiertes Bewegen positive Gefühle weckt, wissen Sie aus eigener Erfahrung. Je mehr Nervengewebe in Ihr Üben einbezogen wird, desto größer, stabiler und wirkungsstärker wird das dabei entstehende Anti-Angst-Netz!
Haben Sie hier einen gut eingeübten Modus gefunden, dann sollten Sie ihn auch außerhalb der speziellen Übungssituationen im Alltag aktivieren und innerlich durchspielen – wenn Angstsymptome aufkommen, wenn sich Angstsituationen anbahnen, wenn ängstigende Gedanken oder Fantasien entstehen. Oft hätten Sie ja auch die Möglichkeit, sich die Kopfhörer Ihres Smartphones in die Ohren zu stöpseln. »He, Panik, Herzrasen, Luftnot und all ihr anderen Konsorten, traut euch raus, wir hatten lange keinen Spaß miteinander, lasst uns mal wieder ein Tänzchen wagen, ich habe Sehnsucht nach euch!«
Ein letzter Hinweis, der für alle in diesem Buch empfohlenen Übungen gilt. Ziel ist ja ein nachhaltiges Um- und Neulernen auf der Basis bleibender materieller Veränderungen im Langzeitgedächtnis (Proteinbildungen in den Synapsen). Um diesen sogenannten Konsolidierungsprozessen möglichst ungestört Zeit zu geben, wäre es gut, wenn Sie in der Zeit nach den Übungen nichts allzu Stressiges oder Aufwühlendes tun würden. Machen Sie wenn möglich ein Nickerchen. Führen Sie idealerweise die letzte Übung vor dem Schlafengehen durch.

Konfrontationsbehandlung: sich wieder daran gewöhnen (Stufe 3)

Teil der Umkonditionierungsarbeit auf Stufe 2 ist ja schon so etwas wie eine »virtuelle Konfrontation«. Für die Arbeit auf Stufe 3 gilt es, noch einen Schritt weiterzugehen: sich die angstbesetzten Empfindungen nicht nur vorstellen, sondern sie real erzeugen, »reale Konfrontation« also. Wichtig ist, die auf den Stufen 1 und 2 erarbeiteten und eingeübten Einstellungen und Sichtweisen nun in die Konfrontationstherapie mitzunehmen und die realen Angstphänomene aus diesem Mindset heraus neu erleben zu lernen.

In den meisten Fällen würde es z.B. möglich sein, die Übungen der Aufgabe 2 und der gleich folgenden Aufgabe 3 einfach zu kombinieren: den Text sprechen/hören und sich das Herzklopfen nicht vorstellen, sondern Kniebeugen machen, um es real zu erzeugen. Bei fast allen hier vorgeschlagenen Übungen sollte es möglich sein, einen kleinen MP3-Player mit Sport-Headset zu tragen oder Lautsprecher in der Nähe aufzustellen. Wahrscheinlich ist das aber nicht einmal nötig, wenn Sie auf den vorangegangenen Stufen häufig und intensiv geübt haben. Dann sind die positiven Gedankenfiguren, Vorstellungen und Bilder inzwischen so gut verinnerlicht, dass Sie sie nicht mehr explizit »ausbuchstabieren« müssen, um ihrer inne zu werden und sie wirksam werden zu lassen. Jetzt wird es vielleicht schon genügen, einfach nur daran zu denken oder sich Schlüsselsätze/-wörter oder Schlüsselbilder bewusst zu machen. Experimentieren Sie mit diesen Möglichkeiten! Wenn Sie in dieser Weise verfahren, laufen alle Anti-Angst-Prozesse auf den vorangegangenen Stufen weiter, parallel zu ihnen gesellen sich aber nun noch Gewöhnungsprozesse hinzu. Wenn Sie die angstbesetzten Phänomene real und sinnlich spüren, gewöhnen Sie sich daran und sie treten weniger intensiv in die Wahrnehmung. Am Schluss kommt noch ein entscheidender Lern- und Erfahrungsschritt hinzu: Die ehemals befürchteten Katastrophen – Herzinfarkt, Schlaganfall … Sie wissen schon –

treten nicht ein, es passiert nichts Schlimmes! Es passiert gar nichts, außer dass es mit der Zeit besser wird.

Natürlich müssen Sie damit rechnen, dass hierbei auch stärkere Angstgefühle aufkommen. Freuen Sie sich darüber, wünschen Sie sich das – nur wenn der Bronco bockt, können Sie lernen, fester im Sattel zu bleiben. Kämpfen Sie nicht gegen die Angst, begegnen Sie ihr mit Achtsamkeit: auf Abstand bleiben, sie aushalten, sie später mit Berührungsmut umarmen und sie dann schließlich irgendwann vergleichgültigen. Sollte die Angst anfangs dennoch zu stark werden, versuchen Sie die Aufschaukelung einer Panikattacke durch Lippenbremsatmung zu stoppen, ggf. brechen Sie die sonstige Übung ab und konzentrieren sich vollständig auf Ihre achtsame Atemübung.

> *Bei der Konfrontationsbehandlung treten die ehemals befürchteten Katastrophen wie Herzinfarkt, Schlaganfall usw. nicht ein. Es passiert nichts Schlimmes! Es passiert gar nichts, außer dass die Angst mit der Zeit nachlässt.*

Partielle Konfrontationsübungen

Bei der Konfrontation zur Besserung einer mehr oder weniger »reinen« Panikstörung müssen wir also die Körperprozesse erzeugen, die bei der Stress- bzw. Panikreaktion ablaufen. Es ist nicht ganz leicht, einzelne Körperreaktionen separat hervorzurufen, es gibt aber einige Verfahren, die das zumindest annähernd ermöglichen.

Herzklopfen

Kniebeugen machen.

Wenn Sie hier und beim Sport Angst vor Überlastung haben, dann besorgen Sie sich eine Pulsuhr. Zur Bestimmung der Herzfrequenz-Obergrenze, die Sie nicht überschreiten sollten, ist nach wie vor die Faustformel »220 minus Lebensalter« eine ausreichende Richtschnur.

Luftnot

Durch ein Trinkröhrchen atmen und sich dabei die Nase zuhalten.
Mit der Stoppuhr üben, die Luft immer länger anzuhalten; sich vorstellen, man mache ein Training wie ein Apnoe-Taucher.

Schwindel, Benommenheit, Sturzangst

Sich drehen: Sich auf einen Drehstuhl setzen und ca. eine Minute lang so schnell drehen, dass deutlicher Schwindel entsteht.
Gleichgewichtsübungen machen.
Wenn Sie danach googeln, finden Sie eine Fülle von Anleitungen hierfür.
Ein Falltraining absolvieren.
Es gibt vielfältige Techniken und Programme für Judokas, Kinder, Senioren oder Reiter.
Trampolin springen (natürlich mit Vorsicht!)
Den Drehtanz der Sufi-Derwische erlernen.

Unwirklichkeitsgefühle durch Hyperventilation

Schnelles Atmen.
Im Sitzen möglichst schnell tiefe, keuchende Atemzüge ausführen (ca. 30 pro Minute) – bis zu 3 Minuten lang.

Hitze(-wallungen)

Sehr warmes Duschen oder Baden.

Kälteschauer

Kaltes Duschen.

Generelle Konfrontationsübungen

Andere Verfahren aktivieren den Körper als Ganzes, so wie es bei Stress und Angst ja auch der Fall ist. Eines der besten und wichtigsten Konfrontations- und Behandlungsverfahren bei Angststörungen ist der Sport! Erfahrene Angsttherapeuten wissen, dass manchmal allein Ausdauertraining eine Panikstörung zu heilen vermag. Der Sport wird im Rahmen des ausufernden Vermeidungsverhaltens fast immer aufgegeben. Vor dem Hintergrund des in diesem Buch vermittelten Wissens sollten Sie unbedingt die Entscheidung treffen, wieder mit dem Sport zu beginnen, insbesondere mit dem Ausdauersport. Hierfür eignen sich: Walken, Fahrradfahren, Schwimmen, Joggen, das Training auf Fitnessgeräten daheim oder im Studio (Ergometer, Stepper, Rudergerät, Laufband). Beginnen Sie mit kleinen Schritten, aber konsequent und systematisch. Anfangs sollten Sie nach jeder Trainingseinheit 2–3 Tage Pause machen, aber möglichst nicht länger. Das Ziel wäre, insgesamt 2–3 Stunden verteilt über 2–3 Termine pro Woche Ausdauersport zu treiben. Dadurch erreichen Sie folgende wichtigen Effekte: Stressabbau und Umstimmung des Körpers auf Entspannung; Verminderung der Körperreaktionen bei Stress und Angst (so sinkt z.B. der Ruhepuls und er steigt bei Stress und Belastung weniger hoch an); Verbesserung der Stimmung; allgemeine Gesundheitsförderung – und natürlich: Gewöhnung an die Körperreaktionen, was ja das Ziel der Konfrontation im engeren Sinne ist.

Letzteres wird noch mehr gefördert, wenn Sie Mut und Kraft für kurze Phasen sehr intensiver Belastung aufbringen: kurze Sprints, bis Sie wirklich »aus dem letzten Loch pfeifen« und Ihnen »das Herz bis zum Herz schlägt«. Steigern Sie auch hier die Belastung in kleinen Schritten, um allmählich das Vertrauen aufzubauen, dass Ihr Körper das aushält (bei körperlichen Erkrankungen vorher den Hausarzt fragen!). Halten Sie nach dem Sprint inne, rufen Sie Ihr Anti-Angst-Mindset auf und erleben Sie das Beben Ihres Körpers aus dieser positiven Perspektive heraus. Konsultieren Sie ggf. Ratgeber zum Thema sportliches Training oder die Trainer in einem Fitness-Center.

Sauna

Eine nahezu ideale Expositionsmöglichkeit für Panikbetroffene ist die Sauna. So gut wie alle Paniksymptome kann man beim Saunieren intensiv erzeugen: Herzrasen, Schweißausbruch, Hitzewallungen (beim Aufguss), Kälteschauer (im Tauchbecken),

Schwindel und Gefühle von Luftnot. Und all das erlebt der Saunafreund eben in einem positiven Kontext, er genießt es intensiv. Die beste Lernumgebung für Panikbetroffene, die man sich vorstellen kann. Nur leider: Da Paniker schon die Wärme heißer Sommertage nicht mögen, machen sie zumeist einen großen Bogen um die Sauna. Überlegen Sie sich das noch einmal! Auch Sie können lernen, die Sauna zu genießen, und dabei gleichzeitig die Angst verlernen. Zumindest wenn Sie früher schon einmal Freude an der Sauna hatten, sollten Sie diesen Weg unbedingt einmal probieren. Sie können dann alte, schon vorgebahnte »Freude-Netze« reaktivieren. Auch hier gilt: auf niedriger Stufe beginnen und in kleinen Schritten steigern. Beginnen Sie in einer Biosauna bei weniger als 60 Grad mit 5–10 Minuten und duschen Sie danach kühl. Steigern Sie sich in kleinen Schritten über einige Wochen bis auf zwei mindestens 15-minütige Saunagänge bei etwa 90 Grad mit anschließendem Sprung ins Tauchbecken. Sie wissen schon: »Schmerz – ja, sofort!«

Hochseil-Garten

Es gibt Settings, in denen alle körperlichen Stressreaktionen im Kontext intensiver Angst durch starke Außenreize ausgelöst werden. Für unsere Konfrontationszwecke gut geeignet sind Hochseilgärten. In unterschiedlicher Form gibt es sie inzwischen zahlreich und breit verteilt im deutschsprachigen Raum (auch unter Bezeichnungen wie Seilpark oder Kletterwald; fragen Sie Prof. Google). Zum einen gibt es hier verschiedene Höhenebenen und Übungsarrangements unterschiedlichen Schwierigkeitsgrades, sodass sich die Angstintensität gut dosieren lässt. Zum anderen existieren Möglichkeiten des Innehaltens, die es erlauben, die Aufmerksamkeit nach innen zu richten und ggf. mentale Übungen auszuführen (z.B. Stehen auf einer Plattform). Sprechen Sie mit dem Betreiber, es sollte dort immer Hochseiltrainer geben, die im Umgang auch mit stärkerer Angst geschult sind und Erfahrung haben.

Im weiteren Sinne wären hier natürlich auch Sachen zu nennen wie Achterbahn, Bungee-Jumping, Fallschirmspringen etc. Hier sind Kontrolle der Angst und Pausenmomente fürs Nach-innen-Wenden schwieriger zu realisieren. So etwas sollte man sich allenfalls für den Abschluss aufheben, quasi als Ritterschlag.

Aufgabe 3

Machen Sie sich nun einen Plan für Ihre Konfrontationsübungen. Stehen einzelne Körpersymptome des Angstgeschehens im Vordergrund, dann ordnen Sie sie der Schwere nach in eine Angsthierarchie, z.B. 1. Luftnot, 2. Schwindel, 3. Herzrasen. Arbeiten Sie diese Liste dann ab. Beginnen Sie bei dem Symptom, das Sie relativ am wenigsten ängstigt. Stellen Sie sich dann einen Übungsplan zusammen. Beginnen Sie nach Möglichkeit mit partiellen Konfrontationsübungen. Gehen Sie eventuell später zu generellen Konfrontationen über (Sport!!). Finden Sie die partiellen Konfrontationen nicht überzeugend oder nicht praktikabel, können Sie auch gleich mit genereller Konfrontation beginnen. Fokussieren Sie Ihre Aufmerksamkeit und Ihren Anti-Angst-Text dann auf das jeweilige Teilphänomen.

Sind Sie älter als 45 Jahre oder haben Sie Vorerkrankungen, dann sollten Sie Ihr Übungsprogramm zuvor mit Ihrem Hausarzt besprechen: Wo liegen Ihre Belastungsgrenzen, was wären kritische Symptome, bei denen Sie Ihre Übung abbrechen sollten? Haben Sie einen ambulanten Therapeuten, sprechen Sie auch mit ihm Ihr Programm durch und machen Sie die ersten Übungen wenn möglich mit seiner Unterstützung in der Therapiestunde. Anderenfalls sollten Sie für Ihre ersten Übungen zur Sicherheit einen Vertrauten um Hilfestellung bitten. Überlegen Sie gemeinsam, welche Sicherheitsvorkehrungen Sie treffen sollten, v.a. auch in Bezug auf späteres Üben, das Sie vielleicht auch allein ausführen. So sollten z.B. bei Drehstuhlübungen keine harten Flächen oder Kanten in »Sturzweite« sein. Stellen Sie den Stuhl auf einen möglichst dicken, weichen Teppich, legen Sie Daunendecken und Kissen drumherum, stellen Sie ihn zwischen Sofa und Sessel, o.Ä. Bitten Sie Ihren Vertrauten, in Hab-Acht-Stellung zu bleiben, um Sie ggf. zu stabilisieren oder aufzufangen. Wenn Sie dann ein sicheres

Gefühl für Ihre Grenzen erlangt haben, wäre es eine weitere Steigerungsstufe in der Expositionsintensität, wenn Sie die Übungen auch allein ausführen würden.

Beginnen Sie mit niedriger Intensität und Dauer, steigern Sie je nach Übung eines von beiden oder beides in angemessenen Schritten. Sobald die Angst auf dem jeweiligen Belastungslevel bei drei bis vier Wiederholungsübungen gering war oder sie Ihnen nichts mehr ausgemacht hat, gehen Sie zur nächsten Steigerungsstufe über. Am Ende sollten Sie die betreffende Empfindung über einen Zeitraum von mindestens 30 Sekunden möglichst intensiv spüren.

Die partiellen Konfrontationen sollten Sie 2–4-mal täglich üben, die generellen je nach Aufwand zwischen täglich einmal und dreimal pro Woche. Zum Reduzieren zu starker Angst nutzen Sie die Methode der Lippenbremsatmung.

Vielen Betroffenen hilft es, den Verlauf zu protokollieren, z.B. in einem Diagramm, in dem in der Waagerechten die Wochentage aufgetragen sind und in der Senkrechten die Angstintensität auf einer Skala von 1–10 (vgl. dann später Abb. 13).

Wenn Menschen über Monate oder gar Jahre zunehmend in ein sich ausweitendes Vermeidungsverhalten hineingeraten, dann verlieren Sie nicht nur an Leistungsfähigkeit und Kompetenz, irgendwann verlieren sie auch die rationalen und empfindungsbezogenen Maßstäbe dafür, was normal, aushaltbar und ungefährlich ist. In gewisser Hinsicht kann man Empfindungen und Gefühle als Messinstrumente oder Sensoren bezeichnen. Dann könnte man sagen, durch Vermeidung und Sensibilisierung haben sich diese Messinstrumente verstellt, dejustiert. Sie liefern falsche Messwerte und Signale, sie melden Gefahr, wo noch lange keine Gefahr ist. Man kann sich auf Empfindungen und Gefühle nicht mehr verlassen. Empfindungen und Gefühle müssen neu eingestellt, neu geeicht, nachjustiert werden. Doch anders als in der Technik, wo es dafür immer ein paar kleine Schräubchen gibt, ist dieser Prozess im Biologischen und Psychischen langwieriger und schmerzvoller. Der einzige Weg ist: Desensibilisierung durch

Aushalten, Gewöhnung und Abhärtung. Im Technischen braucht es für die Nachjustierung ein Eichmaß. Auch im Psychischen müssen Sie Geist und Willenskraft aktivieren und sich zu einem Verhalten zwingen, das an objektiven äußeren Maßstäben ausgerichtet ist: an veröffentlichten Durchschnitts- oder Grenzwerten oder an den Werten Ihnen nahestehender Einzelpersonen, die Sie fragen können. Sie könnten auch versuchen sich zu erinnern, wie es früher einmal bei Ihnen selbst war.

Was der durchschnittliche Mensch schafft, kann und aushält, ist auch für Sie machbar, aushaltbar und objektiv ungefährlich, zumindest nach ausreichender Übung gemäß dem Prinzip der kleinen Schritte. Wenn für die Durchschnittsperson die Berechnung ihrer maximalen Trainings-Herzfrequenz nach der Formel »220 minus Lebensalter« empfohlen wird, dann gilt das auch für Sie. Ihr Körper verkraftet einen Puls von 120, egal, wie es sich für Sie anfühlt. Wenn der durchschnittliche Saunabader kein Problem mit 20 Minuten bei 90 Grad hat, dann können Sie 5 Minuten bei 50 Grad schaffen. Sie können das, Ihr Körper kann das, egal wie es sich anfühlt. Sie müssen sich entschließen, es zu wollen, und darum kämpfen, es auch zu schaffen. Und wenn Sie dies tun, dann werden Sie es auch schaffen.

Suchen Sie also nach objektiven Anhaltspunkten für eine normale Belastung. Wenn objektive Maßstäbe nicht verfügbar sind oder Sie diesen nicht trauen, dann bitten Sie Ihren Therapeuten oder Ihren Vertrauten, Ihnen die Übung vorzumachen, um dadurch seine Grenzen zu ermitteln (es wäre gut, wenn es sich dabei um »Durchschnittspersonen« handeln würde, also nicht um Olympiasieger, Zen-Meister o. Ä.). Legen Sie Ihre eigene Obergrenze bei 75 % der Leistung Ihrer Vertrauensperson fest. Versuchen Sie diese Grenze dann in kleinen Schritten mit Ihrem Übungsprogramm zu erreichen und ohne Angst zu erleben. Verbleibt eine geringe Restangst – vergleichgültigen Sie diese.

Lesen Sie noch einmal unsere Anti-Angst-Grundhaltungen aus Kapitel 4 und vergegenwärtigen Sie sich diese immer wieder! Es gilt zu lernen, das eigene Verhalten nicht mehr von der Angst bestimmen zu lassen. Man kann Dinge tun trotz Angst, mit Angst, durch die Angst hindurch. Entwickeln Sie den Mut zur Freiheit.

Abschließend noch ein Hinweis: Sollten Ihre Panikattacken mit einer ausgeprägten Agoraphobie kombiniert sein, entstehen die angstbesetzten Körperempfindungen mit hoher Wahrscheinlichkeit und hoher Intensität in bestimmten agoraphobischen Situationen. Dann können Sie die eben besprochenen Konfrontationsübungen nach innen auch leisten, indem Sie sich mit den agoraphobischen Situationen konfrontieren. Die Konfrontation nach innen bei Panik fällt dann quasi in eins mit der Konfrontation nach außen bei Agoraphobie, die wir im nächsten Kapitel besprechen.

> *Lernen Sie, Ihr Verhalten nicht mehr von der Angst bestimmen zu lassen. Sie können Dinge tun trotz Angst, mit Angst, durch die Angst hindurch. Entwickeln Sie den Mut zur Freiheit.*

Praxisphasen: die Angstbombe Schritt für Schritt entschärfen

Die in den Vorkapiteln besprochenen Aufgaben und Übungen können und sollten Sie systematisch bearbeiten, unabhängig von der aktuellen Lage an der »Panikfront«. Arbeiten Sie das Schritt für Schritt ab, egal ob die letzte Panikattacke fünf Wochen zurückliegt oder zwei Tage, egal ob Ihr Panikproblem vor drei Monaten begann oder vor drei Jahren. Parallel dazu steht die Aufgabe an, im Alltag mit real auftretenden Angstzuständen umgehen zu lernen, was meist deutlich schwieriger ist als das gedanklich-imaginative Üben. Bei schwächeren Angstzuständen haben Sie schneller Chancen auf gutes Gelingen. Bei heftigen Panikattacken kann es anfangs recht frustrierend sein. Lassen Sie sich nicht entmutigen, es wird mit der Zeit besser!

Warum ist es am Anfang so schwierig, die Übungsinhalte der Vorkapitel auf den Ernstfall zu übertragen? Nun, wie schon dargestellt, sind starke Panikattacken wie starke Flutwellen, die die Steuerzentrale überschwemmen und außer Funktion setzen. Wenn einen starke Angst zu schnell überrascht oder sie eine bestimmte Schwelle überschreitet, brechen die Selbststeuerungsfunktionen des bewussten Ich zusammen. Man kommt dann nicht mehr dazu, daran zu denken, woran man eigentlich denken wollte, bzw. das Denken funktioniert insgesamt nicht mehr richtig.

Wie Abb. 12 zeigt, gibt es aber in der Phase des Angstanstiegs ein kurzes Intervall (»Interventionslücke«), in dem so viel Handlungsfähigkeit erhalten ist, dass man durchaus eine Chance hat, den weiteren Angstanstieg zu beeinflussen oder gar zu unterbrechen. Man kann lernen und üben, diese Lücke immer öfter zu erwischen und immer besser zu nutzen – und im Zuge dessen wird die Lücke dann auch größer.

Wichtig ist jetzt zweierlei:

1. *Früherkennung: Risikomomente und Startsymptome*
   Um die Interventionslücke nutzen zu können, wäre es natürlich gut, wenn Sie das Herannahen einer Panikattacke ausrei-

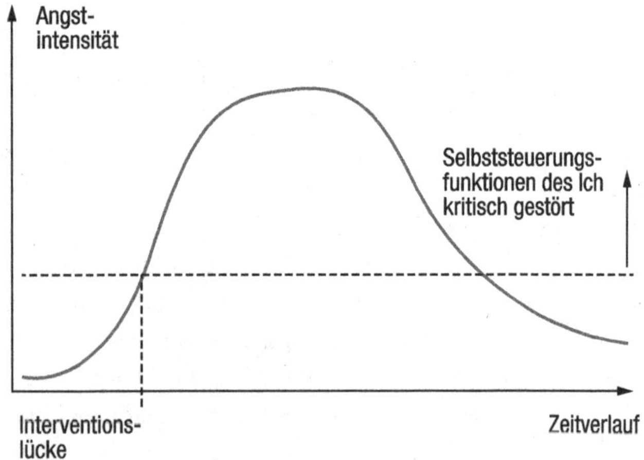

Abb. 12: Die Interventionslücke bei ansteigender Panik

chend früh bemerken würden. Versuchen Sie deshalb Ihr Niveau an Bewusstheit und Achtsamkeit im Alltag zu steigern. Nach jeder Angstsituation und Panikattacke sollten Sie sich etwas Zeit nehmen zum Erinnern und Reflektieren. Was hatte sich im Vorfeld ereignet? Gibt es wiederkehrende Risikomomente? Etwa überheizte Räume; Hektik oder Streit; das Verpassen einer Mahlzeit; angstbesetzte Lebensthemen, die von bestimmten Gedanken oder inneren Bildern angestoßen werden, u.Ä.? Lassen sich Körperempfindungen, Gefühle oder Gedanken identifizieren, mit denen eine Panikattacke häufig beginnt? Etwa Schwindel, Herzklopfen, ein flaues Gefühl im Bauch, die Erinnerung an den überstandenen Herzinfarkt? Führen Sie ein Tagebuch, in dem Sie Eintragungen zu diesen Fragen machen, und werten Sie diese von Zeit zu Zeit aus!

Im Prinzip ist dieses Vorhaben natürlich etwas zweischneidig. Wir haben ja gesagt, dass eine ängstliche Selbstbelauerung zur Sensibilisierung führt und dass Erwartungsangst Panikattacken auslösen kann. Ein bisschen könnte unser eben geschildertes Vorhaben natürlich auch in diese Richtung gehen. Aber erstens handelt es sich dabei nur um eine erste Phase im Umgang mit der Angst, die zeitlich begrenzt ist, und zweitens sollten Sie auch hier schon versuchen, eine neue innere Haltung einzunehmen, die durch das stufenbezogene Üben schon vorbereitet ist. Versuchen Sie aus dem Modus »ängstliche Selbstbelauerung« immer mehr in die Haltung einer forschend-interessierten Selbstbeobachtung mit Konfrontationsmut und ggf. paradoxer Intention überzugehen nach dem Motto »Komm raus, liebe Angst, wir müssen dringend reden! Ich will dich kennenlernen«. Und geben Sie Ihrer Angst ruhig einen Namen, wie wäre es mit »Angie«?

2. *Gezielte, phasengerechte Vorsatzbildung*
   Nun gelingt es Ihnen zunehmend sicher, das Herannahen einer Panikattacke zu erspüren und in der Interventionslücke handlungsfähig zu bleiben. Doch wie nun handeln? Wie diese Lücke nutzen? Es macht Sinn, auch hier aufeinander aufbau-

ende Phasen zu unterscheiden, die von unterschiedlichen Herangehensweisen geprägt sind. Natürlich – jeder steht an einer anderen Stelle und in der Praxis funktioniert vieles nicht so einfach und trennscharf wie in der Theorie. Versuchen Sie dennoch der Logik dieser Phasen in etwa zu folgen. Und vor allem: Treffen Sie eine klare Entscheidung, mit welchem Mindset Sie einer Panikattacke begegnen wollen. Spielen Sie dies gedanklich-imaginativ vorher durch. Wann immer Sie eine Panikattacke im Alltag überrascht, muss Ihnen in der Interventionslücke augenblicklich klar sein: Derzeit möchte ich diese oder jene Strategie/Haltung ausprobieren/einüben.

Die Angstexplosion eindämmen: »Wegatmen«

In einem ersten Schritt könnte es sinnvoll sein, Mittel zu finden und ausreichend einzuüben, mit denen man die Entwicklung einer Panikattacke »abwürgen« kann. Eine gute und erprobte Möglichkeit wäre das »Wegatmen« mit Lippenbremsatmung (vgl. Kap. 3). Sie blockieren damit den Eskalationsmechanismus der Hyperventilation und können das kontrollierte Atmen als Achtsamkeitsübung nutzen: Wenn Ihr Bewusstseinsfenster vollständig mit den Wahrnehmungen des Atemprozesses ausgefüllt ist, dann bleibt für eskalierende Katastrophengedanken kein Platz mehr. Schon sehr vielen Angstpatienten ist es mit dieser Technik gelungen, ihre Panikattacken »einzufangen«.

Wenn Sie also von einer Panikattacke überrascht werden, beginnen Sie sofort mit der Lippenbremsatmung, die Sie ja seit Längerem kontinuierlich üben. Schauen Sie, inwieweit die Situation es zulässt, dass Sie sich »herausnehmen«: Könnten Sie vielleicht in eine ruhige Ecke gehen und sich irgendwo hinsetzen? Wenn es nicht anders geht, vielleicht sogar auf eine Toilette? Es geht natürlich auch im Stehen, etwa in einer Warteschlange. Wenn Leute um Sie herum sind, atmen Sie durch einen Mundwinkel aus, dann fällt es kaum auf. Ist diese Atemtechnik gut eingeübt und automatisiert, kann dies sogar z.B. in einer Besprechung gelingen, zumindest wenn man nur vereinzelte Beiträge von

Ihnen erwartet. Auf der Hintergrundebene des Bewusstseins lassen Sie die Atmung laufen, im Vordergrund fokussieren Sie sich voll auf das äußere Geschehen. Gelingt das »Einfangen« der Panik nicht, melden Sie sich auf die Toilette ab und konzentrieren sich dort voll auf das achtsame Atmen. Alternativ oder ergänzend kann man auch versuchen, die Panikenergie abzuleiten bzw. zu verbrauchen – z.B. durch Treppensteigen oder Kniebeugen.

Gelingt es Ihnen auf diese Weise, Panikattacken einigermaßen sicher »einzufangen«, bringt das schon mal eine gewisse Sicherheit. Aber als Dauerlösung wäre es natürlich zu aufwendig und störend. Wir müssen also weitergehen.

> *Üben Sie, mit Lippenbremsatmung die Panikattacken »wegzuatmen«.*

Die Angstbombe untersuchen und hochgehen lassen: Spiel mit paradoxen Haltungen

Im nächsten Schritt wäre es sinnvoll, dass Sie die Angst zunächst erst einmal besser kennenlernen. Definieren Sie sich als persönlicher Wissenschaftler und versuchen Sie, das an dieser Stelle wirklich ernst zu meinen. Nehmen Sie sich vor, so lange wie möglich bei Besinnung zu bleiben und im achtsamen Erleben des Angstprozesses auf Folgendes zu achten: Was spüre ich im Körper? Welche Teilsymptome kann ich erkennen vor dem Hintergrund meines Wissens aus dem Abschnitt zu den Symptomen der Panikattacke? Welche Gedanken und inneren Bilder kommen in mir hoch? Kann ich außer der Angst noch andere Gefühlsfacetten wahrnehmen? Reflektieren Sie nach jedem Angstanfall diese Fragen dann regelmäßig nochmals in Ruhe und machen Sie Eintragungen dazu in Ihr Notizbuch. Speisen Sie die dabei gewonnenen neuen Erkenntnisse direkt modifizierend in Ihre textlichen und imaginativen Trocken-Übungen bei der stufenbezogenen Anti-Angst-Arbeit ein.

Verbinden Sie dies mit paradoxer Intention: So wie sich jeder Forscher über Begegnungen mit seinem Studienobjekt freut, sollten Sie den Mut aufbringen, sich Panikattacken ehrlich herbeizuwünschen. Nur wenn Angstanfälle auftreten, können Sie sie studieren und beherrschen lernen. Versuchen Sie Panikattacken zu erzeugen! Wenn Ihnen das gelingt, haben Sie sie schon ein Stück weit mehr unter Kontrolle!

Die Chance ist groß, dass dabei auch paradoxe Effekte wirksam werden: Der Teufelskreis »Angst vor der Angst« bricht dann zusammen, was die Eskalation der Angst vermindert. Die Selbststeuerungsfunktionen des Ich bleiben länger intakt. Der wissenschaftliche Beobachter lässt sich vom Panik-Bronco erst sehr viel später oder gar nicht mehr aus dem Sattel werfen. Und Letzteres wäre wichtig! Fassen Sie den mutigen Entschluss, einmal eine wuchtige Panikattacke tapfer durchzustehen und bewusst zu erleben, ohne irgendwelche sonstigen Erleichterungsmaßnahmen zu treffen: nicht kontrolliert atmen, nicht flüchten, keine Tablette nehmen, nicht den Partner anrufen. Aushalten – wieder mit der Forscher-Brille: Ich will sehen, was passiert, wenn die Bombe richtig hochgeht, wenn die Angstrakete durchstartet. Die zentral wichtige Erfahrung wird sein, dass nichts Schlimmes passiert. Sie können es aushalten. Fühlen Sie sich wie ein Astronaut beim Raketenstart! Sie meinen, es reißt Sie auseinander, aber am Ende geht alles gut. Die Systeme sind ausgelegt für diese Belastungen.

Die Angstbombe zerlegen

Hier geht es nun gezielt darum, die in der stufenbezogenen Anti-Angst-Arbeit entwickelten und eingeübten Strategien in die Praxis der Ernstfall-Situation zu übertragen. Durch ein Zusammenwirken von Reframing, paradoxen Strategien, Gewöhnung und korrigierender Erfahrung soll die Eskalation der Panik von Attacke zu Attacke reduziert werden. Bringen Sie Trocken- und Ernstfallübungen in ein Verhältnis wechselseitiger Befruchtung: Testen Sie die im Trockentraining entwickelten Strategien in der Realsituation und üben Sie im Trockentraining weiter ein, was sich bewährt. Nehmen Sie Texte und Tonsequenzen ggf. mit in die Realsituationen. Und denken Sie daran: Probieren Sie im Trockentraining alles Mögliche. Aber es muss zu jeder Zeit klar entschieden sein, welche Strategie im Notfall zum probatorischen Einsatz kommen soll. Beginnen Sie am Anfang, wenn die Panik noch stark ist, mit eher ganzheitlichen Reframing-Szenarios (s.o.: Astronaut beim Raketenstart). Wenn die Angst dann nur noch schwächer in Erscheinung tritt, können Sie das Ganze zerlegen und die Angstphänome einzeln abschwächend bearbeiten. Fokussieren Sie sich zunächst auf die am meisten ängstigenden Symptome.

Ziel ist es, auf der Ebene des Selbst die Angstsymptome real zu reduzieren. Auf der Ebene des Ich geht es darum, die Selbststeuerungsfunktionen zu trainieren – länger die Kontrolle zu behalten, länger im Sattel zu bleiben – und dann die reduzierten Angstsymptome zunehmend zu vergleichgültigen. Im Ergebnis sollten Panikattacken seltener auftreten und immer schwächer ausfallen, bis Ihnen die Restsymptome nichts mehr ausmachen. Je weiter Sie sich dem annähern, desto mehr wird es Zeit für den nächsten Schritt.

Die Angstbombe links liegen lassen

Nun haben Sie die Angst kennengelernt. Sie haben sich mit ihr auseinandergesetzt und sie hat einen Großteil ihrer Macht verloren. Vielleicht sind Sie sogar dabei, sich ein bisschen mit ihr anzufreunden, und haben ihr einen Namen gegeben – bleiben wir hier bei Angie. Es gelingt Ihnen, die Angst hier und dort als positive Kraft zu nutzen, z.B. zur Durchsetzung einer gesünderen Lebensweise. Okay – so hart es ist, aber Ihr Baby muss jetzt lernen, allein zurechtzukommen.

Es ist nun Zeit, der Angst zunehmend den Rücken zuzuwenden. Sagen Sie: »Okay, Angie, ich hab eine Menge vor in meinem Leben, ich kann mich nicht dauernd um dich kümmern! Wenn du magst, darfst du mich gern oft besuchen und durchs Leben begleiten. Du darfst dabei sein, aber ich werde nicht mehr mit

dir spielen, sondern mich auf die Erledigung meiner Aufgaben konzentrieren. Wenn du versuchst, mich zu ärgern, lass ich dich abblitzen. Versuch mir Kraft zu geben, dann haben wir beide was davon. Oder geh woanders hin. Bestimmt findest du schnell jemand anderen, der sich von dir erschrecken und ärgern lässt.«
Üben Sie nun, die Aufmerksamkeit wieder mehr nach draußen zu verlagern. Die Haltung der ängstlichen Selbstbelauerung und die damit verbundenen Sensibilisierungen müssen Schritt für Schritt zurückgebaut werden. Streben Sie ein gesundes Gleichgewicht zwischen achtsamer Selbstwahrnehmung und nach außen gewandtem Handeln an. Schwächere, unbedeutende innere Signale werden es immer schwerer haben, in Ihr Bewusstsein durchzudringen, wenn Sie konzentriert handeln. Die Vorarbeit, die Sie geleistet haben, bewirkt, dass Sie die unbedeutenden Angstimpulse sofort erkennen und blitzschnell intuitiv einordnen. Der Reframing-Prozess läuft nun sozusagen automatisiert. Sie müssen diese Gedanken nun nicht mehr explizit ausbuchstabieren – bemerken, auf Abstand gehen, reframen, annehmen, sich abwenden, refokussieren (auf das, was gerade zu tun ist). Annehmen/refokussieren, annehmen/refokussieren, annehmen/refokussieren, annehmen/refokussieren, annehmen/refokussieren und immer wieder und immer wieder. Üben Sie diesen wichtigen »mentalen Doppelschritt« immer wieder und immer wieder. Auch Momente oder Phasen von Achtsamkeit können in diese Schrittfolge eingebaut werden: reframen, annehmen, Achtsamkeit … annehmen/Achtsamkeit, annehmen/Achtsamkeit …

Was das Ziel ist, lässt sich vielleicht mit folgender Analogie beschreiben: Stellen Sie sich einen sehr erfahrenen Linienpiloten vor, der mit einer älteren, aber top gewarteten kleineren Passagiermaschine seit Jahren eine an Turbulenzen reiche Route über dem Amazonas fliegt. Er kennt das Flugzeug sehr gut. Er ist mit allen Varianten der Geräusche vertraut, die es macht, wenn es von den Lüften geschüttelt wird. Im Halbbewussten hört er die Geräusche mit und ordnet sie automatisch ein. Nur bei seltenen, besonders krassen Klängen wendet er ihnen sein prüfendes Be-

wusstsein zu. Fast immer ist er in der Außenwelt, guckt mit voller Konzentration auf die Instrumente oder die Flugstrecke. Anders die unerfahreneren Passagiere. Sie haben Zeit, sich voll auf das Knarzen und Klappern der Maschine zu konzentrieren, was Katastrophenfantasien bei ihnen auslöst. Manche wähnen das Flugzeug vor dem Absturz, bekommen Panik und können nur mit Mühe von den Flugbegleiterinnen beruhigt werden.
Sie haben unsere Reise wie einer der Panik-Passagiere begonnen; Sie sollten werden wie der Pilot. Lernen Sie, wie dieser Pilot durch Ihr Leben zu fliegen. Lassen Sie sich vom Knarzen und Klappern Ihres Körpers nicht mehr irritieren, konzentrieren Sie sich ganz auf sinnvolle Aufgaben in der Außenwelt.

Die Haltung der ängstlichen Selbstbelauerung und die damit verbundenen Sensibilisierungen müssen Schritt für Schritt zurückgebaut werden. Fokussieren Sie Ihre Aufmerksamkeit immer öfter und länger auf faszinierende äußere Themen.

6 Agoraphobie

Was Platzangst ist und wie sie entsteht

Wie schon in Abschnitt »Rückzugsphase« besprochen, entwickelt sich aus einer Panikerkrankung sehr oft eine Agoraphobie (»Platzangst«): Angst vor Menschenmengen, öffentlichen Plätzen, engen Räumen und Reisen. Wie eng beide Angstformen miteinander verbunden sind, ist in der Wissenschaft noch strittig. Für unsere Zwecke mag folgende Aussage genügen: Die Mehrheit der Panikpatienten entwickelt bei längerem Verlauf zumindest eine leichte Form der Agoraphobie, bei der Mehrheit der Agoraphobie-Patienten gingen dem Beginn ihrer Störung Angstanfälle bis hin zur Stärke von Panikattacken voraus. Meist hängen also beide

Störungsbilder zusammen. Dennoch gibt es kleinere Gruppen von Patienten, die entweder nur Panikattacken haben oder nur die Symptome einer Agoraphobie zeigen. Es scheint deshalb durchaus sinnvoll, die Agoraphobie als eigenständiges Krankheitsbild zu behandeln.

Auch wenn in praxi die Grenzen fließend sind, ist also im Prinzip zwischen folgenden drei Diagnosen zu unterscheiden: »reine Panikstörung«, »Panikstörung mit Agoraphobie« und »reine Agoraphobie«. Ca. 6% aller Deutschen haben im Laufe ihres Lebens agoraphobische Ängste zu erdulden. Auch bei der Agoraphobie ist natürlich das Kardinalsymptom eine inadäquate Angst. Während die Angst bei der Panikstörung als sehr intensives Vollbild in Erscheinung tritt, genügt es für die Diagnose einer Agoraphobie, wenn die Angst schwächer ist und sich nur mit wenigen Symptomen manifestiert (z.B. Schwindel, Unwirklichkeitsgefühle, Übelkeit, Herzklopfen, Angst, umzufallen oder Durchfall zu bekommen). Auch bei der Entwicklung einer Agoraphobie kann sich die Angst bis zu Panikattacken steigern. Allerdings werden diese bei der »reinen Agoraphobie« immer durch die angstbesetzten äußeren Situationen ausgelöst. Bei der »reinen Panikstörung« dagegen kommen die Anfälle »wie aus heiterem Himmel«. Erwartungsangst und Vermeidung sind bei der Panikstörung körper- und symptombezogen (Furcht vor Herzklopfen und deshalb Vermeidung körperlicher Anstrengung etc.). Bei der Agoraphobie sind Erwartungsangst und Vermeidung eher situationsbezogen: Fahrstühle machen Luftnot wegen Sauerstoffmangel und werden umgangen, Menschenmengen machen Unwohlsein und werden gemieden etc.

Entscheidend für die Diagnose einer Agoraphobie ist, dass zu der situationsbezogenen Angst noch ein ausgeprägtes Vermeidungsverhalten hinzukommt. Die Vermeidung sollte sich auf mindestens zwei der folgenden Situationstypen beziehen: 1. Menschenmengen, 2. öffentliche Plätze, 3. allein verreisen, 4. Reisen mit weiter Entfernung von zu Hause.

Hier einige typische Beispiele von Situationen, die gemieden werden (verändert nach Morschitzky 2009):

- *Aufenthalt im Freien unter vielen Menschen bei erschwerten Fluchtmöglichkeiten:* Volksfeste, überfüllte Fußgängerzonen, Halt vor roten Ampeln, Verkehrsstau, Autobahn-, Tunnel- und Brückenfahrten, aber auch sich allein auf großen freien Flächen aufhalten, wo man gesehen werden und sich nicht festhalten kann
- *Benutzung öffentlicher Verkehrsmittel:* Bus, Bahn, Flugzeug, Schiff, Fähre, Sessellift, Rolltreppe
- *außerhäusliche Aktivitäten aller Art:* Wanderungen weitab von medizinischen Hilfsmöglichkeiten, weite Reisen insbesondere nicht mit öffentlichen Verkehrsmitteln, im fortgeschrittenen Fall auch nicht im eigenen Auto
- *Aufenthalt in öffentlichen Räumen, besonders wenn sie überfüllt sind und ein Verlassen der Situation erschwert ist:* Geschäfte, Museen, Konzert- und Kinosäle, Banken, Behörden, Anstehen in Warteschlangen, Wartezimmer aller Art, Kantinen, Friseursalons, Sauna, Bäder, Umkleideräume, öffentliche Toiletten, Betriebsversammlungen, Feiern aller Art
- *Aufenthalt in engen, hohen, geschlossenen oder dunklen Räumen:* Lifte, Räume ohne Fenster, Keller, Höhlen, Bogengänge, Kirchen, Türme aller Art, dunkle Schlafzimmer

Geht der Agoraphobie eine Panikstörung voraus, lässt sich ihre Entstehung gut nachvollziehen: Panik ist ein Zustand, in dem Selbstkontrolle, Verhaltensflexibilität und Kommunikationsfähigkeit deutlich reduziert sind, der also mit einer gewissen Hilflosigkeit einhergeht. Der Betroffene geht davon aus, dass ein Zustand, der sich von innen her so abnormal anfühlt, ganz sicher auch von außen deutlich zu erkennen sein müsste. Wer zudem die Furcht vor einer gefährlichen körperlichen Krankheit nicht aus dem Kopf bekommt, ist auf die ständige Verfügbarkeit schneller medizinischer Hilfe bedacht. Es ist nur zu logisch, dass jemand, der mit dem jederzeitigen Eintreten solcher Zustände rechnet, Orte zu meiden beginnt, an denen es zu peinlichen sozialen Situationen kommen könnte, die keine Fluchtmöglichkeit bieten oder wo Nothilfe erschwert wäre. Und dann kommen eben auch hier noch einmal neue Eskalationsmechanismen hinzu. Sie schleifen zusätzliche Angsteskalationsstrukturen ein, die in Richtung Ausbreitung und langfristiger Aufrechterhaltung wirken. Wir kommen gleich darauf zurück.

Doch wie entsteht eine reine Agoraphobie ohne Panikattacken? Nun, alles oben Gesagte kann natürlich auch ablaufen, wenn die Aufschaukelung zur Panikattacke nicht in Gang kommt und Angst oder Unwohlsein auf mäßigem Niveau verbleiben. Wer stürzt sich schon gern mit Schwindel und flauem Gefühl im Bauch ins Einkaufsgetümmel. Wer sich nicht im Vollbesitz seiner Kräfte fühlt, wird immer die spontane Tendenz haben, im sicheren Heim zu bleiben und die potenziell stressige Außenwelt zu meiden. Liegen zusätzlich Persönlichkeitsdispositionen, angstförderliche Lebenshaltungen oder Glaubenssätze vor, entsteht schnell ein Teufelskreis der Vermeidung: »Jetzt kann ruhig mal mein Mann einkaufen gehen, bis es mir wieder besser geht.«
Als Startpunkt für solche Entwicklungen taugen Unwohlsein, Ängste und Beeinträchtigungen jeglichen Ursprungs: körperliche Einschränkungen wie Behinderungen, chronische Erkrankungen, eine leichte Grippe oder auch nur eine Magenverstimmung; Lebensphasen mit starkem chronischen Stress; Erschöpfung; Selbstverunsicherung infolge von Misserfolgen oder kritischen Lebensereignissen. Aber auch Angstauslöser der Situation können im Spiel sein.
Die meisten von Agoraphobikern gemiedenen Situationen enthalten auch Anklänge an angeborene Auslösereize unseres Angstantriebs, die in der Steinzeit mit realen Gefahren verbunden waren. Frei stehend auf großen Flächen, wurde man schnell von Raubtieren oder Feinden entdeckt. Kleine, schlecht belüftete Höhlen oder sich verengende Felsspalten sollte man meiden – der Fahrstuhl mag das Gefahrengedächtnis unserer Art an dieser Stelle ansprechen. Man sollte sich nicht zu weit von der eigenen schutzgebenden Gruppe entfernen, und schon gar nicht allein.

Menschengedränge mögen an die Gefahren durch herandrängende Tierherden erinnern. Tiere und Menschen sind unberechenbar, die Begegnung mit ihnen ist immer potenziell stressig. Man weiß nie, wie sie sich verhalten, jederzeit kann man im Positiven wie im Negativen mit Herausforderungen konfrontiert werden. In der Steinzeit war es sinnvoll, in Fremden immer zunächst den Feind zu vermuten.
Es sei daran erinnert: Im Hintergrund stehen natürlich auch hier all die allgemeinen Dispositionen und Ursachen, die wir in Kapitel 2 besprochen haben.

Nun zu den Eskalations-, Ausbreitungs- und Erhaltungsmechanismen, die unter ungünstigen Umständen aus solchen noch normalen Angstzuständen eine Agoraphobie entstehen lassen.

Wie Platzangst eskaliert und sich ausbreitet

Um eine Systematik in das Ganze zu bekommen, werfen wir wieder einen Blick auf unser 2e3s-Schema (Abb. 7). Auch bei der Eskalation der Platzangst ist das Kernproblem: Der Betroffene reagiert von Ebene 1 (das Ich-Bewusstsein) her falsch auf die Prozesse von Ebene 2 (normale Furcht und Angst im Selbst). Auf Panik oder Unwohlsein wird mit Schonung, Vermeidung und Rückzug reagiert. So werden falsche Lernprozesse zugelassen, die zu einem sukzessiven Einschleifen von Angsteskalationsstrukturen führen. Über die Lern- und Verinnerlichungsstufen 1–3 fressen sich diese immer tiefer ins Selbst hinein, wobei gesunde Lebensregulierungsstrukturen zerstört werden. Das ist mit einer Verstärkung, Ausbreitung und Chronifizierung der Platzangst verbunden und führt zur Invalidisierung des Betroffenen.
Diese hochgestochenen Formulierungen werden klarer, wenn wir uns das im Einzelnen anschauen.

Stufe 1: Situationsbezogene Angsttheorien

Auf Stufe 1 – im Bereich von bewusstem Denken und Wissen – spielen natürlich die altbekannten Teufelskreismechanismen eine zentrale Rolle. Der Teufelskreis »Angst vor der Angst« ist hier wieder zu nennen, umso mehr, je stärker eine Panikstörung beteiligt ist. Bei der Agoraphobie erweitert sich das zum »Teufelskreis der Erwartungsangst« (Angst vor der Angst in einer bestimmten Situation), der nach dem Prinzip einer sich selbst erfüllenden und damit bestärkenden Prophezeiung funktioniert: Das besorgte Denken irrlichtert zu einer beliebigen künftigen Situation: »Bald ist ... Hoffentlich bekomme ich dort nicht wieder meine Zustände, das wäre eine Katastrophe!« Dieser Gedanke erzeugt schon Angst, wiederholt sich unter Verstärkung der Angst und trägt die Angst dann in die reale Situation hinein. Je öfter sich die Angsterwartung in dieser Weise erfüllt, desto berechtigter und gebotener erscheint sie. Je begründeter die Erwartungsangst scheint, desto öfter wird sie auf immer mehr Situationen bezogen, desto öfter erfüllt und rechtfertigt sie sich usw. Dabei kreiert das fantasiebegabte, spontan-assoziative Alltagsdenken nahezu beliebige Verbindungen und Ursachenvermutungen – umso mehr, als es oft durch die Angst irrational verzerrt wird.

Vielleicht wird einer jungen Frau aufgrund einer leichten, unbemerkten Virusinfektion in der U-Bahn übel und schwindelig. Sie muss um einen Sitzplatz bitten, was ihr peinlich ist. Zwar hält sie sich schon seit Langem für »hochsensibel«, aber so stark hatte sie das noch nicht. Sie macht sich Gedanken: »Vielleicht sind es die vielen Menschen, die ich nicht vertrage. Die schlechte Luft, die Ausdünstungen oder zu viel ›negative Energie‹ in der aggressiven Verkehrshektik.«

Ein paar Tage später ist das Gedränge auf dem U-Bahnhof wieder besonders groß. Natürlich erinnert sie sich sofort an den U-Bahn-Zwischenfall und entwickelt Erwartungsangst: »Hoffentlich geht das jetzt nicht wieder los!« Aus dem Zusammenwirken von Erinnerung, sich steigernder »Angst vor der Angst« und den situativen Stressoren entsteht jetzt tatsächlich wieder ein deutliches Unwohlsein. Nun setzt sich das Ganze als Sorgenthema fest: Die Erwartungsangst wirft ihren Enterhaken von Situation zu Situation. Das geht zunächst weiter bei Gegebenheiten mit vielen Menschen – Einkaufen, Teammeetings etc. – und endet bei allen Situationen, in denen es irgendwie auf irgendetwas ankommt, in denen man zu einem von außen bestimmten Zeitpunkt präsent und fit sein muss: berufliche Termine, Verabredungen mit Freunden und sogar das Fahren mit einer Rolltreppe (auf der es gilt, im richtigen Moment einen genau bemessenen Schritt zu tun). Die Symptomatik hat sich im Zuge dessen noch deutlich verstärkt. In der Folge beginnt unsere junge Frau die angstbesetzten Situationen immer öfter zu meiden, und immer öfter ereignet es sich, dass sie aus ihnen flüchten muss.

Da unser bewusstes Ich nach Erklärungen sucht, werden Angsttheorien konstruiert, die sich dann zu Glaubenssätzen und Überzeugungen verfestigen. Sie beziehen sich auf das Selbst: »Dieses oder jenes vertrage ich einfach nicht. Das ist so, damit muss ich leben. Ich bin eben allgemein hochsensibel.« Oder: »Es liegt in den Genen, auch meine Mutter hatte das schon.« Oder: »Ich brauche halt mehr Sauerstoff als andere Menschen. Das liegt sicher an meiner schweren Geburt mit Sauerstoffmangel. Dieses oder jenes kann ich unter keinen Umständen aushalten, da bleibt mir nur die Flucht.« Etc.

Bei vorbestehender Panikstörung knüpfen diese Konstruktionen natürlich an die dort schon gebildeten, mehr krankheitsbezogenen Angsttheorien an: »Ich habe ein schwaches, anfälliges Herz. Zu viele Menschen regen mich nun mal auf. Ich muss diese Situationen unbedingt vermeiden, weil ich sonst einen Herzinfarkt bekomme! Und wenn ich sie nicht vermeiden kann, muss ich sicherstellen, dass für den Notfall immer ein Fluchtweg offen steht!« Oder: »Ich bin sicher, dass ich irgendeine ernsthafte, noch unerkannte körperliche Erkrankung habe! Ich muss unbedingt sicherstellen, dass ich jederzeit schnellen Zugang zu ärztlicher Hilfe finde!« Oder: »Wenn ich Panik bekomme, sieht man mir das an! Ich bin ganz taumelig und in höchster Gefahr, ohnmächtig umzufallen. Schwäche zeigen, sich lächerlich machen – das ist das

Schlimmste, was es gibt. Lieber tot sein, als das Gesicht zu verlieren! Wenn ich unter Menschen bin und sich Angst ankündigt, muss ich sofort unauffällig verschwinden!«

Bei der Platzangst werden dazu noch Angsttheorien gebildet, die sich auf die Umwelt beziehen: »Negative Energie«, die von hektischen Menschen, Hochspannungsleitungen, Mobilfunkmasten oder vom Vollmond ausgehe; im Fahrstuhl oder in anderen geschlossenen Räumen sei zu wenig Sauerstoff. Eine agoraphobische Angestellte in einem Schweizer Talhotel wechselte in einen höher gelegenen Betrieb, weil sie der Überzeugung war, dass im Tal der Luftdruck zu hoch sei und ihr auf den Brustkorb drücke. Die Angst verzerrt das Denken. Zumindest im Bereich der Angsttheorien gehen oft Logik und Realitätsbezug verloren.

Sehr gefördert wird die Entstehung einer Agoraphobie auch durch ungünstige verhaltensbezogene Glaubenssätze: »Wenn es einem nicht gut geht, muss man sich zurückziehen und sich schonen, dann wird es besser.« Kurzfristig wird dieser Glaubenssatz ja auch durch die Erfahrung bestätigt: Flucht bewirkt, dass die Angst nachlässt. Die Angsttheorien verfestigen sich und werden immer mehr handlungsleitend. Langfristig freilich werden daraus die Gitterstäbe eines inneren Gefängnisses.

Je begründeter die Erwartungsangst scheint,
desto öfter wird sie auf immer mehr Situationen bezogen,
desto öfter erfüllt und rechtfertigt sie sich –
ein Teufelskreis.

Stufe 2: Typische und untypische Trigger fürs Angstnetz

Auf tieferen Schichten des Selbst, auf Stufe 2, gehen all dem nun noch die Prozesse des Konditionierungslernens parallel: Alles, was zeitgleich auftritt, wird im Nervensystem in der Tendenz miteinander verbunden. Diese Verbindung entsteht umso schneller und fester, je häufiger die gemeinsame Aktivierung erfolgt und je stärkere Emotionen daran beteiligt sind. Bei der Panikstörung haben wir das ja im Zusammenhang mit Abb. 10 schon besprochen: Furchtbesetzte Körperempfindungen, Katastrophengedanken und Angstgefühle werden in einer sich steigernden Spirale miteinander verbunden. Der Gesamtprozess freilich ist viel komplexer. Auch die Merkmale der während des Angstzustandes vorliegenden äußeren Situation werden natürlich an das entstehende Angstnetz »drankonditioniert«. Begegnet man diesen Situationsmomenten dann irgendwo oder denkt man an sie, kann dies das Angstnetz aktivieren und einen Angstanfall auslösen. Neben der Angsterwartung auf der gedanklichen Stufe ist dies der zweite Grund dafür, dass die Attacken im Verlauf einer Panikstörung tendenziell situationsgetriggerter werden und allmählich eine Agoraphobie entsteht.

Dabei muss man zwischen typischen und zufälligen Situationsmerkmalen unterscheiden. Erstere sind bei den typischen agoraphobischen Situationen immer in irgendeiner Form vorhanden: öffentliche Verkehrsmittel oder sonstige Einrichtungen, viele Menschen, enge Räume usw. Entsprechend wiederholt sich diese Verbindung sehr häufig und die Konditionierung verstärkt sich immer mehr. Das Angstnetz wird nun durch immer geringere Auslöser aktiviert: Anfangs kam die Angst bei der jungen Frau aus unserem Beispiel nur in der U-Bahn, dann schon im U-Bahnhof, zuletzt schon beim Aufbrechen in der Wohnung, wenn die gedankliche Vorstellung vom U-Bahnhof entsteht. Und: Das Angstnetz wird immer stärker aktiviert, seine Aktivität schlägt immer öfter durch. Nehmen wir an, unsere junge Frau schaut einen spannenden Krimi, in dem eine U-Bahn-Szene vorkommt. Kurz nach Beginn der Krankheitsentwicklung wäre es der Angst nicht gelungen, den Bann zu durchbrechen, in dem sie der Film hält. Später aber wird sie durch die U-Bahn-Szene aus dem Film herausgerissen und gerät in den »Horrorfilm« ihrer Agoraphobie.

Es ist klar, dass der Rückbau dieser starken Konditionierungen Zeit braucht. Wie schon bei der Panikstörung kann das durch spezielle Therapietechniken gefördert und beschleunigt werden.

Daneben gibt es zufällige, sehr variable Situationsmerkmale, die meist nur bei einer Angstsituation präsent sind. Vielleicht lief während der ersten Angstattacke unserer jungen Frau gerade ein bestimmter Musiktitel über die U-Bahn-Lautsprecher. Oder der Mann, der ihr schließlich seinen Sitzplatz anbot, trug eine gelbe Jacke. Diese Konditionierungen wiederholen sich nicht, sie werden meist nicht so stark, können aber doch länger haften bleiben, weil sie von starken Emotionen begleitet wurden. Sollte anstelle der U-Bahn-Szene in dem Krimi eine gelbe Jacke auftauchen, würde das den Bann des Films wahrscheinlich nicht durchbrechen. Jetzt aber sitzt unsere junge Frau in einem Café und lässt ihre Gedanken ziellos schweifen. Kommt nun zufällig ein Gast in gelber Jacke herein oder der Musiktitel aus der U-Bahn wird gespielt, kann es durchaus sein, dass die Prozesse auf Stufe 1 von den Stufe-2-Konditionierungen »eingefangen« werden und die Mechanismen von »Angst vor der Angst« und Erwartungsangst aktiviert werden: Die junge Frau erinnert sich, bemerkt, dass es ja hier im Café inzwischen auch sehr voll ist … und sehr stickig … hoffentlich kommt jetzt nicht … sie hört in sich hinein … Sie wissen schon, wie es weitergeht.

Während die Zahl der typischen Situationsmerkmale begrenzt ist, gibt es zufällige Situationsmerkmale in nahezu unbegrenzter Zahl. So besteht die Gefahr, dass sich die Lebenswelt eines langjährigen Angstpatienten mit immer mehr kleinen Tretminen anreichert, die beim Hochgehen Angstattacken auslösen. Die Agoraphobie eskaliert also sozusagen eher in die Breite – die wild herumtastenden Angstgedanken können alles infizieren, was sie berühren. Im Unterschied hierzu eskaliert die Panikstörung gewissermaßen in die Höhe – die Intensität der Angst steigert sich bis zu einem Maximum. Das hat mit den beteiligten Katastrophengedanken zu tun, die bei der Panik krasser ausfallen: Ein Herzinfarkt könnte einen ja tatsächlich umbringen, von einer U-Bahn-Fahrt erwartet man das weniger.

Bei der Agoraphobie gewinnt eine weitere Form der Konditionierung Gewicht (in der Fachsprache »operante Konditionierung« genannt). In Bezug auf Panikattacken gelingen Flucht und Vermeidung nur sehr eingeschränkt: Man kann Wärme, Aufregung oder Anstrengung meiden, aber man kann nicht aus seinem Körper fliehen oder sein Herz anhalten. Bei überwiegend agoraphobischer Angst ist dies sehr viel besser möglich: Im Prinzip kann man agoraphobische Situationen völlig vermeiden und dadurch die Angst weitgehend »abstellen« (und sei es, dass man das Heim nicht mehr verlässt). Jede Entscheidung für ein Vermeidungsverhalten und jedes Fluchtverhalten ist mit einem Nachlassen der Angst und einem starken positiven Gefühl der Erleichterung verbunden. Vermeidungsentscheidungen und Fluchtverhalten werden nun nach den Gesetzen des Konditionierens mit diesen positiven Gefühlen verbunden. Da wir nach positiven Gefühlen streben, kommt es hierdurch zu einer Verstärkung dieser Verhaltenstendenzen und zu einem häufigeren Auftreten von Vermeidung und Flucht. Die Lücke zwischen Reiz und Reaktion (s. Kap. 1, Abb. 4.3) verkleinert und schließt sich, es wird immer schwieriger, mit dem Willen blockierend dazwischenzugehen. Das Fluchtverhalten erfolgt immer spontaner und reflexartiger. Nach den gleichen Prinzipien verfestigt sich das »Sicherungsverhalten«: Eine Tablette bringt Erleichterung – und bald wird zwanghaft nach den Tabletten gegriffen, sobald man die Wohnung verlässt.

Stufe 3: Der Kerker schließt sich

Kommt es dann in größerem Umfang zu Rückzug, Vermeidung und Flucht, setzen auf Stufe 3 natürlich auch Prozesse der Sensibilisierung und des Kompetenzverlustes ein. Agoraphobische Situationen sind wie gesagt meist mit gewissen Stressoren verbunden und auch mit potenziellen Anforderungen – Situationen, in denen wir alle mal die Nerven verlieren, wenn es besonders dicke kommt oder wir schlecht drauf sind. Immer schneller wandeln sich die wachsenden Anforderungen: von der neuen Benutzerführung am Fahrkartenautomaten bis zum neuen Bezahlsystem im Supermarkt. Da haben wir alle schon mal blöde dagestanden, auch wenn wir topfit waren.

Wer an all dem längere Zeit nicht teilgenommen hat, ist zwangsläufig sensibler, stressanfälliger und unsicherer. Schon nach drei Wochen Insel-Urlaub schlägt einem das Gedröhn der Großstadt doppelt aufs Gemüt. All das potenziert sich, wenn stärkere Angst dazukommt und der agoraphobische Rückzug über Monate ging. Und dann werden die Angstgespenster durch das Katastrophendenken auf Stufe 1 noch zusätzlich zu irrealer Größe aufgeblasen. Angst und Unwohlsein verstärken sich, was wieder das Rückzugsverhalten und die selbstbeschränkenden Glaubenssätze verstärkt, usw. Irgendwann scheint es dann völlig unmöglich, bestimmte Dinge zu tun, bestimmte Räume zu betreten.
In Verbindung mit der reflexartigen Verfestigung des Fluchtverhaltens (Stufe 2) führen diese Stufe-3-Prozesse zum »Teufelskreis der Angstfixierung« (Butollo 2016): Wer einfach nicht mehr Auto oder U-Bahn fährt, wer alle Einkäufe vom Partner erledigen lässt und sich einredet, dass ihn Kinofilme sowieso nicht interessieren, der kann eben auch nicht mehr die korrigierende Erfahrung machen, dass diese Situationen im Kern ungefährlich sind, und lernen, sie zu bewältigen. Angst und Vermeidungsverhalten verstärken sich wechselseitig. Alle Wege aus der Angst heraus sind blockiert. Die Tür des Angst-Gefängnisses ist ins Schloss gefallen.

Welche Formen Platzangst annehmen kann

Lassen Sie uns nun den Entwicklungsgang einer Agoraphobie noch einmal zusammenfassen und ergänzen.

- Den Startpunkt bilden Panikattacken oder Zustände von Angst und Unwohlsein in bestimmten typischen Situationen außerhalb der gewohnten und schützenden Umgebung.
- Es entsteht eine Erwartungsangst, die auf immer mehr Situationen ausgreift und sich selbst bestätigt: Unwohlsein und Angst in den Situationen verstärken sich, es treten öfter Panikattacken auf, zugleich verstärken sich die Flucht- und Vermeidungstendenzen. Die hieran beteiligten Eskalationsmechanismen haben wir eben besprochen.

- Ursprünglich unvermittelte Panikattacken werden jetzt zunehmend situationsgetriggert. Im Schnitt 6 Monate nach Beginn einer Panikstörung hat sich bei der Hälfte der Patienten eine Agoraphobie hinzuentwickelt. Knapp die Hälfte der Panikattacken ereignet sich nun in typischen agoraphobischen Situationen, am häufigsten sind: Kaufhäuser, Autofahren, öffentliche Plätze, Besuch bei Freunden.

Sicherungsverhalten: Wasserflasche, Fahrrad und Co.

Die o.g. Situationen werden nun nach Möglichkeit ganz vermieden oder im Sinne von »Sicherungsverhalten« ausgestaltet. Hier einige Beispiele (mod. nach Morschitzky 2009):

1. Es wird darauf geachtet, Flucht- und Kontrollmöglichkeiten zu haben: in Veranstaltungsräumen nahe der Tür sitzen; in geschlossenen Räumen, soweit möglich, Fenster öffnen; im Auto immer vorn sitzen (zumindest bei zweitürigen Modellen); lieber selbst fahren als Beifahrer sein; lieber Landstraße fahren als Autobahn (und schon gar nicht eine mit Tunnel oder Brücke); Strecken und Zeiten mit Staugefahr meiden; lieber Regionalzug fahren mit vielen Halts als ICE oder fliegen; in Geschäften zu Zeiten einkaufen, wo wenige Menschen unterwegs sind und sich keine Schlangen an den Kassen bilden; öffentliche Räume zwar betreten können, aber größte Probleme haben mit dem Friseur oder dem Zahnarzt, wo man lange regelrecht »festgesetzt« wird; in einem Imbiss essen können, nicht aber in einem besseren Restaurant (mit Wartezeiten); lieber im Erdgeschoss wohnen als in höheren Etagen u. a. m.
2. Bei anderen Betroffenen steht die schnelle Verfügbarkeit von Hilfsmöglichkeiten im Vordergrund: immer wissen müssen, wie das nächste Krankenhaus mit Notaufnahme zu erreichen ist; immer ein Handy dabeihaben müssen; von einer Schutz- bzw. Vertrauensperson begleitet werden müssen (Partner, Eltern, Freunde, im weiteren Sinne auch Kinder oder Haustiere); Medikamente (Beruhigungsmittel wie Benzodiazepine),

Wasserflasche (oder auch alkoholische Getränke im »Flachmann«), Kaugummis oder Bonbons (gegen trockenen Mund) oder einen Talisman dabeihaben müssen u. a. m.

3. Steht Schwindel als Symptom im Vordergrund, kommt es den Betroffenen darauf an, über Möglichkeiten des Festhaltens zu verfügen (Fahrrad, Regenschirm oder Spazierstock mitführen; sich in der Nähe von Geländern oder Hausmauern halten u. a. m.).
4. Weitere Betroffene helfen sich durch »Ablenkungsrituale«: immer eine Zeitung dabeihaben, um in »Pausen« zwanghaft lesen zu können; andere Personen in pausenlose Gespräche hineinziehen; innere Zähl- und Rechenprozeduren (z.B. die Sekunden zählen bis zum Erreichen der nächsten Haltestelle). So wird der Geist blockiert für Fehlfunktionen wie Erwartungsangst und Selbstbelauerung.

Im Laufe der Zeit wird die Abhängigkeit von diesen Sicherheitsmaßnahmen sehr groß. Aus bestem Wohlbefinden heraus kann es eine Panikattacke auslösen, wenn ein Betroffener plötzlich feststellt, dass er seine Tabletten vergessen hat oder nicht weiß, wo die nächste Notaufnahme ist. Tendenziell verstärkt sich die Symptomatik, immer mehr Situationen werden vermieden. In manchen Bereichen wird langjähriges Vermeidungsverhalten so zur Gewohnheit, dass es irgendwann als Normalität wahrgenommen wird.

Ferner zeigt sich, dass die Symptomatik irregulären Schwankungen unterworfen ist: Es gibt gute und schlechte Tage, ohne dass man Ursachen erkennen und Voraussagen treffen könnte. Wie in Kapitel 5 (Abschnitt »Alles swingt: Die pulsatile Natur körperlicher Prozesse«) besprochen, gehören Schwankungen, Zufall und Chaos zum Wesen des Lebendigen. Jetzt, wo eine latente Erwartungs- und Versagensangst quasi zum Dauerzustand geworden ist, hat die Angst nicht mehr die Kraft, sich bei jedem der vielen Erwartungsmomente zum großen Auftritt aufzuschwingen. Gleichwohl führt diese Unvorhersagbarkeit zu Demoralisierung und völliger Selbstverunsicherung.

Betroffene können nicht mehr dafür bürgen, zu irgendeinem Zeitpunkt mit Sicherheit zu irgendeiner definierten Leistung fähig zu sein. Das erschwert das soziale Leben auf allen Ebenen ungemein. Sozialer Rückzug ist die Folge, der Freundeskreis schrumpft. Bei Terminen aller Art entsteht sofort die Frage: »Wie wird es mir zu diesem Zeitpunkt gehen? Bestimmt schlecht!« Mancher glaubt, Kontrolle und Gelingen durch minutiöse Planung verbessern zu können. Doch meist nährt das nur die Erwartungsangst und führt erst recht zum Scheitern. Die gleichen Anforderungen können jedoch oft bewältigt werden, wenn sie sich spontan ergeben. Wenn man sich mit Freunden verabredet, muss man ständig absagen. Trifft man sie zufällig in der Stadt, kann man einen gemeinsamen Kaffee genießen. Andere Betroffene versuchen aus solchen Erfahrungen heraus, jegliche Planung zu vermeiden.

Zwischenmenschliche Probleme: Kollusionskollisionen

Obwohl sie so sehr darunter leiden, empfinden viele Betroffene ihre Einschränkungen als derart albern und peinlich, dass sie sie so lange wie möglich zu verbergen suchen, zunächst auch vor der eigenen Familie. Ständig müssen Ausreden erfunden und Umgehungswege konstruiert werden, was auch wieder dazu beiträgt, dass sich Unruhe und Anspannung als Dauerzustand etablieren. Erfolgt dann irgendwann doch die Offenlegung, erfährt der Betroffene meist in hohem Maße Verständnis, Zuwendung und Hilfe vonseiten der Nächststehenden. In der akuten Angstsituation verschafft dies immer momentane Linderung. Eine überwiegend und dauerhaft von spontanem Mitgefühl inspirierte Hilfe wird allerdings in der Tendenz dazu führen, dass der Betroffene sein Vermeidungsverhalten ausweiten und auf Dauer stellen kann. Er gerät in Abhängigkeit, die Krankheit chronifiziert und verschlimmert sich. Hat der helfende Angehörige eine passende Persönlichkeitsdisposition (kurz und vereinfacht: »Helfersyndrom«), können sich ungute Beziehungsmuster etablieren, die beide Partner in ihrer Entwicklung behindern (»Kollusion«). Im Extremfall

geben Partner ihren Beruf auf, um ganz für den Betroffenen da sein zu können, der nun gar nicht mehr ohne Begleitung das Haus verlassen kann.
Auch weniger krasse Muster können solche Beziehungen durchaus über längere Zeit einigermaßen stabil halten. Das Problem wird dann u.U. nach Jahren erst wieder akut, wenn neue äußere Zwänge auftauchen – etwa berufliche Veränderungen, die vermehrtes Reisen notwendig machen (z.B. eine Versetzung in den Außendienst oder an einen entfernteren Firmensitz).
Meist jedoch erschöpft sich die Geduld der Helfer nach einiger Zeit, weil sich keine Besserung einstellt. Die Angehörigen geraten selbst »an ihre Grenzen«, das Konfliktpotenzial in Beziehung und Familie wächst. Gemeinsame Unternehmungen oder gar Urlaubsreisen können kaum mehr ohne heftigen Streit geplant werden. Gerade in den Familien von Angstbetroffenen nehmen die Konflikte nicht selten dramatische Formen an. Auch Angehörigen ohne »Helfersyndrom« fällt es in einer solchen Krankheitssituation schwer, auf Distanz zu gehen, weil das als ein »Im-Stich-Lassen« empfunden wird. Die Belastung der Angehörigen löst bei den Betroffenen Schuldgefühle aus, was zusätzlich das Selbstwertgefühl drückt und die Depressionsgefahr erhöht.
Dennoch führt die weitere Entwicklung nicht selten dazu, dass Beziehungen und Familien auseinandergehen. Im Extremfall geraten die Betroffenen dann in eine Situation, wo sie ihren Arbeitsplatz verlieren, womöglich über Jahre kaum mehr ihre Wohnung verlassen, am Ende berentet werden. Um die notwendigsten Erledigungen durchstehen zu können, werden in steigender und am Ende deutlich zu hoher Dosis Beruhigungsmittel konsumiert (v.a. Benzodiazepine) oder eben auch Alkohol (bis zu 50% der Betroffenen entwickeln im Langzeitverlauf ein Alkoholproblem). Neben Suchterkrankungen treten als häufige Zweit- und Folgeerkrankung Depressionen auf. Geht all dies über viele Jahre, kann es als eine regelrechte Veränderung der Persönlichkeit wahrgenommen werden, wobei Eigenschaften wie Besorgtheit, Übersensibilität, Passivität, Zurückgezogenheit oder Abhängigkeit immer prägender erscheinen. In solchen fortgeschrittenen

Fällen ist eine stationäre Behandlung dringend und unbedingt geboten. Spontanheilungen sind bei chronifizierten Angststörungen sehr selten.

> *Viele Betroffene empfinden ihre Einschränkungen als derart albern und peinlich, dass sie sie so lange wie möglich zu verbergen suchen, zunächst auch vor der eigenen Familie.*

Die Platzangst wieder loswerden – Wissensarbeit (Stufe 1)

Wie schon bei der Behandlung der Panikstörung gilt es nun auch hier, wieder systematisch auf den einzelnen Verinnerlichungsstufen die entstandenen Angsteskalationsstrukturen abzubauen und durch Anti-Angst-Strukturen und normale Lebensregulierungsstrukturen zu ersetzen.
Wieder gehen wir Schritt für Schritt die einzelnen Stufen durch. Dreh- und Angelpunkt der Agoraphobie-Behandlung ist die Expositionstherapie in den realen Lebenssituationen (Stufe 3) – doch der Reihe nach.

Wissen erarbeiten und Reframing

Zuerst müssen wir wieder den Angstgedanken und Katastrophentheorien korrekte und positive Konzepte gegenüberstellen. Im Alltag nutzen wir diese dann unermüdlich, um aufkommenden Ängsten durch Umdeutung der Situation den Boden zu entziehen. Die agoraphobischen Ängste drehen sich im Kern ja um zwei Themen: die Sorge um die eigene Gesundheit und die Angst vor sozialer Blamage.

Ihr Körper ist gesund!

Den ersten Themenkomplex haben wir im Zusammenhang mit der Panikstörung schon ausführlich besprochen. Es wurde die Natur körperlicher Prozesse dargestellt, dass sie auch zufallsbestimmten Schwankungen unterliegen, die sich zwischenzeitlich wie Beschwerden anfühlen können, aber von allein wieder verschwinden. Wir haben erklärt, was in Körper und Psyche vorgeht, wenn Angst aufkommt, und zu welchen Phänomenen und Symptomen sich das steigern kann, wenn Panik entsteht. Es ist nachvollziehbar, dass subjektiv der Eindruck einer hereinbrechenden Katastrophe aufkommt – objektiv aber besteht keine Gefahr. Es wurde besprochen, wann Bezüge zu körperlichen Erkrankungen bestehen könnten und welche medizinischen Abklärungen sinnvoll sind.

Sollte Ihre Agoraphobie aus einer Panikstörung hervorgegangen sein, haben Sie dies wahrscheinlich gründlich gelesen und die Übungen bearbeitet. Dann müssen Sie das dort Erarbeitete nur noch um die jetzt folgenden Situationsaspekte ergänzen.

Vielleicht gehören Sie aber auch zu der kleineren Gruppe von Betroffenen, bei denen sich die Angst nicht zu »richtigen« Panikattacken gesteigert hat. Sie spüren eine stark situationsbezogene Angst oder es stehen einzelne körperliche Symptome der Angst im Vordergrund: Schwindel, Übelkeit oder Durchfall, z.B. verbunden mit der Angst umzufallen, zu erbrechen oder keine Toilette zu finden. Auch dann sollten Sie das Vorkapitel lesen, die Übungen abarbeiten und in Absprache mit Ihren Ärzten die notwendige medizinische Diagnostik durchführen lassen. Wird hier nichts Substanzielles gefunden, gilt auch in Ihrem Fall mit allergrößter Wahrscheinlichkeit: Ihre Beschwerden sind Symptome der Angst und werden durch die beschriebenen Eskalationsmechanismen aufrechterhalten und verstärkt. Oder all dies pfropft sich verstärkend auf eine ungefährliche funktionelle Disposition auf (eine genetisch bedingte Neigung, besonders leicht, schnell und oft mit Schwindel, Übelkeit, Durchfall etc. zu reagieren). Sie haben dann eine sehr große Chance, mit einem Angstbehandlungsprogramm wie diesem Ihre Beschwerden deutlich zu reduzieren.

Es gilt also: Sie sind körperlich gesund, es droht Ihnen keine ernsthafte Gefahr. Sie brauchen keine Hilfe. Sie können sich beliebig weit und für sehr lange vom nächsten Krankenhaus entfernen. Sie können allein einen Waldspaziergang ohne Handy machen und auch für drei Monate auf eine Forschungsstation am Nordpol gehen. Vertrauen Sie auf die Selbstregulationskräfte Ihres Körpers. Funktionelle Beschwerden werden nicht schlimmer, zumeist bessern sie sich auf längere Sicht.

Wegen funktioneller Beschwerden muss man sich auch nicht im Übermaß schonen. Geordnete Aktivität wirkt durch »Mitnahmeeffekte« regulierend und durch Ablenkung deeskalierend. Selbst bei einer leichteren körperlichen Erkrankung wäre ja moderate körperliche Aktivität erlaubt. Bestimmt sind auch Sie schon mal mit Grippe und leichtem Fieber arbeiten gegangen oder zumindest zum Arzt gefahren, ohne dass etwas Schlimmes passiert wäre. Wenn Sie sich unwohl fühlen, müssen Sie ja keinen Marathon laufen, aber U-Bahn fahren und ins Kaufhaus gehen, das können Sie ohne Gefahr.

Wie Ihnen Kapitel 5 gezeigt hat, können die Mechanismen der Angsteskalation eine Fülle merkwürdiger Phänomene im subjektiven Erleben erzeugen. Es braucht dazu keine Zusatzannahmen wie negative Energie, Vollmond, Elektrosmog oder Sauerstoffmangel (in öffentlichen Räumen). Wenn solche Einwirkungen überhaupt existieren und wenn sie überhaupt einen Einfluss auf unser Befinden haben sollten, dann wäre er nur gering. Keinesfalls wäre das ein Grund, nicht mehr aus dem Haus oder unter Menschen zu gehen. Ganz im Gegenteil – wir hatten ja über die unerhörte Anpassungs- und Trainingsfähigkeit unseres Organismus gesprochen. Sollte Ihnen ein latenter Stressor Unwohlsein machen, dann setzen Sie sich ihm aus! Ihr Organismus würde schon bald mit ihm fertig. Wenn es Alpinisten nach längerem Training schaffen, Achttausender ohne Sauerstoffmaske zu besteigen, dann können Sie in jedem Fahrstuhl und jedem überfüllten Sitzungsraum dieser Welt überleben! Sollten Sie von anderen, speziellen Annahmen über eine äußere Verursachung Ihrer Angst oder Ihres Unwohlseins gequält werden, dann befragen Sie Ihre Ärzte, Therapeuten oder die zuständigen naturwissenschaftlich orientierten Experten. Wahrscheinlich werden Sie von ihnen beruhigt – vertrauen Sie ihnen. In jedem Falle dürfte es dabei bleiben, dass es keinen medizinisch sinnvollen Grund gibt, nicht aus dem Haus zu gehen.

Schwäche ist Stärke!

Nun zum 2. Themenkomplex, der sozialen Angst. Die im nächsten Kapitel besprochene soziale Angststörung ist eine »unbedingte Sozialangst«: Die Betroffenen fühlen sich in ihrem Kern ungenügend und haben generell Angst, dass das von anderen entdeckt und bewertet wird. Demgegenüber ist die Agoraphobie in Teilen eine »bedingte Sozialangst«: Im Vollbesitz ihrer Kräfte haben die Betroffenen keine übermäßige Furcht vor sozialen Situationen. Die Sozialangst entsteht unter der Bedingung, dass sie sich beeinträchtigt fühlen und fürchten, keine gute Figur zu machen. Da es hier natürlich fließende Übergänge gibt, wird der Agoraphobie-Betroffene auch im nächsten Kapitel noch Nützliches für sich finden können.

Als Erstes ist es wieder wichtig, sich die Hintergründe sozialer Ängste bewusst zu machen, die in Teilen angeboren sind und Anpassungen an steinzeitliche Gefahren darstellen. Wie in Kapitel 1 erläutert, ist das Statusstreben ein evolutionär extrem wichtiges Motiv. Die »Ehre«, »das Gesicht« zu verlieren ist entsprechend mit großen Ängsten verbunden. Darüber hinaus waren unsere steinzeitlichen Vorfahren vom Eingebundensein in ihre Gruppe auch existenziell abhängig. Wer ausgestoßen wurde, hatte kaum eine Überlebenschance. Extrem gefährlich war es, in angeschlagenem Zustand fern der eigenen Leute auf Fremde zu treffen. Was wir heute über sich bekriegende Schimpansengruppen und Naturvölker wissen, lässt die Vermutung zu, dass so etwas oft tödlich ausgegangen sein muss. Aus evolutionspsychologischer Sicht haben die agoraphobischen Ängste also einen sehr realen Hintergrund: Sie rühren gewissermaßen her von schwersten Traumata aus der Kindheit unserer Spezies.

Wie schon mehrfach angeklungen, befinden wir uns somit in folgender Lage: Wir sind mit einem Steinzeitgehirn in einer modernen Lebenswelt unterwegs, die sich seither radikal gewandelt hat. In vielen Situationen leiten uns unsere Instinkte und Gefühle deshalb fehl. Hinterfragen wir die Suggestionen unserer Ängste. Wie ist es wirklich? Nun, das uns von unserem Statusantrieb eingegebene Verständnis von »Ehre« oder »Gesicht wahren« ist ein sehr archaisch-primitives. Es ist die Stimme der Biologie, die Stimme der Gene, die hier zu uns spricht. Wir Menschen haben zwar eine biologische Basis, im Kern aber sind wir geistig-kulturelle Wesen und hier gilt: Biologische Schwäche zeigen können und durch sie hindurch unbeirrt seinen geistigen Prinzipien folgen – das ist die wahre Stärke des Menschen.

Nehmen Sie als Bild dafür Papst Johannes Paul II., der sich im schon final versagenden Körper noch aufrecht hielt und öffentlich zeigte. Wer sich über biologische Schwäche lustig macht oder sie ausnutzt, zeigt damit nur, dass er sich noch nicht dauerhaft über das biologische Entwicklungsniveau erheben konnte, und disqualifiziert sich damit als Mensch selbst. Hinzu kommt, dass wir Angehörigen moderner Großgesellschaften von unseren Gruppen kaum mehr abhängig sind: Wir können das Team, die Firma oder das Land wechseln und zur Not sogar mit unserer Familie brechen – all das würde uns nicht der Möglichkeit des Weiterlebens berauben. Es müsste nicht einmal unsere Glücksfähigkeit dauerhaft beeinträchtigen. Wir Menschen können es sogar lernen, auch dann in unserer Innenwelt ein ausreichend zufriedenes Leben zu führen, wenn wir in der Außenwelt ein von vielen verspotteter Sonderling sind.

Und machen Sie sich schließlich immer wieder bewusst: Zumindest tagsüber sind Sie in den belebten Kernzonen des öffentlichen Raumes unserer westlichen Gesellschaften außerordentlich sicher. Auch von Fremden geht hier keine Gefahr aus. Die menschliche Natur hat eine stark ausgebildete prosoziale Seite, die durch die üblichen Formen unseres gesellschaftlichen Lebens aktiviert wird. Hinzu kommen verinnerlichte kulturelle Normen, geistige Werte und schließlich noch Überwachungskameras und die Polizei. Selbst wenn Sie erkennbar körperlich angeschlagen sind, droht Ihnen keine Gefahr. Im Gegenteil – mit großer Wahrscheinlichkeit bietet Ihnen jemand Hilfe an. Im schlimmsten Fall würde man Sie vielleicht für einen Betrunkenen halten und ignorieren. Die Gefahr, die von Terrorakten ausgeht, wirkt durch die ständige Medienpräsenz des Themas übergroß. Realistisch-statistisch betrachtet ist der wirkliche Gefahrenzuwachs minimal.

Gerade weil es hier falsch ausgerichtete Gefühlstendenzen gibt, ist es wichtig, sich korrigierendes Wissen dieser Art immer wieder aktiv ins Bewusstsein zu rufen. Es macht einen Unterschied, ob man seinen Gefühlsautomatismen freien Lauf lässt, ob man unkritisch mit ihnen identifiziert bleibt oder gar dem Glauben anhängt, dass jedem Gefühl eine tiefe und wahre Bedeutung zukommt, oder ob man im Wissen um die steinzeitliche Herkunft unserer Gefühle immer wieder kritische Distanz zu ihnen herstellt und sie ggf. durch die Vernunft korrigiert.

> *Biologische Schwäche zeigen können und durch sie hindurch unbeirrt seinen geistigen Prinzipien folgen – das ist die wahre Stärke des Menschen.*

Sie sind stärker, als Sie sich fühlen!

Auch der Glaube, dass Unwohlsein und Angst mit realer und dauerhafter Schwächung und Leistungseinschränkung verbunden seien, ist falsch. Die Angst kann Potenziale des Selbst zeitweise blockieren, aber sie zerstört sie nicht. Angsteskalationsstrukturen mögen sich tief ins Selbst gefressen haben, die Selbsterhaltungsmechanismen in seinem Kern aber werden davon nicht berührt.

Die Angst ist und bleibt eine Kraft, die dem Überleben dient. Das zeigt sich immer wieder, wenn Angstpatienten in reale Bedrohungs- oder Notsituationen geraten. Es gibt eine Fülle von verbürgten Berichten, dass Menschen mit schwerer Agoraphobie oder anderen Angststörungen in Kriegen, Naturkatastrophen oder bei Unfällen ihre Angst überwinden und vergessen konnten, um mit größtem Einsatz und Erfolg andere und sich zu retten.

Es wurde an verschiedenen Stellen in diesem Buch angesprochen: Unser Selbst birgt eine Fülle von unverlierbaren Potenzialen, zu denen wir keinen bewussten Zugang haben, von denen das angstblockierte Ich nichts mehr weiß. Lesen Sie diese Abschnitte noch einmal und schreiben Sie sich ggf. wichtige Kernbotschaften heraus. Viele Grundfunktionen gerade des sozialen Verhaltens sind zu großen Teilen angeboren. Alles, was Sie früher gut gelernt haben, ist weiterhin in Ihrem Selbst gespeichert. Lernen Sie, die Blockaden zu lösen (s. Kap. 3). Lassen Sie los, lassen Sie geschehen, geben Sie sich dem Fluss des Seins anheim. Versuchen Sie durch Wissen wie das eben genannte Ihr Vertrauen in Selbst und Sein wieder zu stärken. Sie fühlen sich schwach, im Kern aber sind Sie stark!

Und wieder: paradoxe Techniken

Vor diesem Wissenshintergrund gilt es dann wieder, mit paradoxen Techniken Teufelskreise zu durchbrechen. Es gilt, dem falschen Orakel »Erwartungsangst« die Stimme zu brechen. Knüpfen Sie hierzu auch an das im Abschnitt über den paradoxen Umgang mit Panikattacken (Kap. 5) Gesagte an, indem Sie es in die agoraphobischen Situationen hinein erweitern.

Sagen Sie sich Sachen wie: »Ich glaube daran, dass wahre menschliche Größe darin besteht, auch Schwäche, Verletzlichkeit und Leiden offen zu zeigen und seinen Weg zu gehen. Ich will ein Zeichen setzen gegen die albernen archaischen Ritterspiele der Stärke! Ich will ein Zeichen setzen gegen das dümmliche Glück der Werbespots. Angst, Unwohlsein und all ihr anderen Konsorten – ihr seid herzlich eingeladen. Seid meine Trainer in Sachen Authentizität! Halten wir der Welt den Spiegel der Wahrheit vor!

Ich will an Johannes Paul II. denken und ein Bild von ihm in der Tasche tragen.« So machen Sie aus Ihrer Angst eine Chance für persönliches Wachstum, denn all das hat ja wirklich auch einen wahren und guten Kern.

Oder: »Ich stelle mir vor, ich sei Versuchsperson in einem sozialpsychologischen Experiment. Ich soll jemanden mimen, dem es offensichtlich schlecht geht. Ziel ist herauszufinden, wie oft und von wem ich Hilfsangebote bekomme. Wenn es mir dabei wirklich schlecht geht, umso besser! Dann wirke ich überzeugender! Vielleicht entdecke ich ja am Ende mein großes Schauspieltalent. Und die, die mir Hilfe anbieten, fühlen sich danach den ganzen Tag über gut! Sonst waren die U-Bahn-Fahrten immer so langweilig, jetzt wird es richtig spannend. Sollte ich es schaffen, eine Panikattacke anzukurbeln, dann will ich es diesmal so weit treiben, dass ich wirklich umfalle. Dann ist mein Falltraining nicht umsonst gewesen, ich komme ins Krankenhaus und werde noch mal gründlich durchgecheckt – fünffach hält besser! Wichtig genug ist es ja.«

Keine Angst vor Peinlichkeiten!

Und für ganz Hartgesottene: Die Fähigkeit, sich innerlich frei und unabhängig zu machen von der Meinung der anderen, ist für Glück und Erfolg von zentraler Bedeutung. Deshalb gibt es in Psychologie und Verhaltenstherapie regelrechte »Anti-Peinlichkeits-Trainings«. Die Teilnehmer gehen – oft als vom Therapeuten begleitete Gruppe – hinaus in die Stadt und machen Sachen, die grob gegen soziale Normen und Erwartungen verstoßen: Sie ziehen eine angeleinte gelbe Gummiente hinter sich her, verlangen beim Bäcker ein Pfund Schrauben oder rufen in der U-Bahn die Haltestellen aus.

Sollten Sie Angst vor öffentlichem Erbrechen, vor Kontrollverlust über Blase oder Darm haben – Sie könnten auch das als Anti-Peinlichkeits-Training definieren und es paradox angehen: Bereiten Sie sich entsprechend Ihrer Eigenheiten adäquat vor, d.h.,

gehen Sie morgens auf die Toilette, trinken Sie nicht zu viel, bevor Sie aus dem Haus gehen, verzichten Sie auf Nahrungsmittel, die Sie schlecht vertragen oder die harntreibend sind, etc. Dann gehen sie offensiv und mit schwarzem Humor auf die Piste und sagen sich: »Ich weiß, dass es sehr unwahrscheinlich ist, dass etwas passiert. Aber wenn, dann ist es auch gut, dann will ich es als Selbstsicherheitstraining in peinlichen Situationen annehmen! Wenn ein starker Drang entsteht und ich merke, dass ich ihm nicht standhalten kann, dann »schalte ich um« und lass es halt kommen. Ich mache mir bewusst, dass so etwas passieren kann, dass mich das als Mensch nicht abwertet, dass Bewertungen und Verhalten der Umstehenden keinen Einfluss auf mein Leben haben, dass es gut ist zu trainieren, so etwas auszuhalten, und dass es eine eigene Leistung ist, gut aufgestellt und selbstbewusst mit so einer Situation umzugehen.«
Für den Fall, dass es jemand bemerkt, haben Sie sich einen kleinen Text überlegt, vielleicht so in der Art: »Ach du meine Güte! Sorry, ich hab eine Blasenentzündung/was Verdorbenes gegessen! Es ging einfach nicht mehr. Das ist mir ja seit meinem 5. Lebensjahr nicht mehr passiert! Was für ein Schwank, darüber werde ich in 20 Jahren noch mit meinen Enkeln lachen! Lachen Sie ruhig auch, ich könnt's Ihnen nicht übel nehmen.« Aber wahrscheinlich schaut wegen so etwas heute kaum mehr jemand von seinem Smartphone auf. Apropos Schauspieltalent und Smartphone – vielleicht nimmt's ja jemand auf und Sie werden YouTube-Star! Schließlich bietet Ihnen dann Procter & Gamble einen millionenschweren Werbevertrag für Pampers und am Ende schreiben Sie einen Bestseller mit dem Titel »Wie ich aus Sch... Gold gemacht habe!« Das ist es, was ich unter schwarzem Humor verstehe. Wieso eigentlich Humor? Heute ist so etwas wahrscheinlich ein durchaus realistisches Szenario.

Und zuletzt ist es auf Stufe 1 wichtig, dem Teufelskreis der Vermeidung entgegenzuarbeiten. Es ist von zentraler Bedeutung, dass Sie diesen Mechanismus verstehen und sich seine Folgen immer wieder kristallklar vor Augen halten. Dies und nur dies ermöglicht

es Ihrem Geist, eine Trotzmacht aufzubauen, die mit ausreichender Kraft dagegenhält.
Leben und Glück sind nur in Bewegung erfahrbar, im Pendeln zwischen Minus und Plus: zwischen Erschöpfung und Erholung, Anspannung und Entspannung, Schmerz und Linderung, zwischen Sehnsucht und Erfüllung, Angst und Angstlösung. Bei unseren Vorfahren war es die unerbittliche Natur, die sie immer wieder an den Minuspol warf. In unseren sicheren Wohlstandsgesellschaften geschieht dies nicht mehr oft genug, die Rückzugsräume sind zu groß. Und so müssen wir das ggf. selbst mit der Trotzmacht unseres verstehenden Geistes besorgen.
Mit der Unausweichlichkeit eines Naturgesetzes gilt: Den Schmerz, den Sie heute vermeiden, müssen Sie morgen vermehrt um einen Zinszuwachs auf sich nehmen – oder Ihr Lebensradius, Ihre Leistungsfähigkeit und Ihre Lebenszufriedenheit schrumpfen, immer weiter und weiter. Konfrontieren Sie sich mit Ihren Angstsituationen. Nehmen Sie sich Konfrontationsschritte vor, die klein sein dürfen. Aber kämpfen Sie dann konsequent um die Ausführung dieser Schritte, als gälte es Ihr Leben. Denn es gilt Ihr Leben. Machen Sie sich das glasklar bewusst!

Metaphorisch gesprochen sind Menschen mit eskalierender Agoraphobie in der Situation eines Frontsoldaten: Jeder Soldat, der zurückweicht oder flieht, wird sofort standrechtlich zu lebenslanger Festungshaft verurteilt. Es gibt dann nur einen Weg: die Offensive nach vorn. Der Weg nach vorn mag schmerzlich sein und Risiken bergen, Verharren und Zurückweichen aber führen ganz sicher ins Unglück.

Aufgabe 4

In Fortsetzung von Aufgabe 1 sollten Sie auch für Ihre agoraphobischen Ängste noch einmal systematisch verinnerlichend an der Korrektur Ihrer Wissensstrukturen arbeiten. Lesen Sie noch einmal Aufgabe 1 und tragen Sie in analoger Weise die Angstkonzepte zusammen, auf die sich Ihre agoraphobischen Ängste gründen. Stellen Sie diesen dann Anti-Angst-Theorien entgegen. Nutzen

Sie dazu das in diesem Buch vermittelte Wissen und ziehen Sie ggf. Ihre Ärzte, Therapeuten oder weitere Experten hinzu. Bringen Sie Ihre Anti-Angst-Theorie in einen schönen Text, lernen Sie ihn auswendig und plakatieren Sie ihn an einer Stelle, auf die oft Ihr Blick fällt.

Lernen Sie, Ihre Blockaden zu lösen. Lassen Sie los, lassen Sie geschehen, geben Sie sich dem Fluss des Seins anheim. Versuchen Sie Ihr Vertrauen in Selbst und Sein wieder zu stärken. Sie fühlen sich schwach – im Kern aber sind Sie stark!

Das Situationserleben umkonditionieren (Stufe 2)

Wie dargestellt, setzen auf Stufe 2 Konditionierungsprozesse ein, wenn sich Angstzustände in bestimmten Situationstypen wiederholen. Sofern das Ganze aus einer Panikstörung hervorgeht, wird das Paniknetz um die typischen Situationsmerkmale erweitert. Stehen weniger intensive Symptome am Anfang, bildet sich ein eigenes Angstnetz, bestehend aus den unangenehmen Empfindungen, den Angstgedanken, den typischen Situationsmerkmalen und der Angst. Auch hier gilt es nun, diese Angsteskalationsstrukturen wieder zurückzubauen, das Angstnetz durch ein »Freudenetz« zu überlagern und es womöglich darunter zur Auflösung zu bringen. Auch hier müssen wir dazu die unangenehmen Empfindungen und die typischen agoraphobischen Situationsmerkmale mit positiven Gedanken und Bildern verbinden, sie somit vergleichgültigend oder positiv reframen. In der Folge soll dann nicht Angst entstehen, sondern ein neutraler oder sogar positiver Gefühlszustand. Für Paniksymptome und funktionelles Unwohlsein wurde das in Kapitel 5 ja schon besprochen, und die obenstehenden Ausführungen dieses Abschnitts geben weitere Hinweise.
Was fällt uns bzgl. der typischen Situationsmerkmale hierzu ein? Nun, alle diese Situationen sind ja im Kern positiv, so gut wie alle

Menschen dürften mit diesen Gegebenheiten früher einmal überwiegend positive Erfahrungen gemacht haben: bei der Bahnfahrt in den Urlaub, mit dem ersten Freund im Kino, beim Erwerb des neuen, größeren Flachbild-Fernsehers im Elektronik-Markt, beim Konzert der Lieblings-Rockband im völlig überfüllten Stadion. Bestimmt hat Ihnen irgendwann auch schon einmal ein Fremder im öffentlichen Raum bei irgendetwas geholfen, und sei es nur, einen schweren Koffer aus der allzu hohen Gepäckablage zu hieven.

Es gilt, sich all dies wieder bewusst zu machen, in Worte zu kleiden, eventuell alte, positive Bilder aus dem Gedächtnis hervorzukramen oder neue zu erfinden.

Machen Sie sich bewusst: Einkaufszentren, Bahnen, Busse, Restaurants oder Kinos – all das sind herrliche kulturelle Errungenschaften, die auch Ihr Leben über lange Jahre sehr erleichtert und bereichert haben. Menschen sind wundervolle Wesen, die in modernen Zeiten im öffentlichen Raum nur noch ganz selten aggressiv und böse werden. Sie sind freundlich, verständnisvoll und hilfsbereit. Erinnern Sie sich nur daran, mit wie viel Mitgefühl Sie selbst reagieren, wenn Sie jemandem begegnen, der offensichtlich angeschlagen ist.

Selbst instruierende Texte erstellen

Vor diesem Hintergrund erstellen wir nun wieder Texte, die die agoraphobischen Situationen in diese positiven Sätze und Bilder einweben. Sollten Sie ein Panikbetroffener sein, knüpfen Sie ggf. an die Texte an, die Sie bereits erstellt haben, und erweitern Sie diese im Hinblick auf agoraphobische Situationen.

Hier ein Textbeispiel mit einem Mix an Situationsbezügen, das Sie für sich modifizieren können: »Ich bin in mir selbst zu Hause und ich bin geborgen im Universum. Ob ich daheim bin, in der U-Bahn, im Kaufhaus oder allein im Wald, es ist alles gut. Überall gilt: Ich bin zu Hause in mir selbst, ich bin aufgehoben in einem positiven Universum. Es droht keine Gefahr, nicht von innen, nicht von außen. Ich bin sicher. Nur das ist wichtig. Und das ist unverlierbar. Es ist auch nicht wichtig, ob wenige, viele oder gar keine Menschen um mich herum sind. Diese Menschen sind keine Steinzeitbarbaren mehr, sie sind freundliche, hilfsbereite Wesen, die das Leid aus eigenem Erleben kennen und Mitgefühl mit anderen Leidenden haben. Ich kann mich geborgen fühlen unter ihnen und mit ihnen. Ich kann sie ansprechen oder sie mit Interesse betrachten. Ich kann sie aber auch ausblenden und mich auf meinen Text oder meinen Atem konzentrieren. Ich kann überall allein sein. Und auch wenn ich wirklich allein bin, droht mir keine Gefahr. Auch wenn es sich nicht so anfühlt – ich weiß, dass mein Körper gesund ist, dass ich sicher in ihm bin, dass er mich sicher schützen könnte, selbst wenn es zu irgendwie schwierigen Situationen kommen würde. Die Überlebensfähigkeiten meines Körpers wurden in Jahrzehntausenden gestählt. Ich kann mich im Wald verlaufen oder in einem Fahrstuhl stecken bleiben – er würde mich tagelang am Leben halten, bis ich gefunden werde. Das, was sich manchmal wie Unwohlsein anfühlt, ist Angst, und Angst ist Überlebensenergie. Ich fühle mich schwach, in Wirklichkeit aber bin ich stark.

Ich habe es immer genossen, mich im öffentlichen Raum zu bewegen. Ich will es auch jetzt wieder genießen! Nichts ist schöner als Bahnfahren. Man wird durch die Welt getragen, ohne sich anstrengen zu müssen. Der Rhythmus der Schienenstöße hat etwas tranceinduzierend Beruhigendes. In meiner Kindheit sind wir immer mit der Bahn ans Meer gefahren, schon Tage im Voraus hat mich die Vorfreude nicht mehr schlafen lassen. Und erst Supermärkte und Kaufhäuser! Wenn ich da an meine Lieblingsabteilung denke (bei dem einen die Elektronik, bei der anderen die Modeboutique). Wie viele schöne Stunden ich dort verbracht habe und noch verbringen will. Und wie wohl fühle ich mich in guten Restaurants! Mit Freunden etwas Gutes essen – das ist wohl eine der Urszenen menschlicher Freude.

Und, liebe Angst, hast du Lust, wieder mal mitzukommen, um das auch wieder mal zu erleben? Du bist herzlich eingeladen. Wenn man dich kennt, kann man es gut mit dir aushalten. Wenn ich eben noch gespurtet wäre, um den Zug zu erwischen oder um vor Ladenschluss noch reinzukommen, würde mein Körper ja auch beben und ich wäre glücklich, dass ich's grad noch geschafft habe. Wenn ich von einer durchfeierten Nacht komme, fühl ich mich auch schwach und elend und bin doch irgendwie zufrieden. Oder ich denke an die »wohlige Schwäche« einer leichten Grippe, die ein paar arbeitsfreie Tage mit meiner Lieblingsserie verspricht.

Der Körper kann in Aufruhr sein oder Unwohlsein zeigen, und man ist trotzdem glücklich! Offenbar muss man nur wissen, dass es nichts Schlimmes ist. Und das weiß ich ja jetzt auch für mein Angstproblem. Ich kann und will also mit der Angst tanzen und glücklich sein!

Ich muss keine Angst vor Peinlichkeiten haben – ganz abgesehen davon, dass es zu schlimmen Fehltritten ja ohnehin nur selten kommt. Diese Pein ist ein altes Gefühl aus der Urzeit, wo wir noch existenziell abhängig von unserer Gruppe waren. Ich bin nicht mehr auf meine Gruppe angewiesen und schon gar nicht auf die anonymen Menschenmengen im öffentlichen Raum. Die meisten würden mit Verständnis reagieren. Und wenn sich jemand lustig macht, dann blende ich das einfach aus, ich kann überall allein sein. Ich bewahre Haltung und nehme das Ganze als ein Training in innerer Autonomie. Nichts ist wichtiger als die Fähigkeit, sich von den sozialen Spannungs-, Meinungs- und Erwartungsfeldern bei Bedarf innerlich abzugrenzen.

Du willst mit einer Panikattacke durchstarten, liebe Angst? Wohlan, dann verschieß dein Pulver ruhig auf einmal, dann haben wir's hinter uns! Augen zu und durch! Schmerz – ja, sofort! Kampfpiloten geht es beim Betätigen des Schleudersitzes auch nicht besser. Und mich katapultiert es nicht nur ins Weiterleben, mich schleudert es in ein neues Leben mit den alten Freiheiten!«

Mit Texten dieser Art führen Sie nun wieder Imaginationsübungen durch.

Aufgabe 5
Verfahren Sie nun mit diesen »agoraphobischen Erweiterungen« analog zu Aufgabe 2; lesen Sie die Anleitung dafür noch einmal. Alles was hier gesagt wird, gilt auch für Aufgabe 5. Erstellen Sie zuerst unter Verarbeitung der im Vorfeld zur Verfügung gestellten und ggf. selbst herbeigeschafften weiteren Wissensbausteine einen oder mehrere Texte. Die Texte sollten sich zunächst auf die 1–3 wichtigsten Situationstypen beziehen, deren Vermeidung Sie im Alltag am meisten behindert. Wir können hoffen, dass sich Generalisierungseffekte einstellen, wenn Sie diese dann auch in der realen Konfrontation (Stufe 3) bearbeitet haben. Wenn Sie also wieder in einem vollen Restaurant essen können, sollte auch ein Kinobesuch möglich sein; wenn Sie das U-Bahn-Fahren wieder gelernt haben, sollte auch eine Busfahrt möglich sein etc. Falls diese Effekte nicht ausreichen, muss man erweiternd »nacharbeiten«.
So, wie die Konditionierung aus Wiederholung entsteht, braucht es auch für die Gegenkonditionierung die Repetition. Entscheiden Sie, in welcher Form Sie sich dies auferlegen wollen: den Text wiederholt lesen bzw. auswendig lernen und sich laut oder innerlich vorsprechen – oder ihn aufzeichnen und wiederholt abspielen (über Lautsprecher oder Kopfhörer).
Dann führen Sie 2–4 mal täglich für 5–10 Minuten in der von Ihnen präferierten Weise Imaginationsübungen durch. Stellen Sie sich so plastisch wie möglich die entsprechenden agoraphobischen Situationen vor, vorzugsweise die konkreten Lokalitäten in Ihrem Umfeld, in denen Sie schon einmal Probleme hatten. Ziel ist es, diese Gegebenheiten in das positive Gedankengewand Ihres Textes zu kleiden und dadurch positive Gefühle und Assoziationen zu wecken. Es gilt, all dies möglichst intensiv und lange innerlich aktiv zu halten und miteinander in Berührung zu bringen.
Sollte es während dieser Übung nicht spontan zum Aufkommen von Angst und Unwohlsein kommen, dann führen Sie diese Übung in einem ersten Schritt nur als Reframing der Situationselemente durch. Versuchen Sie den Situationsablauf innerlich wie selbstverständlich als freudvoll zu durchleben. Ist dies gut einge-

übt, versuchen Sie in einem zweiten Schritt, sich auch noch die Symptome der Angst oder des Unwohlseins vorzustellen. Aber Sie erschrecken nicht vor ihnen, wehren sich nicht gegen sie und lassen sich von ihnen nicht mehr dominieren. Sie nehmen sie mit Achtsamkeit an und bleiben über ihnen stehen als interessiet wohlwollender oder – später – gleichgültiger Beobachter. Unten grummelt ein bisschen der Körper und oben stehen Sie und genießen ganz unbeeinträchtigt davon die Situation.
Für diese beiden Schritte könnten Sie Ihren Text in zwei Teile gliedern, die man getrennt und zusammen hören kann. Entstehen bei der Imagination der Situation spontan Unwohlsein und Angst, dann binden Sie sie von Anfang an in dieser Weise in Ihre Übung ein. Bei zu starker Angst können Sie die Situationen in Ihrer Vorstellung abstufen: 1. warten auf dem U-Bahnhof; 2. eine fast leere U-Bahn; 3. eine überfüllte U-Bahn im Hochsommer; 4. eine überfüllte U-Bahn, die mitten im Tunnel wegen Stromausfalls halten muss. Alternativ könnten Sie auch hier wieder die Lippenbremsatmung zur Angstdämpfung einsetzen. Üben Sie so lange, bis Angst oder Unwohlsein nur noch schwach sind oder Ihnen diese Empfindungen ausreichend gleichgültig sind. Wichtig ist, dass Sie keine Impulse mehr spüren, aus der Situation zu fliehen.
Für technisch Versierte bieten sich viele Erweiterungsmöglichkeiten: Sie könnten Ihrem Text eine zweite Tonspur unterlegen. Auf dieser Spur könnte Entspannungsmusik laufen. Sie könnten aber auch mit Ihrem Handy Umgebungsgeräusche aus der Bahn, dem Kaufhaus oder dem Restaurant aufnehmen und Ihrem Text unterlegen. Man kann noch weitergehen und mit dem Smartphone ein Video von den angstbesetzten Lokalitäten aufnehmen oder aufnehmen lassen (mit ein bisschen Übung kriegt man das so hin, dass es nicht auffällt). Das können Sie sich dann am Fernseher oder Computer anschauen.

Wem all das zu langsam geht oder zu aufwendig ist, der kann diesen Schritt natürlich auch überspringen und gleich in die Realsituationen gehen – siehe nächster Abschnitt. Bei stärkerer

Angst aber ist es unbedingt zu empfehlen, Imaginationsübungen als Zwischenschritt einzuschieben.

Es ist von zentraler Bedeutung, die Anti-Angst-Strukturen ausreichend zu stabilisieren, ehe man in die reale Konfrontation geht. Wenn die Angstwelle zu stark ist, spült sie die neu gewonnenen Sichtweisen einfach weg und das alte Angstnetz explodiert erneut auf die gefürchtete Weise. Dann kommt es eher zu einer »Retraumatisierung« anstatt zu einem Schritt in Richtung Heilung. Deshalb nimmt es nicht Wunder, dass nicht wenige Angstpatienten aus ihrer Vor-Therapiezeit etwas in der Art berichten wie: »Im Grunde wusste ich ja, dass es falsch ist, auszuweichen und wegzulaufen. Wie oft hab ich deshalb in der Situation ausgehalten. Es ist aber trotzdem schlimmer geworden!«

> *Ich muss keine Angst vor Peinlichkeiten haben. Diese Pein ist ein altes Gefühl aus der Urzeit, wo man noch existenziell abhängig von seiner Gruppe bzw. Sippe war.*

Systematische, gestufte Konfrontation (Stufe 3)

Okay, und nun wird es ernst. Es ist Zeit, alles im Vorfeld Erarbeitete und Eingeübte zusammenzuführen und in der Konfrontation mit realen Angstsituationen positiv wirksam werden zu lassen. Wir müssen an den im Vorfeld aufgebauten Anti-Angst-Strukturen weiterbauen und sie wie Muskeln kräftigen an einer in angemessenen Stufen ansteigenden Angstlast. Die Therapie ist am effektivsten, wenn die Ich-Kontrolle erhalten bleibt und die stufenweise anflutende Angst immer in stabile Anti-Angst-Strukturen hineinläuft, sich an ihnen bricht und sie dabei zischend härtet wie glühendes Waffeneisen.

Aufgabenfolgen erarbeiten

Dies erreichen wir durch eine systematische, gestufte Konfrontationstherapie. Sie erarbeiten sich eine Aufgabenfolge, bei der die Angstinduktion von Stufe zu Stufe in kleinen Schritten zunimmt. Sie üben auf jeder Stufe so lange, bis die Angst nur noch leise plätschert. Die Angstinduktion kann wachsen durch ein Verschärfen der Situation und/oder durch ein Aufgeben von Sicherungsmaßnahmen.
Betrachten wir einige Beispiele.

Einkaufen im Kaufhaus:

1. Gemeinsam mit einer »eingeweihten und eingewiesenen« Freundin ins Kaufhaus gehen, wenn es dort relativ leer ist (vormittags, unter der Woche). Durch die Regale schlendern, sich Artikel anschauen, ohne etwas zu kaufen. Sich dort so lange aufhalten, bis die Angst auf ein geringes Niveau abgeflaut ist und keine Fluchtimpulse mehr aufkommen. Hier wie bei allen folgenden Aufgaben eine Mindestaufenthaltsdauer von 45 Minuten mit sich vereinbaren (ist die Angst schon vorher weg, noch bleiben; besteht sie zu stark fort, evtl. länger bleiben).
2. Das Gleiche, nun aber zum Schluss etwas kaufen.
3. Das Gleiche, nun aber zu einer Zeit, wo das Kaufhaus voller ist, mit längeren Schlangen an der Kasse.
4. Wie 1., nur allein.
5. Wie 2., nur allein.
6. Wie 3., nur allein.

Weitere Möglichkeiten, den Schwierigkeitsgrad zu variieren: sich zeitweise von der Freundin trennen – nur noch in entferntem Sichtkontakt oder Handykontakt mit ihr bleiben; höhere Stockwerke besuchen unter Nutzung von Fahrstühlen oder Rolltreppen; besonders viel einkaufen; sich an besonders langen Kassenschlangen anstellen; wenn man dran ist, unter dem Vorwand, etwas vergessen zu haben, ausscheren und sich nochmals anstellen; einen Artikel an der Kasse zurückgeben; den Geldbetrag centgenau heraussuchen; das Portemonnaie im Auto vergessen haben etc.

In Abhängigkeit von den Örtlichkeiten gibt es vielfältige Möglichkeiten – wichtig ist, dass man im Vorfeld entscheidet und die einzelnen Schritte genau festlegt.

U-Bahn-Fahren:

1. Aufenthalt im U-Bahnhof, sich z.B. auf eine Bank setzen und so tun, als ob man auf einen Zug oder eine Person wartet. Mindestaufenthaltsdauer 45 Minuten.
2. 1–3 Stationen fahren, wobei man an der Tür stehen bleibt.
3. Drei oder mehr Stationen fahren, während man in der Mitte des Wagens Platz nimmt.
4. Mehr als 45 Minuten in der Rushhour U-Bahn fahren, während man in der Mitte des Wagens am Fenster sitzt.

Auch hier lassen sich die genannten Steigerungsmomente unterschiedlich abstufen, auch durch Mitführung und dann Weglassen von »Sicherungen« (Begleitperson, Tablette, Wasserflasche, Handy, Talisman etc.).

Das Situationserleben reframen

Idealerweise entsprechen Ihre Aufgabenfolgen im Grundsatz bzw. in Teilen den Imaginationsübungen aus dem vorangegangenen Abschnitt. Was Sie dort in der Vorstellung getan haben, machen Sie jetzt in der Realität. Idealerweise sollten große Teile Ihres Anti-Angst-Wissens durch das Üben auf den Stufen 1 und 2 im Gedächtnis präsent und verinnerlicht sein. Das Wissen ist fleischgeworden zu inneren Barrieren gegen die Angst, die man wiegen und messen könnte. Sie brauchen nur daran zu denken und es wird Ihnen ganzheitlich bewusst, ohne dass Sie es ausbuchstabieren müssten. Wenn es Ihnen gelingt, Ihr Anti-Angst-Wissen während der Expositionsübung in dieser Weise präsent zu halten und das Geschehen durch diesen Rahmen hindurch zu erleben, ist es gut. Ansonsten könnten Sie dieses Wissen auch in äußerlich materialisierter Form zur Unterstützung mitführen, je nachdem, was die Situation erlaubt: als Text in der Tasche, als Text auf dem

Smartphone, der beim Schlangestehen gelesen wird. Und fast überall dürfte es möglich sein, ihn als Sprachaufzeichnung über Headset zu hören.

Anfangs geht es hier wie schon bei den Imaginationsübungen darum, die Körperempfindungen und die Situationselemente möglichst intensiv und lange mit dem Anti-Angst-Wissen in inneren Kontakt zu bringen. Es gilt quasi, die Situation möglichst vollständig in das neue Anti-Angst-Gewand einzukleiden und zu lernen, sie dadurch wieder positiv zu erleben. Dabei setzen sich alle Lernprozesse der vorangegangenen Stufen fort, intensiviert durch korrigierende sinnliche Realerfahrung und erweitert durch die Desensibilisierungsprozesse auf Stufe 3. Mit diesem letzten Schritt wird dann der Aufbau unserer Anti-Angst-Mindsets abgeschlossen (vgl. Abb. 6, Kap. 4).

Die Aufmerksamkeit nach außen wenden

Sobald diese »Neueinkleidung« der Situation einigermaßen stabil ist und die Symptome aushaltbar bzw. vergleichgültigt sind, sollte man den Fokus der Aufmerksamkeit von den Problem- und Angstthemen immer mehr abwenden und auf Positives und Äußeres verlagern. Beim ersten Üben einer Situation gelingt Ihnen das vielleicht in der zweiten Hälfte der Zeit oder am Ende, bei Wiederholungsübungen in der gleichen Situation dann deutlich früher. Suchen Sie nach positiven Aspekten der Außensituation: interessante Produkte in den Kaufhausregalen, schöne Architektur, interessante Menschen. Machen Sie sich in Anbetracht all dessen die neuen alten Freiheiten und Möglichkeitsräume bewusst, die sich Ihnen nun wieder auftun.

Hier ist dann der gleiche »mentale Doppelschritt« angesagt, den wir am Ende von Kapitel 5 besprochen haben: die immer wieder einmal »von der Seite ins Bewusstsein drängenden« Symptome bemerken, auf Abstand gehen, reframen, annehmen, sich abwenden, refokussieren (auf das, was gerade zu tun ist). Annehmen/refokussieren, annehmen/refokussieren, annehmen/refokussieren, annehmen/refokussieren, annehmen/refokussieren und immer wieder und immer wieder. Oder auch: annehmen/Achtsamkeit, annehmen/Achtsamkeit usw.

Denken Sie an unseren Piloten, der mit seiner scheppernden Maschine durch Turbulenzen fliegt und davon unbeeindruckt seinen Kurs durch die faszinierenden Wolkengebirge sucht. Oder denken Sie an eine Mutter mit einem quengelnden Kleinkind auf dem Arm, die mit einer guten Freundin spricht. Mit einem Viertel ihrer Aufmerksamkeit beruhigt sie das Kind, sie wiegt und tätschelt es, meist ohne hinzuschauen. Und man sieht: Auch heftiges Strampeln beeinträchtigt nicht die Freude, die sie am Gespräch mit ihrer Freundin hat. Nehmen Sie Ihre quengelnde Angst in Liebe an, während Sie in der U-Bahn mit Ihrem interessanten Gegenüber einen Flirt beginnen.

Wieder werden Sie die Erfahrung machen: Längst nicht immer halten Ihre Erwartungsängste Wort. Panikattacken ereignen sich seltener, bei manchen viel seltener als befürchtet. An guten Tagen sind Unwohlsein und Angst nur schwach oder gar nicht wahrnehmbar. An durchschnittlichen Tagen nehmen sie zu Beginn der Übung für einige Minuten zu, erreichen dann aber ein meist aushaltbares Plateau. Und zumindest nach einigen Wiederholungsübungen nehmen sie dann deutlich ab. Sind diese entscheidenden Lernerfahrungen einige Male gemacht, beginnt Ihnen die Angst immer gleichgültiger zu werden. Sie achten immer weniger auf sie und haben dann schon deshalb den Eindruck, dass sie abnimmt. So kommen positive Rückkopplungen in die richtige Richtung in Gang – nicht Teufelskreise, sondern »Engelskreise«, nicht Abwärts-, sondern Aufwärtsspiralen. Wenn Sie dann eines Tages im Kaufhaus waren und Ihnen im Nachhinein auffällt: »Mensch, ich hab ja überhaupt nicht mehr an die Angst gedacht, ich weiß gar nicht, ob ich irgendwelche Symptome hatte, hab gar nicht darauf geachtet!« – dann haben Sie's geschafft.

Sich ein Versprechen geben – und es halten!

Und jetzt frage ich Sie: Was ist das Ziel einer solchen Konfrontations-Übungseinheit? Ich hoffe, nach der bisherigen Lektüre lautet Ihre Antwort nicht: »Dass die Angst weggeht oder zumindest geringer wird!« Es ist natürlich klar, dass das Ihr tiefster Wunsch ist. Aber – inzwischen sind Sie ja den Umgang mit Paradoxien gewohnt – Sie müssen diesen Wunsch erst einmal so tief wie möglich im Geheimen halten. Seine Erfüllung ist das Endziel der Gesamtunternehmung, oder sagen wir besser, wir hoffen darauf, dass das zu Ihrem End*resultat* wird. Angstreduktion funktioniert nur, wenn sie Nebenprodukt eines Prozesses sein darf, der auf andere Ziele ausgerichtet ist, auf Ziele, die durchaus auch etwas mit Angsterzeugung zu tun haben können.

Was sind diese Ziele? Nun, das Hauptziel ist: *Geben Sie sich selbst ein Versprechen und halten Sie dieses!* Gewinnen Sie auf diese Weise Eigenmacht und Selbstvertrauen zurück! Lassen Sie es nicht länger zu, dass Ihr Verhalten von Ihrem Befinden dominiert wird! Üben Sie, Ihr Befinden durch Ihr Verhalten zu formen. Der Reiter muss wieder mehr Kontrolle über sein Pferd bekommen. Wenn es schwierig wird, verkleinern Sie die Schritte! Aber kämpfen Sie um jeden Schritt, den Sie sich vorgenommen haben. Planen Sie Ihre Übungen sehr konkret in den einzelnen Schritten und Wegen. Legen Sie Mindestzeiten fest. Fangen Sie klein an, aber seien Sie konsequent, halten Sie stand und flüchten Sie nicht.

Wehren Sie sich nicht gegen die Angst, ja, wünschen Sie sie herbei. Grenzen Sie sie ein, so weit es mit Ihren Anti-Angst-Strukturen geht, und freunden Sie sich mit den Restsymptomen an. Das Wichtigste auf der Ich-Ebene ist es, die Angst vor der Angst abzubauen. Das könnte man »Ich-Habituation« nennen. Die Reduktion der primären Angst dürfen Sie nicht wollen, das haben Sie nicht unter Kontrolle, das ist Sache Ihres Selbst, das müssen Sie geschehen lassen: »Selbst-Habituation«. Und das geschieht auch, wenn Sie Ihrem Selbst ausreichend Zeit geben. Das Ich muss sich desensibilisieren in Bezug auf die Gefühle und Körpervorgänge, das Selbst muss sich desensibilisieren in Bezug auf die äußere Situation.

Das Hauptziel ist: Geben Sie sich selbst ein Versprechen und halten Sie dieses! Gewinnen Sie auf diese Weise Eigenmacht und Selbstvertrauen zurück! Lassen Sie es nicht länger zu, dass Ihr Verhalten von Ihrem Befinden dominiert wird! Üben Sie, Ihr Befinden durch Ihr Verhalten zu formen.

Aufgabe 6

Erstellen Sie zunächst eine Situationsliste: Welche Lebenssituationen sind agoraphobisch besetzt? Gibt es Situationen, deren baldige Bewältigung für die Aufrechterhaltung Ihres Alltags- oder Berufslebens notwendig ist, sollten Sie mit diesen Situationen beginnen. Ansonsten beginnen Sie mit den am wenigsten angstbesetzten – das macht das Lernen leichter und vermittelt schnell Erfolgserlebnisse. Erkunden Sie dann die Expositionsmöglichkeiten für den Situationstyp, den Sie zuerst angehen wollen – welche vorzugsweise auch nahe gelegenen Örtlichkeiten eignen sich? Entscheiden Sie sich, ob Sie Hilfspersonen engagieren wollen, und beziehen Sie diese ggf. in die Erkundung ein.

Entwickeln Sie dann eine gestufte Aufgabenfolge gemäß den obigen Beispielen. Beginnen Sie immer mit einer Aufgabe, bei der Sie ziemlich sicher sind, dass Sie sie bewältigen können. Sie können dann »unterwegs« noch Zwischenstufen einfügen oder streichen, wenn es unerwartet schlecht oder gut vorangeht. Instruieren Sie etwaige Hilfs- und Begleitpersonen, z.B. indem Sie ihnen das vorliegende Buch zu lesen geben. Denken Sie daran, dass ggf. auch Psychotherapeuten als Berater und Begleitpersonen zur Verfügung stehen.

Falls Sie noch regelmäßig Benzodiazepine einnehmen, sollten Sie diese unbedingt vorher in Absprache mit Ihrem ärztlichen Behandler »ausschleichen«, d.h. in kleinen Schritten bis auf null reduzieren. Medikamente, die stark und gezielt Angst und Spannungen lösen, verhindern die Lernerfahrungen, die das Ziel der Konfrontationstherapie sind. Allenfalls können Sie sie anfangs zur Absicherung in Ihrer Hosentasche mitführen. Oft werden Angstpatienten auch längerfristig Antidepressiva verordnet. Da deren Wirkung weniger speziell gegen die Angst gerichtet ist, können Sie diese zunächst weiter einnehmen.

Es wäre gut, wenn Sie zumindest in einer ersten Phase täglich üben könnten, wobei je nach Situationstyp von einem Gesamtzeitaufwand von 2–5 Stunden auszugehen ist. Überlegen Sie, wie und wann Sie sich dieses Zeitvolumen verfügbar machen können. Die kleinen Kinder für zwei Wochen zu den Großeltern geben? Bestimmte Alltagsaufgaben an Familienmitglieder delegieren? Urlaub nehmen? Sich in Absprache mit dem Hausarzt und Therapeuten krankschreiben lassen?

Die Übung konkret vorbereiten

Gehen Sie dann die vor Ihnen liegende Aufgabe konkret an, legen Sie Zeit, Ort und Umstände fest. Überlegen Sie, welche Probleme und Schwierigkeiten auftreten könnten. Tragen Sie Ihr Anti-Angst-Wissen noch einmal zusammen. Wären Sie für alle Fälle ausreichend gewappnet? Sind noch Recherchen und Ergänzungen nötig? Haben Sie passende Texte für die Aufgabe? Macht es Sinn, Anpassungen, Neuformulierungen oder gar neue Sprachaufnahmen zu machen? Haben Sie die Inhalte in ausreichendem Maße »intus« oder wollen Sie Ihre Texte auf Papier oder »in MP3« mitführen? Machen Sie ggf. noch einmal speziell auf die bevorstehende Aufgabe zugeschnittene Imaginationsübungen, wie im vorigen Abschnitt beschrieben.

Die Übung ausführen und nachbereiten

Jetzt gehen Sie es an! Nehmen Sie im Vorfeld ausreichend Nahrung und Flüssigkeit zu sich. Rechnen Sie mit Erwartungsängsten. Begrüßen Sie diese: »Schön, dass ihr pünktlich zur Stelle seid, dann können wir ja starten! Euch zuliebe machen wir das ja alles!« Machen Sie Ihre Übung auch dann, wenn Sie den Ein-

druck haben, einen schlechten Tag erwischt zu haben. Die positive Wirkung ist dann umso größer!
Innerlich gehen Sie vor wie oben beschrieben. Halten Sie sich an Ihren Texten fest wie Gläubige an ihren Gebeten und Mantras, wenn ein Tornado über sie hinwegfegt. Sollte die Angst sehr stark werden, setzen Sie notfalls die gut eingeübte Lippenbremsatmung zur Dämpfung ein. Ist das Aufkommen einer Panikattacke nicht zu verhindern, dann stürzen Sie sich paradox hinein nach dem Motto »Augen zu und durch«. Versuchen Sie sie zu genießen wie einen zu heftigen Aufguss in der Sauna. »Okay, liebe Angst, verschieß dein Pulver ruhig auf einmal, dann haben wir es hinter uns. Schmerz – ja, sofort! Es ist der Geburtsschmerz in ein neues Leben mit größeren Freiheiten!«
Sollten Sie sich doch nicht bremsen können und die Situation flüchtend verlassen, dann halten Sie so bald wie möglich inne, schnaufen Sie durch und gehen Sie wieder zurück, um die Übung zu Ende zu bringen. Oder starten Sie spätestens am nächsten Tag einen neuen Versuch.

Wie lange sollten Sie eine einzelne Übung ausführen? Die übliche Empfehlung lautet: »Bleiben Sie in der Situation, bis die Angst deutlich zurückgegangen ist, bis Sie sie als gering und erträglich empfinden.« Wenn Sie damit gut zurechtkommen, nehmen Sie das als Kriterium.
Vielleicht ist Ihnen das aber zu schwammig oder Sie haben das Gefühl, dass Sie das zu sehr auf die Angst fokussiert. Wir wollen ja eigentlich weg von der Selbstbelauerung und Befindensgesteuertheit unseres Verhaltens. Wir wollen uns mehr nach draußen wenden und die Angst vergleichgültigen. Vielleicht hilft es Ihnen dann, sich mehr auf »objektive« Kriterien zu konzentrieren. Stellen Sie sich für die zweite Hälfte einer Übung objektive Aufgaben – bestimmte Artikel einkaufen, in der U-Bahn einen Zeitschriftenbeitrag lesen etc. – und definieren Sie eine Mindestzeit (Empfehlung: 45 Minuten). Grundsätzlich können Sie die Übung abbrechen, wenn Sie diese Vorgaben erfüllt haben. Sie haben dann Ihr Commitment eingehalten und die Übung ist damit ein Erfolg.

Sollten Sie am Ende der Mindestzeit noch deutliche Angst mit Fluchtimpulsen verspüren, haben Sie die Option, noch länger in der Situation zu verbleiben.

Im Anschluss daheim sollte eine bewusste Nachbereitung erfolgen. Legen Sie sich ein »Erfolgstagebuch« an. Gehen Sie den Übungsverlauf in Ihrer Erinnerung noch einmal durch: Sind Ihre Anti-Angst-Bollwerke ausreichend stabil geblieben? Sind neue ängstigende Situationselemente, neue Katastrophengedanken oder -fantasien aufgetaucht, die von Ihren Anti-Angst-Strukturen noch nicht abgedeckt sind? Sollten Sie da etwas nacharbeiten?

Dann: Wie hoch war das maximale Angstniveau, das während der Übung aufgetreten ist? Tragen Sie es in Ihr Angsttagebuch ein. Definieren Sie sich einen Next-Step-Wert auf Ihrer Skala: Wenn Sie bei zwei bis vier aufeinanderfolgenden Wiederholungs-Übungen unterhalb dieses Wertes geblieben sind, haben Sie grünes Licht, die nächstschwierigere Übung in Angriff zu nehmen.

Diesen Wert kann man so definieren: eine als gut aushaltbar empfundene Angst, die in etwa den aus dem früheren Leben gewohnten Alltagsängsten entspricht und nicht mit Fluchtimpulsen verbunden ist. Auf einer Skala von 0–10 setzen manche Betroffene diesen Wert bei null an, andere bei 2 oder gar 3.

Überlegen Sie sich ein Zeichen für Ihren objektiven Erfolg – das Erfüllen der Aufgaben und das Erreichen der Mindestzeit (vielleicht ein Ausrufezeichen oder ein Häkchen in einem Kreis) – und setzen Sie dies über oder unter den Tag. Abbildung 13 zeigt ein Beispiel für die Aufzeichnung eines möglichen Verlaufs. Weitere positive Zeichen wären: Ihre Aufmerksamkeit wird immer weniger von Ihrem Befinden in Anspruch genommen – immer öfter und immer länger gelingt es anderen Reizmomenten, Ihre Aufmerksamkeit an sich zu binden. Sie finden Spaß an der Sache und fangen an, spielerisch herumzuexperimentieren. Oder Sie werden von irgendetwas derart fasziniert, dass Sie die Übungssituation vergessen und deutlich länger als 45 Minuten in ihr verbringen: Sie beobachten Ihren Traumpartner beim Einkaufen, um sie oder ihn nach Verlassen des Kaufhauses zu einem Kaffee einzuladen; Sie lesen sich im Zug in Ihrem Buch so fest, dass Sie

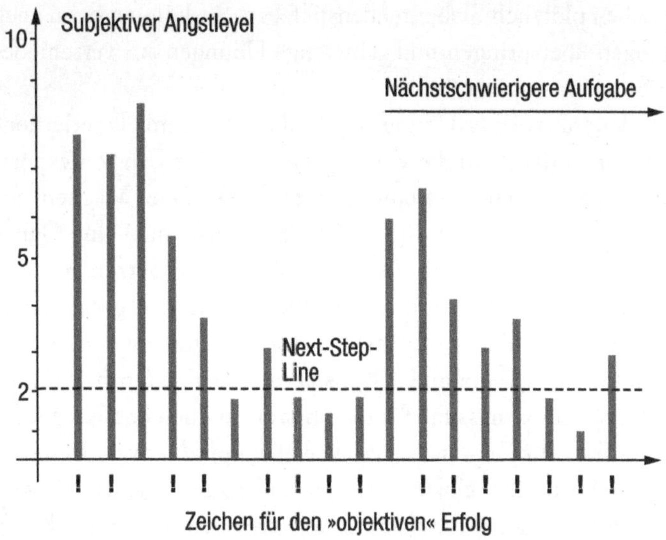

Abb. 13: Beispielhafter Verlauf einer Konfrontationstherapie

an der Endstation unter Androhung von Polizeigewalt des Wagens verwiesen werden.

Und wenn Sie Ihr Erfolgszeichen setzen konnten, dann ist eine Belohnung fällig: eine halbe Tafel Schokolade, eine Folge Ihrer Lieblingsserie, ein Spa-Besuch – was immer Ihnen einfällt.

Folgeübungen

Wie schon gesagt, sobald Sie unter dem Erfolgszeichen mindestens zwei Übungen absolviert haben, bei denen Ihr Angstniveau den Next-Step-Wert nicht mehr überschritten hat, können Sie die nächstschwierigere Übung in Angriff nehmen. Prüfen Sie noch einmal, ob die »Schrittgröße« vor dem Hintergrund Ihres Erfahrungsstandes angemessen ist, und bessern Sie ggf. nach – den Schwierigkeitsgrad der nächsten Übung steigern oder vermindern.

Es kann gut sein, dass Sie früher oder später in eine »Erfolgsspirale« kommen: Erfolg und Selbstwirksamkeitsempfinden steigern sich wechselseitig, es setzen Generalisierungsprozesse ein,

Sie haben plötzlich Siebenmeilenstiefel an. Sie können dann auch Übungen überspringen und schwierige Übungen aus verschiedenen Situationstypen mischen.

Zum Abschluss Ihrer Übungsfolge sollten Sie zum »Überlernen« noch einmal richtig in die Vollen gehen und eine Langzeitexposition in gemischten Extremsituationen genießen: Machen Sie ohne Sicherungen (okay, die Wasserflasche darf mit) eine Ganztagswanderung durch ein einsames Waldgebiet. Setzen Sie sich einen ganzen Tag lang mit einem Buch in eine Großbuchhandlung oder in das Fernsehturm-Restaurant, fahren Sie den ganzen Tag mit der Straßenbahn im Kreis herum. Der Aufenthalt im öffentlichen Raum muss für Sie so selbstverständlich und langweilig werden, dass Ihr Geist sich quasi von allein produktivere Beschäftigungen sucht als Selbstbelauerung und Angst. Suchen Sie sich eine Stadt mit vielen Expositionsmöglichkeiten: Buslinien; Kaufhäuser; Fernsehtürme; Seilbahnen; ein See mit Schiffsverkehr; ein Großkino; Flughafen mit Rundflugmöglichkeit; eine übervolle Therme mit Sauna; geschichtliche Katakomben, in denen der Reiseführer vor vielfältigen Gefahren warnt, etc. Dann fahren Sie mit einem Rucksack am Freitagnachmittag einfach los in Richtung dieser Stadt und lassen sich dort von Situation zu Situation treiben, das ganze Wochenende lang. Vagabundieren Sie so lange durch den öffentlichen Raum, bis es Ihnen egal ist, wo Sie sind, und ganz von allein ein Buch aus Ihrem Rucksack holen, sich an Vergangenes erinnern oder über relevante Realprobleme nachzugrübeln beginnen.

Beginnen Sie immer mit einer Aufgabe, bei der Sie ziemlich sicher sind, dass Sie sie bewältigen können.

7 Soziale Phobie

Angst vor kritischer Beurteilung – die Sozialphobie

Auch die eben besprochene Agoraphobie birgt, wie gesagt, Momente einer Sozialangst – sie ist in Teilen eine bedingte, sekundäre Sozialangst. Das Primäre sind die Symptome des Unwohlseins und der Angst. Nur wegen dieser Symptome geht man nicht mehr gern unter Menschen. Große Menschenmengen allerdings fördern ihrerseits auch die agoraphobische Angst; sie verstärken das Gefühl, erdrückt zu werden, der Luft beraubt zu sein, festzustecken, in der Falle zu sitzen. Dies ist aber nicht spezifisch an das Menschlich-Soziale gebunden. Den gleichen Effekt würde eine Tierherde erzeugen, die einen zu überrennen droht. Hier werden angeborene Auslöser steinzeitlicher Gefahren angesprochen.
Bei der jetzt zu behandelnden »eigentlichen« Sozialphobie steht dagegen das spezifisch Menschlich-Soziale im Vordergrund. Hier ängstigen eher Einzelpersonen oder kleinere Gruppen, von denen man als Individuum wahrgenommen wird und beurteilt werden könnte. Hier ist die soziale Versagensangst das Primäre. Unwohlsein und Angstsymptome dagegen sind sekundär, sind Folge der kritischen Situation. In einem Kinosaal würde sich der Agoraphobiker immer an den Ausgang setzen, der Sozialphobiker hingegen würde eher eine leere, dunkle Ecke wählen – so hat der österreichische Angsttherapeut Hans Morschitzky den Unterschied einmal treffend verdeutlicht.

Hören wir einige Stimmen von Menschen mit sozialer Angststörung:
»Irgendwo eine Ansprache oder gar einen Vortrag halten zu müssen ist das Schlimmste, was ich kenne. Schon Minuten vorher schlägt mir das Herz zum Halse heraus, manchmal kann ich es tatsächlich unter dem Pullover schlagen sehen. Mein ganzer Kör-

per zittert, meine Stimme bebt. Zumindest die nahe Stehenden bemerken das ganz sicher. Ich schäme mich in Grund und Boden. Wenn ich dann den Anfang gefunden habe, geht es etwas besser, aber ich bin doch immer in gewissem Maße geistig eingeengt und verkrampft. Wo immer es geht, vermeide ich solche Situationen. Ohne dieses Problem hätte ich wohl beruflich deutlich mehr erreichen können.«

»Ich habe ein Riesenproblem mit Vorgesetzen, Autoritätspersonen und insgesamt mit Menschen, die sehr dominant rüberkommen. Auch wenn die Stimmung gut ist, bin ich angespannt und immer in Habtachtstellung. Sobald beim Gegenüber Zeichen von Gereiztheit und Ärger aufkommen, fange ich an zu blockieren. Wenn mein Chef mich kritisiert oder gar anblafft, bin ich wie gelähmt und bekomme keinen Ton mehr heraus. Ich bin sicher, dass viele gleichrangige Kollegen deutlich mehr verdienen als ich, weil ich es einfach nicht hinkriege, Gehaltsforderungen zu stellen.«

»Es ist wirklich schlimm – ich fühle mich einfach nicht wohl unter Menschen. Das Verrückteste dabei ist, ich bin Verkäufer, und gar kein schlechter. Aber in dieser Rolle ist ja auch alles geregelt. Ich lerne immer wahnsinnig viel und kann auch auf Fragen Auskunft geben, auf die mancher unserer Techniker keine Antwort wüsste. Das gibt mir eine gewisse Sicherheit. Aber es kostet mich viel Zeit, und einige unserer Ingenieure giften gegen mich, ich sei arrogant und überheblich. Riesenprobleme habe ich mit diesen unklaren zwischenmenschlichen Situationen: am Mittagstisch; in der Pause; bei Weiterbildungen, wenn man die Leute nicht kennt. Irgendwie muss man dann immer reden, aber mir fällt nichts ein. Ich brauch wohl immer das Gefühl, dass es sehr intelligent und fundiert ist, was ich sage. Außerhalb meines engen Fachbereichs komm ich mir wie ein Analphabet vor. Ich wünsch mir eigentlich mehr Kontakt, mehr Freunde, mehr Geselligkeit, habe aber große Angst davor, mich unsouverän und peinlich zu benehmen und deshalb schief angeguckt zu werden. Wie ferngesteuert biege ich ab und verschwinde, wenn es zu Begegnungen kommen könnte, lehne Einladungen ab oder setz mich an einen Alleiner-Tisch.«

»Wenn es um nichts geht, trau ich mich das Flirten schon. Aber wenn mir eine Frau wirklich gefällt und ich mich verliebt habe, ist die ganze Lockerheit weg. Ich lege mir vorher Sätze zurecht, spiele alle Varianten innerlich durch. Schon länger vor dem entscheidenden Moment fange ich an zu schwitzen. Ich nutze jede Gelegenheit zum Ausweichen. Wenn es sich dann tatsächlich ergibt, dass ich sie ansprechen muss, werde ich rot. Sollte ich auch nur ein bisschen den Eindruck haben, dass ich nicht ankomme, blockiere ich und mir fällt gar nichts mehr ein. Ich habe da einige Erinnerungen, die mir auch jetzt, Jahre später, noch die Schamesröte ins Gesicht treiben.«

Bei einer sozialen Phobie handelt es sich also um eine übernormal starke Angst vor sozialen Situationen, in denen es darum geht, bestimmte Leistungen zu erbringen oder zwischenmenschliche Beziehungen aufzubauen, wobei man im Zentrum der Aufmerksamkeit steht und schlecht beurteilt werden könnte. Es besteht die Befürchtung, ein Verhalten oder bestimmte Phänomene – Zeichen von Erregung oder Angst – zu zeigen, die als demütigend oder peinlich erlebt werden. Insbesondere betrifft das die folgenden Symptome: Erröten; Zittern; Schwitzen; Erbrechen; der Drang, Darm oder Blase entleeren zu müssen.
Es wird versucht, den gefürchteten Situationen aus dem Weg zu gehen. Ansonsten können diese nur mit stärkerer Angst und Unwohlsein ertragen werden. Die soziale Angst erzeugt unwillkürlich die Tendenz zu einem »Demutsverhalten«: leise sprechen, den Blick senken, sich klein machen u.a. Bewusst werden Verhaltensweisen der Absicherung entwickelt: ständiger Hemdenwechsel wegen Schwitzens, Sonnenbrille tragen zum Verbergen des Blicks u.a. Auch kommt es zu Verhaltensweisen der Überkompensation, z.B. besonders laut und viel sprechen, wenn man einmal zu Wort kommt; sich im Übermaß entschuldigen; ein erstes Date mit einem Heiratsantrag beenden etc.

Diese soziale Überängstlichkeit besteht länger als ein halbes Jahr, erzeugt ein erhebliches Leiden und eine deutliche Beeinträchtigung der normalen Lebensführung.

Gelegentlich wird der Begriff »soziale Phobie« reserviert für Erkrankungen, die sich auf nur einen Situationstyp beziehen, z.B. auf das Halten von Vorträgen. Sind dagegen mehrere oder viele soziale Konstellationen angstbesetzt, wird dann von »sozialer Angststörung« gesprochen. Im Gegensatz zu den anderen Formen von Angststörungen sind Männer und Frauen annähernd gleich häufig betroffen.
An Symptomen kann die Angst die gesamte Palette zeigen, die wir in Kapitel 5 für die Panikstörung besprochen haben. Zumeist erreicht die Stärke der Angst dabei nicht das Ausmaß einer Panikattacke. Allerdings ist das möglich. Fast die Hälfte der Sozialphobiker berichten zumindest vom gelegentlichen Auftreten von Panikattacken. Es handelt sich dabei um sog. »situationsgebundene Panikattacken«, im Gegensatz zu den »Panikattacken aus heiterem Himmel«, die für die Panikstörung typisch sind.

Hier einige typische Situationen, die von Menschen mit Sozialphobie gefürchtet werden:

- sich vor Menschen äußern oder gar Vorträge halten
- im Mittelpunkt stehen: beim Betreten eines Restaurants oder Warteraums, bei einer Preisverleihung
- Konflikte austragen: eine gegensätzliche Meinung vertreten, sich beschweren, Forderungen stellen
- irgendetwas unter Beobachtung tun: essen im Restaurant, Formulare ausfüllen, unterschreiben, tanzen, Sport treiben etc.
- Autoritäten gegenübertreten: Prüfungen, Bewerbungsgespräche, Empfänge, etc.
- Kontakt zu Fremden, auch per Telefon
- Kontakt zum anderen Geschlecht, v.a. wenn das mit Beziehungswünschen verbunden ist
- Gruppenaktivitäten (Familientreffen, Partys, Meetings)
- Besuch öffentlicher Toiletten

Und hier noch einige typische »Sicherungsverhaltensweisen«, mit denen die Betroffenen versuchen, es sich leichter zu machen, wenn sie die o.g. Situationen schon nicht vermeiden können:

- sich versteckt platzieren, sich unauffällig kleiden, sich klein machen, leise oder gar nicht sprechen, nicht über Persönliches berichten, Blickkontakt vermeiden, lange Haare, die man jederzeit wie einen Vorhang vor das Gesicht fallen lassen kann
- Make-up, großflächig bedeckende Kleidung etc. nutzen, um Hautphänomene wie Erröten oder Schwitzen zu verbergen
- zum Verbergen von Zittern keine Suppe bestellen, immer etwas fest in der Hand haben, Trinkgefäße beidhändig greifen
- zur »Entspannung« Alkohol oder Medikamente einnehmen
- sich auf Termine und Begegnungen übergenau vorbereiten, Texte aufschreiben und auswendig lernen

Bestimmte Verhaltensweisen können den Charakter von Zwängen annehmen: Putzzwänge daheim oder Kontrollzwänge im Büro etwa zur Vermeidung von Kritik durch Besucher oder den Chef.

Bei einer sozialen Phobie handelt es sich um eine übernormal starke Angst vor sozialen Situationen, in denen man im Zentrum der Aufmerksamkeit steht und schlecht beurteilt werden könnte.

Schäm dich! Setzen! Wie eine Sozialphobie entsteht und sich entwickelt

Evolutionäre und soziale Hintergründe

Angeborene Reaktionen und Gefühle

Menschenaffen und Menschen sind in höchstem Maße soziale Wesen. Das Zusammenwirken mit anderen ist in vielen Bereichen für das Überleben essenziell: bei der Fortpflanzung und Aufzucht der Nachkommen, bei Verteidigung und Jagd, beim Bau von Nestern, Hütten und später noch viel größeren Aufbauprojekten. Zur Regulierung des hierfür nötigen komplexen Sozialverhaltens musste deshalb ein differenziertes System sozialer Antriebe und Gefühle entwickelt werden. Dass hierbei auch sehr starke Gefühle ins Spiel kommen, nimmt angesichts der Wichtigkeit des Sozialverhaltens nicht wunder.

Die sozialen Antriebe orientieren uns auf bestimmte überlebenswichtige soziale Ziele. Für den Statusantrieb haben wir das in Kapitel 1 schon angesprochen: Wir streben nach einem möglichst hohen Rang in der sozialen Hierarchie. Hierzu gehört unser Bemühen, von möglichst vielen Personen unseres Umfelds respektiert, geschätzt oder gar bewundert, gerühmt und geliebt zu werden. Dabei ist natürlich die Wertschätzung durch Höhergestellte besonders wichtig. Umgekehrt mögen wir es nicht, ignoriert, kritisiert, abgewertet, ausgelacht oder gar unterjocht zu werden. Die meisten von uns streben nach einem Intimpartner, von dem sie hochgeachtet und geliebt werden wollen. Die Liebe intensiviert sich, wenn der Partner als allgemein sehr begehrt gilt bzw. einen hohen sozialen Rang innehat. Dies erhöht zugleich die eigene soziale Position.

Gelingt es uns, diesen Zielen durch unser Verhalten näher zu kommen, fühlen wir uns wohl. Gelingt es nicht gut, stellen sich unangenehme Gefühle wie Ärger, Wut, Eifersucht oder Missgunst ein. Läuft es schlecht oder gar sehr schlecht, wird der Angstantrieb aktiviert – und schon haben wir sie: die soziale Angst, um die es hier geht. Spielt die Verletzung sozialer Normen eine Rolle, kommen Scham- und Verlegenheitsgefühle hinzu.

Da sich in solchen Momenten des Versagens natürlich Aufmerksamkeit und Blicke der anderen auf einen richten, ist das Angestarrtwerden ein starker Auslöser für soziale Ängste. Und auch wenn wir nicht – oder zumindest noch nicht – versagt haben, schwingt das immer mit, wenn wir irgendwie im Mittelpunkt sozialer Aufmerksamkeit stehen. Auch wenn wir noch so gut vorbereitet und routiniert sind – der Stresspegel steigt, sobald wir ein

Publikum vor uns haben. Es steht einfach eine Menge auf dem Spiel. Nicht wenige Bühnenprofis geben an, ein Leben lang das Lampenfieber nicht losgeworden zu sein.

Die sich im Falle von Scham oft einstellende Gesichtsröte ist ein sinnvolles soziales Signal. Sie zeigt den anderen: »Ich bin mir meines Fehlers bewusst und werde das nächste Mal alles daransetzen, ihn zu vermeiden. Ich bin schon mit brennender Scham geschlagen. Wenn ihr nicht unbedingt wollt, müsst ihr mich ja nicht noch zusätzlich schlagen.«

Vorformen von Schamverhalten und Schamesröte finden sich schon bei den Menschenaffen. Bei Scham, aber auch wenn deutlich wird, dass wir keine Chance haben, unsere sozialen Ziele zu erreichen, stellen sich oft unwillkürlich Momente von Demutsverhalten ein: Man senkt den Blick, spricht leise, macht sich klein bis hin zum »Bückling«, erstarrt kurzzeitig gar zur »Salzsäule« (»Totstellreflex«) und verdrückt sich in eine Ecke. Schließlich sucht man den Kontakt zu vermutlich Wohlgesonnenen und verhält sich hier anschmeichelnd und liebedienerisch. Man vermeidet Konflikte und nimmt alle Schuld auf sich. Wenn man sich schwach fühlt, versucht man instinktiv, sich des Beistands von Freunden zu versichern.

Auch Vorformen dieses Verhaltens finden wir schon in Affengruppen. Schwächere Tiere werden so nicht ständig in Rangkämpfe verwickelt und haben die Chance auf eine bescheidene, aber halbwegs stressfreie Existenz ohne soziale Ausgrenzung. Und Letzteres wäre tatsächlich eine tödliche Gefahr. Versprengte Primaten oder Steinzeitmenschen hatten kaum Überlebenschancen. Entsprechend verbindet sich mit Themen wie Ausgrenzung, Verlassenwerden oder Vereinsamung die intensivste soziale Angst, die wir kennen – bis hin zu regelrechtem körperlichen Schmerz. Soziales Ausgeschlossenwerden aktiviert im Gehirn die gleichen Areale, die auch bei einem Schnitt mit dem Messer aufleuchten.

Das Sozialangst-Paradox

Dies sind also die evolutionär geprägten Gefühls- und Verhaltensdispositionen, die bei sozialer Angst eine Rolle spielen. Und auch sie sind wieder einreguliert auf die Verhältnisse der Steinzeit. Unsere Vorfahren lebten damals in kleineren Gruppen. Soziale Unterschiede und Rangdistanzen waren vergleichsweise gering: Auch der Häuptling ging nur in Fell, man saß mit ihm am gleichen Feuer und aß das gleiche Fleisch. Wer Großes zu sagen hatte, wurde von 15 Vertrauten gehört; wer über seine Füße stolperte, wurde von fünf Leuten gesehen und von einem verlacht. Die magischen Weltbilder waren vergleichsweise einfach und wurden von allen geteilt, einschließlich klarer Normen und Tabus. Es war damals wohl möglich und vielleicht gar nicht so schwierig, etwas zu tun oder zu sagen und von allen – wirklich allen – Zustimmung dafür zu bekommen.

Unser Gehirn ist in seinen Grundfunktionen das gleiche geblieben, die soziale Welt aber hat sich seither dramatisch verändert. Aus den kleinen, immer durch Natur und Feinde bedrohten Gruppen sind in den glücklicheren Weltgegenden Wohlstandsgesellschaften geworden, in denen Leben und Überleben außerordentlich sicher sind, so sicher wie niemals zuvor. Als Erwachsener ist man von keiner Gruppe mehr existenziell abhängig: Man kann das Team, die Firma, den Verein, die Stadt, das Land und zur Not sogar die Familie wechseln. Das mag mehr oder weniger schmerzlich sein, aber es bringt einen nicht um. Selbst die schlimmsten Verbrecher leben im Gefängnis sicherer und komfortabler als die Häuptlinge der Steinzeit. Sogar Vereinzelung ist möglich und lebbar: Man kann sich freiwillig extrem lange und weitgehend sozial zurückziehen, ohne in existenzielle Gefahr zu geraten. Das Sozialamt überweist, man bestellt im Internet.

Aber auch unfreiwillig kann man vereinsamen, und die Risiken hierfür sind sicher gewachsen – Stichworte: Mobilität, hohe Scheidungsrate, Kinderlosigkeit, anonyme Großstädte. Auch das muss einen aber nicht umbringen, und die Möglichkeiten, durch den Aufbau kompensatorischer positiver Lebensaktivitäten eine grundlegende Lebenszufriedenheit aufrechtzuerhalten, sind groß.

Aus den kleinen Gruppen unserer Vorfahren sind riesige Gesellschaften geworden, ja ein einziges »globales Dorf« im Internet. Die sozialen Unterschiede haben sich irrwitzig vergrößert: Su-

permächtige, -reiche oder -berühmte landen heute mit dem Hubschrauber hinter gewaltigen Sperranlagen. Fans kampieren tagelang in Zelten, um auch nur einen Blick zu erhaschen. Wer Großes sagen soll, hat Tausende reale und Hunderttausende Online-Zuhörer. Es gibt unendlich viel mehr zu gewinnen oder zu verlieren. Wer heute über seine Worte stolpert, wird, wenn er Pech hat, gefilmt und von Abermillionen auf YouTube verlacht. Gleichwohl ist es grundsätzlich kein Problem, auch den schlimmsten Shitstorm zu überleben, im Gegensatz zu einem steinzeitlichen Schneesturm. Wenn man nur den PC-Stecker zöge, wäre man draußen. Im Vergleich zur Steinzeit ist die soziale Fallhöhe also viel größer geworden – und ebenso die Zahl der Zuschauer.
Und noch etwas kommt hinzu: Die relativ einfachen und von einer übergroßen Mehrheit geteilten magischen, religiösen oder ideologischen Weltbilder sind in der Postmoderne in Abertausende von Subkulturen und Sub-Sub-Communitys zersplittert. Die Sachverhalte werden immer komplexer, über kaum etwas kann man sich noch einigen. Seit Politiker damit durchkommen, einfach offensichtlich Falsches zu behaupten, spricht man gar vom »Postfaktischen Zeitalter«. Wenn man heute vor mehr als zehn Zuhörern auch nur die Uhrzeit sagt, kann man nicht mehr sicher sein, dass alle zustimmen. Wer zu einem komplexeren Thema handfeste Aussagen macht, muss heute immer mit heftigstem Gegenwind rechnen. Auch wenn wir das gefühlsmäßig schlecht akzeptieren können – wir müssen es verstehen, aushalten und uns daran gewöhnen.
Mit dem Komplexitätswachstum unserer Informationsgesellschaften geht zwangsläufig einher, dass auch dem gut Informierten ein immer größerer Teil aller Wissens- und Kommunikationsprozesse verborgen bleibt. Das gibt immer mehr Raum für Verschwörungstheorien, die sich niemals wirklich widerlegen lassen.

Unterm Strich zeigt sich so etwas wie ein »Paradox der sozialen Angst«: Obwohl sich die realen Gefahren vermindern, wächst die gefühlte Angst. In den modernen Wohlstandsgesellschaften lebt es sich extrem sicher. Auch maximales soziales Versagen führt nicht mehr automatisch zur physischen Vernichtung. Man könnte das Land und zur Not sogar die Identität wechseln. Ja nicht einmal dauerhaftes Unglück müsste die Folge sein. Wir müssen atmen, trinken und essen. Aber in der modernen Welt müssen wir nicht mehr sozial leben. Wir sollten uns darum bemühen und es anstreben – es macht vieles leichter. Wenn es gelingt, fördert es das Lebensglück enorm. Aber es ist nicht überlebens- und glücksnotwendig. Wir Menschen sind so kreativ und lernfähig, die moderne Welt ist so reich an Möglichkeiten, dass auch ein Leben in Zurückgezogenheit oder gar Einsamkeit möglich wäre und gelingen könnte. Nicht wenige Aussteiger, Gottsucher und kreative Genies lebten und leben das vor. Man kann meditieren, beten, malen, schreinern, Orchideen züchten, stricken, sticken, lesen und schreiben. Es gibt inzwischen so viele auch gute Fernsehserien, dass man bis ans Lebensende ein soziales Ersatzleben führen könnte. Kaum jemand, der das nicht will, wird ein solches Leben führen müssen. Aber jeder sollte wissen: Zur Not könnte auch ich das lernen. Wir alle könnten das lernen, könnten uns daran gewöhnen; es ist eine Frage des Wissens, der Entscheidung und des geduldigen Übens. Jeder sollte eine grobe Idee haben, wie das gehen könnte, und es im Sinne eines Worst-Case-Szenarios einmal durchspielen. Die Akzeptanz des Worst Case, so haben wir in Kapitel 3 besprochen, durchbricht Teufelskreise und entzieht damit überstarken Ängsten den Boden.

Aber nicht diese frohe Botschaft ist es, die uns unsere Steinzeit-Gefühle verkünden. Unsere Steinzeitgefühle signalisieren uns Lebensgefahr. Einerseits sind unsere Sozialangst-Sensoren noch auf die Mini-Auslöser der Steinzeit einreguliert, andererseits sind, wie wir gesehen haben, die Auslöser in der modernen Welt größer und schriller geworden. Die Sozialangst beim modernen Menschen ist deshalb überwiegend ein falscher und überlauter Alarm, der zudem immer öfter ausgelöst wird. Es nimmt vor diesem Hintergrund nicht wunder, dass er bei immer mehr Menschen zum schrillen Dauerton einer sozialen Angststörung wird. Die an der Erzeugung von Sozialangst beteiligten Hirnzentren verschalten sich zu einer Alarmglocke im Kurzschluss. An diese und weitere Einsichten gilt es dann bei der Erarbeitung von Anti-Angst-Wissen anzuknüpfen.

Schon meine Mutter war ein »Glühwürmchen« – individuelle Veranlagung

Vor diesem evolutions- und sozialgeschichtlichen Hintergrund kommt es nun zur Entwicklung von sozialen Angsterkrankungen, wobei dann alle in Kapitel 2 besprochenen Grundmomente wieder mehr oder weniger stark ins Spiel kommen: Es gibt zum Ersten angeborene und frühgeprägte Veranlagungen. In Studien zeigte sich: Der Faktor, der mit Abstand am stärksten das Risiko steigert, eine soziale Phobie zu bekommen, ist, wenn schon die Eltern an einer sozialen Phobie oder einer anderen psychischen Störung litten bzw. leiden. Genetische Faktoren spielen also wohl wieder eine Hauptrolle. Hierher gehören dann auch umschriebenere Veranlagungen, etwa wenn man besonders stark zum Rotwerden, zum Schwitzen oder zum Zittern neigt. Im Hinblick auf negative Kindheitserlebnisse erwiesen sich insbesondere längere Trennungsphasen von den Eltern als signifikanter Risikofaktor für soziale Phobien (vgl. zusf. Bandelow 2008).

Auch wenn laut Studienlage der Einfluss der Erziehung gar nicht so groß ist wie allgemein vermutet, so scheint es doch plausibel, dass u.a. folgende Erziehungsstile förderlich für die Entwicklung sozialer Ängste sein könnten:

1. Eine entwertende Erziehung.
   Als wiederholte und variierte Hauptbotschaft erhalten die Kinder mit auf ihren Weg: »Du bist nicht richtig, du machst das falsch, du kannst das nicht, diese oder jene Momente deiner Erscheinung oder deines Verhaltens sind unschön, hässlich oder lächerlich.« So etwas kann entscheidend dazu beitragen, dass sich nachhaltig ein schlechtes Selbstbild und ein geringes Selbstvertrauen etablieren, was natürlich soziale Ängste fördert.
2. Eine Erziehung in Richtung extremer und perfektionistischer Leistungsorientierung.

3. Eine Erziehung im Sinne tradierter Rollenmuster.
   Der Mann hat stark, schweigsam, cool und unangreifbar zu sein; die Frau muss es allen in ihrem Umfeld recht machen und geschafft hat sie das, wenn sie von allen gelobt und gemocht wird.
   Solch hohen Standards kann man nur selten gerecht werden. Sind sie als Werte tief verinnerlicht, gibt es oft Gelegenheit, in Stress oder gar Angst zu geraten.

Liegen derartige Dispositionen vor, können demütigende Erlebnisse die Entwicklung einer sozialen Angststörung auslösen. Es leuchtet ein, dass gerade die Pubertät hierfür eine kritische Phase ist. In diesen Jahren erwacht gewissermaßen das Ich zu vollem Leben. Man beginnt sich und andere zu bewerten und zu vergleichen. Gemessen an den Kompetenzen erwachsener Vorbilder schneidet der Jugendliche dabei natürlich zumeist schlecht ab. In Sachen Aussehen führt der Vergleich mit geschönten Medienillusionen oft zu einer überkritischen Selbstbewertung. »Meine Nase ist zu lang, meine Beine sind zu kurz, zu dick ist das alles sowieso …« etc. Man sucht seinen Platz in der sozialen Hierarchie, baut erste Kontakte zum anderen Geschlecht auf. Kinder und Jugendliche können leider ziemlich grausam sein, wenn es darum geht, unglücklich agierende andere zu hänseln und zu verspotten. Schnell lacht die ganze Klasse nach einem Vortrags-Patzer; wegen einer kleinen körperlichen Auffälligkeit ist bald ein Spitzname gefunden, den man nie wieder loswird; schon kurz nach dem ersten Annäherungsversuch kichern alle Freundinnen der Angebeteten.
Ob nun mit oder ohne derartige »Minitraumata« – der typische Beginn der sozialen Phobie liegt um das 15. Lebensjahr. Wie bei allen anderen Angststörungen fungiert auch hier Stress als Wegbereiter bzw. später als Verschlimmerungs-Faktor. Hat ein Heranwachsender schwerwiegende Dauerkonflikte mit den Eltern, schlagen o.g. Auslöser umso tiefere Kerben. Hatte man durch langes Üben die alte Vortrags-Angst schon überwunden geglaubt – nach dem an sich harmlosen Autounfall bricht sie wieder hervor.
Damit aus all dem aber etwas entsteht, das über die »normalen

Pubertätsprobleme« oder normales Lampenfieber hinausgeht und wirklichen Krankheitswert gewinnt, braucht es auch hier wieder spezielle Eskalations- und Chronifizierungsmechanismen. Schauen wir uns das auch hier wieder näher an entlang unserer drei Lern- und Verinnerlichungsstufen.

Das »Paradox der sozialen Angst«: Obwohl sich die realen Gefahren vermindern, wächst die gefühlte Angst. Die Sozialangst beim modernen Menschen ist deshalb überwiegend ein falscher und überlauter Alarm, der zudem immer öfter ausgelöst wird.

Und mit derart vielen Beinen kann man laufen? (Stufe-1-Eskalationen)

»Wieso hat der soo viele Beine mehr als ich?«, fragte sich die schlaue Frau Spinne voller Neid, als sie dem arglosen Herrn Tausendfüßer begegnete. »Grüß Gott, lieber Tausendfüßer«, sprach sie listig, »ich habe es ja immer sehr bewundert, wie gut du mit deinen vielen Füßen zurechtkommst. Dass du da nicht dauernd über dich selber stolperst! Sag mal, wenn du jetzt gleich wieder loslaufen willst, mit welchem Bein fängst du eigentlich das Laufen an? Mit dem 3. oder mit dem 256.?« – »Jaa, liebe Frau Spinne, da staunst du, was?«, entgegnete der Tausendfüßer voller Stolz. »Das ist doch ganz einfach … äh … ähm …« Er hatte nie darüber nachgedacht, wie er läuft, und merkte nun, dass er dazu auch gar nichts weiß. Betroffen schaute er an sich entlang und probierte unbeholfen herum. Jetzt konnte er auf einmal nicht mehr so unbefangen drauflos laufen wie vor der bösen Frage von Frau Spinne. »Na ja, du wirst es schon schaffen«, höhnte die Spinne und machte sich davon. »Doch gut, dass ich nur mit acht Beinen zurechtkommen muss«, dachte sie bei sich, »so macht man aus der Krise eine Chance!«

Vielleicht erinnern Sie sich noch an Kapitel 3. Im Kern handelt es sich hier um das gleiche Problem, wie ich es mit meiner Kreditkarten-Unterschrift hatte. Lesen Sie den Abschnitt »Den Worst Case akzeptieren, um Blockierungen und Verkrampfungen zu lösen« ggf. nochmals. Dieser »Tausendfüßer-Teufelskreis« ist bei den sozialen Angststörungen der vielleicht wichtigste Eskalationsmechanismus. Soziale Situationen sind immer sehr komplex. Ob Prüfungen, Frage-Antwort-Runden bei Präsentationen, Vorstellungsgespräche, Flirts oder sogar Small-Talk-Situationen – immer geht es darum, ohne Vorwarnung aus dem gesamten Kosmos unseres Informationsbestandes heraus blitzschnell Wissen zu erinnern oder zu erzeugen und es ebenso blitzschnell in eine Form zu verpacken, die einem hochkomplexen Kontext angemessen ist: Was können die Zuhörer verstehen, was wollen sie hören, welche Fettnäpfchen sind zu vermeiden, welche Höflichkeitsformen sind angemessen? etc. etc.

Unser bewusstes Ich kann eine so komplexe Verhaltensleistung nicht erbringen, seine Informationsverarbeitung ist zu langsam und nur seriell (wir können zu einem bestimmten Zeitpunkt immer nur einen Gedanken denken). Derartige Verhaltensleistungen kann nur unser unbewusstes Selbst erzeugen, mit der ganzen Breite seiner angeborenen, automatisierten und kreativen Potenziale: Wir müssen entspannt »aus dem Bauch heraus« agieren. Wir müssen die Ich-Kontrolle aufgeben und es »laufen lassen«. Leider hat unser bewusstes Ich aber die Tendenz, in sozialen Situationen, in denen es um etwas geht, die Kontrolle an sich zu reißen und Druck aufzubauen. Die Instinktimpulse unseres Status-Antriebs und anderer Antriebe werden durch zuspitzendes Denken zu Muss-Vorstellungen gesteigert: »Du musst brillieren, eine gute Figur machen, diesem oder jener imponieren; du musst gut ankommen, gemocht werden; du darfst keine Fehler machen, darfst nicht zittern und nicht rot werden; du musst eine absolut perfekte Performance liefern; du musst cool bleiben, darfst keinerlei Angriffsfläche bieten, keine Schwäche zeigen« usw. Das erzeugt Stress, das Selbst verkrampft, das Ich aber bekommt es nicht hin, es entsteht noch mehr Stress, das Selbst blockiert: Man stockt, es fällt einem nichts mehr ein, man weiß nicht mehr, was man sagen oder tun soll, macht dann womöglich Fehler, Patzer, Peinlichkeiten, zeigt die gefürchteten Symptome von Stress und Angst umso mehr. Ein perfekter Teufelskreis, der leider sehr schnell in Gang zu bringen ist. Jede Form von Beobachtetwerden erzeugt fast unwillkürlich Selbstbeobachtung. Und jede Form von Selbstbeobachtung bringt das störende oder gar blockierende Ich ins Spiel. Es ist nicht leicht, dieses Ich außen vor zu halten, aber wir werden es üben.

Beim Scheitern in sozialen Situationen spielt dieser Tausendfüßer-Teufelskreis sicher die Hauptrolle. Aber auch altbekannte Teufelskreis-Mechanismen mischen wieder mit. Der Teufelskreis »Angst vor der Angst«: Wenn wir gegen Symptome wie Zittern, Schwitzen, Erröten etc. kämpfen, verstärken wir sie (vgl. Kap. 5). Oder der Teufelskreis der Erwartungsangst: Das katastrophisierende Denken greift nach beliebigen künftigen, potenziell kritischen Situationen – »Oh, nächste Woche steht ja wieder eine Präsentation an, hoffentlich kriege ich nicht wieder ...« – und bahnt damit das Auftreten der Angst vor, die dann auch eintritt. Je öfter eine solche Bestätigung erfolgt, desto begründeter erscheint die Erwartungsangst und desto weiter greift sie aus (vgl. auch Kap. 6). Derartige Teufelskreis-Mechanismen können leider schnell dazu führen, dass man in sozialen Situationen wiederholt schlecht abschneidet, versagt oder gar schallende Missbilligung erntet. Und dann bildet natürlich auch hier das Denken Angst-Theorien, wobei leider auch wieder seine spontane Tendenz zur Überspitzung zum Tragen kommt. Irgendwie muss man sich ja das Geschehen erklären!

Spontane Erklärungen auf Basis oberflächlicher Stimmigkeit und ohne Kenntnis der besprochenen Hintergründe werden dazu tendieren, folgende Kernelemente zu enthalten:

1. *Falsche oder stark überzogene Selbstabwertungen aller Couleur.* Ich bin unfähig, inkompetent, langweilig, hässlich, dumm, unbegabt; ich bin nichts wert, man kann mich nicht mögen; ich werd es nie zu etwas bringen, werde immer unglücklich sein etc. Ich kann nur Mist bauen; wenn mal etwas gelingt, hatte ich einfach Glück oder andere haben geholfen. Ich muss mich verbergen und verstellen. Wenn die anderen herausbe-

kommen, wie erbärmlich ich wirklich bin, werde ich aus der Gemeinschaft verstoßen!

2. *Falsche oder stark überzogene Aufwertungen anderer.*
   Andere sind so viel besser, können so viel mehr als ich, sehen so viel besser aus, sind so liebenswert, sind anerkannt, glücklich und erfolgreich etc. Außerdem sind sie mir gegenüber kritisch und feindselig. Ach, wenn ich doch nur irgendwie erreichen könnte, dass die anderen mich positiv sehen! Ich habe das Gefühl, dass es das Wichtigste in meinem Leben ist, die Wertschätzung der anderen zu erringen. Wenn das geschafft ist, wird alles gut.

Im Laufe der Jahre werden solche Sozialangst-Theorien ausgeschmückt, ausgebaut und verinnerlicht zu negativen Überzeugungssystemen. Auch hier zeigen sich dann wieder Momente der Selbstverstärkung. Man sieht nur, was man weiß – so formulierte es schon Goethe. Woran man glaubt, das erwartet man; was man erwartet, sieht man eher; was man ängstlich erwartet, sieht man sofort; was man anschaut, das wird größer. Es entstehen also »Wahrnehmungsfilter«, die einem vor allem das zeigen, was zum negativen Selbstbild passt und es bestätigt und verfestigt. In Experimenten konnte z.B. gezeigt werden, dass Sozialphobikern auf Fotos mit vielen Leuten die Gesichter kritisch blickender Menschen sofort ins Auge stechen, was bei Personen ohne Sozialangst nicht der Fall ist.

Während sich das Gehirn des Panikpatienten zum Detektor für körperliche Funktionsschwankungen umbaut, wird das Gehirn des Sozialphobikers zu einem Detektor für negative soziale Signale. Außerdem wird es zu einem hochkritischen Monitor für das eigene Verhalten, an das man perfektionistische Maßstäbe anlegt. Das Tausendfüßer-Problem wird damit zur Dauerbremse. Zu allem Überfluss entsteht nun aus all dem auch noch eine selbsterfüllende Prophezeiung: Negative Erwartungen bewirken eine negative Ausstrahlung. Unfreundliches, verkrampftes oder überschießendes Verhalten wirkt befremdlich und stößt ab. Daraufhin verhalten sich andere dann tatsächlich abweisend-despektierlich –

die Erwartung hat sich erfüllt, und die mit ihr verbundenen Angstkonzepte verfestigen sich weiter.

So also entstehen im Bereich des Einsichtslernens (Stufe 1) Angsteskalationsstrukturen in Form von Angsttheorien, die die Sozialangst verstärken und auf Dauer stellen. Doch damit nicht genug: Wie wir das schon von den anderen Angstformen kennen, bilden sich parallel dazu im Bereich des Konditionierungslernens Angstnetze.

> *Unser bewusstes Ich hat die Tendenz, in sozialen Situationen, in denen es um etwas geht, die Kontrolle an sich zu reißen und Druck aufzubauen. Das erzeugt Stress bis hin zu Blockaden – ein Teufelskreis.*

Jetzt guck dir den mal an! (Stufe-2-Eskalationen)

Konditionierung heißt: Was sich im Erleben gleichzeitig ereignet, wird im Nervengewebe miteinander verknüpft. Bei der Sozialangst betrifft das: 1. Situationsmomente, 2. Katastrophengedanken und 3. die Angst. In einer Vortragssituation etwa gibt es Blicke, die auf einen gerichtet sind; Menschen, die einen bewerten könnten; Personen, mit denen man kommunizieren will oder muss, und im schlimmsten Falle natürlich alle denkbaren Zeichen der Missbilligung oder Ablehnung. Als direkter Auslöser und verstärkt durch Katastrophengedanken erzeugt das dann die Angst samt ihren körperlichen Symptomen und Verhaltensreaktionen (zur Verdeutlichung vgl. später Abb. 14). Auch hier bildet sich aus diesen immer wieder gemeinsam aktivierten Elementen ein sich festigendes Angstnetz. Wie schnell dieser Prozess fortschreitet, hängt wiederum von der Zahl der Wiederholungen und der Stärke der beteiligten Emotionen ab.

Im Falle demütigender Erlebnisse sind Scham und Angst oft derart stark, dass es nur ein einziges Ereignis braucht. Einmal von der Klasse oder der Angebeteten so richtig ausgelacht zu werden, das kann sich tief einbrennen. Hinzu kommt: Bei der Sozialangst mehr als bei anderen Ängsten neigen die Betroffenen dazu, peinliche Situationen immer wieder in der erinnernden Vorstellung zu reinszenieren, so wie generell die Grübelneigung in Bezug auf soziale Konflikte größer ist als in Bezug auf andere Schwierigkeiten. Wird man von anderen verletzt, machen ja Fragen wie die folgenden auch Sinn: »Warum ist das geschehen? Was an mir oder meinem Verhalten hat den Angriff ausgelöst? Was ist in den anderen vorgegangen, was sind ihre Motive? Haben sie etwas falsch verstanden? Oder werden irgendwelche Intrigen gesponnen? Warum war ich so perplex? Wie hätte ich schlagfertiger reagieren können? Warum gelingt mir das nie? Ich bin eben einfach ein Trottel! Wie wird es weitergehen?« etc. etc.

Oft sind solche Fragen nur sehr schwer zu beantworten, soziale Problemsituationen sind extrem komplex. Sie kommen deshalb wieder und wieder, das Ganze bleibt unaufgelöst und kommt nicht zur Ruhe. Dagegen wären Fragen dieser Art nach der dritten Panikattacke im Fahrstuhl völlig unnötig – vermutlich hat sich der Fahrstuhl auch diesmal nichts dabei gedacht. Die mit diesem Grübeln verbundenen Reinszenierungen festigen und erweitern das Angstnetz. Im Grunde handelt es sich um die Negativvariante unserer umkonditionierenden Imaginationsübungen. Diese Prozesse müssen wir dann ins Positive umkehren, wenn es um die Behandlung auf Stufe 2 geht. Ist erst einmal ein ausgedehnteres Angstnetz entstanden, genügen kleinste Auslöser, um die Bombe zum Platzen zu bringen, gelegentlich bis hin zur Stärke einer Panikattacke: eine ungute Erinnerung, der Gedanke an eine bevorstehende Begegnung, der unfreundliche Blick des Schalterbeamten. Einengung, Lähmung und Blockade kommen dann fast reflexartig über einen, immer weniger hat man eine Chance »dazwischenzukommen«, um den Prozess zu stoppen.

Das mach ich nie, nie wieder! (Stufe-3-Eskalationen)

In der Folge entwickelt sich natürlich auch hier Vermeidungs- und Fluchtverhalten. Die Sensibilität nimmt zu, die Kompetenzen schrumpfen, man macht noch mehr Negativerfahrungen, der

Rückzug verstärkt sich. Je nach Schwerpunkt der Ängste kann die Vermeidung auf einzelne Bereiche beschränkt bleiben – etwa auf das Halten von Vorträgen oder auf die Partnersuche. Die Vermeidung kann sich aber auch ausweiten und den Betroffenen im schlimmsten Fall daheim quasi einkerkern.
Aufgrund des frühen Beginns haben soziale Angststörungen oft jahrzehntelange Verläufe. Die Betroffenen arrangieren sich mehr schlecht als recht, sehen das Problem als Teil ihrer Persönlichkeit und brauchen manchmal 20 Jahre, ehe sie erkennen, dass es sich um eine behandlungswürdige Krankheit handelt. Kaum einmal bildet sich die Störung von allein zurück. Und leider verpassen die Betroffenen unterdessen viele Lebenschancen. Sie haben Schulschwierigkeiten, nutzen Ausbildungsmöglichkeiten nicht, verdienen weniger, haben schlechtere Jobs und sind häufiger arbeitslos. Sie leben weniger oft mit einem Partner oder in einer Ehe und haben nicht selten Probleme im sexuellen Bereich. Der Freundeskreis ist meist klein. Es gibt Betroffene, die auch als Erwachsene noch bei den Eltern wohnen oder total sozial isoliert sind. Unter den Internet-Süchtigen finden sich viele Sozialphobiker. Weitere Folgeprobleme sind auch hier: Depressionen, Alkohol- oder Medikamentenabusus.

Vor dem Hintergrund unseres Gesamtbildes (s. Kap. 1, Abb. 4.3) lässt sich weiter sagen: Diese Lebenseinengungen werden auf vielen Ebenen dazu führen, dass gesunde Lebensregulierungsstrukturen und Ressourcen unentwickelt und unaufgebaut bleiben, die sonst als Dämme und positive Gegengewichte gegen Angst und Depression hätten fungieren können. Wer schon als Schüler einer Theatergruppe oder dem Fußball-Verein beigetreten ist und diese Hobbys später weiterpflegt, ist gegen psychische Störungen besser gewappnet.
Trifft das in Teilen auf Sie zu? Dann lassen Sie uns allen Mut und alle Kraft zusammennehmen und schauen, was man dagegen tun kann. Zunächst gilt es wieder, auf der Ebene von Einsicht und Wissen den Angst-Konzepten Anti-Angst-Theorien entgegenzustellen.

Soziale Ängste überwinden – was es zu wissen gilt (Stufe 1)

Das Spektrum potenziell angstbesetzter Situationen ist natürlich außerordentlich breit. Man könnte eine ganze Buchreihe hierzu herausgeben von »Cool präsentieren« bis »Flirten mit Pfiff« – und es gibt ja zu den meisten dieser Themen tatsächlich eine Fülle von Ratgebern. Diese Breite kann hier natürlich nicht abgedeckt werden. Ich möchte im Folgenden versuchen, auf wenige wichtige »Hebelinhalte« einzugehen, mit denen Sie in den meisten Situationen den stärksten gedanklichen Anti-Angst-Effekt erzielen können.

Autonomie gewinnen

Dem Alleinsein den Schrecken nehmen

Wie dargestellt, drängen uns unsere Instinkte sehr stark in Richtung sozialer Bindung. Soziale Normen und selbstgemachte Muss-Vorstellungen erzeugen zusätzlichen Druck. Man muss eine tolle Familie aufbauen. Schon wird der Wunsch der Eltern nach Enkeln drängender. Man muss Karriere machen, und dafür gilt es vor allem auch sozial gut anzukommen. Allein fühlen wir uns irgendwie unvollständig, Alleinsein gilt als defizitär. Jede Werbung zeigt das Ideal: Schöne Menschen strahlen sich an, lachen und tanzen miteinander. In Ratgebern erfahren wir: Das Glück hängt vor allem von Freunden und guten Beziehungen ab. So wurzelt sich die Überzeugung ein: Das Erreichen dieser Ziele ist Voraussetzung für ein erfülltes, glückliches Leben. Je absoluter und tiefer diese Überzeugung verinnerlicht ist, desto schneller schießen natürlich soziale Ängste auf, wenn etwas nicht läuft im Kontakt zu den Mitmenschen.

Schon auf dieser Ebene sollte man ansetzen, um den Angsttheorien den Boden zu entziehen. Es gilt, die Überzeugung anzunehmen und zu verinnerlichen, dass Sie auch als Einzelgänger ein halbwegs zufriedenes Leben aufbauen könnten. Wir wollen das nicht anstreben, aber wir sollten keine übergroße Angst davor haben. Wir sollten sicher sein, dass das zur Not gehen könnte. Wir sollten für alle Fälle damit beginnen, die inneren Ressourcen aufzubauen, die das ermöglichen.

Wenn Sie sich zu diesem inneren Schritt entschließen und den damit verbundenen Weg gehen, hätte das eine Reihe kurzfristiger und v.a. langfristiger Vorteile:

- Sie werden authentischer sein, sich weniger anpassen oder gar verbiegen und sich damit freier und selbstentsprechender entwickeln. Sie werden als ein starker Mensch wahrgenommen werden, der seinen Prinzipien folgt und seinen Weg geht. So etwas macht attraktiv.
- Sie werden weniger ängstlich und verkrampft, dafür lockerer, spielerischer und gewinnender sein. Niemand wird den Eindruck haben, dass er Klammerverhalten oder unangenehmes Überkompensationsverhalten fürchten muss.
- Sie werden die paradoxe Erfahrung machen, dass von allein auf Sie zukommt, was Sie losgelassen haben: Wo Sie nicht die Nähe der anderen suchen, werden diese von sich aus auf Sie zukommen. Das Miteinander wird überwiegend gut gelingen und wo es passt, erfüllend sein.

Der amerikanische Management-Trainer Stephen Covey (1998) hat die Entwicklung des Miteinanders einmal durch die Stufenfolge »Abhängigkeit – Autonomie – Interdependenz« beschrieben. Im Kern ist starke Sozialangst oft mit einer zu starken Abhängigkeit verbunden: Nur weil ich glaube, die anderen unbedingt zu brauchen, habe ich so große Angst, ihre Wertschätzung zu verlieren. Wir müssen also zunächst Autonomie erringen. Danach stellt sich wie von allein die freiere, konstruktive Beziehungsgestaltung ein, ausgerichtet an gemeinsamen Zielen und Werten, wie sie für die Stufe der Interdependenz kennzeichnend ist.

Sie können auch als Einzelgänger ein halbwegs zufriedenes Leben aufbauen. Wir wollen das nicht anstreben, aber wir sollten auch keine übergroße Angst davor haben.

Innere Glücksquellen entwickeln

Wie kann er also gelingen, der Schritt zur Autonomie? Dass wir in unseren modernen Wohlstandsgesellschaften auch allein überlebensfähig sind, haben wir schon erwähnt und liegt auf der Hand: Man kann von der Sozialhilfe leben und seine sozialen Kontakte dabei auf ein Minimum reduzieren. Man muss keine Familie und keine Freunde haben, von niemandem geschätzt oder geliebt werden. Es ist der Rechts- und Sozialstaat, der einem unabhängig von persönlicher Neigung das Überleben garantiert. Doch wir wollen ja nicht nur überleben – wir wollen auch glücklich sein. Kann es ein Glück ohne die anderen in überwiegendem Alleinsein geben? Die Antwort lautet: Ja – es ist schwierig, aber möglich.

Hier müssen wir uns wieder unser Zweigeteiltsein als menschliche Wesen bewusst machen (vgl. Kap. 1). Da haben wir einerseits unsere biologische Basis mit den Erbantrieben, die das pure physische Überleben und die Weitergabe unserer Gene sicherstellen soll. Unsere sozialen Bedürfnisse gehören überwiegend in diesen Bereich der Erbantriebe. Es ist in erster Linie unsere biologische Basis, die das Alleinsein nicht mag. Sie schenkt uns emotionalen Lohn für Geselligkeit, weil das Vermehrung und Schutz sichert.

Wir Menschen sind aber mehr, viel mehr als Biologie. Wir sind auch und vor allem Geist und Kultur. Auf diesem Level haben wir die Motoren der Entwicklung als Kulturantriebe bezeichnet. Unsere Seele mag Ordnung, sie strebt nach dem Auf- und Ausbau von Ordnung. Sie genießt äußere Ordnung, noch mehr nährt sie sich aber von innerer Ordnung. Jeder kann Sachen genießen wie Musik; die Ordnung von Sammlungen aller Art; Texte wie Gebete, Gedichte, Romane oder Sachbücher; die Ordnung von Bewegungen wie beim Skifahren, Tango oder Tai-Chi; die Formen und

Muster, die bei handwerklicher oder künstlerischer Arbeit entstehen; die Ordnung auf der Blumenbank, die geordneten Abläufe in einer Modelleisenbahn-Anlage u.v.a.m. Beschäftigt man sich sehr lange mit solchen Hobbys, entstehen auch im Inneren Strukturen, die einen Bezug zu diesen äußeren Ordnungen haben: eine Vielfalt von konkreten Vergleichsmustern; abstraktere Ordnungsstrukturen für ein Tiefenverständnis; Schemata für immer bessere Bewegungen und sonstige eigene Verhaltensweisen; eine Fülle von Wissen über Musik, Philosophie, Geschichte, Pflanzenkunde oder Eisenbahnbau; über Münzen, Briefmarken, bildende Kunst oder worüber auch immer. So wird man zum Kenner, Meister und Liebhaber dieser Aktivitäten. Und als solcher kann man sie viel tiefer und umfassender genießen. Zugleich entsteht der Drang, all das auszubauen und noch besser beherrschen zu lernen.

Die Zentren im Gehirn, in denen sich diese kulturellen Ordnungsstrukturen ansammeln, bezeichnen wir als Kulturantriebe. Irgendwann können sie auch zusammenfließen und sich auf abstrakteren Ebenen zu einem philosophischen, wissenschaftlichen oder spirituellen Weltbild vereinigen. Jetzt beginnt das Nachdenken und Reflektieren über die Welt Freude zu machen. Wo man die Welt nicht verändern kann, ist das Verstehen Lohn genug. All dies kann sehr viel Freude, Sinn, Tiefe und Erfüllung bieten. Auf dieser Ebene können wir Menschen Frustrationen im Bereich der Erbantriebe kompensieren, zur Not auch das Fehlen sozialer Beziehungen. Auf der Ebene des Geistes ist das Alleinsein viel weniger problematisch als auf der Ebene des Biologischen. Ja mehr noch, in vieler Hinsicht ist die Entwicklung des Geistes an das Alleinsein gebunden.

Die o.g. inneren Glücksquellen muss man erst einmal anlegen. Man muss sich dazu Wissen und Können aneignen, man muss nachdenken, probieren und üben. Nachdem vielleicht der Anfang mit einem Lehrer gemacht ist, geht all das oft am besten, wenn man allein ist. Natürlich ist für inneres Wachstum auch der Austausch mit Gleichgesinnten förderlich. Aber er ist nicht notwendig, man kann in Zwiesprache mit sich selbst, mit Gott oder beim

Lesen mit den Autoren der Bücher treten. Das Zurückgeworfensein auf sich selbst lässt oft die besten Früchte reifen und weckt ungeahnte Kreativität. Meister, Weise und andere Menschen des Geistes suchen deshalb oft die Einsamkeit – phasenweise oder auch für immer. Besonders gilt das natürlich für Menschen, die Meisterschaft im Herstellen der weltleeren inneren Ordnung einer Meditationspraxis suchen.

Aber auch das Ausüben dieser inneren Glückspotenziale erzeugt Alleinsein: Das gelingende Tun bringt uns in Zustände, für die man Begriffe hat wie Flow, Achtsamkeit oder Satori. All diesen Zuständen ist gemeinsam: Wir gehen ganz im Tun bzw. im Hier und Jetzt auf. Wer wirklich konzentriert stickt, schreinert, liest, malt, musiziert oder einen Film schaut, der weiß nichts davon, ob er allein ist oder zu fünft. Er ist ganz der Inhalt seines Tuns und alles, was dazukommen könnte, würde nur stören. Er ist all-ein – mit allem eins.

Nicht nur Wachstum und Glück, auch wirkliche Erholung wird durch Alleinsein gefördert. Wir erholen uns am besten, wenn wir uns ganz von innen her treiben lassen können, wenn wir von innen heraus positive Dinge tun und dabei möglichst wenig Rücksicht auf äußere Umstände nehmen müssen, denn Rücksicht und Anpassung kosten Energie und behindern die Selbstentfaltung. Das beginnt schon beim Joggen: Laufen Sie in der Gruppe, müssen Sie immer Ihr Tempo anpassen, und es ist ganz schwer, Gespräche zu vermeiden, die den Atemrhythmus durcheinanderbringen. Nur wenn Sie allein laufen, sind Sie ganz bei sich.

In einer großen Studie zeigte sich: Lesen, Musik hören und in der Natur sein gehören zu den beliebtesten Aktivitäten, um sich zu erholen. Den Forschern fiel auf, dass die Befragten dabei überwiegend allein waren. Sie folgerten, dass dem Alleinsein für die Erholung ein bisher kaum beachteter Stellenwert zukommt. In heutiger Zeit sind die meisten Menschen viel zu wenig allein. Beisammen sein gerät zur oberflächlichen Ablenkung. Soziale Medien züchten eine ungesunde Neugier und Aufmerksamkeitssucht. Ergo: So bedeutsam, wie Ihnen Ihre Gefühle weismachen wollen, sind die anderen Menschen gar nicht für Sie! Sie brauchen Sie nicht zum Überleben und auch nicht für Ihr Glück. Ein weiser Mensch hat einmal gesagt, dass erzwungenes Alleinsein – also Einsamkeit – das Furchtbarste auf der Welt ist; frei gewähltes Alleinsein dagegen – also All-eins-Sein – ist das Herrlichste auf der Welt. Ob Sie Ihr Alleinsein als Einsamkeit erleben oder als herrliches All-eins-Sein, ist Ihre Entscheidung. Sie müssen nur so lange Angst vor dem Ausgestoßen-Werden empfinden, solange Sie Alleinsein als Einsamkeit definieren. Dies zu verstehen und sich für diese Sichtweise zu entscheiden ist der 1. Schritt – schon er lindert die Angst ein wenig. Im 2. Schritt dieses Wissen auszubauen und zu verinnerlichen lindert die Angst deutlich. Mit dem 3. Schritt betreten Sie den Weg zu einer weitgehenden Freiheit von sozialen Ängsten: Bauen Sie längerfristig innere Ressourcen in Form von Kulturantrieben auf, die Ihre Autonomiefähigkeit vergrößern (vgl. auch Hansch 2014). Versuchen Sie, die mit dieser Sichtweise verbundenen Ängste positiv als Wachstumsschmerz für eine eigenständige, starke Persönlichkeit zu erleben.

Wer wirklich konzentriert stickt, schreinert, liest, malt, musiziert oder einen Film schaut, der weiß nichts davon, ob er allein ist oder zu fünft. Er ist ganz der Inhalt seines Tuns und alles, was dazukommen könnte, würde nur stören. Er ist all-ein – mit allem eins.

Prinzip Selbstverantwortung

Unsere Autonomiefähigkeit macht das Prinzip Selbstverantwortung möglich. Ich bin für mein Verhalten, meine Gedanken, meine Gefühle und mein Glück selbst verantwortlich. Meine Gefühle entstehen in mir, ich kann potenziell Kontrolle darüber gewinnen.

»Paul macht mich wütend.« Falsch! Ich lasse eine Interpretation von Pauls Verhalten zu, die Wut in mir erzeugt. Es gibt andere Sicht-

weisen und innere Haltungen, die andere Gefühle ermöglichen: Was hat Paul nur in sich, dass er sich immer so unfair verhält? Was hat der arme Kerl sich damit schon für Ärger eingehandelt! Der kann einem echt leidtun.

»Peter sagt, ich hätte ihn verletzt.« Falsch! Weder habe ich ihn geschlagen noch mit einem Messer traktiert. Ich habe ihm meine Meinung gesagt, und das darf ich. Ich habe das Recht auf meine eigene Sichtweise und ich habe das Recht, diese überall zu vertreten. Ich habe das Recht, meine legitimen Interessen durchzusetzen. Wenn Peter sich verletzt fühlt, ist das sein Problem. Ich bin nicht auf der Welt, um nach den Erwartungen anderer zu leben.

»Ich möchte nicht, dass die anderen sich abwertend verhalten, weil mir das Angst macht.« Falsch! Die andern dürfen denken und sich verhalten, wie sie wollen (solange sie nicht die Grundrechte anderer und die Gesetze verletzen!). Das liegt in deren Selbstverantwortung. Ich habe nicht das Recht, ihnen Vorschriften zu machen. Meine Selbstverantwortung bezieht sich auf meine Gefühle. Es ist nicht das Verhalten der anderen, das mir Angst macht! Dieses Verhalten ist für meine Existenz und mein Glück nicht von ausschlaggebender Bedeutung. Was mir Angst macht, ist meine eigene falsche Interpretation der Situation. Diese Interpretation zu ändern habe ich das Recht und die Möglichkeit.

Eine weitere bei Sozialangst hilfreiche Maxime, die man aus dem Prinzip Selbstverantwortung ableiten kann, ist: berechtigte und notwendige Forderungen stellen und durchkämpfen, ansonsten frank und frei Wünsche äußern, aber keine Erwartungen haben. Setzen Sie sich bewusst und aktiv mit rechtlich-moralischen Fragen und Problemen auseinander und erarbeiten Sie sich klare Werte und Prinzipien. Verschaffen Sie sich Klarheit über geltendes Recht und angemessene Normen. Versuchen Sie die Kraft zu spüren, die von einer solchen Prinzipienklarheit ausgeht, und nutzen Sie sie, wenn es darum geht, unfaire Belastungen in Team oder Familie zurückzuweisen, mehr Gehalt zu fordern oder einen fehlerhaften Einkauf umzutauschen. Man ist nicht stark durch eine möglichst coole Form des eigenen Auftritts, sondern durch die Wahrheitskraft von Prinzip und Recht. Hadern Sie nicht mit sich, was die Gegenseite denkt oder wie sie sich fühlt. Es ist deren Problem und innere Wachstumsaufgabe, damit zurechtzukommen. Halten Sie sich an Ihren Prinzipien fest, wenn schlechtes Gewissen und Angst an Ihnen rütteln.

Bei allen nicht so grundsätzlichen und notwendigen Begehrlichkeiten gilt es, Lockerheit einzuüben: Wünsche äußern, Erwartungen loslassen. Stark sein heißt nicht, alles zu bekommen, was man will, das gelingt nur bei primitiver Machtausübung auf letztlich biologischer Ebene. Menschliche Stärke liegt eher darin, authentisch zu seinen Wünschen zu stehen und souverän mit einer eventuellen Zurückweisung umzugehen. Gerade bei Beziehungswünschen im Freundschafts- oder Intimbereich bleibt vieles unerfüllt, weil man sich nicht traut. Zerbrechen Sie sich nicht mehr die Köpfe der anderen. »Was denken die dann von mir? Bringe ich ihn damit in Verlegenheit?« etc. Einen Wunsch zu äußern kann eigentlich gar kein Fehler sein, wenn Sie Ihrem Gegenüber Selbstverantwortlichkeit zugestehen. Und sollte der andere Schwierigkeiten mit dem Neinsagen haben, ist das sein Problem und seine Wachstumsaufgabe. Ihre Wachstumsaufgabe ist es, mit einem eventuellen Abgewiesenwerden umzugehen. Sie besteht darin, genügend Autonomiefähigkeit für ein Kompensieren aufzubauen: Meine Freundin möchte doch lieber ihre Mutter besuchen, statt das Wochenende mit mir zu verbringen? Schade, aber keine Katastrophe. Ich habe so viele Hobbys und Interessen, dass ich mir mit mir selbst ein tolles Wochenende gestalten kann. Es gibt den kleinen Stich der Enttäuschung, es gibt den Funken eines Impulses, zu verhärten und zu insistieren – aber dann trete ich rechtzeitig einen inneren Schritt zurück, mache mir meine förderlichen Geisteshaltungen bewusst und lasse los. Und ich frage mich auch nicht, ob meine Freundin nicht eigentlich gewollt hat, dass ich insistiere. Wenn sie sich in solchen Spielchen verstrickt, ist das ihr Problem. Das Prinzip Selbstverantwortung macht vieles einfacher.

Insgesamt sollten wir im Sozialverhalten Fehlerfreundlichkeit einüben. Soziale Situationen sind extrem komplex und unscharf –

für die meisten Entscheidungen gibt es mehrere Standpunkte, die ihre Berechtigung haben; die Spielräume halbwegs zutreffender Bewertungen sind recht breit. Punktuell gibt es nie die einzig richtige, perfekte Entscheidung. Wichtig ist, dass auf längere Sicht die Balance erhalten bleibt – man kann klarstellen, korrigieren, kompensieren. Habe ich heute etwas mehr gegeben, akzeptiere ich das und grenze meinen Groll ein. Dann verlange ich morgen etwas mehr zurück und grenze dann ggf. mein schlechtes Gewissen ein. Immer wird es insbesondere in Drucksituationen überzogene emotionale Reaktionen geben, es werden unsachliche und unfaire Bemerkungen fallen, Klatsch und Tratsch liegen in der menschlichen Natur. Vieles davon wird von vielen nicht so gemeint, wenn sie dann wieder »in ihrer Mitte« sind. Wenn wir uns die o.g. Prinzipien zu eigen machen, fällt es uns leichter, nicht alles auf die Goldwaage zu legen und uns wechselseitig etwas Kredit zu geben.

Hierzu gehört, dass wir unseren Drang nach Einigung und Harmonie transzendieren. Wir haben oben dargestellt, dass das in unserer zersplitternden Welt immer weniger möglich ist. Wir müssen lernen, das zu akzeptieren. Wir müssen lernen, uns wechselseitig verschiedene Sichtweisen zuzugestehen und uns dennoch zu respektieren. Die Management-Trainerin Vera Birkenbihl hat hierfür den schönen Begriff »Zweinigung« ins Spiel gebracht: Wo es nicht möglich ist, sich zu einigen, sollten wir uns nicht gegenseitig bekämpfen, sondern uns zweinigen.

Nur in wenigen Bereichen und eher seltenen Sternstunden wird das Sinfonieorchester die passende Metapher für menschliches Zusammenleben sein. Meist wird eher das Autoscooter-Fahren auf dem Rummelplatz zutreffen: Es kommt immer zu kleinen bis mittleren Kollisionen. Aber wenn wir uns ausreichend wappnen, passiert nichts Schlimmes und es kann sogar Spaß machen.

Ich bin für mein Verhalten, meine Gedanken, meine Gefühle und mein Glück selbst verantwortlich. Meine Gefühle entstehen in mir, ich kann potenziell Kontrolle darüber gewinnen.

Ein förderliches Selbstbild entwickeln: ich und meine Mission

Schönheit ist relativ

Ein nächstes wichtiges Thema ist die Korrektur des Selbstbildes, das bei Sozialangstbetroffenen oft völlig unrealistisch ins Negative verzerrt ist.

Beginnen wir mit dem Äußeren. Wenn in der Pubertät die kritische Selbstprüfung beginnt, fokussiert man sich oft auf Details. Die ängstliche Grundstimmung verzerrt die Bewertung ins Negative, die Bedeutung des Details für das Gesamtbild wird überbetont. Denken Sie einmal an einen guten Bekannten. Fragen Sie sich: Wie ist die Größe und Form seiner Nase? Stehen seine Ohren ab? Hatte er vorige Woche die Brille auf oder Kontaktlinsen drin? In der Regel können wir solche Fragen nicht beantworten, weil unsere Wahrnehmung von Menschen ganzheitlich ist. Unwichtige Details fließen unscharf in einen Gesamteindruck ein. Diese Gesamtwirkung ist dann meist deutlich besser, als aus der Perspektive eines vielleicht unperfekten Details vermutet. Und zum Gesamtbild tragen ja auch Aspekte bei, auf die man Einfluss hat: Frisur, Kleidung und Schmuck; die Stimmung, die man ausstrahlt; das Gesamtauftreten; die Inhalte und Werte, für die man einsteht und die sich dann im realen Verhalten auch mehr oder weniger zeigen.

Versuchen Sie die von Ihnen ungemochten Details Ihres körperlichen Äußeren mit Achtsamkeit und Objektivität zu betrachten, schauen Sie sich diese Details vergleichend bei normalen Durchschnittsbürgern an, nicht bei Stars auf Illustriertenfotos (die meist geschönt sind). Fragen Sie Bekannte nach ihrer ehrlichen Meinung. Machen Sie sich bewusst, dass die Normen für Schönheit relativ sind, dass sie individuell, kulturell und historisch stark variieren. Es gab Zeiten, es gibt Kulturen und es gab und gibt überall Menschen, die eher fülligere Mitmenschen als attraktiv und sexy empfinden. Schönheit, so heißt es immer, liege im Auge des Betrachters. Nicht wenige Prominente haben Partner, die von vielen auf den ersten Blick nicht als schön eingestuft würden.

Sollten Sie tatsächlich sehr auffällige körperliche Eigenheiten aufweisen, versuchen Sie auch diese zu akzeptieren und mutig zu reframen. Dass Sie selbst diese nicht als Makel sehen, dass es Ihnen gelingt, sie innerlich anzunehmen, ist von entscheidender Bedeutung. Sie können dann lernen, offen und selbstbewusst mit ihnen umzugehen – und das beeinflusst die Haltung der anderen. Auch sie werden dann viel weniger auf die Idee kommen, einen Makel darin zu sehen. Denken Sie an Belmondo (schiefe Boxernase) oder die Streisand (große Nase, Silberblick) oder – für die Jüngeren – an Cindy aus Marzahn (sehr, sehr vollschlank).

Eigenheiten verleihen Charakter. Entwickeln Sie schwarzen Humor und seien Sie zur Not tolldreist in der Schöpfung Ihrer Wirklichkeit: »Das ist doch total normal, was ich da habe! Das gehört so! Nichts ist wichtiger als ein guter Riecher! Der Hintern ist schließlich ein Sitzpolster, das kann doch gar nicht groß genug sein! In allen Galaxien, in denen ich bisher unterwegs war, sehen die Leute so aus. Nur diese komischen Erdlinge hier haben so verkümmerte Nasen und knochige Hintern! Gott, wie das aussieht. Aber ich lach mal nicht, will ja niemanden verletzen. Und wenn die anderen über mich lachen, dann lach ich mit und in mich hinein – die wissen ja nicht, was ich weiß!«

Im Übrigen gilt: Physische Attraktivität ist nicht wichtig für wirklichen Erfolg und wahres Glück. Schönheit, Erfolg und Schüchternheit bzw. soziale Ängste hängen kaum zusammen. Es gibt sehr attraktive Menschen mit schwerer Sozialphobie und es gibt extrem Erfolgreiche, die in den Augen der meisten als »hässlich« gelten. Schüchterne oder Menschen mit Sozialangst sind im Schnitt und objektiv nicht weniger attraktiv als Menschen ohne diese Probleme. Hohe körperliche Attraktivität weckt Vorurteile, schafft Distanz und behindert womöglich die Persönlichkeitsentwicklung, weil es vom Wichtigen und Wesentlichen ablenkt: Man strengt sich beim Lernen nicht so an, weil man beim anderen Geschlecht so großen Erfolg hat, aber alle Beziehungen gehen schief, weil es den Partnern vornehmlich um das Äußere ging. Hat man dagegen weniger »äußere Ressourcen«, zwingt das zur Entwicklung »innerer Ressourcen«.

Nutzen Sie gleichwohl alle Möglichkeiten, um Ihre Gesamterscheinung zu verbessern: Kleiden Sie sich modisch und farbig, wenn Ihnen von innen her danach ist und Sie es bisher nur aus Angst vermieden haben. Gehen Sie zum Stilberater. Lassen Sie Ihren Friseur mal nach seiner Facon machen.

Aus Eigenheiten Stärken machen

Weitere Selbstabwertungen Sozialangstbetroffener beziehen sich auf Eigenschaften ihrer Persönlichkeit wie ihren Charakter, ihre Talente oder Fähigkeiten. Sie halten sich für moralisch minderwertig, sozial inkompetent, für ungebildet und dumm, für unbegabt und langweilig. Auch das ist fast immer weit ins Negative verzerrt. Auch hier sollte man die inneren Automatismen unterbrechen und sich einmal Zeit nehmen für eine möglichst objektive Selbsteinschätzung, unter Beiziehung der Beurteilungen anderer. Ferner gilt es, sich bewusst zu machen: Gerade soziale Fähigkeiten sind zu einem Gutteil angeboren und werden früh gelernt. Unser Selbst verfügt über ungeahnte kreative Potenziale, deren Auffaltung insbesondere durch eine emotional positive Grundstimmung gefördert wird. All das ist beim Sozialphobiker in Angstsituationen blockiert. Das heißt, diese Fähigkeiten stehen im Moment nicht zur Verfügung, sind aber im Kern durchaus vorhanden. Potenziell sind Sozialphobiker also sehr viel sozialkompetenter, als sie glauben und scheinen.

Wie wir alle sind auch Sozialangstbetroffene einzigartige Individuen. Zum Ersten heißt das: Natürlich haben sie wie wir alle ihre »Ecken und Kanten«. Sie haben manche Eigenheiten, die womöglich in manchen Situationen von manchen Menschen als Fehler oder Schwächen empfunden werden. Für viele dieser Eigenheiten aber gilt: In anderen Situationen oder von anderen Menschen werden sie eher als Stärken erlebt. Der eine schätzt einen Sozialphobiker als arrogant ein, der andere erkennt auf vornehme Zurückhaltung. Für den einen ist er ein Langweiler, für die andere ein empathischer Zuhörer.

Selbst gravierendere Fehler machen menschlich und womöglich

sympathisch, wenn man offen und adäquat korrigierend damit umgeht. Menschen, die überfliegend leistungsfähig und makellos daherkommen, wirken dagegen übermenschlich kalt oder werden womöglich das Ziel von Neid und Intrigen. Und immer gilt das Autonomie-Prinzip: Selbst wenn einer wirklich viel von einem schwer erträglichen »verschrobenen Kauz« haben sollte – grundsätzlich trägt er das Potenzial in sich, nur mit sich und aus sich heraus ein erfülltes Leben gestalten zu können.

Zum Zweiten: Unsere einzigartige Individualität sorgt nicht nur für Ecken und Kanten, sie impliziert auch, dass jeder von uns einzigartige Talente hat. Jeder von uns kann irgendetwas besser als alle anderen. Die Frage ist nicht, ob jemand Talent hat, die Frage ist, ob man es schon entdeckt hat und ob es sich irgendwie nutzbar machen lässt. Schließlich kann man jede Funktion und Fähigkeit trainieren und entwickeln. Definieren Sie Ihre Angst positiv im Sinne eines Motors zur Selbstentwicklung.
Wie der Angstforscher Borwin Bandelow (2009) konstatiert, leiden Prominente aus der Unterhaltungsbranche überzufällig oft an Schüchternheit, Lampenfieber oder sozialer Angst. Auch vom reichsten bzw. zweitreichsten Mann der Welt – Warren Buffett und Bill Gates – heißt es, sie seien in ihrer Jugend sehr schüchtern gewesen. Man kann hier einen Zusammenhang vermuten: Die Angst treibt zu besonders intensiver Übung und Vorbereitung, was natürlich die Chancen auf Erfolg vergrößert.

Und last but not least: Machen Sie sich und Ihr Leben zu einem attraktiven Gesamtkunstwerk, brechen Sie aus der überzogenen Ich-Zentriertheit aus, die oft mit sozialen Ängsten einhergeht. Fragen Sie sich nach Ihren Werten und Sinnbezügen. An welcher Stelle können und wollen Sie andere unterstützen und den Weltenlauf ein klein wenig in eine bessere Richtung lenken? Wenn sich ein Mensch mit ganzem Herzen für etwas Positives und Schönes einsetzt, dann färbt das auf ihn ab, dann macht ihn das schöner und besser.

Unser Selbst verfügt über ungeahnte kreative Potenziale, die beim Sozialphobiker in Angstsituationen nur blockiert, aber im Kern durchaus vorhanden sind. Potenziell sind Sozialphobiker also sehr viel sozialkompetenter, als sie glauben und scheinen.

Die Sache mit dem Selbstwertgefühl

Facetten eines schwierigen Themas

Alles, was Sie zur Verbesserung Ihres Selbstbildes unternehmen, stärkt natürlich auch Ihr Selbstwert-Gefühl. Und bei Menschen mit Sozialangst ist das ganz sicher erst mal gut. Grundsätzlich betrachtet, ist das Konzept »Selbstwertgefühl« aber nicht unproblematisch.

So sind mehrere, widersprüchlich scheinende Perspektiven möglich. Aus einer ersten Sichtweise heraus könnte man das Höchste im Menschen anstrahlen: »In jedem Menschen manifestiert sich das Göttliche« oder »Vor Gott sind alle Menschen gleich«. Grundhaltungen dieser Art finden sich in vielen Religionen. Auch philosophisch lassen sich Aussagen, die in eine solche Richtung weisen, gut begründen. Im Gehirn eines jeden Menschen erreicht die Ursubstanz dieses Universums – nenne man sie nun Materie oder Geist – ein Entwicklungsniveau, auf dem sie zu Selbstbewusstsein und Selbstgenuss fähig wird. Der letzte Sinn der Existenz ist der Selbstgenuss der Schöpfung.

Jeder Mensch ist daher das größte Wunder, dem wir im uns zugänglichen Universum begegnen können. Vor dieser alles überstrahlenden Tatsache verschwinden alle Unterschiede zwischen uns Menschen in Sachen Aussehen, Leistung etc. im Nichts. Man könnte also sagen: Jeder Mensch ist gleich viel, nämlich unendlich viel wert. Das baut auf und wir sollten es uns immer präsent halten – in Bezug auf uns selbst, aber auch in Bezug auf die anderen.

In einer weiteren Perspektive könnte man aber auch auf die fehlerhafte biologische Basis des Menschen fokussieren. Das o.g. Wunder eines sich selbst genießenden Bewusstseins wird hervorgebracht von einem Körper und einem Gehirn, die in der Steinzeit geformt wurden und aus der Ingenieursperspektive des Geistes merkwürdige Mängel aufweisen. Als Beispiele seien nur genannt: Die Netzhaut ist verkehrt herum im Auge eingebaut. Das Licht muss erst durch die Schicht der Versorgungszellen hindurch, ehe es die lichtempfindlichen Zellen erreicht. Das kostet uns einiges an Sehschärfe. Luftröhre und Speiseröhre überkreuzen sich – in der Folge verschlucken sich viele Menschen, gelegentlich mit tödlichem Ausgang.

Im Gehirn erzeugt der Teil, den wir als Selbst bezeichnet haben, viele Gefühls- und Verhaltenstendenzen, die in der Steinzeit Überlebenswert hatten, aus der Perspektive von Geist, Moral und heutigen sozialen Normen aber anstößig erscheinen. Formulieren wir es in der Sprache der Religionen, die lange Register von Sünden kennen: Hochmut, Stolz, Eitelkeit, Geiz und Habgier, Genusssucht, Zorn und Rachsucht, Selbstsucht, Maßlosigkeit, Neid, Eifersucht, Missgunst, Faulheit, Feigheit, Ignoranz etc. Man kann zeigen, wie all diese Regungen in der Vorzeit zu Gen-Ausbreitung und Überleben beitrugen und deshalb in das Selbst eines jeden von uns unauslöschlich eingeschrieben sind.

So gesehen ist es eine ziemlich schmutzige Pechfackel, die das reine Licht des Geistwunders hervorbringt. In komplexen, dynamisch-variablen Welten gibt es also keine absolut und dauerhaft perfekten Lösungen oder Strukturen. Leben heißt immer, schmutzige Kompromisse eingehen und sich mehr schlecht als recht durchwursteln. Leben heißt scheitern, noch mal scheitern, besser scheitern.

Wenn Sie also Schwächen aus dem o.g. Spektrum bei sich wahrnehmen, ist das kein Grund, sich unwert zu fühlen. Seien Sie sicher: Wir anderen, wir alle haben diese Schwächen und Mängel auch. Ob wir es nun zugeben und darüber sprechen oder nicht. »Wenige können die heimliche Befriedigung und das warme Gefühl unterdrücken, wenn einem Freund ein Missgeschick widerfährt«, bemerkte der große französische Moralist La Rochefoucauld. Und fast niemand wäre bereit, so etwas zuzugeben oder auch nur sich selbst einzugestehen. Doch nur wenn wir so aufrichtig sind, können wir bewusst, kritisch und konstruktiv-verändernd mit unseren Schwächen umgehen, nur dann können wir uns selbst und anderen vergeben. Und diese Ehrlichkeit fällt leichter, wenn wir all das in den evolutionären Erklärungskontext einordnen. Für unsere Gene bleibt auch der beste Freund auf biologischer Ebene letzten Endes ein potenzieller Konkurrent – unsere Gene wissen nichts von Nähe, Resonanz und Freundschaft auf der geistigen Ebene.

Seien wir also aufrichtig uns selbst gegenüber und – wo angebracht – auch zu anderen. Akzeptieren wir unsere Mängel und Schwächen im Bewusstsein, dass sie Teil des menschlichen Gattungsschicksals sind. Nicht Scham oder Selbstabwertung ist die angemessene Reaktion, sondern die Perspektive der Barmherzigkeit und des universellen Mitgefühls für die fehlerhafte, fehlende und leidende Kreatur. Und universelles Mitgefühl schließt das Selbstmitgefühl ein.

Unsere erste, die »Geistwunder-Perspektive« ist entlastend: Ich bin okay – und du bist okay, in den Worten der Transaktionsanalyse. Es fühlt sich gut an, okay zu sein. Aber auch unsere zweite, die »Pechfackel-Perspektive« können wir zur Entlastung nutzen. Okay-Sein gerät schnell zu einem Immer-okay-sein-Müssen und wird dann womöglich anstrengend. Wenn wir wirklich zu unseren Fehlern und Schwächen stehen, könnte es auch heißen: Ich bin ein Taugenichts – und du bist ein Taugenichts. Wenn etwas schiefgeht, können wir immer sagen: Was kannst du von einem Taugenichts schon anderes erwarten?! Wenn sogar Gott ein Taugenichts ist und Luft- und Speiseröhre über Kreuz legt. Womöglich fühlt sich das am Ende noch besser an.

Niemals Personen – immer nur Verhalten bewerten

Eine dritte Perspektive nimmt grundsätzlich Abstand davon, Personen zu bewerten. Hier ist es allenfalls erlaubt, Verhalten und seine Resultate zu bewerten. Personen und ihre Grunddispositionen sind, wie sie sind. Kein Mensch trägt für das Werden dieser Grunddispositionen die Verantwortung – niemand kann etwas für seine Gene, niemand kann etwas für die frühen Prägungen in Kindheit und Jugend. Wir können nichts für das Agieren Gottes und auch nichts für die Mechanismen der Evolution.

Das Einzige, was uns bleibt, ist, konstruktiv mit unseren Grunddispositionen umzugehen: das Störende erkennen, es eingrenzen und überformen, das Förderliche aktualisieren und entwickeln. Wir können uns Werte und Prinzipien erarbeiten, die am Wahren, Guten und Schönen orientiert sind. Wir können üben, unser Verhalten immer mehr mit der Kraft unseres Willens in diese Richtung zu lenken. Wir können lernen, unser Selbst langfristig so umzubauen, dass dieses gewünschte Verhalten immer spontaner und öfter erfolgt und immer weniger Willensanstrengung erfordert. Wenn Bewertung und Selbstbewertung von Personen also irgendeinen Sinn machen kann, dann allein in Bezug auf den Grad dieses Bemühens. Wer eine Neigung zu Neid und Missgunst hat und diese manchmal sogar Freunden oder Geschwistern gegenüber spürt, der kann das erkennen und kritisch einordnen. »Das ist die Stimme eines Teils meiner Gene, aber ich bin viel mehr als diese Gene.« Er kann das Verbindende stärken und in kritischen Situationen die anderen umso bewusster in ihrem Erfolg fördern, um dann Mitfreude und Glück als Überwindungsprämie umso mehr zu genießen. Wenn ein Mensch mit einer starken Veranlagung zu emotionaler Instabilität oder Suchtverhalten es schafft, diese Neigungen so einzugrenzen, dass sie kaum mehr in schädliches Verhalten umschlagen, dann verdient er unsere größte Hochachtung, auch wenn ihn das so viel Energie und Ressourcen kostet, dass er nach den Kriterien des äußeren Erfolgs eine kümmerliche Existenz fristet. Eine in allen Bereichen positiv begabte Person, der große Erfolge im Leben ohne größere Anstrengung zufallen, würde hingegen deutlich weniger Hochachtung verdienen. Und natürlich gilt auch: Ein Mensch mit starker Vortragsangst, dem es gelingt, eine Präsentation zu machen, mit der die meisten nach höflichem Klatschen halbwegs zufrieden sind, hat viel mehr Grund, stolz auf sich zu sein, als ein extrovertierter Vortrags-Routinier, der Standing Ovations erntet.

Lernen Sie, Ihr Selbstwertempfinden allenfalls hiervon und nur hiervon abhängig zu machen: Wie sehr habe ich mich bemüht, mein Bestes zu geben? Wenn Sie ein Mensch mit Sozialangst sind, dann haben Sie Intelligenz und Energie genug, diesen Anspruch immer und ausreichend zu erfüllen. Im Prinzip müssten Sie also kein Selbstwert-Problem haben. Wenn Sie das hier vorgeschlagene Denken zunehmend verinnerlichen, werden Sie das auch immer besser fühlen können.

Eine förderliche Geisteshaltung könnte etwa wie folgt aussehen: »Ich bin als ein einzigartiges, bewusstseinsfähiges und selbstgenussfähiges Individuum unendlich viel wert. Dass ich wie alle anderen auch meine Mängel und Schwächen habe, ändert daran nichts. Ich kann mich damit in Güte annehmen. Ich will mich im Rahmen meiner Möglichkeiten ausreichend intensiv darum bemühen, das zu tun und zu fördern, was aus meiner Perspektive richtig, gut und schön ist. Ich will versuchen, mich so zu entwickeln, dass mein Potenzial wächst, Gutes zu tun. Wenn ich dies tue, bin ich in jeder Hinsicht wertvoll, sicher und gerechtfertigt. Mehr kann, mehr muss ich nicht tun. Mir ist bewusst, dass auch meine Möglichkeiten und Perspektiven begrenzt sind, dass viele Bereiche meines Handelns in der Welt nicht meiner alleinigen Kontrolle unterliegen. Ich werde deshalb auch Fehler machen und manches wird schiefgehen. Auch das ist unabänderlich Teil des menschlichen Schicksals, auch damit kann ich mich in Güte annehmen.«

Fragen Sie sich nach Ihren Werten und Sinnbezügen. An welcher Stelle können und wollen Sie andere unterstützen und den Weltenlauf ein klein wenig in eine bessere Richtung lenken? Wenn sich ein Mensch mit ganzem Herzen für etwas Positives und Schönes einsetzt, dann färbt das auf ihn ab, dann macht ihn das schöner und besser.

Auch die anderen kochen nur mit Wasser, wenn überhaupt

Zuletzt bleibt noch die Korrektur des verzerrten Bildes, das Sozialangstbetroffene von den anderen aufbauen. Vorarbeit haben wir ja oben schon geleistet: Die anderen sind auch nicht anders. Die meisten der »Mängel«, für die sich Sozialphobiker schämen, die sie zu verbergen suchen, haben die anderen auch. Versuchen Sie die anderen objektiver zu sehen und mit dem gleichen Maß zu messen, das Sie auch an sich selbst anlegen. Lassen Sie sich nicht blenden durch Lobeshymnen und Erfolgsstorys, die von den Medien verbreitet werden. Sicher, es gibt einige wenige Ausnahmetalente, die in bestimmten, meist sehr umschriebenen Bereichen extrem leistungsfähig sind. In den meisten anderen Lebensbereichen aber sind diese Menschen dann auch nur Durchschnitt oder sogar darunter. Nicht wenige Genies waren und sind als Menschen regelrechte Ekelpakete.

Die gewaltigen Status-, Vermögens- und Macht-Unterschiede, die wir heute vorfinden, werden v.a. durch soziale Selbstverstärkungsmechanismen erzeugt, die vom Prinzip her den Eskalationsmechanismen in unserer Psyche ähneln. Schon die Autoren der Bibel beobachteten: »Denn wer da hat, dem wird gegeben, dass er die Fülle habe; wer aber nicht hat, dem wird auch das genommen, was er hat.« Googeln Sie einmal unter »Matthäus-Effekt«. Das Erben von Vermögen, Beziehungen und Reputation spielt hier natürlich eine große Rolle. Und das schlichte »Glück haben« kommt hinzu. Unsere Gesellschaften sind schon lange keine Leistungsgesellschaften mehr – lassen Sie sich da bloß nichts einreden. Lassen Sie sich von Experten, Autoritäten, Reichen und Berühmten nicht einschüchtern. Wenn jemand 100-mal mehr verdient als Sie oder 100-mal bekannter ist, heißt das noch lange nicht, dass er auch nur doppelt so gut ist wie Sie. Es gibt leider sehr viele Luschen in hohen und höchsten Positionen. Lesen Sie hierzu einmal die Bücher des amerikanischen Querdenkers Nassim Taleb. Stören Sie sich nicht an seiner arroganten Attitüde – in der Sache hat er leider meistens recht.

Ansonsten gibt es in Bezug auf die speziellen Befürchtungen des Sozialphobikers aber auch Gutes zu berichten: Die anderen sind meist sehr viel weniger mit Ihrer Person beschäftigt, als Sie glauben. Die eventuellen Symptome Ihrer Angst sind nach außen sehr viel weniger sichtbar, als Sie den Eindruck haben. Sie spüren, dass Ihr Kopf glüht, aber äußerlich ist nur eine leichte Rötung erkennbar, wie man sie oft sieht, wenn Menschen von draußen, aus der Sauna oder vom Sport kommen. Den anderen fallen selbst gut sichtbare Phänomene sehr viel weniger auf, als Sie befürchten. Und wenn, dann deuten Sie sie sehr viel weniger zu Ihren Ungunsten, als Sie glauben. »Vielleicht ist der Kaffee hier zu stark, da krieg ich auch immer die Hitze.« Oder: »Das arme Ding, der Pullover ist ja viel zu dick für das Wetter!« Sie gehen nach allenfalls kurzer Irritation darüber hinweg und stufen es als unwichtig ein.

Selbst wer die Zeichen richtig deutet, wird meist verständnisvoll und wohlmeinend sein. Er wird Sie aufgrund von Aufgeregtheit und Ängstlichkeit nicht als ganze Person entwerten oder ablehnen. Im Gegenteil, vielleicht macht Sie das sogar besonders sympathisch in seinen Augen. Die anderen sind zumeist sehr viel weniger kritisch und ablehnend, als Sie es in Ihrer Überängstlichkeit und negativen Erwartungshaltung in den letzten Jahren wahrgenommen und erlebt haben.

> *Die eventuellen Symptome Ihrer Angst sind nach außen sehr viel weniger sichtbar, als Sie den Eindruck haben.*

Reframing in speziellen Situationen

Welche Möglichkeiten für ein Reframing erlaubt uns das bis hierher erarbeitete Wissen in typischen Sozialangst-Situationen? Lassen Sie uns zunächst so etwas wie eine universelle »Anti-Sozialangst-Grundhaltung« formulieren, die in allen Situationen hilft:

1. Die Inhalte, für die ich in der gegebenen Situation eintrete, habe ich mir gründlich erarbeitet vor dem Hintergrund meines Wissens, meiner Werte und Prinzipien. Wofür ich ein-

trete, ist gut und richtig. Ich will mich voll auf die Förderung dieser positiven Inhalte konzentrieren. Ich will hier mein Bestes geben ohne den Anspruch auf Perfektion oder Fehlerfreiheit. Ich will alle persönlichen und beziehungsmäßigen Aspekte dahinter zurücktreten lassen. Diese Aspekte können, sollen und werden sich dann von allein ergeben: Wenn ich für eine gute Sache eintrete, werde ich an Status gewinnen. Wenn ich einen Menschen aus guten und ehrlichen Gründen mag, es ihm zeige und sage, wird sich eine Beziehung ergeben (wenn der andere es auch will). Wenn ich meine bewussten Bemühungen darauf richte, für gute Inhalte ein starkes Kraftfeld aufzubauen, ordnen sich die Beziehungsdinge von ganz allein auf die bestmögliche Weise. Wenn ich dies tue, bin ich wertvoll, gerechtfertigt und sicher, egal wie ich mich anstelle, welche Figur ich dabei mache. Wenn die Sache gut ist, kann der, der sie vertritt, nicht schlecht sein.

2. Es wäre schön, wenn ich die anderen für mich und meine Inhalte gewinnen kann. Ich gehe davon aus, dass sie wohlwollend sind, und ich möchte ihnen Gutes tun. Aber das muss nicht gelingen, ich brauche die anderen nicht. Ich brauche sie weder für mein Überleben noch für mein Glück. In einer Welt der Vielfalt und der Zersplitterung ist es normal und unvermeidlich, von einem Teil der Mitmenschen abgelehnt zu werden. Ablehnung heißt nicht, dass ich unrecht habe, dass ich oder meine Inhalte schlecht wären. In einer Kulturwelt ist das ungefährlich, meine Steinzeitgefühle melden mehr Gefahr, als real existiert. Ich will mir vorstellen, dass ich um mich herum eine Art Energieschild aktivieren kann, der mich schützt, der mich von den anderen und ihrer Ablehnung trennt, von dem alles abprallt.
3. Ich habe keine Angst davor, dass Angst aufkommt. Ein Mittelmaß an Erregung wäre sogar gut, das aktiviert mein ganzes Selbst, dann stehen mir alle meine Potenziale zu Gebote. Auch wenn die Angst stärker wird, habe ich gelernt und will weiterüben, über ihr zu stehen und unbeeinträchtigt zu bleiben. Wenn Selbst und Körper brodeln, kann das Ich darin

liegen wie in einem Whirlpool, auf seine Inhalte fokussiert bleiben und effizient funktionieren. So wie der Biathlet seine Kugeln trotz Puls 180 ins Ziel bringt, so kann ich mit meinen Argumenten bei Puls 120 ins Schwarze treffen. Es ist nicht wichtig, dass ich eine gute Figur abgebe, wichtig ist, dass meine Gedankenfiguren funktionieren. In aller Not lege ich meine Aufregung offen: »Da seht ihr mal, wie mich das berührt, was ich euch hier sage, wie wichtig mir das ist und ihr mir seid!« Oder: »Ich hab schon lange nicht mehr vor so vielen Leuten gesprochen, bestimmt wird es gleich besser!« Oder …

In Kurzform könnten wir unsere Anti-Sozialangst-Grundhaltung vielleicht so formulieren: »Ich habe Gutes vor, brauche die anderen nicht und lasse mich von der Angst nicht stören.« Lassen Sie uns diese universelle Haltung nun noch für einige Situationen spezifizieren und ergänzen.

Vorträge/Präsentationen halten

Nehmen Sie Vorträge möglichst nur zu Themen an, für die Sie ausreichend kompetent sind, und bereiten Sie sich gut vor. Ansonsten heißen die Übungsthemen »Neinsagen« und »Zeitmanagement«. Sie haben dann dem Publikum inhaltlich wirklich etwas zu bieten. Begeistern Sie sich selbst dafür, wecken Sie den Glauben in sich, dass das, was Sie übermitteln wollen, gut und wichtig für Ihr Publikum ist. Sehen Sie in den Zuhörern Freunde, denen Sie dienen, denen Sie etwas Gutes tun wollen. Nur darum geht es. Es geht nicht darum, keine Angst zu haben, cool oder witzig zu sein, zu brillieren, besser als Ihr Vorredner zu sein etc. Versuchen Sie sich selbst und Ihr Publikum für Ihre guten Inhalte zu begeistern. Zumindest ein Teil des Publikums wird diese reine und positive Motivation spüren und Ihre Hand ergreifen.
Hoffen Sie in diesem Sinne auf das Beste, aber rechnen Sie dennoch mit dem Schlimmsten. Das Schlimmste ist erst mal noch nicht, wenn jemand desinteressiert wirkt, auf dem Smartphone oder dem Laptop herumtippt oder den Raum verlässt. Bei manchem schlägt noch der Alltagsstress nach außen durch, während

ein Teil von ihm im Inneren durchaus ein interessierter Zuhörer ist. Mancher schreibt auf dem Laptop Ihren Vortrag mit, und es gibt tausend Gründe, dringend den Saal verlassen zu müssen. Lassen Sie sich nicht vorschnell irritieren. Gehen Sie erst mal vom Besten aus: Es ist nur die Blase und er ist gleich zurück.

Dennoch, wir haben es schon gesagt, die geistig-kulturelle Welt ist heute derart zersplittert, dass Sie immer mit Ablehnung rechnen müssen. Kalkulieren Sie das ein, es ist normal und eher ein gutes als ein schlechtes Zeichen, zeigt es Ihnen doch, dass Sie substanzielle Aussagen machen. Aktivieren Sie Ihren imaginären Energie-Schild. Suchen Sie im Publikum nach einer oder mehreren Personen, zu denen ein positiver Blickkontakt besteht und von denen Zeichen zustimmenden Interesses ausgehen. Konzentrieren Sie sich auf diese Personen und blenden Sie die anderen aus. »Und wenn ich nur diesen drei Leuten etwas mitgeben kann, hat sich der Vortrag gelohnt.«

Umgang mit Kritik

Bei Vorträgen, aber auch bei vielen anderen Gelegenheiten sehen wir alle uns immer einmal wieder mit Kritik konfrontiert. Wir sollten lernen und üben, das als alltäglich und normal zu erleben. Lernen Sie, den Stich in der Bauchgegend, den es immer gibt, als Wachstumsschmerz zu genießen. Wir sollten uns eine förderliche Geisteshaltung aufbauen, aus der heraus uns Kritik eigentlich nur nutzen kann. Mit der richtigen Einstellung können wir aus jeder Form von Kritik lernen und an ihr wachsen.

Wir können die folgenden 3 Fälle unterscheiden:

1. *Die Kritik ist konstruktiv und berechtigt.*
   Das ist natürlich der Best Case. Er hilft Ihnen wirklich bei der Weiterentwicklung Ihrer Inhalte. Nur das ist wichtig.
2. *Die Kritik ist konstruktiv, aber aus Ihrer Sicht nicht zutreffend.*
   Auch hierüber können Sie sich freuen, auch das hilft Ihnen bei der Weiterentwicklung und Festigung Ihrer Positionen. Die Auseinandersetzung auch mit dieser Kritik-Variante übt Sie, Ihre Position aus einem anderen Blickwinkel zu betrachten, und schult Ihre Argumentationsfähigkeit. Falls wieder

einmal jemand aus dieser Richtung meckert, können Sie schlagfertig antworten, weil Sie vorbereitet sind.

3. *Die Kritik ist unsachlich oder gar »unter der Gürtellinie«.* Auch das können Sie zu einer Wachstumsaufgabe reframen: Die Fähigkeit, im Kreuzfeuer unberechtigter Kritik möglichst standhaft und unbeeinträchtigt zu bleiben, ist eine wichtige Kompetenz in mentaler Selbstkontrolle, die man gar nicht oft genug üben kann. Gehen Sie innerlich auf Abstand, nehmen Sie sich heraus, ziehen Sie Ihren Energieschild hoch. Brechen Sie ggf. die Kommunikation freundlich, aber bestimmt ab.

In einer Zeit der fortschreitenden geistig-kulturellen Zersplitterung und zunehmender Stressbelastungen müssen wir leider damit rechnen, dass Konflikte und Kritik, auch in ihren unsachlichen Formen, zunehmen werden. Lassen Sie sich dadurch nicht irritieren, wenn Sie sich Ihre Inhalte und Werte gründlich erarbeitet haben.

Denken Sie an Menschen wie den ungarischen Arzt Ignaz Semmelweis, der seinen Kollegen nur das Händewaschen vor der Patientenuntersuchung beibringen wollte. Über Jahre wurden seine richtigen und heute ganz selbstverständlichen Ansichten nicht anerkannt. Kritik und Ablehnung sind keine sicheren Hinweise darauf, dass man unrecht hat. Manchmal gilt wohl tatsächlich: »Viel Feind, viel Ehr«.

Einen peinlichen Patzer machen

Freilich, ab und an ist man natürlich auch selbst der Trottel. Jedem von uns passieren Missgeschicke, nicht wenigen auch richtig peinliche Patzer.

Sie wissen ja, wir haben es in Kapitel 1 besprochen, es gibt den Zufall in der Welt, in unserem Körper, in unserem Gehirn und besonders viel davon in komplexen sozialen Interaktionssituationen. Die wenigsten unserer Versprecher sind »Freud'sche Versprecher«, und noch weniger von unseren Patzern verweisen auf Bedeutsames im Unbewussten. Man lässt schon mal, wenn man im Stress ist und auf der Toilette das Handy klingelt, den vorderen

Reißverschluss an der Hose offen, daraus spricht nicht gleich ein unbewusstes Begehren in Bezug auf die Kollegin, mit der man eine Besprechung hat. Lassen Sie sich da ggf. nichts einreden und nehmen Sie es nicht überernst: Was immer Ihnen unterlaufen ist, mit großer Wahrscheinlichkeit sagt es nichts Schlimmes oder Tiefes über Sie aus. Ein unbedeutendes Missgeschick – weiter nichts.

Gehen Sie innerlich auf Abstand und machen Sie sich bewusst: Es ist kein wirklicher Schaden entstanden. Selbst wenn Sie aus Ihrer Clique fliegen, droht Ihnen nicht der einsame Tod im Urwald. Nehmen Sie sich selbst und das irre Treiben in unserer Zeit nicht so ernst – die Welt als postabsurdes Theater. Lachen Sie mit. Es gibt kaum etwas, das gesünder wäre als Lachen. Wie schön, wenn man dafür einen Anlass geben kann. Lachen Sie mit und sagen Sie etwas in der Art: »Was für ein Schwank! Davon werd ich noch meinen Enkeln erzählen.« Entschuldigen Sie sich allenfalls ein einziges Mal. Gehen Sie dann schnell darüber hinweg und bringen Sie die allgemeine Aufmerksamkeit auf andere Themen. Vertrauen Sie auf die Schnelllebigkeit und wachsende Peinlichkeits-Toleranz unserer Zeit. Denken Sie daran, was Sie beim Durchzappen durchs Privatfernsehen so sehen, oder daran, was sich sogar US-Präsidenten an krassen Fehltritten leisten konnten, ohne dass das ihre späteren Vortragshonorare geschmälert hätte.

Und was natürlich immer und auch hier wieder geht und gut ist: Nehmen Sie es als Training darin, peinliche Situationen auszuhalten oder sogar Würde und Haltung darin zu bewahren.

Forderungen stellen, Nein sagen, sich abgrenzen

Den meisten Menschen fällt es nicht leicht, Konflikte zu eröffnen. Nicht selten wartet man zu lange, der innere Druck steigt und irgendwann explodiert man. Der Schaden ist dann womöglich größer, als es eigentlich hätte sein müssen. Menschen mit Sozialangst haben hier natürlich besondere Schwierigkeiten. Das betrifft sowohl Situationen, wo man etwas haben will (Forderungen), als auch Situationen, wo man etwas nicht (mehr) haben will (Abgrenzung).

Hierzu einige Tipps in Stichworten:

- *Sich gut vorbereiten.*
  Die Situation eine Weile beobachten, prüfen, ob die eigene Einschätzung korrekt ist. Sich der gültigen Werte, Prinzipien, Reglements und Gesetze noch einmal versichern, ggf. mit Freunden oder Sachverständigen das Problem diskutieren und sich Rückenstärkung holen. Sich das Vorgehen gut überlegen. Welche Form – evtl. schriftlich? Sich Formulierungen zurechtlegen, diese ggf. vor dem Spiegel oder im Rollenspiel üben. Sich auf mögliche Gegenargumente vorbereiten, klare Grenzen definieren, sich ggf. eine »Verhandlungsmasse« überlegen.
- *In der Situation die eigenen Inhalte und Werte in den Fokus nehmen.*
  Versuchen, die Kraft zu spüren, die in guten Prinzipien liegt – stark werden durch das Vertreten starker Sachen. Sich nicht auf einen »Argumentewettstreit« einlassen, wenn der andere mit Nebensächlichem taktiert. Beharrlich die eigenen Hauptstatements wiederholen. Falls relevante und stichhaltige Gegenargumente aufkommen, sich evtl. Bedenkzeit ausbitten. Haben Sie sich doch wieder mal überrumpeln lassen, daran denken: Oft ist es vertretbar, Entscheidungen nach einer Nacht »drüber schlafen« noch einmal zu revidieren.
- *Nicht unnötig konfrontativ auftreten.*
  Das Ganze nicht in einen persönlichen Machtkampf ausarten lassen, nicht drauf einsteigen, wenn der andere das tut. Explizit auf die gültigen Werte, Regeln und Gesetze verweisen, die übergreifende Gültigkeit besitzen, denen man sich gemeinsam unterzuordnen hat, auch im Interesse des Gegenübers (der dadurch vor einer Schlafstörung aufgrund von Gewissensqualen verschont bleibt). Sich nicht stören an eigenen Symptomen von Angst oder biologischer Unterlegenheit. Immer daran denken: Darum geht es nicht. Wichtig ist, dass Sie Ihre berechtigten Interessen durchkämpfen, nicht, welche Figur Sie dabei machen. Wir sind Menschen und keine Tiere. Als Menschen verhalten wir uns primär auf der geistigen Ebene und nicht auf der biologischen.

- *Sich klarmachen: Wie schwer es beim ersten Mal auch immer fällt – wenn Sie es üben, wird es besser.*
  Ggf. gibt es spezielle Trainingsprogramme für soziale Kompetenz und Selbstsicherheit.

Die meisten Menschen warten mit der Lösung ihrer Konflikte zu lange. Der Schaden ist dann womöglich größer, als es eigentlich hätte sein müssen.

Prüfungen/Vorstellungsgespräche

Hier ist natürlich wieder der wichtigste Punkt, dass man sich gut vorbereitet.

- Bei Prüfungen erwägen, ob es hilfreich sein könnte, in einer Gruppe mit gegenseitigem Abfragen zu lernen.
- Bei Vorstellungsgesprächen: sich über den Arbeitgeber gut informieren. »Was sind wahre und gute Gründe für meine Bewerbung, die vor meinen Werten und Prinzipien Bestand haben? Welche positiven Beiträge glaube ich für diesen Arbeitgeber leisten zu können?« Diese Punkte dann während des Gesprächs im Fokus haben.
- Sich die Pläne B und C überlegen: Wie viele Wiederholungsprüfungen gibt es? Welchen Berufsweg will ich einschlagen, wenn ich für die aktuell gewählte Laufbahn nicht geeignet sein sollte? Wie sehen meine Chancen sonst auf dem Jobmarkt aus? Ggf. immer ausreichend viele Bewerbungen verschickt haben – das erlaubt die begründete Hoffnung auf weitere Gesprächseinladungen.
- Als Plan D oder E schließlich fungiert das »Glück aus inneren Quellen« im äußeren Rahmen der Sozialhilfe – Stichwort Autonomie-Fähigkeit (s.o. und Kap. 8).

Diese Alternativ-Pläne im Hinterkopf zu behalten hilft dabei, locker zu bleiben: Wenn es schiefgeht, ist das keine Katastrophe. Ich persönlich versuche solche Termine auch immer ein bisschen als »Schicksals-Entscheide« zu definieren: Ich bin authentisch, gebe mein Bestes, aber ohne etwas erzwingen zu wollen. »Wenn es unter diesen Voraussetzungen klappt, ist es gut, wenn nicht, wird wohl auch das zu etwas gut sein. Dann passen die Studienrichtung, der Beruf oder die Firma eben nicht zu mir. Ich finde etwas anderes, Passenderes und bin in zehn Jahren glücklich über mein heutiges Scheitern.« Machen Sie sich zudem bewusst: Ein bisschen gilt die Leistungssituation auch umgekehrt. Die Lehreinrichtung muss beweisen, dass sie ihre Schüler gut ausgebildet hat, die Firma bewirbt sich auch um Sie und Ihre Stärken. Auch deshalb sollte man bis zum Beweis des Gegenteils davon ausgehen, dass die Gegenübersitzenden keine Unmenschen sind, ein positives Interesse am Gelingen haben und auch das Phänomen der Angstblockade kennen. Auch hier kann als Ultima Ratio helfen, seine Probleme offenzulegen. Jeder Prüfer weiß, dass der Angstgeplagte sich besonders gut vorbereitet hat. Und auch Manager wissen um die positiven Persönlichkeitseigenschaften des Angstbetroffenen. 2014 kam eine hohe Personalmanagerin der Deutschen Bahn ins Gerede, weil sie etwas zu locker-flockig bekannt hatte, dass sie für Bereiche wie Finanzen, Controlling oder Compliance »gerne Zwanghafte« einstelle, »gerne mit einer schönen Angststörung«. Sie selbst schlafe ruhiger, wenn sie wisse, dass ihre Manager nicht schlafen können, ehe die Zahlen stimmen.

Beziehung aufbauen, Zurückweisung

Beim Versuch, eine Beziehung zum anderen Geschlecht zu beginnen, spielt oft die Unklarheit der Motive eine erhebliche angstverstärkende Rolle. Die aufschießenden Gefühle verursachen inneres Chaos und man weiß gar nicht, was man will und warum. Wichtige Motive sind einem peinlich oder man verleugnet sie gar vor sich selbst. Man ist unaufrichtig – gegenüber sich selbst und dem anderen. Das macht Stress, und Stress erzeugt oder verstärkt die Angst. Klären Sie deshalb als Erstes Ihre Motive.

1. Es gibt gute innere Gründe: Man mag einen Menschen von seinem Wesen her, findet ihn alles in allem attraktiv; man achtet einen Menschen wegen seiner Werte und Prinzipien; man kann gut miteinander lachen; man teilt Werte und Lebensan-

schauungen; man gerät in eine tiefe und anregende Resonanz, die wechselseitig Entwicklungsimpulse vermittelt; man hat gemeinsame Interessen, kann vieles zugleich miteinander und für sich selbst tun.

2. Und es gibt äußere Nebengründe, gute und weniger gute: Man findet einen Menschen sexuell attraktiv oder blendend schön; man sucht Anschluss an das vielversprechende Beziehungsnetzwerk des anderen; man ist auf das Vermögen des anderen scharf; man möchte den anderen als Statussymbol; man möchte beweisen, wie schnell man jemanden »rumkriegt«; man will äußeren sozialen Normen oder Erwartungen genügen; man braucht endlich einen Vater für das Kind, ohne das man glaubt, nicht leben zu können, etc.

Für eine gute, erfüllende und langfristig tragende Beziehung braucht es ausreichend gute innere Gründe – wenn dann noch untergeordnete äußere Nebengründe dazukommen, umso besser. Macht man sich etwas vor und die äußeren Nebengründe sind uneingestanden das Hauptmotiv, wird es stressig und geht am Ende schief.
Natürlich darf man auch einfach nur Spaß haben und drauflosflirten. Und selbstverständlich können auch unverbindliche, primär erotische Beziehungen etwas Wundervolles sein, wenn beide Partner damit umgehen und Liebe und Sex ausreichend trennen können. Aber man sollte wissen, was man will, zu dem angezielten Beziehungskonzept stehen können und es auch ehrlich kommunizieren.

Also klären Sie Ihre Motive und setzen Sie sich mit sich selbst ins Reine. Wieder gilt: Wenn Sie gute Gründe für sich haben, aus diesen heraus auch dem anderen Gutes tun zu wollen; wenn Sie hiervon fest überzeugt, also »reinen Herzens« sind, dann ist alles gut, dann kann nicht wirklich etwas schiefgehen. Dann kann es kein Fehler sein, dann gibt es für Ängste keine reale Grundlage, dann sind Sie sicher und gerechtfertigt. Machen Sie sich immer wieder bewusst: Aus guten Gründen eine Beziehung zu einem anderen Menschen aufbauen zu wollen heißt: ihn attraktiv finden, ihn hoch schätzen, Werte und Engagements mit ihm teilen, ihn vielleicht sogar lieben, ihm all dies mitteilen wollen, ihn dadurch auch stärken wollen. Das gehört zu dem Schönsten und Besten, was Menschsein und Mitmenschlichkeit ausmacht. Das kann niemals falsch oder peinlich sein, egal wie das Umfeld reagiert. Wenn Sie solches reinen Herzens vorhaben, dann stehen Sie über allem und sind unangreifbar.

Es kann niemals falsch oder peinlich sein, dabei Gefühle zu haben und sie zu zeigen, und sei es auch ein Gemisch aus Freude und Unsicherheit oder leichter Angst. Kämpfen Sie nicht dagegen, bemühen Sie sich nicht um die falsche Coolness eines Don Juan, stehen Sie dazu. Ernten Sie dabei Spott oder Häme, werden Sie zurückgewiesen, dann können Sie drüberstehen, wenn Sie Ihr schönes Ansinnen im Fokus behalten. Ziehen Sie Ihren Energieschild hoch und lernen Sie, solche Situationen mit einer Art »bitterer Süße des Verkanntwerdens« zu genießen. Nicht Sie werden zurückgewiesen, die anderen kennen Sie ja gar nicht wirklich, wissen nichts um Ihre wirklichen Motive. Zurückgewiesen wird nur die verzerrte Vorstellung, die die anderen von Ihnen haben. Nicht Sie disqualifizieren sich als Mensch, sondern die Spötter. Sollte der Angesprochene aber mit Dank und Respekt deutlich machen, dass er, aus welchen Gründen auch immer, an einer Vertiefung des Kontaktes nicht interessiert ist, besteht die eigene Wachstumsaufgabe in Folgendem: Bleiben Sie über dem Schmerz und der Enttäuschung stehen und grenzen Sie das Negative im Bewusstsein um Ihre Autonomiefähigkeit ein. Sie brauchen den anderen nicht für Ihr Überleben und Ihr Glück. Er hat das Recht, so zu empfinden und zu entscheiden, Sie müssen und können das respektieren und akzeptieren, ggf. auch ohne dass Ihnen Gründe genannt werden.

Wir neigen in so einer Situation dazu, uns ins Biologische herabziehen zu lassen: Wie du mir, so ich dir; wenn du mich nicht magst, dann mag ich dich auch nicht mehr. Bleiben Sie auf der Höhe des Geistes. Ihre guten Gründe, den andern zu mögen, sind ja völlig unabhängig davon, ob er Ihnen zugeneigt ist. Halten Sie an Ihrer Zuneigung und Ihren guten Gefühlen fest, gehen Sie ein wenig auf Abstand, aber machen Sie bei Gelegenheit unaufdringlich deutlich, dass Ihr Interesse fortbesteht. Transformieren Sie Ihren Schmerz in eine Motivation, sich selbst attraktiver zu machen und persönlich zu wachsen – das steigert Ihre Chancen, aber nützt Ihnen auch unabhängig davon.

Ein letzter Punkt: Es wäre gut, wenn es neben oberflächlichen, pragmatischen Bekanntschaften – z. B. die Leute, mit denen man einmal im Jahr Ski fährt oder einmal in der Woche sauniert – auch einige wirklich wichtige und tiefgehende Beziehungen in Ihrem Leben gäbe. Diese Beziehungen sollen auf Resonanz gründen, sollen Ihr Leben von innen her bereichern. Das kann nur gelingen, wenn Sie Ihr Inneres auch offenlegen. Wenn es Ihnen um eine solche wichtige Beziehung geht, müssen Sie also authentisch sein. Versuchen Sie nicht, etwas zu verbergen oder etwas vorzugaukeln. Machen Sie sich klar: Sie brauchen diese Beziehung nicht zum Überleben und nicht zum Glücklichsein. Diese Beziehung soll Ihr Leben bereichern. Es kann also gar nichts schiefgehen: Sie sind einfach Sie selbst und bieten dem anderen Ihre innere Welt zur Teilhabe an. Entsteht eine Beziehung, ist es super. Entsteht unter diesen Bedingungen keine Beziehung, ist es auch okay – es passt nicht und dann soll es auch nicht sein. Eine nicht passende Beziehung rechtzeitig loszulassen erspart Ihnen unter Umständen riesigen Kummer. Es werden sich neue, bessere Möglichkeiten ergeben und zur Not geht es auch alleine weiter.

Also: sich ganz entspannt treiben lassen, gemeinsame Interessen und Engagements suchen, Wünsche äußern, Erwartungen loslassen, nichts erzwingen, nicht verkrampfen, locker mit Annäherung und Distanz spielen, guten Gründen genügend Zeit zum Wachsen geben. Wenn man sich lange genug gemeinsam für gute und faszinierende Inhalte begeistert, dann wächst Verbundenheit und dann kommen die ersten Berührungen, Umarmungen und der erste Kuss von ganz allein. Und diese spontanen, gefühlt unvermeidlichen Berührungen sind die schönsten und besten.

Viele Beziehungen scheitern daran, dass dem biologischen Drang nach Nähe vorschnell nachgegeben wird, ehe die geistigen Voraussetzungen dafür gewachsen sind. Dann kommt es schnell zur Aufschaukelung von Konflikten, für deren Bewältigung man noch keine Mittel hat. Gerade für den Sozialangstbetroffenen, der sich so sehnlich eine Beziehung wünscht, ist nichts wichtiger, als sich hier zu bremsen.

Wichtige Beziehungen sollen auf Resonanz gründen. Das kann nur gelingen, wenn Sie Ihr Inneres offenlegen und sich zeigen, wie Sie sind.

Small-Talk-Situationen, unter Menschen sein, beobachtet werden

Oft geraten wir in Situationen, in denen wir locker und unstrukturiert unter Menschen sind: in der Kantine, am Rande eines Kongresses, in der Konzertpause, bei einer Feier oder einer Vernissage, in Wartesälen etc. Vielen Menschen, insbesondere natürlich Schüchternen oder Menschen mit Sozialangst, bereitet das erheblichen Stress. Viele schnelle Entscheidungen, große Freiheiten und wenige Entscheidungskriterien: An welchen Tisch stelle oder setze ich mich? Was trinke ich? Spreche ich jemanden an? Worüber bloß reden? Man könnte beobachtet werden, zumindest von einigen. Man fühlt sich bedrängt von einem diffusen Feld schnell und unvorhersagbar wechselnder Anforderungen und Erwartungen.

Treten Sie innerlich einen Schritt zurück und befreien Sie sich von diesem Erwartungsfeld. Denken Sie an das Prinzip Selbstverantwortung: In solchen Situationen müssen Sie nichts. Sie müssen sich nicht auf Kommunikation einlassen, Sie müssen kein guter Unterhalter sein. Treffen Sie eine klare innere Entscheidung, was diese Situation für Sie bedeuten soll und wie Sie sich verhalten wollen. Sehen Sie Leute, die Ihnen sympathisch sind oder die wichtig für Sie sind? Wollen Sie auf sie zugehen? Gibt es soziale Verhaltensweisen, die Sie hier üben könnten? Wie geht es Ihnen gerade, wozu fühlen Sie sich in der Lage? Sind Sie fit oder erschöpft? Wo ist Ihre Angst? Steht sie noch hinter Ihnen oder vergnügt sie sich schon anderswo? Entscheiden Sie, was Sie tun wollen, und aktivieren Sie die passenden Geisteshaltungen.

Wollen Sie jemanden ins Gespräch ziehen, sollte Ihnen bewusst sein: Beim Auftakt besteht die Aufgabe nicht darin, irgendetwas Supergescheites zu sagen. Die meisten wissen, dass es an dieser Stelle nur um den Beziehungsaspekt der Kommunikation geht, nicht um den Sachaspekt. Man darf hier Sachen sagen, die total bescheuert sind: »Es ist aber warm hier!«, »Was für ein schönes Hotel, nicht?« Oder sogar: »Na, fahren Sie auch mit diesem Fahrstuhl?« Kleine Komplimente schaden nie: »Ihr Statement von vorhin hat mich ja sehr beeindruckt!«, »Das ist aber eine tolle Brille, die Sie da tragen!« Zeigen Sie, dass Sie den anderen in seiner Besonderheit wahrnehmen, dass Sie sich wirklich für ihn als Individuum interessieren. Stellen Sie Fragen. Nichts nimmt Menschen mehr für Sie ein. Mir persönlich hilft beim Small Talk immer sehr, dass ich seit Jahrzehnten stur ein bekanntes Wochenmagazin lese. Da bekommt man über die Jahre doch einen gewissen Einblick in die wichtigsten Gesellschaftsbereiche, kennt wichtige Namen und Problementwicklungen. Und wenn es am Mittagstisch langweilig wird, fällt einem immer der letztgelesene Artikel ein und man kann sagen: »Habt ihr eigentlich schon gehört, dass ...«

Machen Sie sich immer wieder bewusst: Sie sind frei. Entledigen Sie sich aller Muss-Vorstellungen. Sie haben das Recht zu schweigen, vor keinem Gericht der Welt könnte das gegen Sie verwendet werden. Sie müssen sich beim Essen nicht mit Ihren Tischnachbarn unterhalten. Sie können sich in jeder Gesellschaft ein wenig absondern. Sie können, müssen sich aber nicht dafür entschuldigen, mit Kopfschmerzen oder sonst etwas. Wenn sich die Leute verletzt fühlen, ist das deren Entscheidung und deren Problem. Treten Sie innerlich einen Schritt zurück, lassen Sie die Vorstellung los, dazugehören zu müssen. Machen Sie dann aus dem Essen eine Achtsamkeitsübung oder stellen Sie sich mit einem Glas Champagner in eine Ecke. Definieren Sie sich als Beobachter, der in einer Position der »Splendid Isolation« gar nicht dazugehören möchte. Sie wissen ja: Die Raben schwärmen in Scharen, der Adler fliegt allein. Das wäre immerhin unterhaltsamer und weniger vermeidend, als nach Hause zu fahren. Üben Sie, die Situation des Nichtdazugehörens zu vergleichgültigen. Das festigt den Punkt 2 unserer Anti-Sozialangst-Grundhaltung. Spannen Sie in Ihrer Fantasie den schützenden Energieschirm um sich auf und üben Sie, »überall allein sein zu können«. Üben Sie, so in dem aufzugehen, was Sie tun, dass sie das »soziale Feld« um sich herum nicht mehr spüren. Es muss sein, als säßen sie daheim an Ihrem Esstisch, als beobachteten Sie die Szenerie wie auf Ihrem TV-Bildschirm.

Paradoxe Techniken: geschüttelt, nicht gerührt!

Wenn immer stärkerer Druck nur wachsenden Gegendruck erzeugt, bringt man durch plötzlichen Zug den inneren Gegner oft besser zu Fall. Nicht gegen Symptome kämpfen, sondern sie sich herbeiwünschen, um die Teufelskreise der Eskalation zu unterbrechen – so lautet das Grundprinzip der paradoxen Techniken, die wir in diesem Buch schon öfter behandelt haben, lesen Sie ggf. in Kapitel 3 nochmals nach.

Gerade auch bei den Symptomen, die von Sozialängstlichen gefürchtet werden, kann das helfen. Stellen Sie sich einen Teenager vor, der stottert, dafür oft verspottet wurde und eine Sozialphobie zu entwickeln beginnt. Nun fährt er U-Bahn und siedend heiß wird ihm bewusst, dass er seine Monatsfahrkarte vergessen hat. Zu allem Überfluss betritt jetzt tatsächlich ein Fahrkarten-Kontrollteam den Wagen. In einem Anflug von verzweifeltem Todesmut beschließt unser junger Mann, einmal aus der Not eine Tugend zu machen: Er nimmt sich vor, so herzerweichend zu stottern, dass die Kontrolleure mit Tränen in den Augen weiterziehen. Doch als die Kontrolleure dann vor ihm stehen und er bewusst stottern will, funktioniert es nicht mehr; die Sprache fließt so ungebrochen aus ihm heraus wie schon lange nicht mehr. Geschichten dieser Art werden von auf das Stottern spezialisierten Therapeuten tatsächlich berichtet.

Die Aufgabe besteht nun darin, mit schwarzem Humor und ein bisschen gesundem Selbstbetrug ähnliche Situationen aus sich selbst zu erzeugen. Gehen Sie unbefangen mit den Symptomen um, kündigen Sie sie an, sprechen Sie darüber, machen Sie selbst die Witze.

Nehmen wir das Erröten, ein weiteres, oft gefürchtetes soziales Angstsymptom. Da könnten Sie Sachen sagen wie: »Ja, ich werde schnell rot – mein Kopf ist eine rote Warnlampe. Da muss ich nicht immer rufen: Alle mal herhören!« Oder: »Ja, ich hab da oben Hitze! Meine Nervenzellen takten halt etwas schneller als eure!« Oder einfach mit entwaffnender Offenheit: »Ja, das berührt mich halt, das ist mir wichtig!«

Auch ein vermehrtes Zittern macht oft Probleme: »Denk bloß nicht, dass ich zittere, ich bebe vor Energie, es steht ein kreativer Ausbruch bevor!« Oder in Abwandlung des bekannten Bond-Mottos: »Ich trink halt auch meinen Kaffee geschüttelt und nicht gerührt!« Gern können Sie dann zusätzlich versuchen, das Zittern, das Rotwerden oder sonstige Angstsymptome bewusst zu verstärken. Für unter anderem die folgenden Symptome hatten wir bei der Besprechung der Panikstörung in Kapitel 6 Vorschläge für paradoxe Interventionen gemacht: innere Unruhe, Herzrasen, Schwindel, Schwitzen, Ohnmachtsangst, Angst vor Erbrechen.

»So halb« ist paradoxe Intention auch angezeigt in allen Situationen, in denen der Tausendfüßer-Teufelskreis eine Rolle spielt. Hier genügt zwar ein Akzeptieren des Worst Case, man kann aber versuchen, das Rad vorsichtig noch ein bisschen weiterzudrehen und zu sagen: »Okay, dann setz ich die Sache eben in den Sand! Bei dieser Prüfung will ich mal durchfallen, einfach damit ich diese Erfahrung hinter mir habe.« »Eigentlich will ich ja alleine bleiben, ich bin jetzt mal so dreist, dass sie mir einen Korb gibt!« »Bei den nächsten fünf Team-Sitzungen will ich jeweils mindestens dreimal richtig rot werden, dann haben's alle einmal gesehen, man gewöhnt sich dran und das Thema kommt endlich aus den Schlagzeilen.« »Okay, für diese Gesprächsrunde geb ich es auf, ich mach keinen Versuch mehr, mich einzuklinken, und definiere mich als stillen Zuhörer und Genießer!« »Eigentlich wär ich doch diese Vortragsreihe gerne los, dann verbock ich das jetzt mal und der

Chef betraut einen anderen damit!« Manchmal wird man erst durch einen solchen inneren Schachzug ganz frei und dann gelingt es umso besser.

Aufgabe 7
Und jetzt ist es wieder an der Zeit, daran zu erinnern, dass es zwar gut ist, Argumente nachzuvollziehen und einleuchtend zu finden, aber das genügt nicht. So wie ein Ziegelstein nichts ist gegen eine Sturmflut, so ist eine Einsicht nichts gegen eine Angstwelle. Sie müssen viele Einsichten zu einer Matrix verknüpfen, an der dann gewissermaßen ein Proteinwall fest verinnerlichten Anti-Angst-Wissens in Ihrem Langzeitgedächtnis emporwachsen kann.

Setzen Sie sich mit den hier vorgeschlagenen Grundprinzipien wie Autonomie oder Selbstverantwortung auseinander. Lesen Sie es nochmals, schreiben Sie sich in eigenen Worten heraus, was Ihnen wichtig und richtig erscheint. Denken Sie darüber nach, diskutieren Sie mit anderen darüber, lesen Sie weiterführende Literatur. Machen Sie aus ersten Einsichten ureigene Überzeugungen, die auf Ihre Gefühle und Taten Einfluss nehmen. Werden Sie zum Überzeugungstäter im besten Sinne. Zum Prinzip Selbstverantwortung und zu förderlichen Lebensprinzipien finden Sie in allen meinen anderen Büchern Weiterführendes (speziell auch Hansch 2013, Kap. 9), aber natürlich auch in den Büchern anderer Autoren (z.B. Sprenger 2015, Corssen 2013).
Destillieren Sie aus all dem eine Sammlung eigener Werte und Lebensmaximen, die Sie sich gut formuliert aufschreiben, ausdrucken, an geeigneter Stelle anpinnen; die Sie auf Papier in der Hosentasche oder im Smartphone mit sich führen. Und die Sie regelmäßig lesen wie Gebete. Setzen Sie sich mit dem Worst Case »Alleinleben« auseinander. Wie machen das andere? Entwickeln Sie ein Szenario, wie dies gut oder besser gelingen könnte. Welche inneren Ressourcen könnten und sollten Sie hierfür entwickeln? Hierzu Weiterführendes auch in Hansch (2014).
Erarbeiten Sie sich ein positives Selbstbild. Sofern Sie mit bestimmten Aspekten Ihres Äußeren nicht zufrieden sind, schauen

Sie es sich selbst schön! Ja, das geht! Schauen Sie es sich einfach oft genug und lange genug an – im Spiegel oder auf Fotos, die Sie von sich machen. Aus psychologischen Experimenten weiß man, dass allein das Anschauen und Vertrautwerden mit einer Sache eine positive ästhetische Beziehung schafft (in der Fachliteratur: Mere-Exposure-Effect).

Bestimmt kennen Sie das: Sie haben sich etwas gekauft und aus Kostengründen eine Ausführung gewählt, die zwar funktional, aber vom Ästhetischen her nicht der letzte Schrei ist. Sie gehen eine Weile damit um – und irgendwann finden Sie es auch schön. Mit Ihrem Äußeren funktioniert das auch. Sie müssen nur hinschauen: nicht vermeiden – sich dem stellen, sich öffnen, es an sich ranlassen, es positiv annehmen. Für das Schöne gibt es keine Newton'schen Gesetze! Schön ist, was Sie als schön definieren und lange genug anschauen! Also schauen Sie sich an und sagen Sie: »Ich bin schön! Ich gefalle mir! In meinem Universum gehört das so! Was schert mich das Universum der anderen!« Wenn es dann in Ihrem eigenen Gefühl ankommt und Sie es ausstrahlen, werden auch andere beginnen, es so zu sehen.

Für Ihre Persönlichkeitseigenschaften machen Sie sich eine Tabelle mit drei Spalten: Stärken, Eigenheiten, Schwächen. Wie sehen Sie das selbst? Was haben Ihnen andere in der Vergangenheit dazu gesagt? Bitten Sie Angehörige und Vertraute um eine ehrliche Rückmeldung hierzu. Können Sie sich durch Reframing einige der Eigenheiten als Stärken auslegen, einige der Schwächen noch als Eigenheiten durchgehen lassen? An welchen der Schwächen sollten Sie arbeiten? Welche Kompetenzen sollten Sie verbessern oder neu aufbauen? Machen Sie einen Plan hierzu! Bezüglich der Schwächen, die Sie nicht ändern können oder wollen: Welche Möglichkeiten gibt es, durch Reframing Frieden mit ihnen zu machen?

Und zuletzt schauen Sie auf Ihre Werte und auf Ihre Stärken: Wie können Sie beides zusammenbringen, in welcher Form können Sie Ihre Stärken einsetzen, um das in der Welt voranzubringen, was Ihnen gut und wertvoll, was Ihnen verbesserungswürdig erscheint? Erarbeiten Sie ein Mission-Statement. Pinnen Sie auch

dieses an die Wand oder tragen Sie es bei sich. Wer eine schöne Mission hat, ist ein schöner Mensch!
Und schließlich auch die Frage stellen: Können Sie an Ihrer beruflichen und/oder privaten Lebenssituation etwas derart ändern, dass Ihre Schwächen weniger und Ihre Stärken mehr ins Gewicht fallen, dass Sie in stärkerem Maße dazu kommen, Ihre Mission umzusetzen?

Machen Sie nun eine Liste der sozialen Situationen, die bei Ihnen angstbesetzt sind. Erarbeiten Sie sich die Sichtweisen und Haltungen, mit denen Sie in diese Situationen hineingehen wollen. Nutzen Sie dazu meine oben gemachten Vorschläge, ziehen Sie ggf. weitere Literatur hinzu (allgemein Morschitzky 2011, Bandelow 2009; Literatur für speziellere Probleme finden Sie im Internet). Schreiben Sie diese auf, tragen Sie sie bei sich, aber lernen Sie sie unbedingt auswendig. Sie müssen dieses Wissen extrem gut intus haben, damit es Ihnen im Bruchteil einer Millisekunde zur Verfügung steht. Wenn Ihr Traumpartner plötzlich um die Ecke kommt, können Sie schließlich nicht Ihren Zettel aus der Tasche ziehen oder einen MP3-Player aufsetzen und sagen: »Alles noch mal auf Anfang!«

Haben Sie Ideen für den Einsatz paradoxer Techniken? Gibt es Selbstmanagement-Techniken, die Ihnen bei der nachhaltigen Umsetzung im Alltag helfen könnten? Wie wäre es mit einem ritualisierten »Termin mit sich selbst« an jedem Morgen? Sie könnten sich bei dieser Gelegenheit die für Sie aktuell wichtigen Selbstinstruktions-Texte nochmals durchlesen. Welche problematischen sozialen Situationen könnte der beginnende Tag für Sie bereithalten? Wie können Sie sich darauf einstellen? Welches Wissen, welche Prinzipien und Haltungen können bei der Bewältigung helfen? Gibt es unterschwellige Konflikte und Probleme, die angeschaut gehören? Treffen Sie Entscheidungen, wo es nötig und möglich ist, oder terminieren Sie diese zumindest! Nutzen Sie diesen Termin auch für Ihr allgemeines Zeitmanagement – Stichwörter: vorausschauende Aufgabenterminierung mit dem Ziel einer

Stressreduktion, Sport und Lesezeiten einplanen, Zeit für die systematische Weiterarbeit an der Angstproblematik.

Ich weiß, ich fordere viel. Aber nicht für jeden Leser sind alle der oben stehenden Punkte wichtig. Und selbst wenn Sie nur einen Teil umsetzen, wird das helfen. Außerdem haben Sie Zeit, es handelt sich um Aufgaben für Monate und Jahre. Wenn Sie vorankommen und Erfolge haben, wird es Freude machen!

> *Erarbeiten Sie ein Mission-Statement. Pinnen Sie es sich an die Wand oder tragen Sie es bei sich. Wer eine schöne Mission hat, ist ein schöner Mensch!*

Coole Tagträume (Stufe 2)

Nun haben Sie sich auf Stufe 1, also auf Stufe des Einsichtslernens, gut gegen die Sozialangst gerüstet. Sie haben Angsteskalationsstrukturen abgebaut und Anti-Angst-Strukturen erarbeitet. Jetzt gilt es, diese Arbeit auf Stufe 2 im Bereich des Konditionierungslernens fortzusetzen. Wie beschrieben kommt es bei der Entwicklung einer Sozialphobie zur Entstehung eines Angstnetzes, in dem durch wiederholte Erfahrung folgende drei Elemente »zusammenkonditioniert« wurden:

1. die soziale Situation,
2. Katastrophengedanken/Angsttheorien,
3. die Angst, unter Umständen begleitet von bestimmten körperlichen Symptomen.

Ein solches Angstnetz kann dann schon durch kleine Anstöße blitzschnell, vollständig und intensiv aktiviert werden. Im Extremfall löst allein der Gedanken, man könnte wieder mit einer Präsentation beauftragt werden, eine Panikattacke aus. In der Realsituation selbst sorgen diese Angstnetze dann natürlich für starke Angst, bewirken im schlimmsten Fall Blockade und Versagen.

Diese fehlgeleiteten Lernprozesse müssen wir nun korrigieren und ins Positive umkonditionieren. Dabei geht es darum, die Katastrophengedanken/Angsttheorien durch Anti-Angst-Wissen und förderliche Geisteshaltungen, wie wir sie eben für Stufe 1 erarbeitet haben, zu ersetzen. Kleiden wir die angstbesetzte Situation nun in dieses Gedankenkostüm, führt dies zu anderen Gefühlen: Wir erleben bzw. imaginieren nicht mehr starke Angst, sondern allenfalls leichte, aushaltbare Angst, Gefühle der Gleichgültigkeit oder sogar Freude.

Bei den Imaginationsübungen gilt es nun, diese neuen Inhalte wiederholt innerlich in intensiven Kontakt zu bringen, sodass die Situationselemente allmählich aus dem Angstnetz herausgelöst und in ein neues, positives Nervennetz hineinkonditioniert werden – der gleiche Prozess, den Abb. 11 zeigt, nur dass es nicht um Symptome und Empfindungen geht, sondern um soziale Situationen. Abb. 14 zeigt das Kernmoment des Prozesses von Abb. 11 – herausgelöst und umformuliert für die Sozialphobie.

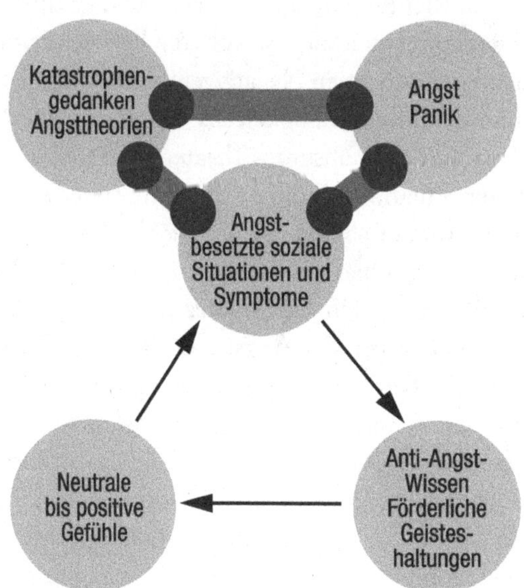

Abb. 14: Das Netz der Sozialangst positiv umkonditionieren

Für Ihre Imaginationsübungen kommen prinzipiell die folgenden drei Situationstypen infrage:

1. allgemeine phobische Situationstypen: z. B. einen Vortrag halten und ggf. vom Publikum Ablehnung erfahren, eine Person des anderen Geschlechts ansprechen und ggf. abgewiesen werden, von einem Vorgesetzten etwas einfordern etc.;
2. reale Lebenssituationen, die abgelaufen sind oder die bevorstehen: Vielleicht ist es Ihnen gestern nicht gelungen, ein fehlerhaftes Kleid in der Boutique umzutauschen, weil Sie nicht gegen das Revolvermundwerk der Inhaberin angekommen sind. Übermorgen steht ein Bewerbungsgespräch bevor;
3. reale Übungssituationen auf Stufe 3, die abgelaufen oder geplant sind (s. nächster Abschnitt).

Jeder dieser Situationen können Sie in Ihrer Vorstellung gestatten, sich in zwei Richtungen zu entwickeln. In Richtung Gelingen – das kleidet die Situation am ehesten in positive Gefühle ein, es stärkt Sie durch mentales Training und vermehrt Ihr Selbstvertrauen. Oder in Richtung Scheitern – auch und gerade das sollten Sie üben. Hier gilt es zu lernen, sowohl die Versagenssituation wie auch die damit verbundenen Negativgefühle zu vergleichgültigen, Haltung und Handlungsfähigkeit zu bewahren oder sogar zu üben, das Ganze wie ein absurdes Theater zu genießen.
Für jede dieser Situationen können Sie nun wieder auf zwei Ebenen trainieren. Immer sollten Sie auf der Tiefenebene üben, auf der Ebene unserer oben ausführlich formulierten Anti-Sozialangst-Grundhaltung: Ich habe Gutes vor, brauche die anderen nicht und lasse mich von der Angst nicht stören. Passen Sie sich den ausführlichen Text dieser Grundhaltung für Ihre Übung und Ihre Situation an, erweitern Sie ihn ggf. situationsspezifisch. Lernen Sie ihn auswendig und deklamieren Sie ihn. Stellen Sie sich vor, Sie stünden vor einem Publikum, von dem ein Drittel Sie ausbuht, ein Drittel Sie auslacht und das letzte Drittel seine Sachen einpackt. Schreien Sie den Text Ihrem imaginierten Chef ins Gesicht, während er Sie zusammenstaucht und Ihnen haltlose Vorwürfe macht. Deklamieren Sie den Text in eine Bar hinein,

von deren offenbar miteinander bekannten Besuchern Sie kollektiv ausgelacht werden, nachdem Sie eine der Frauen bzw. einen Mann angesprochen haben. Stellen Sie sich diese und andere Situationen plastisch vor, bleiben Sie in Ihrer Grundhaltung und entwickeln Sie das Gefühl, dass Ihnen das gar nichts ausmacht, dass das alles an Ihrem Energieschild abprallt. Sie hatten Gutes vor – was geht Sie dieses dümmliche Gelächter an. Wenn Sie die Texte wirklich intus haben, können Sie sie zusätzlich in MP3 aufzeichnen und abspielen, um mentale Kapazität zu gewinnen für vielleicht komplexere Imaginationsübungen.

Im nächsten Schritt können Sie zusätzlich auf der Oberflächenebene situationsbezogener Statements üben. An welchen Stellen Ihrer Übungssituation sind Standardformulierungen möglich bzw. gefordert, die man einüben kann? Einen Vortrag beginnen und beenden; ein unruhiges Publikum um Ruhe bitten; sich gegen Unsachlichkeiten eines cholerischen Chefs verwahren; diesen Chef um etwas bitten, das er nicht mögen wird; eine fremde Person im öffentlichen Raum wegen verschiedener Anliegen ansprechen; den Nachbarn bitten, seinen TV leiser zu stellen; Statements machen zu den eigenen Angstsymptomen, zum Rotwerden, Zittern oder Schwitzen – Sachen dieser Art. Erarbeiten Sie sich für solche standardisierbaren Momente Ihrer Übungssituationen Formulierungen und üben Sie diese ein. Spielen Sie sie laut deklamierend wie ein Schauspieler vor dem Spiegel in allen möglichen Varianten durch, bis Sie auch im Schlaf davon sprechen.

Wichtig ist: Während Sie diese »Oberflächenreden« führen, sollten Sie sich intuitiv immer Ihrer Anti-Sozialangst-Grundhaltung bewusst bleiben. Hilfen, um dies zu unterstützen: den Text mit der Grundhaltung wirklich gut auswendig lernen, ihn ausdrucken und beim Deklamieren Ihrer »Oberflächenrede« das Blatt in der Hand halten oder an den Spiegel kleben, die Sprachaufzeichnung leise im Hintergrund über Lautsprecher abspielen. Sollten Sie reich sein wie Caesar, können Sie auch einen Assistenten bitten, sich hinter Sie zu stellen und Ihnen ins Ohr zu flüstern: »Du hast Gutes vor, du brauchst die anderen nicht, du lässt dich von der Angst

nicht stören, wir sind alle sterblich und irgendwann ist sowieso alles vergessen und egal!«
Sie können auch beide Textebenen mischen, das verstärkt Verknüpfung und Stabilität Ihres Anti-Angst-Mindsets im Gehirn: Wenn Sie gerade Ihr unhöfliches Phantom-Publikum um Ruhe gebeten oder einen Korb von Ihrer Angebeteten bekommen haben, dann können Sie gern noch beiden Ihre Grundhaltung erklären: »Also, das find ich jetzt schade, aber glauben Sie bloß nicht, dass mich das zerstört, denn …«

Noch einmal zusammengefasst sind die Ziele dieser Übungen:

- positive Umkonditionierung der Angstnetzwerke in Ihrem Gehirn
- Verinnerlichung der universellen Anti-Sozialangst-Grundhaltung
- Einübung von Kommunikationsverhalten für Standardsituationen
- den Erfolg besser vorstellbar, den Misserfolg aushaltbar machen
- die Angst und ihre Symptome vermindern und vergleichgültigen

Dieses Stufe-2-Training ist bei Sozialangst besonders wichtig. In viele der angstbesetzten Situationen gerät man plötzlich und ohne Vorwarnung. Die bewusste Aufmerksamkeit wird sofort und vollständig für die Kommunikation gebraucht. Wissen und Kompetenzen müssen deshalb sehr gut verinnerlicht bzw. automatisiert sein, damit sie aus dem Selbst heraus spontan-intuitiv wirksam werden können, allenfalls nach einer kurzen Sekunde der Besinnung.

Aufgabe 8

Machen Sie sich jetzt eine Liste der Situationen, die Sie imaginativ üben wollen. Gibt es in Ihrem Alltag ganz spezielle Situationen, deren Bewältigung Ihnen große Schwierigkeiten macht – z.B. Konflikte mit Ihrem cholerischen Chef? Oder gibt es bestimmte Themen, die sich durch eine Vielzahl verschiedener Situationen ziehen, die man dann in einer besonders typischen Situation gesammelt üben kann, z.B. im Mittelpunkt stehen und kritisch beobachtet werden? Gibt es traumatisch erlebtes Scheitern, das immer wieder hochkommt? Gibt es Erwartungsängste in Bezug auf Situationen, die bevorstehen? Denken Sie auch schon an den nächsten Schritt: Wollen/Können Sie die Imaginationsübung in eine reale Expositionsübung überführen? Sie könnten z.B. eine »Mittelpunktsübung« in einem nahe gelegenen Restaurant planen und sich in Ihren Imaginationen dann schon an diese Lokalität versetzen. Ziel ist ja, systematisch ein Anti-Angst-Mindset aufzubauen, es von Stufe zu Stufe mitzunehmen und immer mehr zu befestigen (Abb. 6, Kap. 4).

Vor dem Hintergrund der o.g. Möglichkeiten sollten Sie dann für jede Situation einen Übungsplan erstellen, die Texte schreiben und sie ggf. als Tonspur aufzeichnen. Technische Erläuterungen dazu finden Sie in Übung 2. Organisieren Sie sich für das Formulieren der Texte oder das Tontechnische ggf. Hilfe – Angehörige, Freunde oder Ihren Therapeuten.

Sollte die Angst schon bei den Imaginationsübungen zu stark werden, können Sie wieder ein gestuftes Vorgehen wählen. Auch die hoffentlich inzwischen gut eingeübte Lippenbremsatmung steht Ihnen notfalls zu Gebote. Führen Sie dann die Übungen aus, üben Sie täglich 2-mal ca. 15 Minuten.

Das Ziel ist, systematisch ein Anti-Angst-Mindset aufzubauen, es von Stufe zu Stufe mitzunehmen und immer mehr zu befestigen.

Ernste Lustspiele (Stufe 3)

Es ist Zeit, ein neues Verhalten und Erleben in realen sozialen Begegnungen einzuüben. Die Angst wird nicht nur durch die Gewöhnung reduziert, sondern auch durch übungsbedingte Verhaltensverbesserungen und Erfolgserlebnisse. Die meisten angstbesetzten sozialen Situationen lassen sich im Prinzip gut real üben.

Einschränkungen gibt es v.a. in Bezug auf Ernstfallsituationen wie Prüfungen, Bewerbungsgespräche oder Ärger mit Autoritäten. Hier kann man versuchen, mit Rollenspielen eine Annäherung zu erreichen.
Es folgt eine Sammlung probater Übungsvorschläge – viele weitere finden Sie in anderen Büchern zum Thema (Morschitzky 2011, Bandelow 2009).

Öffentlicher Raum/Verkehrsmittel

- fremde Menschen ansprechen: jemanden nach der Uhrzeit oder dem Weg fragen; oder die Nummer mit dem »Kennen wir uns nicht? Wo sind wir uns schon mal begegnet?« zum Small Talk erweitern
- in Stufen Kontakt zum anderen Geschlecht aufbauen: z.B. »Entschuldigen Sie, ich habe zwei Stunden Aufenthalt in dieser Stadt und kenne mich nicht aus, können Sie mir eine Sehenswürdigkeit oder ein Restaurant empfehlen … also wissen Sie, so eine sympathische Person wie Sie habe ich schon lange nicht mehr getroffen, wenn Sie Lust und Zeit haben, würd ich sie jetzt glatt zu einem Kaffee einladen …«; oder auch direkter, auch, um bewusst zu üben, gelassen Körbe entgegenzunehmen: »Entschuldigen Sie, ich mach so was ja sonst nie, aber …«, dann einen umwerfenden Komplimentesturm entfachen, den Versuch einer Einladung zum Kaffee machen, das Ganze wie ein lustiges Spiel angehen, das niemandem schadet und beiden Seiten nutzt, auch bei Ablehnung (der eine übt Frustrationstoleranz, die andere freut sich trotzdem über die Komplimente)
- selbstsicheres Verhalten üben: anderen offen ins Gesicht schauen und sie anlächeln; oder auch mal wie Graf Koks durch eine dicht bevölkerte Fußgängerzone schreiten, aufrecht, Brust stolzgeschwellt heraus, Blickkontakt suchen, niemandem ausweichen, Kurs halten wie ein Eisbrecher
- Peinlichkeitentraining: an einem trockenen Tag mit aufgespanntem Regenschirm durch die Stadt gehen, einen Stoff-

hund an der Leine hinter sich herziehen, zwei deutlich verschiedene Socken oder Schuhe an den Füßen haben oder anderswie auffällig gekleidet sein – Sachen dieser Art. Hierbei könnten Sie sich vielleicht tatsächlich einen selbstbestärkenden Text über die Kopfhörer zuführen, und vielleicht sollten Sie das in einer weiter entfernten Stadt tun. ☺

- Ablehnung vergleichgültigen: sich im Zug auf einen reservierten Platz setzen und nach der Aufforderung aufzustehen sich vielleicht noch laut echauffieren: »Immer sind die Züge so voll, wofür bezahlt man eigentlich so viel Geld …«; sehr lange nach dem Ticket suchen; eine fremde Dame mit sichtlich nur leichterem Gepäck fragen, ob Sie ihr den Koffer tragen dürfen, etc.

Restaurants

- sich an volle Tische zwängen, Small Talk beginnen oder schweigen, Achtsamkeit und »Alleinsein unter Menschen« üben (aber bitte vorher klar entscheiden, was geübt werden soll), bewusst stark zittern und Zucker breitstreuen
- Mittelpunktsübungen steigender Eklatanz: langsam zwischen den Tischen umhergehen, den Leuten ins Gesicht schauen, als ob Sie jemanden suchten; einen Teelöffel klirrend fallen lassen; beim Aufstehen den Stuhl umwerfen; eine Untertasse zu Bruch gehen lassen
- Selbstsicherheitstraining: etwas zurückgeben mit der Begründung, dass es nicht richtig temperiert sei; die lauten Gäste am Nebentisch bitten, sich etwas leiser zu unterhalten; sich bezüglich der Speisekarte lange hin und her beraten lassen und dann doch nur ein Wasser bestellen

Übungen dieser Art könnten Sie mental vorbereiten, indem Sie es sich beim ersten Restaurant-Besuch erst einmal nur plastisch vorstellen und dabei Ihre Anti-Sozialangst-Grundhaltung innerlich rezitieren.

Geschäfte

- Small Talk mit den Verkäufern oder anderen Kunden, sich lange beraten lassen und nichts kaufen, evtl. nach Einfordern eines unverschämten Preisnachlasses
- wo immer es geht, um den Preis feilschen
- sich laut über irgendetwas aufregen; an der Kasse nicht bezahlen können, weil man das Geld im Auto vergessen hat; sich vordrängeln mit der Begründung, man habe nur einen einzigen Artikel; jemanden um einen Euro für den Einkaufswagen anbetteln – man habe nur die Kreditkarte dabei; aus Versehen einen Werbeständer o.Ä. umstoßen
- aber auch: lauthals das Geschäft loben, den Verkäuferinnen Komplimente machen

Diverse Kultureinrichtungen/-anlässe

- Belegen Sie in Volkshochschulen und anderen Bildungseinrichtungen Kurse, bei denen Sie sich in Gruppen integrieren müssen, halten Sie dort Vorträge oder bieten Sie womöglich selbst einen Kurs an.
- Schauen Sie nach Selbsthilfegruppen für Schüchterne, nach Selbsterfahrungsgruppen o.Ä. Gibt es Kurse wie Selbstsicherheitstraining, Flirten mit Pfiff, Selbstverteidigung für Frauen, Rhetoriktraining, Präsentieren mit Power-Point o.Ä.?
- Überlegen Sie, ob es Ihren Mut, sich zu zeigen, stärken könnte, wenn Sie einer Laienschauspielgruppe, einer Kabarettgruppe, einem Karnevalsverein oder einer Tanzgruppe beitreten würden. Auch ein Chor könnte hilfreich sein.
- Organisieren Sie sich Dates über Internet-Pattformen, gehen Sie zu Vernissagen, in Ausstellungen, organisieren Sie eine Geburtstagsparty bei sich daheim.

Rollenspiele

Wenn es um Situationen wie Prüfungen, Vorstellungsgespräche oder Konflikte mit Autoritätspersonen geht, kann man versuchen, sich der Realsituation durch Rollenspiele anzunähern. Entwickeln Sie ein Drehbuch, notieren Sie für Ihren Spielpartner so präzise wie möglich zu erwartende Verhaltensäußerungen Ihres realen Gegenübers: Wie verhält sich Ihr Chef immer, wenn er wütend wird? Was haben andere Prüflinge über den betreffenden Prüfer berichtet? Suchen Sie sich nach Möglichkeit einen Spielpartner aus, der dem realen Gegenüber ähnelt. Achten Sie bei den Übungen auch auf Details wie Körperhaltung, Händedruck, Augenkontakt und üben Sie dies ggf. separat mit Ihrem Vertrauten.

Die Angst wird nicht nur durch die Gewöhnung reduziert, sondern auch durch übungsbedingte Verhaltensverbesserungen und Erfolgserlebnisse.

Aufgabe 9

Nun wird es richtig ernst – so ernst, dass es hilft, wenn man den Sprung ins Närrische schafft: Ist der Ruf erst ruiniert, übt es sich ganz ungeniert. Da ich die eine oder andere Übung auch selbst einmal probiert habe, weiß ich: Da muss man auch als Normalo eine ganz schöne innere Schwelle überwinden. Das ist wie im Mai, wenn die Badesaison beginnt. Man muss alle Kraft zusammennehmen, um in das 16 Grad kalte Wasser zu steigen, und im ersten Moment beißt es schon ordentlich. Aber dann schlägt das Erleben um und wird belebend und glücksspendend.
Bei den o.g. Übungen werden Sie ähnliche Erfahrungen machen: Man muss sich einen ordentlichen Tritt geben, um sich dem biologisch begründeten Sog des Gemochtwerdenwollens zu entreißen und in den geistigen Raum von Freiheit und Autonomie zu katapultieren. Mobilisieren Sie alle Trotzmacht Ihres Geistes und vertrauen Sie auf diesen Schwelleneffekt: Wenn Sie einmal im Narrenmodus sind, wird es leichter und macht Freude. Sehen Sie es wie ein Theaterspiel. Auch hier kann man Rollen wie die des Versagers, des lächerlichen Trottels, des Zurückgewiesenen mit Bravour spielen. Oder denken Sie tatsächlich an ehrbare Rollen wie den des Hofnarren oder des Clowns. Der Sprung in die

Autonomie gelingt am besten als Narrensprung. Im Übrigen müssen Sie ja nicht mit dem Peinlichkeitentraining beginnen. Fangen Sie klein an.

Überlegen Sie nun, welche Übungen Sie vor dem Hintergrund Ihrer Hauptschwierigkeiten machen wollen. An welcher Stelle hätte die Reduktion von Ängsten den größten Impact für eine positive Lebensgestaltung? Machen Sie eine Übungsliste mit abgestuftem Schwierigkeitsgrad. Beginnen Sie wieder mit der einfachsten Übung, von der Sie ziemlich sicher wissen, dass Sie sie schaffen werden. Planen Sie konkret und im Detail: wann, wo und wie. Legen Sie Schritte und Ziele fest. Sie können soziale Situationen nicht vollständig kontrollieren, formulieren Sie deshalb eher Verhaltensziele und nicht Ergebnisziele. Wenn Sie es getan haben, ist es ein Erfolg, egal, was dabei herausgekommen ist.
Bereiten Sie die Übung wissensmäßig und imaginativ gut vor – im Idealfall setzen Sie die Imaginationsübungen von Stufe 2 nun in die Realität um. Noch einmal: Ziel ist, systematisch ein Anti-Angst-Mindset aufzubauen, es von Stufe zu Stufe mitzunehmen und immer mehr zu befestigen. Wenn Sie mit dem Aufkommen stärkerer Angst rechnen: besonders gut imaginativ vorbereiten, nach Möglichkeit gestuft vorgehen, an Hilfen wie Lippenbremsatmung denken (für den Umgang mit Panikattacken s. Kap. 5). Auch hier gehört der Abbau unguten Sicherungsverhaltens zur Konfrontationstherapie: weg mit den Tabletten, weg mit der Sonnenbrille etc.
Üben Sie 1–3-mal pro Woche. Stellen Sie Ihr Leben eine Zeit lang so um, dass Sie die dafür nötigen Zeitlücken verfügbar haben. Auch für Verhaltensziele lassen sich objektive und konkrete Erfolgskriterien formulieren – z.B. fünf Leute zum Kaffee einladen, egal ob die Einladungen angenommen werden oder nicht. Überlegen Sie, ob Ihnen ein Angsttagebuch helfen könnte (s. Aufgabe 6 und Abb. 13). Auch hier ist nicht Angstfreiheit das Ziel. Ziel ist es wieder, sich ein Committment zu geben – und es zu halten. Ziel ist, Ihre Vorsätze auszuführen, so weit es geht Haltung

zu bewahren und ausreichend handlungsfähig zu bleiben trotz und mit der Angst. Üben Sie auf einem Level so lange, bis Sie dieses Ziel 2–3-mal hintereinander erreicht haben, und gehen Sie dann zum nächstschwierigeren Level über. Auch hier werden Sie bei wiederholtem Üben die Erfahrung machen, dass die Angst zurückgeht bzw. weniger stört, Ihre Handlungsfähigkeit zunimmt und es zwischenzeitlich beginnt, Freude zu machen.

Wenn Sie dann eine Grundsicherheit haben, können und sollten Sie dazu übergehen, gewissermaßen nebenbei auch in normalen Alltagssituationen bewusst zu üben. Wenn Sie noch nicht aus allen sozialen Netzen herausgefallen sind, bietet Ihnen jeder Tag dazu vielfältige Gelegenheiten. Nutzen Sie sie – zumindest dann, wenn Sie sich »gut drauf« fühlen.
Und natürlich: Immer wieder überrascht der Alltag mit unerwarteten Ernstfall-Situationen. Im Einkaufsgetümmel begegnen Sie dem Menschen, bei dem Sie so deutlich wie noch nie spüren, dass es Ihr Traumpartner ist; Ihr Chef ruft Sie unerwartet mit wütender Stimme in sein Büro. … In solchen Situationen sollten Sie versuchen und immer wieder üben, sofort innerlich einen Schritt zurückzutreten – ein bis zwei derartiger »Besinnungssekunden« bleiben eigentlich fast immer. Je besser der Situationstyp beübt ist, desto besser wird es Ihnen gelingen, passende Anti-Angst-Mindsets zu aktivieren und Ihre neuen Potenziale auf die Straße zu bringen. Auch in unerwarteten Ernstfall-Situationen werden Sie nun immer besser bestehen.

Ein letzter Hinweis. Was generell für Angststörungen gilt – für die soziale Angst trifft es in besonderem Maße zu: Verbessern Sie Ihre körperliche Fitness und Wehrhaftigkeit. »Psychosomatische Wirkungen« sind in aller Munde. Aber ebenso gibt es somatopsychische Effekte. Natürlich stärkt das Gefühl körperlicher Kraft und Kampffähigkeit auf eine ganz archaische Weise Selbstbewusstsein und Selbstwertgefühl. Also – für Männer und Frauen – Krafttraining machen und einen Ninja-Kurs besuchen (Sie wissen schon, das mit den Wurfsternen).

8 Generalisierte Angst

Krank vor Sorgen – die generalisierte Angststörung (GAS)

Was ist normal?

Was macht Angst zur unnormalen, krankhaften Angst? Nun, entweder tritt sie ohne realen Grund auf oder sie wird unangemessen stark und schränkt die Handlungs- und Lebensmöglichkeiten ein. Bei allen bisher besprochenen Krankheitsbildern trifft meist beides zu: Die Angst zeigt sich in einer irrealen Form – es gibt keinen realen Grund, vor dem eigenen Herzschlag, dem U-Bahn-Fahren oder dem anderen Geschlecht Angst zu haben. Und zusätzlich wird sie meist unangemessen stark, im Extremfall bis hin zur Panikattacke.

Etwas anders liegen die Dinge bei der generalisieren Angststörung – hier trifft oft nur die zweite Bedingung zu: Die Angst ist unangemessen stark und vor allem hält sie zu lange an, ja wird zum Dauerzustand. Nicht immer, aber recht oft haben die Gründe durchaus einigen Realitätsgehalt: dass die Alterssicherung in einer Finanzkrise verbrennt, dass man die Arbeit verliert, dass man eine Erkrankung bekommt – Ereignisse dieser Art können ja durchaus passieren, und wenn ihr Eintreten wahrscheinlich ist, machen sie den meisten Leuten ein gewisses Maß an Angst.

Dabei ist die Grenze zwischen »noch normal« und »schon krank« natürlich fließend. Im psychischen Bereich wird der Begriff »normal« überwiegend statistisch definiert: Normal ist, was die meisten haben. Wie Studien zeigen, wäre es dann durchaus normal, sich bis zu eine Stunde am Tag zu sorgen und mit diesen Sorgen immer auch mal die Grenze zur Angst zu überschreiten. Patienten mit GAS hingegen sorgen sich mehr als sechs Stunden am Tag und geben an, das nicht unter Kontrolle zu haben. Für sie wäre es in der Tat ein Riesenfortschritt, zu dem statistisch normalen Niveau zurückzukehren.

Diese normalen Ängste, so lesen wir oft, seien für den Menschen existenziell und schicksalhaft: Schon mit dem »Trauma der Geburt« (O. Rank) seien sie uns quasi in die Wiege gelegt; es sei die Freiheit, die uns schwindelig mache (S. Kierkegaard), unsere Angst sei Ausdruck der Tatsache, dass wir Menschen die einzigen Tiere seien, die sich ihrer eigenen Endlichkeit bewusst würden. In diesem Sinne seien sie unvermeidlich, und das sei ja auch gut so, denn »Angst ist eine Kraft«.

Nun, aus meiner Sicht ist all das nicht wirklich überzeugend. Es macht keinen Sinn, einen natürlichen Vorgang wie die Geburt pauschal zu pathologisieren, und wahrscheinlich ist das Nervensystem des Neugeborenen noch so unreif, dass es weder Angst erleben noch Erinnerungsspuren bilden könnte, wie wir Erwachsene sie kennen. Wenn wir lernen, Freiheit zu gestalten, ist sie ein Grund zur Freude. Der Mensch ist zugleich das einzige Tier, das naiv-anschauliche Konzepte von Endlichkeit zu transzendieren vermag (worauf wir unten noch eingehen). Und ja, die Angst ist eine Kraft. Es ist besser, sie in diesem Sinne zu verstehen und zu nutzen, anstatt sie zu bekämpfen – wenn es nicht anders geht. Denn: Die Angst ist unter den psychischen Kräften, die uns zur Verfügung stehen, nicht die erste und beste Wahl. Sie ist eine super Kraft, wenn es darum geht, zu fliehen oder körperlich zu kämpfen. Auch bei der Erledigung einfacher 08/15-Arbeiten kann Angst enorm die Leistung steigern. Geht es aber um die kreative Lösung komplexer Probleme, ist stärkere Angst eher hinderlich, weil sie die höheren geistigen Prozesse einengt. Hier ist unsere Leistung aus einer positiven Emotionalität heraus deutlich besser.

Sind die vielfältigen Ängste, von denen auch Menschen ohne »Psychodiagnose« im Alltag in erheblichem Maße geplagt werden, wirklich gut und normal? Streng genommen sind sie das nicht. Normal aus evolutionspsychologischer Perspektive ist eigentlich nur Furcht: die Angst vor einer real und aktuell gegebe-

nen Gefahr, die Schmerz und Lebensverlust androht oder zumindest Einschränkungen, die ein halbwegs zufriedenes Leben real verunmöglichen. Für die meisten Bewohner der westlichen Wohlstandsgesellschaften ist dies nur sehr selten der Fall. Wenn einer von uns in den Lauf einer Waffe blickt oder in den Rachen eines Haies, sitzt er vor dem Fernseher. Nie sind wir vom Verhungern oder Erfrieren bedroht, in Gefahr, versklavt zu werden oder unter dem Schwerthieb unseres Chefs zusammenzubrechen. Nie haben Menschen sicherer gelebt als in den westlichen Wohlstandsgesellschaften – und doch werden bis zu 20 % von ihnen von krankhaften Ängsten geplagt und noch sehr viel mehr von starken Ängsten zumindest merklich beeinträchtigt.
Wie ist dieses Paradox zu erklären? Nun, zu 90 % erklärt sich unsere irrationale Angst wohl aus irrationalen Denkprozessen: unzutreffendes Wissen, nicht förderliche Glaubenssätze, Denkfehler, Teufelskreise und Aufschaukelungen aller Art, die nur schwer in den Griff zu bekommen sind. Und all dies verinnerlicht und einkonditioniert über Jahre und Jahrzehnte. Für die körperbezogenen und sozialen Ängste haben wir das ja schon mehr im Detail besprochen, weitere wichtige Themen folgen in diesem Kapitel.
Als eine Art Faustformel könnte man vor diesem Hintergrund formulieren: krankhafte Angst = angemessene Furcht + dysfunktionales Denken.
Aus dieser sehr strengen Sicht ist die Angst also nur selten – in Form von begründeter Furcht – eine Kraft, ansonsten ist sie eher eine lähmende Lüge.
Wenn wir lernen, unser dysfunktionales Denken zu durchschauen und abzubauen, sollte es uns im Prinzip möglich sein, unsere Ängste zu überwinden. Wenn wir die Kraft finden, unsere gewohnten Sichtweisen zu transzendieren, dann verschwindet auch die gewöhnliche Angst. Für viele Menschen, insbesondere wenn sie unter Angststörungen leiden, ist das sicher ein sehr weitgestecktes, unerreichbar scheinendes Ziel. Vielleicht hilft das aber bei der maximalen Mobilisierung Ihrer mentalen Kräfte: Will man mit einem Pfeil ein weit entferntes Ziel in der Ebene treffen, muss man mit dem Bogen hoch in den Himmel zielen.

Vielleicht führt diese strenge, prinzipielle Sichtweise auch dazu, dass sich ein Teil der Angstenergie in gesunden Ärger transformiert. Stampfen Sie innerlich auf und schreien Sie: »Da haben wir das höchste Maß an Sicherheit, das Menschen je hatten, und trotzdem ängstigen wir uns! Verdammt noch mal, das kann doch nicht sein!« Mobilisieren Sie die Trotzmacht Ihres Geistes, verwandeln Sie Angst in Wut und Wut in Mut. Es könnte auch sein, dass ein derart radikales Durchschauen der Angst dabei hilft, sie zu vergleichgültigen, sie weniger ernst zu nehmen, sich nicht mehr so von ihr lähmen zu lassen. Vielleicht gibt es aber auch Betroffene, die sich vor diesem hehren Idealbild umso schlechter, kleiner und inkompetenter fühlen. Dann bleiben Sie einfach bei der üblichen Sichtweise, dass durchschnittliche Ängste normal und gut sind und eine positive Kraft sein können.

Grundsätzlich aber lautet meine Empfehlung: Versuchen Sie, mit den in diesem Buch beschriebenen mentalen Techniken und Übungen Ihre Ängste so weit wie möglich einzudämmen. Die Angst, die man wegbekommt, ist immer noch die beste. Die Restangst aber, die sich partout nicht auflösen lässt, die müssen Sie akzeptieren. Das gelingt am besten, wenn Sie sie positiv reframen, wenn Sie versuchen, sie tatsächlich in eine produktive Kraft zu transformieren. Auch mit nicht so sympathischen Nachbarn kann man ganz gut auskommen, wenn man sie freundlich anspricht.

Die Sorgenkrankheit: krank vor lauter Sorgen

Angst, so haben wir in Kapitel 5 besprochen, kann auftreten als Körperangst, Situationsangst und Gedankenangst. Die wichtigsten Erkrankungen der ersten beiden Kategorien sind besprochen: Panikstörung, Agoraphobie und Sozialphobie. Was zu behandeln bleibt, ist die Gedankenangst: übertriebene Ängste und Sorgen, die überwiegend durch dysfunktionale Gedanken aufgeschaukelt werden, die sich »frei flottierend« an beliebigen Alltagsproblemen festmachen.

Betrachten wir ein Fallbeispiel. Frau T., 34 Jahre alt, neigt schon seit früher Kindheit zur Ängstlichkeit. Der Vater war tödlich verunglückt, als sie sechs Jahre alt war. Seither plagte sie die Angst, sie könne auch noch ihre Mutter verlieren. Sie arbeitet halbtags als Angestellte in einer Bank und hat viel mit Computern und Zahlen zu tun. Wie schon in der Schule hat sie ständig Angst, Fehler zu machen. Sie ist übervorsichtig, macht Checklisten und kontrolliert oft nach. Ist etwas unklar, nimmt sie die Sorgen mit nach Hause und grübelt oft noch schlaflos in der Nacht. Seit sie selbst verheiratet und Mutter ist, sorgt sie sich viel und oft um das Wohlergehen ihres Mannes und der beiden Töchter. Eine von beiden hat leichtes Asthma. Ständig checkt Frau T. die Schadstoffbelastung und grübelt, ob die Familie nicht von der Stadt aufs Land umziehen sollte. Ihr Mann hält das für übertrieben und verweist auf die Ärzte, die auch meinen, die Luft in ihrem Stadtteil sei sauber genug. Außerdem wisse sie doch, wie belastet er beruflich sei; längere Fahrzeiten seien das Letzte, was er noch brauche. Auch das macht ihr große Sorge: Wie geht es ihrem Mann? Wenn er zu sehr im Stress ist, könnte er einen Unfall haben. Was, wenn er doch seine Arbeitsstelle verliert? Dann müssten sie wohl das schöne Haus verkaufen. Es ist ja jetzt schon eng mit den Raten. Wie wird es mit der Weltwirtschaft weitergehen? Ihr Chef, ein sehr kompetenter Ökonom, ist immer so pessimistisch. Es ist auch immer von Umstrukturierungen des Unternehmens die Rede. Eigentlich macht ihr alles Neue und Unbekannte Angst. Seit eine Freundin an Brutkrebs erkrankt ist, hat sie Angst vor Arztbesuchen. Sie klagt über Rücken- und Kopfschmerzen und befürchtet dann schnell eine Tumorerkrankung.

So jagt ein Sorgenthema das andere, über viele Stunden am Tag. Kommt äußerer Stress dazu, ist sie phasenweise wie aufgelöst, wird unkonzentriert und hektisch. Sie bekommt dann die einfachsten Dinge nicht auf die Reihe und fühlt sich wie kurz vor einem Zusammenbruch. Oft ist ihr dann längere Zeit irgendwie ganz schwindlig. Manchmal kommen auch Übelkeit, Herzklopfen, Schweißausbrüche und Zittern dazu. Frau T. ist immer auf dem Sprung, kann nicht abschalten und nicht nichts tun. Sie fühlt sich durch all das zunehmend erschöpft, geht nicht mehr Walken, trifft sich nicht mehr mit ihren Freundinnen und liest auch nicht mehr. Schon gar nicht die Zeitung, wo immer nur Katastrophen drinstehen. Sie sorgt sich um ihren Zustand, hat das Gefühl, dass ihr die Kontrolle entgleitet. Sie fragt sich, ob mit ihrem Kopf etwas nicht stimmt, ob sie am »Verrücktwerden« ist und ob diese Negativität nicht den Körper vergiftet.

Ihr Umfeld hat für all das immer weniger Verständnis: »Jetzt bleib doch mal cool und mach nicht immer aus einer Mücke einen Elefanten. Mit dir kann man ja gar nicht mehr vernünftig reden. Erzähl doch mal was Positives!«

Die generalisierte Angststörung (GAS) ist also gekennzeichnet durch

- anhaltende;
- vielfältige;
- übertriebene und
- nicht kontrollierbare/abstellbare

Sorgen, Befürchtungen und Ängste, bezogen auf Themenbereiche wie

- Gesundheit/Krankheit;
- Wohlergehen der Familie, finanzielle Absicherung;
- berufliche Probleme;
- sozialpolitische, ökonomische oder ökologische Weltprobleme;
- Alltagsprobleme, oft auch »Kleinkram«,

verbunden mit Symptomen von Anspannung und Erregtheit wie

- Unruhe/Reizbarkeit;
- Schlafstörungen;
- Erschöpfung, Konzentrationsstörungen;
- Verspannungen, Kopfschmerzen;
- Schwindel, Übelkeit, Schwitzen, Zittern oder Herzklopfen,

begleitet von einem Vermeidungs- und Absicherungsverhalten, etwa

- Kontrollanrufe, Checklisten, übertriebenes Vorausplanen;
- Abschirmung von Nachrichten/Zeitungen, bestimmten Gesprächsthemen, Nichtöffnen von Post;
- Versuche der Gedankenunterdrückung.

In der Konsequenz resultieren ein erhebliches Leiden und eine Beeinträchtigung des privaten, sozialen und beruflichen Lebens des Betroffenen sowie eventuelle Folgeerkrankungen (Depressionen, Alkohol- oder Medikamentenabusus).

Nicht selten bestehen Zweiterkrankungen: andere Formen von Angsterkrankungen, z.B. eine Panikstörung, eine spezielle Phobie oder eine Zwangserkrankung. Die Unterscheidung ist dann oft nicht ganz leicht. Auch Zwangsgedanken werden als unkontrollierbar und sehr unangenehm erlebt. Allerdings liegt der Themenschwerpunkt hier etwas anders – etwa bei Verunreinigung, Ansteckung oder Kontrolle. Auch springen Zwangsgedanken nicht zwischen verschiedenen Themen hin und her, sondern wiederholen sich gebetsmühlenartig.

Bei Depressionen dagegen steht der Verlust von Antrieb, Interesse und Freude im Mittelpunkt. Die hier auch auftretenden kreisenden Gedanken würde man eher als Grübeln bezeichnen. Grübeleien sind mehr vergangenheitsbezogen und drehen sich um Themen wie Sinnlosigkeit, Verlust, Schuld und Versagen.
Sorgen sind Gedanken, die um ein mögliches Eintreten von Negativereignissen in der Zukunft kreisen, dabei die Auftretenswahrscheinlichkeit und/oder die negativen Folgen katastrophisierend übertreiben. Das Denken ist hier inkonsequent, unsystematisch und sprunghaft, sodass sog. »Sorgenketten« entstehen: Die Probleme werden nicht zu Ende gedacht, oberflächlichen Assoziationen folgend löst ein Sorgenthema das andere ab.
Wie Studien gezeigt haben, sorgen sich Gesunde bis zu eine Stunde am Tag, GAS-Betroffene dagegen bis zu sechs oder gar zehn Stunden. Besteht die Erkrankung über Jahre, wird das irgendwann als Normalität empfunden. Der Betroffene geht dann

nicht zum Psychotherapeuten und spricht über seine Sorgen, vielmehr geht er zum Hausarzt und klagt über seine körperlichen Beschwerden: Schlafstörungen, Verspannungen etc. Und auch der Psychotherapeut übersieht die Diagnose nicht selten, da sie durch die o.g. Folge- oder Zweiterkrankungen überdeckt wird. Leider erfolgt deshalb eine fachgerechte Behandlung oft gar nicht oder spät.

Gleichwohl gilt natürlich bei Vorliegen deutlicher körperlicher Symptome das Gleiche wie bei der Panikstörung: Körperliche Ursachen müssen vom Hausarzt bzw. Facharzt ausgeschlossen werden. Insbesondere bei Symptomen wie bei einer GAS sollte geprüft werden, ob diese nicht Nebenwirkungen von Medikamenten sein könnten, die der Betroffene einnimmt. Hier kommen infrage: Schilddrüsenpräparate, Medikamente zur Erweiterung der Bronchien, Herz-Kreislauf-Mittel, Antihistaminika und auch Antidepressiva.

Während die Depression um Verluste in der Vergangenheit kreist, dreht sich die GAS um Befürchtungen für die Zukunft.

Sei bloß vorsichtig! Wie eine GAS entsteht und sich entwickelt

Evolutionäre und soziale Hintergründe

Wieder können wir uns fragen, ob evolutionspsychologische Prägungen und Eigenheiten unserer modernen Lebenswelt – womöglich wieder in ungutem Zusammenspiel – einen Nährboden bilden für die Entstehung einer GAS.

Als Erstes ist hier natürlich daran zu erinnern, dass unsere Steinzeitvorfahren »Gefahrensucher« waren. Sie lebten in einer bedrohlichen Umwelt – hinter jedem Knacksen im Busch einen sich anschleichenden Feind zu vermuten hatte Überlebensvorteil. Dies trägt sehr dazu bei, dass wir heutigen Menschen eine Tendenz haben, Problemsucher oder gar Problemkonstrukteure zu sein. Von dort ist es dann nur noch ein kleiner Schritt hin zum »Sorgenkonstrukteur«. Weiter aufgeschaukelt wird das durch eine ungute Wechselwirkung mit den Medien: Schlechte Nachrichten verkaufen sich gut, prägen die Medieninhalte und verdüstern unser Weltbild noch mehr.

Zweitens ist daran zu erinnern, dass unsere technologisch hochgerüsteten Wohlstandsgesellschaften bei Bedarf fast unbegrenzte Rückzugs- und Vermeidungsräume eröffnen, bei der Besprechung von Agoraphobie und sozialer Phobie waren wir darauf ja schon eingegangen. Und selbst wer nicht gleich vermeidet, kommt in den Genuss geschichtlich nie gekannter Bequemlichkeit, Absicherung, Kontrollierbarkeit, Planbarkeit und Gestaltbarkeit des persönlichen Lebens. Wenn man Glück hat, kann das über Jahre gut gehen. Man lebt dann immer mehr in einer Illusionsblase, die sich von der Realität abgelöst hat, in der die Frustrationstoleranz sinkt, Sensibilisierungen stattfinden und sich unrealistische Ansprüche und Erwartungen zementieren: Das Leben ist in absoluter Sicherheit kontrollierbar, planbar und nach den eigenen Wünschen frei gestaltbar. Das bewusste Ich hypertrophiert und löst sich ab von Selbst und Welt (so haben wir es in Kapitel 4 in einem ähnlichen Kontext formuliert).

Diese Illusion der absoluten Eigenkontrolle ist einerseits erleichternd, birgt aber auch potenzielle Belastungsmomente: »Ich muss es selbst machen, und zwar alles. In einer Welt, die ich in absoluter Sicherheit selbst kontrollieren will, kann und darf es nur einen Beweger und Gestalter geben: mich selbst. Alle Kraft, Kompetenz und Kreativität muss bei mir liegen.« Was für eine Last! Was für eine potenzielle Quelle von Angst! Durch einen von Technikoptimismus und Machbarkeitswahn geprägten Zeitgeist wurden solche inneren Haltungen lange gefördert, auch wenn seit einigen Jahren hier Ernüchterung einkehrt.

Greifen wir als Beispiel ein wichtiges Sorgenthema heraus – die Sorge um die Kinder. In Steinzeit oder Mittelalter stießen die

Kinder den Frauen gewissermaßen zu. Eine gesunde Frau bekam zehn oder mehr von ihnen, wusste nichts über die biologisch-medizinischen Hintergründe und hatte keine Kontrolle darüber. Immer starb ein nicht geringer Prozentsatz dieser Kinder, immer waren sie Teil der ganzen Gemeinschaft, immer empfanden sich alle überwiegend als mitgerissenes Partikel im schicksalhaften Fluss des Lebens. Sterben war alltäglich und hieß »zu den Vätern« gehen oder etwas in dieser Art. Es ist schwer vorstellbar, dass eine Frau in solchen Lebensumständen sich allzu lange um eines ihrer Kinder gesorgt hätte.
Heute stellt sich das dramatisch anders dar. Heute entscheidet sich manche Frau erst mit 35 oder gar 40 dafür, ein oder zwei Wunschkinder zu bekommen. Sie hat ihren Lebensweg und womöglich noch ein ganzes Unternehmen erfolgreich gemanagt. Sie hat bisher viel Glück gehabt und ist es gewohnt, die Dinge im Griff zu haben. Allenfalls überlässt sie noch die Genetik dem Schicksal – alles andere aber definitiv nicht. Sie hat sehr klare und detaillierte Vorstellungen, wie das Projekt »Kinder« zu laufen und sich in ihr Leben einzufügen hat. Ihr Erfolgserleben, ihr Selbstwertempfinden und auch ihr sozialer Status sind jetzt sehr eng an das Gelingen des Projektes »Kind« geknüpft. Eine Fülle von Konflikten, Sorgen und Ängsten ist vorprogrammiert: Entweder ist das Kind eigenwillig und stark, macht gleich Probleme und geht später seinen Weg, oder das Kind ist zunächst pflegeleicht und überangepasst, macht dafür aber später Probleme, weil es auf der Strecke bleibt. Wie auch immer – irgendwann zerplatzt die Illusionsblase »Absolute Kontrolle und Sicherheit« beim Kontakt mit der Realität. Je mehr diese Illusionen in den Jahren davor zur Gewohnheit geworden sind, desto mehr Sorgen erzeugen sie jetzt. Und ähnlich läuft es auch in den anderen Lebens- und Sorgenbereichen.

Damit sind wichtige Hintergründe skizziert, die einen guten allgemeinen Nährboden dafür bilden, dass bei individueller Veranlagung vielfältige Befürchtungen und Ängste aufsprießen, die sich womöglich zur GAS auswachsen.

Dispositionen: individuelle Veranlagung

Auch für die Ursachenhintergründe der GAS gilt alles, was wir in Kapitel 2 angesprochen haben. Wieder gibt es Erbfaktoren, deren Gewicht mit ca. 30 Prozent etwas weniger zu Buche schlägt als bei anderen Angststörungen. Vererbt wird eine allgemeine Ängstlichkeit, die die Betroffenen in fremdartigen Situationen eher mit Rückzug und Vermeidung reagieren lässt. Offenbar sind Stresssystem und Angstantrieb bei diesen Menschen leichter ansprechbar und erreichen schnell einen überhohen Aktivitätslevel, der nur verzögert wieder abklingt. Neben einer ängstlich-vermeidenden scheint auch eine zwanghaft-perfektionistische Persönlichkeitsakzentuierung die Entstehung einer GAS zu fördern. Perfektionistische Ansprüche geraten in einer zunehmend variablen und chaotischen Welt einfach immer öfter und stärker unter Druck.
Es wird vermutet, dass ungünstiges »Modelllernen« in der Kindheit eine Rolle spielt: Eltern und andere Nahestehende, die ängstlich und überbesorgt mit Problemthemen wie Krankheit oder Alltagsrisiken umgehen. Möglicherweise werden schon hier gedankliche Konzepte geprägt, die dann später Teil von Angsttheorien auf Stufe 1 werden: Die Welt ist gefährlich, man braucht absolute Sicherheit; du bist schwach und musst dich besonders gut absichern etc.
Oft schleicht sich die Störung ein ohne ein besonderes Schockereignis und wird dann um das 20. Lebensjahr herum manifest. Frauen sind deutlich häufiger betroffen als Männer.

Doch Dispositionen allein machen noch nicht krank. Wieder gibt es die bekannten Wegbereiter und Auslöser: hohe Anforderungen in der Ausbildung, Arbeitsdruck oder Beziehungsprobleme, ein Wechsel der Arbeitsstelle oder des Wohnortes, Negativereignisse wie ein Unfall oder ein Krankheitsfall in der Familie. Hierdurch kommen dann die für die GAS typischen Eskalations- und Chronifizierungsmechanismen in Gang.

Chaos im Cortex – Stufe-1-Eskalationen

Liegen entsprechende Veranlagungsmomente in ausreichender Ausprägung und Anzahl vor – darunter die oben genannten –, können sie in eine teufelskreisartige Verbindung treten, die zu einer noch stärkeren Ausprägung dieser Momente und zu einer langsamen Aufschaukelung eines krankhaften Gesamtprozesses führen. Auch hier sind die Teufelskreise weniger direkt und schnell reagibel als bei der Panikstörung. Anspannung und Angst steigern sich nur auf ein geringes bis mittleres Niveau, pendeln sich in diesem Bereich aber mehr oder weniger dauerhaft ein. Wenn die Panik eine Rakete ist, ist die generalisierte Angst ein Heißluftballon, der langsam aufsteigt und in einem bestimmten Höhenbereich auf und ab schwebt. In bestimmten kritischen Situationen kann sich die Angst natürlich auch hier bis zur Panikstärke steigern. Es wäre dann wieder von »situativen Panikattacken« die Rede und nicht von einer Panikstörung. Im Einzelfall kann sich dieser Prozess aber durchaus verselbstständigen, sodass sich eine Panikstörung als Zweiterkrankung aufpfropft.

Die Teufelskreise der GAS

Beginnen wir wieder auf Stufe 1, beim Denken und Wissen, und schauen wir uns den Teufelskreis der GAS in Abbildung 15 genauer an.

Im Zentrum steht das mehr oder weniger dauerhaft gesteigerte Niveau der ängstlichen Erregtheit. Angstantrieb und Stresssystem sind überaktiv. Der Unterschied zum chronischen Dysstress-Zustand, den wir in Kapitel 1 besprochen haben, liegt darin, dass hier nicht real bedrohlicher äußerer Druck die Ursache ist, sondern die ungute innere Reaktion auf eine normale Außensituation. Bei einem solchen chronischen Dysstress-Zustand wird gewissermaßen die Hauptaktivität des Gehirns in »niederen Bereichen« gebunden und von »höheren Bereichen« abgezogen.
Neben den Anspannungs- und Erregungssymptomen hat dies einerseits eine Schärfung der Sinne zur Folge, in Verbindung mit einer vermehrten Suche nach potenziellen Gefahrenreizen. Ist

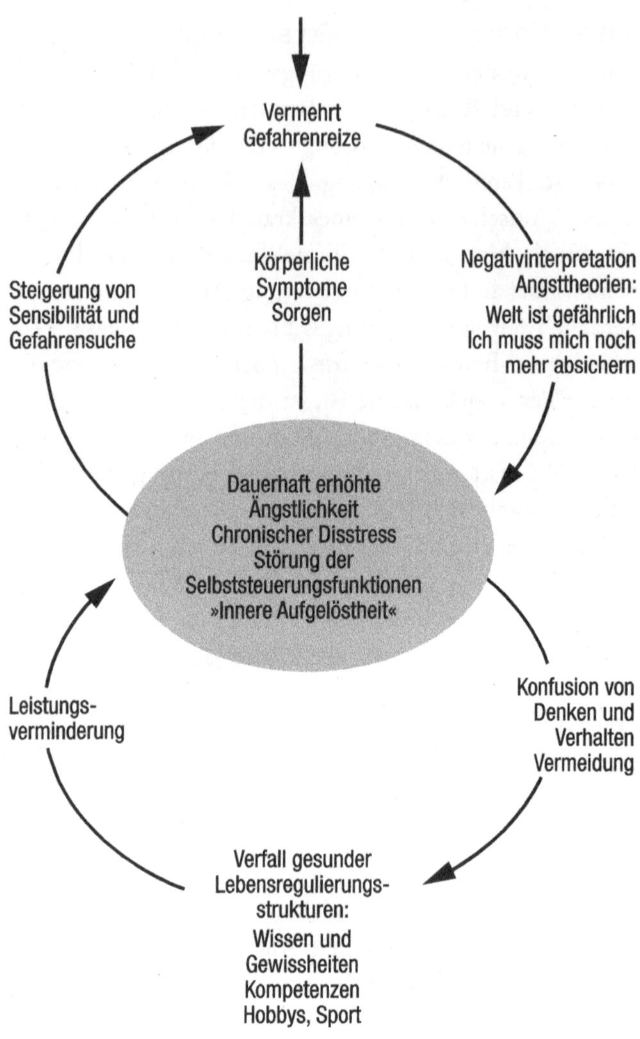

Abb. 15: Der Teufelskreis der GAS

eine Gefahr identifiziert, kommt es zu einer tunnelblickartigen Fokussierung und Einengung, die auch das Grübeln und Sorgen längere Zeit an dieses Thema binden kann. Eine kleine Falte auf der Stirn des Chefs: »Er will mich loswerden!« Ein vermeintliches Nebengeräusch beim Autofahren: »Bestimmt ist der Motor bald hinüber!« Ein kaum wahrnehmbarer unbekannter Geruch: »Meine Kinder nehmen Drogen!« Viele normale Reize werden als Gefahr interpretiert, über die andere Menschen hinweggehen würden, wenn sie sie überhaupt wahrnähmen.

Andererseits werden höhere Hirnfunktionen gestört, das betrifft die Selbststeuerungs-Funktionen des Ich sowie die Systematik und Effektivität des begrifflichen Denkens. Denken und auch Handeln in Bezug auf komplexe Problemsituationen geraten hektisch, sprunghaft und konfus. Verzerrende »Denkfehler« schleichen sich ein: Man übertreibt maßlos oder nimmt alles persönlich. Sofern man sich überhaupt noch proaktiv auf Ziele für das Denken und Handeln festlegt, werden diese immer weniger erreicht. Es entsteht das Gefühl innerer »Aufgelöstheit«.

Ein erster Teufelskreis schließt sich dadurch, dass die vermehrt wahrgenommenen Gefahrenreize natürlich die ängstliche Erregung wenn nicht steigern, so zumindest dauerhaft auf erhöhtem Niveau halten. Verstärkend wirken hier Angstkonzepte und -theorien mit. Diese können das Ergebnis frühen Lernens sein – wir haben es oben unter »Dispositionen« schon erwähnt – oder aber sie entstehen erst im Prozess der Krankheitsmanifestation. Wer ständig Gefahrenreize wahrnimmt, beginnt irgendwann die Welt für einen gefährlichen Ort zu halten. Da man sieht, was man weiß, werden nun natürlich noch mehr Sachverhalte zur Gefahr uminterpretiert – wieder ist ein Teufelskreis geschlossen.

Doch auch innere Prozesse und Wahrnehmungen geraten in diesen Strudel: die Symptome von Anspannung und Erregtheit. Wenn man sie als Gefahr interpretiert und sie bekämpft oder zu unterdrücken versucht, steigern sie sich. Das kennen wir schon vom Teufelskreis »Angst vor der Angst«, der am Rande auch hier eine Rolle spielen kann – durchaus auch einmal mit der Folge der Entwicklung einer zusätzlichen Panikstörung.

Aber auch die Sorgen selbst werden oft irgendwann als Gefahr wahrgenommen: »Ich komm ja gar nicht mehr gegen meine Sorgen an, sie versklaven mich regelrecht! Wo soll das noch hinführen, werde ich verrückt? Schaden die Sorgen meiner Gesundheit, machen sie das Herz kaputt, erzeugen sie gar Krebs?« So beginnt man sich zu sorgen wegen seiner Sorgen, man versucht sie zu unterdrücken und erreicht auch hier nur das Gegenteil, denn »Druck erzeugt Gegendruck«.

Das konfuse Denken strudelt an der Oberfläche herum, springt von Sorge zu Sorge und löst keine Probleme mehr, sodass die Strudel im Umlauf bleiben. Unerledigte Probleme tauchen immer wieder auf. Das konfuse Denken verliert seine Durchdringungskraft, geht nicht mehr in die Tiefe, scheut zurück, wenn es in die Nähe wirklich schlimmer Konsequenzen, in die Nähe unserer »Urängste« kommt. So findet keine nachhaltige Auseinandersetzung, keine Konfrontation und damit auch keine Gewöhnung in Bezug auf diese tiefen Angstbilder statt. Im Endeffekt kann das auch zu einer Form der Vermeidung werden: Man nimmt etwas weniger Schlimmes in Kauf – die Sorgen –, um sich dem ganz Schlimmen nicht stellen zu müssen. Besser im Sorgennebel meschugge werden als den Monstern in den Rachen schauen.

Insgesamt vermindern sich durch Konfusion und Erschöpfung Leistung und Effizienz in allen Lebensbereichen, was natürlich auch wieder als Bedrohung wahrgenommen wird und damit zum Dysstress beiträgt. Auf längere Sicht führt all das dazu, dass gesunde Lebensregulierungsstrukturen zerfallen und der Aufbau neuer behindert wird: Ängstlicher Zweifel frisst an altvertrauten Gewissheiten, Wissensgebäude geraten ins Wanken, positive Konzepte werden durch Angstkonzepte ersetzt, Hobbys und Interessen verkümmern, Kulturantriebe schrumpfen, Gewohnheiten werden aufgegeben, Kompetenzen rosten ein. Das hat mit der unterminierenden Wirkung von Angst, Zweifel und innerem Chaos zu tun. Es ist aber auch Folge von Rückzug, Vermeidung und Erschöpfung. Auch das ist ein Teufelskreis: Je mehr Lebensregulierungsstrukturen zerstört werden, desto mehr Raum haben die Sorgen. Je mehr Dämme, Wehre und Kanäle von den Wellen des Zweifels aufgeweicht und weggespült wurden, desto ungehinderter können sich die Sorgenfluten ausbreiten, um noch einmal an unser Bild von der Polderstadt aus Kapitel 1 zu erinnern.

Im Grunde kann dieses sich selbst tragende System gesteigerter Angst, wie es in Abbildung 15 dargestellt ist, an jeder Stelle gestartet werden, wenn genügend innere und äußere Dispositionen vorliegen: durch vermehrte äußere Stressoren, durch die Aktualisierung früh geprägter Angstkonzepte, durch ein genetisch-biologisch gesteigertes Niveau der Angsterregung und -reagibilität, aber auch durch ein Leben, das arm an Inhalten, Herausforderungen und Lernmöglichkeiten ist, sodass innere Leere von vornherein dem Wuchern von Sorgen und Ängsten großen Raum eröffnet.

Angsttheorien bei GAS-Betroffenen

Die im Kontext der GAS bedeutsamsten Angsteskalationsstrukturen sind die gedanklichen Angstkonzepte. Wie gesagt, können sie durch frühe Erfahrungen und Lernprozesse vorgeprägt sein. Oder aber sie entstehen, weiten sich aus und festigen sich über die Jahre, während der GAS-Ballon schon in der Luft ist.

Insbesondere die folgenden Kernkonzepte finden sich in den Angsttheorien von GAS-Patienten besonders oft und ausgeprägt:

1. Alles in der Welt entwickelt sich zum Negativen: die Sozialsysteme, die Kriminalität, die internationale Wirtschaft, das Klima etc. Bedrohungen und Gefahren nehmen überall zu. Das meiste von dem, was schiefgehen kann, geht auch schief. Je nach persönlicher Lerngeschichte kann es dabei individuelle Sorgenzentren geben: die Sicherheit der Kinder, z.B. wenn früher einmal ein Kind in der Familie verunglückt ist, etc.
2. Ich kann es nicht aushalten, wenn die reale Welt nicht so perfekt funktioniert, wie ich es mir in meiner geistigen Fantasiewelt denke und wünsche. Ich muss absolute Kontrolle und Sicherheit haben. Ich muss mein Leben und meine Welt so einrichten und rüsten, dass alles planbar und kontrollierbar wird. Unsicherheit, Unperfektes, Schmerz, Krankheit, Tod, Leiden von Angehörigen, sozialer Abstieg, Vereinsamung – all das kann ich nicht aushalten. Ich muss alles unternehmen, auch die geringsten Risiken auszuschalten, ich muss so wachsam sein wie möglich.

3. Die Welt ist wie ein Uhrwerk, in dem ich die einzige Feder bin: Nichts geschieht von allein. Ich bin der einzige Beweger, der einzig Verantwortliche. Die finanzielle Absicherung der Familie, für die Zukunft der Kinder sorgen – all das lastet allein auf meinen Schultern. Vor der Steilwand dieser herkulischen Aufgaben fühle ich mich klein, unfähig und zum Absturz verurteilt. Es gibt nichts, worauf ich vertrauen kann – nicht auf den Lauf der Dinge, nicht auf die anderen und nicht auf mich selbst.
4. »Metasorgen«, also Sorgen über die Sorgen: Meine Sorgen rauben mir alle Kraft, saugen mich aus, versklaven mich und machen mich womöglich krank (ich werde verrückt, ich bekomme hohen Blutdruck und am Ende einen Herzinfarkt etc.). Ich muss lernen, meinen Verstand besser zu kontrollieren, um sie effektiver zu unterdrücken.

Wenn die Weltsicht durch solche Kernkonzepte geprägt ist, wirken diese Momente natürlich als Angsteskalationsstrukturen, die das Teufelskreissystem von Abbildung 15 am Laufen halten. Weitere Angsteskalationsstrukturen entstehen auch bei der GAS auf Stufe 2 durch Konditionierungsprozesse.

Nicht schon wieder! (Stufe-2-Eskalationen)

Bei Panik und Phobien konzentriert sich die Angst sehr stark auf wenige umschriebene Gegebenheiten und kreist entsprechend oft wiederholend um damit verbundene Momente. So werden Katastrophengedanken, Wahrnehmungsfacetten der äußeren Situation, Körperempfindungen und Gefühle zu starken, leicht entflammbaren und explosiven Angstnetzen zusammenkonditioniert (s. auch Kap. 2). Hier bilden diese Angstnetze Hauptkräfte bei der Angsteskalation.

Bei der GAS liegen die Dinge etwas anders. Die Angst verteilt sich diffuser über sehr viel größere Themenbereiche. Sie spielt sich mehr im gedanklichen Bereich ab, konkrete äußere oder innere Wahrnehmungen sind weniger intensiv eingebunden. Wiederholungen innerer Abläufe sind seltener, weniger exakt und von weniger intensiven Angstgefühlen begleitet. Entsprechend sind Konditionierungsvorgänge hier in aller Regel weniger ausgeprägt, die entstehenden Angstnetze sind schwächer und diffuser. Sie spielen im Gesamt der Eskalations- und Chronifizierungsmechanismen zumeist eine weniger tragende Rolle.

Gleichwohl sind diese Prozesse auch hier nicht zu vernachlässigen: Auch bei der GAS können sich die Sorgen mehr oder weniger stark um einige Schwerpunktthemen drehen, sodass sich bestimmte Gedankeninhalte grob wiederholen, sich fester mit Angst verknüpfen und zumindest partiell und indirekt bestimmte innere Vorstellungen und Bilder einbeziehen. Es gibt durchaus häufig wiederkehrende Standard-Sorgen, die irgendwann wie »innere Lawinen« ablaufen. So unterlegt sich dem Teufelskreis-System von Abbildung 15 ein Verbund schwächerer Angstnetze. Sie lassen »wunde Punkte« entstehen und erleichtern durch die gebahnten assoziativen Übergänge zwischen ihnen das Durchlaufen der Sorgenketten. Wird einer der wunden Punkte berührt, breitet sich die Erregung nicht explosions-, sondern lauffeuerartig in diesem »Myzel der Angst« aus und bewirkt gewissermaßen einen länger dauernden Schwelbrand des gesamten Geflechts. Der Angstballon gewinnt wieder deutlich an Höhe.

Die wunden Punkte können durch innere Vorgänge angesprochen werden: durch Angstgedanken, Erinnerungen, angstbesetzte innere Bilder und Vorstellungen. Es können aber auch Außenreize zu konditionierten Auslösern werden: das Telefonklingeln (wenn die Tochter überwiegend dann anruft, wenn sie wieder Probleme hat), Amtsbriefe (wenn lange Verfahren liefen wegen Insolvenz, Scheidung o.Ä.), Zeitungen oder die Erkennungsmelodie der Nachrichten (wenn die Ängste um globale Gefahren kreisen).

Da kann ich gar nicht dran denken! (Stufe-3-Eskalationen)

Zuletzt festigt sich die Angst auch hier auf der elementaren Ebene des Habituationslernens durch Vermeidungsverhalten, Unterlassungsverhalten und Sicherungsverhalten. Beim Vermeidungsverhalten wäre zwischen innerer und äußerer Vermeidung zu unterscheiden. Innerlich wird vermieden, sich bestimmten mit unseren Urängsten verbundenen Themen wirklich zu stellen. Vor allen damit zusammenhängenden Gedanken, Vorstellungen und Bildern wird innerlich Reißaus genommen. Die Betroffenen können und wollen diese existenziellen Gegebenheiten nicht akzeptieren, weder erfolgt eine gedankliche Auseinandersetzung und Verarbeitung, noch ist eine Gewöhnung auf Ebene der Sinne möglich. Wie oben angedeutet, kann man sogar die Sorgen selbst als Teilmoment der inneren Vermeidung betrachten. Was das äußere Verhalten angeht, wird

- alles vermieden, was stärker angstbesetzt ist, z. B.: Telefonieren; Lesen von Todesanzeigen, Artikeln über Krankheiten oder anderen Nachrichten; Vermeidung von Krankmelden oder Zuspätkommen am Arbeitsplatz; Nichtöffnen von Rechnungen u.v.a.m.;
- vieles unterlassen, worauf es Sorgen und Erwartungsängsten gerade gefällt, ihren Schatten zu werfen, z. B.: Unternehmungen und Reisen aller Art; Verzicht auf Kinder, Kreditaufnahmen, Beförderungsschritte;
- so weit es geht Unsicherheit vermieden durch Sicherungsverhalten, z. B.: Begleitung der Kinder auf allen Wegen; ständiges Nachfragen, ob alles in Ordnung ist; Entscheidungen treffen nur nach Rücksprache u.v.a.m.

All das führt – wir kennen es schon – zu Sensibilisierungen auf allen Ebenen und zum Einrosten von Kompetenzen. Die Erwartungsangst bläst noch größere Gefahrengespenster auf, was das Vermeidungs-, Unterlassungs- und Sicherungsverhalten weiter verstärkt.

Im Langzeitverlauf zeigt sich die Symptomatik chronisch und schwankend. Spontanheilungen sind selten. Auf relativ beschwerdefreie Intervalle folgen Phasen mit stärkeren Symptomen, vor allem dann, wenn der äußere Stress zunimmt oder kritische Ereignisse eintreten. Im Laufe der Zeit stellen sich oft Zusatzprobleme ein, Zweit- oder Folgeerkrankungen, vor allem Medikamenten- und Alkoholabusus oder Depressionen. Infolge der schon erwähnten Schwierigkeiten mit der Diagnose kommt es für viele Betroffene zu einem sehr langen Leidensweg. Oft ist der Leidensdruck hoch, es gibt längere Zeiten der Arbeitsunfähigkeit und auch Suizide. Eine fachgerechte Behandlung erfolgt spät, oft überhaupt nicht. Bei älteren Menschen ist die GAS die häufigste Angststörung.

Bei der GAS wird innerlich vermieden, sich den mit unseren Urängsten verbundenen existenziellen Themen wirklich zu stellen.

Generalisierte Ängste eindämmen – was man wissen sollte (Stufe 1)

Grundlagenwissen

Der Kreis, den wir in diesem Buch abschreiten, beginnt sich zu schließen: Wir haben uns Anti-Angst-Wissen erarbeitet für Ängste in Bezug auf den Körper, für soziale Ängste und kommen nun zu dem, was man existenzielle Ängste oder »Urängste« nennen könnte. Hieraus speisen sich dann viele unserer »Oberflächensorgen«.

Bei der GAS bildet die nun vorzubereitende »gedankliche Befestigungsarbeit« auf Stufe 1 den Schwerpunkt. Es gilt, die von den Gedankenstrudeln unterminierten tragenden Säulen gesunder Lebensregulierungsstrukturen neu und besser aufzurichten und nach Möglichkeit stärker zu befestigen denn je. Bauen Sie sich eine »innere Burg« aus förderlichem Gedankenmaterial. Beginnen wir mit den Fundamenten für ein Weltbild, in dem Ängste wenig Raum für ihre Ausbreitung haben, und reframen wir dann vor diesem Hintergrund unsere Urängste.

Es ist natürlich nicht ganz unproblematisch, wenn ein Berater oder Therapeut versucht, seinem Klienten ein bestimmtes Weltbild aufzudrängen. Dessen ungeachtet hängen Weltbild und Angst aber zusammen: Wer an einen strafenden Gott glaubt, wird in der Tendenz stärkere Angst haben, im Extremfall bis hin zum Eintritt eines Voodoo-Todes. Wer an einen gütigen Gott glaubt, wird in der Tendenz weniger Angst haben und ist, wie Studien zeigen, gesünder. Und auch Vernunft und Weltbild hängen zusammen: Bestimmte Weltbildelemente sind vor dem Hintergrund von Wissenschaft begründbarer und wahrscheinlicher als andere. Und wenn hier Gleichstand ist, gilt: Es ist vernünftig, an die Weltbildmomente zu glauben, die am förderlichsten sind, mit denen es sich am besten lebt.

Hier wie auch in meinen anderen Büchern mache ich Vorschläge für ein Weltbild, das vernünftig und gesund ist. Es lässt sich aus den modernen, der Erfahrung und Vernunft verpflichteten Wissenschaften heraus gut begründen. Die hinter diesem Buch stehende Grundlagentheorie habe ich im Austausch mit unterschiedlichsten Spezialwissenschaftlern erarbeitet. Ein besonders enger Bezug besteht zur Synergetik, einer Theorie komplexer Systeme, die von dem bedeutenden deutschen Physiker, Systemwissenschaftler und Gehirn-Theoretiker Hermann Haken entwickelt wurde (Hansch 1997; Hansch, Haken 2016; Hansch 2017).

Nachdem in den säkularen Gesellschaften die Religionen als Instanzen von Welterklärung und Orientierungsgebung in den Hintergrund getreten sind, kann die dadurch aufreißende Lücke nur von den Wissenschaften geschlossen werden. Ich glaube, dass auch die Psychotherapie hier mutiger sein sollte. Es gilt, diejenigen Sichtweisen und Lebenshaltungen aufzufinden und stimmig zu integrieren, die den besten Kompromiss darstellen zwischen wissenschaftlicher Begründbarkeit und Förderlichkeit in Bezug auf Glück und Gesundheit. Solche Systeme förderlicher Geisteshaltungen könnte man dann dem Patienten als Vorschlag offerieren. Betont werden muss: Es geht um *Vorschläge*, nicht um Dogmen. Sie sind aufgerufen, sich kritisch damit auseinanderzusetzen und nur das zu übernehmen, was für Sie passt.

Was ist wirklich?
Was wir von unserer Welt wissen können

Wie schon gesagt: Kaum einmal wird Furcht in unseren sicheren Wohlstandsgesellschaften durch reale, existenzielle Bedrohungen im Hier und Jetzt erzeugt. Überwiegend entsteht sie aus gedanklichen Konzepten in Bezug auf mögliche Negativereignisse in der Zukunft. Damit ergibt sich die Frage nach dem Status unserer »gedanklichen Konzepte«: Wie viel Wahrheit enthalten sie, ja können sie überhaupt enthalten? Unsere Gedankenkonzepte fußen auf den Wahrnehmungen unserer Sinnesorgane. Welchen Status haben diese? Handelt es sich um vollständige, quasi fotografische Abbildungen der äußeren Realität?

Nun, unsere Sinnesorgane erfassen natürlich nur einen kleinen Ausschnitt der Phänomene unserer Außenwelt. Denken Sie nur an das sichtbare Licht: Unseren Augen zeigt sich nur ein kleiner Bereich des breiten Spektrums elektromagnetischer Wellen (er liegt zwischen der Ultraviolett- und der Infrarotstrahlung – für beide sind wir nicht empfänglich). Ähnlich ist es mit all unseren anderen Sinnen. Hinzu kommt, dass wir für viele Phänomene der Außenwelt gar keine Sinnesorgane haben, etwa für kosmische Strahlung, der wir z.B. im Flugzeug vermehrt ausgesetzt sind. Schon unsere Körpergröße beschränkt uns auf einen sehr kleinen Bereich des ins Große und Kleine wohl unendlichen Kosmos, den sog. Mesokosmos. Physiker spielen mit durchaus plausiblen Weltmodellen, die mehr Dimensionen haben als die uns vertrauten drei bzw. vier, ja mit sich überlagernden Paralleluniversen.

Die Evolution ist sparsam – sie baut immer nur so viel Orientierungsinstrumente in die Nervensysteme ein, wie die jeweilige Art zum Überleben in ihrer kleinen Lebensnische braucht. Wenn wir auf Bakterien oder Würmer »herabblicken«, sehen wir sofort: Sie überleben mit sehr viel kleineren Nervensystemen, die sehr viel weniger Information über die Außenwelt liefern als die unseren. Unsere trügerische Alltagsintuition sagt uns: Okay, die Würmer erfassen vielleicht 1% der äußeren Realität, wir aber 90%. Mit hoher Wahrscheinlichkeit wird es sich mit den wahren

Größenordnungen eher so verhalten: Die Würmer sehen 0,01% und wir 3%.

Entgegen unserer Alltagsanmutung liefern unsere Sinnesorgane also keine vollständige fotografische Abbildung der äußeren Realität. Unsere Sinnesorgane spiegeln uns nur einige wenige überlebensrelevante Eckdaten ins Gehirn. Und unser Gehirn versucht dann durch kreative und konstruktive Mechanismen von innen her, die Wahrnehmungsmuster möglichst sinnvoll zu deuten. Exemplarisch sieht man das gut an den sogenannten Kippbildern, wie in Abbildung 16 eines gezeigt ist.

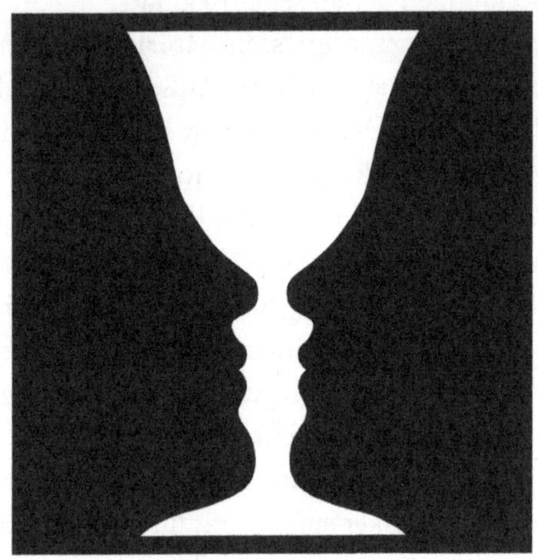

Abb. 16: Kippbild »Vase/Gesichter«

Vor dem Hintergrund menschlicher Erfahrung ist das Reizmuster mit zwei Deutungen verträglich: Es kann sich um zwei einander zugewandte Gesichtsprofile handeln oder um einen Pokal. Unser Gehirn bietet uns beide Deutungen im Wechsel an. Es gibt nicht die eine absolute Wahrheit, es gibt zwei Deutungen, die in diesem Falle beide gleich plausibel sind. In ähnlicher Weise sind alle unsere begrifflichen Konzepte, Theorien und Weltdeutungen Konstrukte zur Interpretation komplexerer Sachverhalte. Sie tragen den

Charakter von Hypothesen, die nicht absolut wahr sind, sondern »nur« mehr oder weniger plausibel, förderlich und praxistauglich.

Sie könnten sich vorstellen, unser Körper sei wie ein Flugzeug beim Instrumentenflug in nebligem Wetter, bei dem die Wolkenfiguren wechseln und zwischendrin ahnungsvoll Landschaftsstrukturen durchschimmern. Die Instrumente liefern die Eckdaten, die für einen sicheren Flug notwendig sind. Nur hierauf reagieren die Piloten in gleicher Weise, ansonsten erzeugen sie und die Passagiere sich je ihre eigene Wirklichkeit: Der eine wähnt einen Wald unter dem Flugzeug, der andere eine Stadt, ein dritter sieht schon die nahende Gebirgsformation erreicht. Alle kommen sicher ans Ziel, obwohl keiner ein vollständiges und genaues Bild der Welt bekam, durch die er sich bewegte. Jeder war mit anderen Illusionen unterwegs, das reale Bild war für niemanden sichtbar.

In ähnlicher Weise muss der Mensch damit leben, dass es für seine Erkenntnismöglichkeiten prinzipielle und unüberwindliche Grenzen gibt. Beim Blick auf die Bakterien und Würmer leuchtet uns das sofort ein. Für uns öffnet sich das Fenster zur Welt nur ein paar Zentimeter weiter, und schon glauben einige von uns, sie hätten Zugang zu absolutem Wissen. Auf letzte Fragen werden wir nie Antwort erhalten. Gäbe es einen personenähnlichen Gott, so könnten wir ihn ebenso wenig verstehen wie die Würmer uns, wenn wir versuchten, ihnen die Welt beim Blumengießen zu erklären.

Gleichwohl – »hinter« diesen Grenzen unserer Erkenntnismöglichkeiten muss es »etwas geben«: irgendeinen »Urgrund des Seins«, der uns aus vielerlei Gründen heraus nicht zugänglich ist. Wir sollten uns seiner aber bewusst sein, und es spricht nichts dagegen, ihm einen Namen zu geben – gleich ob Gott, Brahman, Dao oder ein anderer. Allerdings können wir eben kaum Aussagen über ihn machen, allenfalls etwas in der Art wie: Wir waren lange »bei ihm« oder »in ihm« und haben keine schlechten Erinnerungen daran. Gott hat uns hervorgebracht, hat uns mehr oder weniger zahlreiche Glücksmomente ermöglicht, also eignet ihm eine Form des Gutseins. Wir können Vertrauen haben, Urvertrauen. Außerdem ist in einer Situation des Nichtwissens dasjenige eine förderliche Haltung, was uns tröstet und stärkt. Eine solche »kosmische Religiosität« oder Spiritualität ist also durchaus vernünftig. Auch von vielen bedeutenden Wissenschaftlern wurden und werden Konzepte dieser Art vertreten. Albert Einstein etwa formulierte in diesem Sinne: »Zu empfinden, dass hinter dem Erlebbaren ein für unseren Geist Unerreichbares verborgen sei, dessen Schönheit und Erhabenheit uns nur mittelbar und in schwachem Widerschein erreicht, das ist Religiosität. In diesem Sinne bin ich religiös« (zit. n. Jammer 1995, S. 53).

Warum erzähle ich Ihnen das alles? Nun, lassen Sie uns festhalten an Grundlagen wie Vernunft, Faktenbezogenheit, Begründungspflicht, rational-empirischer Wissenschaft, humanistischen Grundwerten, moralischen Tugenden. Aber all das liefert nur wenige unverrückbare Eckmomente – in den weiten Zwischenbereichen unserer Anschauungen sind wir freier, als den meisten Menschen bewusst ist. Werden Sie zum bewussten Gestalter Ihrer Wirklichkeit. Wir können uns von unseren gewohnten Ängsten nur befreien, wenn wir gewohnte Sichtweisen aufgeben. Die o.g. Überlegungen sollen Ihnen helfen, mehr kritische Distanz zu diesen Sichtweisen aufzubauen. Sie sollen wieder mehr Staunen, Ehrfurcht, Neugier und Probierfreude ermöglichen – als Voraussetzung für ein flexibles Reframing auch von Angstsituationen. Lassen Sie Dogmen los, schauen Sie mehr auf Praktikabilität und Förderlichkeit im Hier und Jetzt. Bauen Sie förderliche Geisteshaltungen auf und tanzen Sie mit ihnen ein inneres Ballett.

Wir können uns von unseren gewohnten Ängsten nur befreien, wenn wir uns von gewohnten Sichtweisen lösen.

Sind wir nach dem Sterben tot? Warum wir das nicht sicher wissen

Was bedeuten Sterben und Tod wirklich? Gibt es irgendeine Art der Weiterexistenz oder Wandlung? Auch auf Fragen dieser Art können wir im »Diesseits« wohl prinzipiell keine Antwort be-

kommen. Das Einzige, was wir wirklich wissen, ist: Der Körper des Sterbenden löst sich in einfachere Bestandteile auf. Da dies auch die Kommunikationsorgane betrifft, können wir mit dem Geist des Verstorbenen nicht mehr in Kontakt treten, sollte dieser in irgendeiner Form weiterexistieren. (Wollten wir ganz präzise sein, müssten wir uns Folgendes bewusst machen: Unsere Sinnesorgane zeigen uns ja auch von den realen menschlichen Körpern nur wenige Aspekte. Nur diese für uns erfassbaren Phänomene verschwinden sozusagen von unserem Radar, wenn jemand stirbt. Was mit den uns verborgenen Phänomenen und Dimensionen geschieht – vielleicht irgendeiner Art von Feldern –, wissen wir nicht. Aber machen wir es hier jetzt nicht zu kompliziert.) Das Sterben selbst muss unter heutigen Bedingungen keine körperliche Qual mehr sein. Durch Medikamente können stärkere körperliche Schmerzen weitgehend ausgeschaltet werden.
Es gibt inzwischen nicht wenige Zeugnisse von Menschen, die dem Tod sehr nahe gekommen sind, aber durch Wiederbelebungsmaßnahmen »zurückgeholt« werden konnten. Vom subjektiven Erleben her klingen die meisten dieser Berichte sehr positiv. Es wird von Glücksgefühlen, von Empfindungen der Schmerzfreiheit, des Friedens, der Freude sowie vom Eindruck eines umfassenden Wissens berichtet. Das sollten wir als eine gute und beruhigende Nachricht nehmen, auch wenn viele der in diesem Zusammenhang oft vorgetragenen weitergehenden Behauptungen sicher mit größter Vorsicht zu genießen sind. Was all dies wirklich in letzter Konsequenz bedeutet, weiß wohl niemand.

Vorstellbar wäre durchaus, dass unser Bewusstsein mit dem Tod erlischt. Im ersten Moment mag uns der Horror vacui erfassen. Doch wenn wir den Mut finden, uns mit dieser Vorstellung gründlich auseinanderzusetzen, büßt sie sehr an Schrecken ein. Der Zustand der Bewusstlosigkeit kann ja nicht unangenehm sein – und er ist es nicht: Trifft o.g. Grundannahme zu, dann waren wir unendlich lange vor unserer Geburt bewusstlos, wir wären es in jeder Nacht zumindest in bestimmten Schlafphasen und auch im Zustand der Narkose. All das hat noch niemand als unangenehm beschrieben. Man kann noch weiter gehen: Im Zustand der Bewusstlosigkeit gibt es keine Zeit. Es spielt also keine Rolle, ob wir unendliche lange (wie im Tod) oder nur eine Stunde (wie im Schlaf) bewusstlos sind. So gesehen stürben wir also tatsächlich in jeder Nacht. Es ist also gar nicht schwer, wir kriegen das hin – Sie wissen schon, schwarzer Humor.

Ich persönlich neige zu der Ansicht, dass all unsere menschlichen Begriffe und Letztbegriffe wie Existenz, Bewusstsein, Bewusstlosigkeit oder Nichtexistenz engstirnige menschliche Konstrukte sind, die wahrscheinlich so wenig mit der Realität zu tun haben wie die dürren Instrumentenanzeigen im Cockpit mit der üppigen realen Landschaft unter dem Jet.

Unser Universum, so bemerkte der berühmte englische Biologe John Haldane einmal, ist nicht nur seltsam, es ist seltsamer, als wir uns vorstellen können. Und ich erlaube mir anzufügen: Mir erscheint es sogar derart seltsam, dass ich mir schon wieder alles vorstellen kann! Auch dass wir in irgendeine andere Existenzform oder Dimension hineinploppen, vergleichbar vielleicht mit dem Erwachen aus einem Traum. Nicht einmal, dass wir dort anderen Verblichenen wiederbegegnen, lässt sich mit Sicherheit ausschließen. Ähnliches muss wohl auch Albert Einstein im Sinne gehabt haben, als er in einem Beileidsbrief an die Familie eines verstorbenen Freundes schrieb: »Nun ist er mir auch mit dem Abschied von dieser sonderbaren Welt ein wenig vorausgegangen. Dies bedeutet nichts. Für uns gläubige Physiker hat die Scheidung zwischen Vergangenheit, Gegenwart und Zukunft nur die Bedeutung einer wenn auch hartnäckigen Illusion« (zit. n. Jammer 1995, S. 71). Wir dürfen also durchaus ein wenig gespannt sein.

Wenn man nicht alles selbst macht? Manches erledigt sich auch von allein

In Kapitel 5 wurde ausgeführt, dass wir zum Verständnis der Vorgänge in unserem Körper gern Maschinen als Analogie heranziehen. Das Wesen von Maschinen ist relativ einfach und den meisten gut vertraut – viele von uns sind mit Metallbaukasten oder

Lego-Modellen aufgewachsen. Deshalb neigen viele Menschen dazu, über den Körper hinaus auch weite Teile der Welt im Sinne einer mechanischen Fabrik zu verstehen: Eine gewaltige, uhrwerkartige Mechanik aus passiven Teilen wird durch einige wenige Motoren bewegt. Kennt man die jeweiligen Bau-, Schalt- und Organisationspläne, kann man beliebige Umstrukturierungen planen, und wenn man genügend Kraft reingibt, gelingen sie auch. Leider scheitert das oft, genauso wie man scheitert, wenn man mit viel Kraft gegen die Angst kämpft. Denn nicht nur unser Körper, auch die meisten Bereiche unserer komplexen Umwelt funktionieren nicht nach den Prinzipien einfacher Maschinen. Die meisten Bereiche unserer komplexen Umwelt sind ihrem Wesen nach selbstorganisierende synergetische Strukturen, wie wir das in Kapitel 5 in Bezug auf unseren Körper besprochen haben.

Es handelt sich um Netzwerke aus mehr oder weniger abgegrenzten, eigenaktiven Einheiten, die in kreativer Wechselwirkung stehen, dabei Selbstorganisation und starke Eigendynamiken zeigen. Diese entwickeln eine Eigenlogik, die oft Momente von Selbstregulation zeigt, aber auch sprunghafte Kreativität (»Emergenz«). Dadurch werden gute, bewährte Ordnungen erhalten, oder wo dies nicht möglich ist, neue und bessere erzeugt.

Prozesse von Selbstregulation und Selbstheilung in unserem Körper haben wir schon kurz skizziert. Auf der sozialen Ebene ist von Phänomenen wie »Gruppendynamik« oder von »Schwarmintelligenz« die Rede. Ja sogar unser Ökosystem als Ganzes zeigt Momente von Selbstregulation – man spricht hier vom Gaia-Prinzip (s. Prof. Google). Hierzu gehört, dass diese Systeme auf einen Druck von außen, der nicht zu ihrer Eigenlogik passt, mit Gegendruck reagieren. Der Arzt kennt etwa Abstoßungs-Reaktionen. »Nebenwirkung« ist eines der häufigsten Worte in der Medizin. Eltern leiden unter Eigensinn und Trotz ihrer Sprösslinge. Politiker fürchten Opposition und sozialen Widerstand. Viele Umweltschutz-Bemühungen werden konterkariert durch gegenläufige Fernwirkungen und Rebound-Effekte.

Gerade im vom mechanistischen Denken geprägten Westen sind es viele Menschen gewohnt, Pläne zu entwickeln und dann zu versuchen, die eigendynamische Wirklichkeit in deren Korsett zu zwängen. Wer sein Kind als Selbstverwirklichungsprojekt auffasst und mit Druck versucht, aus ihm einen zweiten Einstein oder Mozart zu prägen, wird Schlimmes anrichten. Und noch Schlimmeres passiert, wenn weltfremde Ideologien wie eiserne Backformen in den chaotisch pulsierenden Leib eines Unternehmens oder gar einer ganzen Gesellschaft gedrückt werden.

Eltern, Lehrer, Therapeuten, Manager und Politiker – sie alle sollten manche Pläne fahren lassen. Das Planen ersetzt oft nur den Zufall durch den Irrtum. Was im Umgang mit komplexen dynamischen Realitäten gefragt ist, nennen wir *Systemkompetenz*. Es hilft, wenn man bestimmte Grundeigenschaften komplexer Systeme kennt, Begriffe dafür hat und eine entsprechende Intuition entwickelt (Hansch 2009, Schiepek u.a. 1998).

Schon in östlichen Weisheitslehren, Lebens- und Kampfkunst-Systemen finden sich wichtige Momente von Systemkompetenz – etwa im Aikido (Hansch, Haken 2004). Kurz gesagt, geht es hier darum, die Energieimpulse des Gegners geschickt aufzunehmen und derart umzulenken, dass sie in Richtung der eigenen Zwecke wirken: Man selbst muss nur wenig Kraft aufbringen und der Gegner bringt sich quasi selbst zu Fall. Was hier »Wuwei« genannt wird, ist vielleicht die einfachste und zugleich wichtigste Systemkompetenz: nicht kämpfen. Zum ruhenden Mittelpunkt eines aus sich selbst rollenden Rades werden. Oder etwas allgemeiner und profaner formuliert: ruhig bleiben, sich beherrschen, innehalten, zuwarten, aussitzen, nichts tun … bis zum richtigen Moment.

Als junger Assistenzarzt marschierte ich immer mit Kitteltaschen prallvoll mit Medikamenten über den Klinikflur wie ein Cowboy mit seinen Colts. Oft fiel mir ein alter Oberarzt in den Arm mit dem Spruch: »Halt – hier wollen wir mal noch konsequent internistisch zuwarten!« Damals habe ich ordentlich innerlich gekocht – heute weiß ich, dass er wohl meistens recht hatte.

In komplexen Zusammenhängen gilt es möglichst auf Basis langjähriger Erfahrung eine Intuition für das »Situationspotenzial« zu entwickeln. Man testet vorsichtig aus, ob etwas geht, und wenn ja, in welche Richtung. Lassen sich Eigenkräfte von Situationsmomenten nutzen und Synergien aufbauen? Wenn ja: handeln! Gibt es ausreichend Synergien, genügen oft kleine Anstöße. Baut sich schnell starker Widerstand auf, hat man eventuell die Option, rechtzeitig wieder loszulassen. Ansonsten gilt es, blitzschnell und mit aller Kraft »durchzuziehen«. Ist die Situation aber stabil und »festgefahren«, empfiehlt sich: reframen, akzeptieren, zuwarten, mitschwimmen.

Nehmen wir ein einfaches Beispiel: Eine Frau lernt einen Mann kennen. Es passt alles – aber er ist ein starker Raucher und sie hasst Rauchen. Sie opponiert dagegen und merkt: Das sitzt bei ihm zu fest. Wenn sie eskaliert, geht die Beziehung kaputt. Sie denkt an das Prinzip Selbstverantwortung (s. Kap. 7) und lässt los. Er raucht nicht in der Wohnung und sie findet Wege, es so zu reframen, dass sie damit leben kann. Schmeckt und riecht Tabak nicht eigentlich doch recht würzig? Aufs Ganze gesehen, ist sie über Jahre sehr glücklich. Dann stirbt der beste Freund des Mannes unter großem Leid an Lungenkrebs, auch er war Raucher. Jetzt genügt eine vorsichtige Bemerkung wie: »Wenn du möchtest, helf ich dir, davon loszukommen.« Wäre der beste Freund noch nicht gestorben, könnte es auch so weitergehen: Über die Jahre entwickelt der Mann Vorboten einer Herzkrankheit, aber er will das Rauchen trotzdem unter keinen Umständen aufgeben. Die Frau weiß, dass auch ihm die Beziehung inzwischen sehr viel bedeutet. Nun zieht sie durch: »Wenn du jetzt nicht mit dem Qualmen aufhörst, trenne ich mich! Ich habe keine Lust, dich am Infarkt sterben zu sehen!« Eine müde, tiefe Raucherstimme antwortet: »Okay Baby, du hast gewonnen.«

Der Volksmund sagt »Kommt Zeit, kommt Rat«, »Gut Ding will Weile haben« oder »Wenn du es eilig hast, gehe langsam«. Prinzipien dieser Art in Hintergrundwissen einzubetten und zu verinnerlichen macht ruhiger und reduziert Ängste aller Art.

Gewöhnung hat zwei Gesichter

Schon als Jugendlicher träumte ich von See- oder Meerblick-Wohnlagen. Vor 20 Jahren hatte ich einmal für einige Zeit das Glück, so wohnen zu können, und jetzt seit fünf Jahren wieder. Damals wollte ich dieses Glück fast neurotisch festhalten. Wenn ich meinen See nicht mehr habe, dachte ich, müsste ich zwangsläufig unglücklich werden. Ich weiß noch, wie ich herumfragte und mich nach dem Status des Grundstücks davor erkundigte, mit der Furcht im Hinterkopf, dass ein neuer Eigentümer womöglich höher und damit für mich blickverstellend bauen könnte.

Heute, mit überwiegend grauem Bart, sehe ich das viel gelassener. Ich weiß um das Phänomen der Gewöhnung und ich habe meine Lebenserfahrung vor diesem Hintergrund neu sortiert. Mir ist bewusster als früher, dass ich mich bisher in jede neue Wohnsituation eingelebt habe, auch wenn sie objektiv nicht so vorteilhaft gewesen ist. Immer habe ich ansprechende Details entdeckt, immer hab ich mir die Situation irgendwie schön gesehen. »Mere-Exposure-Prinzip« also auch hier – wir haben das schon besprochen (Kap. 7, Aufgabe 7). Sollte ich also wieder einmal in eine Wohnung ohne Seeblick umziehen müssen – ich würde mich auch dort bald wieder sehr wohlfühlen.

Und Gewöhnung wirkt nicht nur vom Negativen ins Positive, sondern auch vom Positiven ins Negative. Ich weiß noch, wie ich vor fünf Jahren übertreibend scherzte: Manchmal muss ich mich auf der Toilette einschließen, weil ich so viel überwältigende Naturschönheit nicht aushalten kann (es gibt in dieser Wohnung nur ein »Örtchen«, auf dem man den See nicht sieht). In den ersten Monaten war ich dauerhaft euphorisch. Etwa ein halbes Jahr nach Einzug setzte aber deutliche Gewöhnung ein. Jetzt ist es so, dass ich den See die meiste Zeit nicht mehr sehe – mein Befinden wird wieder von anderen Faktoren bestimmt, z.B. wie es gerade um die soziale Harmonie bestellt ist oder wie es mit dem Denken und Schreiben vorangeht.

Natürlich kann ich mich immer noch sehr am See freuen, etwa wenn besonders schöne Wetterlagen sind oder ich bewusst und mit Achtsamkeit hinschaue. Und dann glimmt auch immer wieder die alte Verlustangst auf (ich wohne zur Miete). Aber heute durchschaue ich sie, ich kann mich von ihr distanzieren, »über ihr stehen bleiben«, mir auf dieser höheren geistigen Ebene bewusst bleiben: »Das ist die alte Stimme deiner Gene, aber du bist nicht deine Gene.« Meine Gene wollen, dass ich meine Position sichere: Wasser ist überlebenswichtig, Höhe und Wasser machen Feinde sichtbar und halten sie fern. Ja mehr noch, die Gene haben die Gewöhnungsmechanismen in uns eingebaut, damit wir unsere Positionen ausbauen: noch höher und noch mehr Wasser. Über den See könnten Feinde ja noch schwimmen. Über ein Meer nicht mehr. Soll ich ans Meer umziehen? Aber daran würde ich mich schlussendlich auch wieder gewöhnen. Auch hier müsste ich mich bald nicht mehr auf dem Klo einschließen. Die Fantasie könnte dann allenfalls noch nach den Meeren des Mondes greifen …

Und genau so ist es ja auch mit Autos, teuren Uhren, Schuhen, Designerkleidern, Colliers oder Handtaschen – und selbst mit dem Status hoher sozialer Positionen. Prüfen Sie einmal Ihre eigenen Lebenserfahrungen in dieser Hinsicht. An all diese Dinge gewöhnt man sich mehr oder weniger schnell, und schon ist er wieder da, der Drang nach Neuem, Größerem, Schönerem, Beeindruckenderem. Folgen wir diesem Drang, kommen wir ins Hamsterrad, aber nicht zu innerem Frieden.

Mit diesen auch schon von alters her in Weisheitsschriften berichteten Erfahrungen stimmen auch die Ergebnisse der modernen Glücksforschung überein. Sobald ein materieller Lebensstandard erreicht ist, der die grundlegenden Lebensbedürfnisse befriedigt, bewirkt eine weitere Anhäufung materiellen Reichtums kaum mehr eine Steigerung des Glücks. Obwohl sich in den westlichen Ländern das Pro-Kopf-Einkommen in den Jahrzehnten nach dem Krieg vervielfacht hat, stagniert das durchschnittliche Glücksniveau seit den 70ern oder geht sogar leicht zurück. Wie

Studien zeigen, verschwinden bis zu drei Viertel des Glückseffektes einer Einkommenserhöhung schon im ersten Jahr.

Ein wichtiger zusätzlicher Einflussfaktor ist dabei die Stellung im sozialen Vergleich. Liegt man mit seinem Einkommen unter dem Durchschnitt des sozialen Umfeldes, wirkt sich das glücksmindernd aus, auch wenn der Lebensstandard objektiv und absolut gesehen sehr gut ist. Hier wird immer wieder geraten: Hören Sie auf zu vergleichen! Wenn es um förderliche Haltungen zur Steigerung der Lebenszufriedenheit geht, ist das richtig – aus politischer Perspektive natürlich nicht so ohne Weiteres. Auch hier hilft es, sich das Wissen um die Gewöhnung bewusst zu machen. Ihr Nachbar mag ein »dickeres« Auto fahren, aber wahrscheinlich nützt ihm das nichts. Er hat sich daran gewöhnt und steigt nach einer schlechten Nacht genauso morgenmufflig in seinen Porsche wie Sie vielleicht in Ihren Golf. Außerdem grämt er sich darüber, dass ein Freund von ihm Maserati fährt. Wenn er seinen spontanen inneren Mechanismen ihren Lauf lässt, ist er nicht besser dran als Sie. Und sollte er aus seinem Porsche gewissermaßen von unten auf sie herabblicken, wäre er ein Mensch, auf dessen Freundschaft man nicht allzu viel geben müsste. Die Lösung liegt nicht im Kauf eines Jaguars, sondern darin, sich von diesen spontanen Erb-Mechanismen zu distanzieren und das eigene Innenleben bewusster zu gestalten.

Unsere Innenwelt ausbauen

Wir laufen hinter den Glücksfrüchten des Luxus her, ohne sie dauerhaft ergreifen zu können – wie der Esel hinter der Möhre, die ihm sein schlauer Reiter an der Angel vor die Nase hält. Wir werden dabei von unseren Genen geritten. Sie pflanzen uns Illusionen ein, damit wir rastlos dafür kämpfen, ihre Ausbreitungschancen durch Anhäufung materieller Ressourcen zu steigern. Aus ihrer Sicht müssen wir dabei nicht glücklich sein, das ist ihnen egal.

Sollen wir uns darüber ärgern? »Diese blöde Gewöhnung – wär doch so toll, wenn ich mich über mein neues Auto lebenslang so intensiv freuen könnte wie heut.« Ich fürchte, das wäre etwas kurz gedacht. Zum Ersten: Wir können diesen Mechanismus durchschauen und ihn mehr oder weniger weitgehend transzendieren. Wir werden dadurch mehr auf die innere Entwicklung verwiesen, die letztlich mehr Tiefe und Erfüllung ermöglicht. Die Gewöhnung an das Außen schafft Raum für den Ausbau unseres Inneren. Wir gewinnen mehr innere Freiheit zum Aufbau geistig-kultureller Schätze. Wenn ich meinen Blick nicht irgendwann vom See hätte wenden können, wäre z.B. auch dieses Buch nie geschrieben worden. Im Übrigen haben wir die Möglichkeit, durch das Kultivieren von Achtsamkeit die Freude an Altgewohntem wieder zu intensivieren.

Und denken Sie zum Zweiten vor allem daran: Wie oben schon angesprochen, wirkt Gewöhnung ja auch in der Gegenrichtung, vom Negativen ins Positive – und das gottlob nicht nur beim Wechsel in eine schlechtere Wohnung, sondern auch bei viel größeren materiellen Verlusten bis hin zu Insolvenz oder Absturz in die Sozialhilfe. Ferner gilt es für Verluste und Situationsverschlechterungen anderer Art: für Trennungen, den Tod von Angehörigen oder Einschränkungen der eigenen Gesundheit und körperlichen Leistungsfähigkeit. Natürlich tut all das erst einmal sehr weh. Eventuell schließt sich eine Phase mit subdepressiven Verstimmungen und Ängsten an. Aber in aller Regel arrangiert man sich bald mit der Situation und kommt per Gewöhnung wieder an das alte Niveau der Lebenszufriedenheit heran. Es ist sehr wichtig, das zu wissen, weil wir es nicht vorfühlen können. Auch hier haben wir Illusionen, allerdings in die negative Richtung: Wir fürchten uns vor solchen Ereignissen sehr viel mehr, als wir sollten.

Der amerikanische Psychologe Daniel Gilbert, der auf diesem Gebiet gründlich geforscht hat, fasst zusammen: »Wenn man Menschen auffordert vorauszusagen, wie sie sich fühlen werden, wenn sie ihren Job oder ihren Liebespartner verlieren … sie ein Bewerbungsgespräch vermasseln, bei einer Prüfung durchfallen oder in einem Wettbewerb versagen, werden sie immer wieder überschätzen, *wie* schrecklich sie sich fühlen und *wie lange* sie sich schrecklich fühlen. Nichtbehinderte Menschen sind gewillt, einen höheren Preis zu zahlen, damit sie nicht behindert werden, als behinderte Menschen, um wieder voll leistungsfähig zu werden. Der Grund ist, dass Nichtbehinderte nicht in der Lage sind, sich vorzustellen, wie glücklich behinderte Menschen sein können. ... Und tatsächlich, gesunde Menschen halten 83 Krankheitsbilder für »schlechter als den Tod«, aber nur sehr wenige Menschen, die in diesem Zustand sind, nehmen sich wirklich das Leben« (Gilbert 2007, S. 253–254).

Offenbar ist es so, dass sich die Nulllinie unseres Erlebens durch Gewöhnung immer »in der Mitte unserer Lebenssituation« einpendelt. Nach positiven oder negativen Situationsveränderungen gibt es einen Ausschlag nach oben oder unten, der sich im Laufe von Wochen oder Monaten aber wieder nivelliert. Was wir ersehnen, macht uns deshalb nicht so glücklich, wie wir hoffen; was wir uns vom Leib halten wollen, stürzt uns nicht so tief ins Leid, wie wir fürchten. Aufs Ganze gesehen, ist das Niveau der Lebenszufriedenheit deshalb nur zu ca. 20% von den äußeren Lebensumständen abhängig. Zu ca. 80% hängt es von inneren Faktoren ab, von Veranlagung einerseits und von Lebenshaltungen und inneren Glücksquellen andererseits. Die letzten beiden Momente haben wir unter Kontrolle: Wir können uns bewusst darum bemühen, förderliche Geisteshaltungen aufzubauen, zu verinnerlichen und einzuüben. Wir können lebenslang am Ausbau unserer Kulturantriebe und anderen Ressourcen arbeiten. Diese zentralen Momente unserer Lebensgestaltung kann uns nichts und niemand aus der Hand schlagen. Die Verlustängste, von denen viele Menschen geplagt werden, sind vor diesem Hintergrund deutlich überdimensioniert.

Was wir ersehnen, macht uns nicht so glücklich, wie wir hoffen; was wir uns vom Leib halten wollen, stürzt uns nicht so tief ins Leid, wie wir fürchten.

Schockrisiken nicht überbewerten

»Sniper still at large« – »Heckenschütze noch nicht gefasst«, das war die erste Schlagzeile, die ich las, als ich im Hotel den Fernseher anschaltete. In den nächsten Tagen würde ich sie noch oft und in Variationen lesen. Ich war eben in Washington, D.C., gelandet, eingeladen zu einem Vortrag bei einem Kongress über positive Psychologie. Es war der 3.10.2002, am Abend zuvor hatte der »D.C.-Sniper« begonnen seine Blutspur zu ziehen, mit zehn Toten am Ende. Nach der Konferenz war ich noch einige Tage bei einer befreundeten Familie zu Gast, die tatsächlich nur wenige Querstraßen vom Ort des ersten Todesschusses entfernt wohnte. Und ja, auch wir liefen beim Tanken immer im Kreis um das Auto herum. Die Gespräche kehrten oft zu diesem Thema zurück, alle waren verängstigt und schauten argwöhnisch um sich. Man wusste ja noch nicht, was dahintersteckte, und stellte unwillkürlich einen Bezug zu »9/11« her – dem Terroranschlag auf das World Trade Center am 11.9.2001. Hätte für den Rückweg eine wirkliche Alternative zum Flugzeug existiert, vielleicht hätte ich ihr den Vorzug gegeben. Kurz nach meiner glücklichen Landung in Berlin telefonierte ich mit meiner Finanzverwalterin. Immer noch unter dem Eindruck der letzten Tage, schilderte ich ihr die Washingtoner Ereignisse. Ich muss dabei wohl ein bisschen dramatisierend geklungen haben. Jedenfalls entgegnete sie etwas in der Art wie: »Jetzt mach mal halblang. Die Fahrt zur Tankstelle war noch immer die größte Gefahr, der du dort ausgesetzt warst. Nicht wirklich größer im Übrigen als bei meiner Fahrt ins Büro heute. Wenn ich dich als Kriegshelden bewundern soll, musst du dir schon was anderes einfallen lassen.« Autsch. Im nächsten Moment aber freute ich mich: Bei der Frau ist dein Geld in den richtigen Händen.

Mir wurde deutlich, wie stark unsere Gefahreneinschätzung durch Gefühle, archaische Denkmuster und sinnliche Präsenz verzerrt wird. Im Angstmodus suchen wir nach möglichen Gefahren und finden sie genau deshalb in den quotensüchtigen Medien immer häufiger – auch das ein Teufelskreis. Wir denken in konkreten Möglichkeiten – mit abstrakten Wahrscheinlichkeiten in komplexen Welten hat unser Steinzeitgehirn nicht umgehen gelernt. Und davon geht, wie wir gleich sehen werden, heute womöglich die größte Gefahr für uns aus.

Wenn ich mich richtig erinnere, hat sich der Risikoforscher Gerd Gigerenzer, der damals auch bei dem Washingtoner Kongress war, durch den Sniper überhaupt nicht aus der Ruhe bringen lassen. In seinen Büchern jedenfalls versucht er auf allgemeinverständliche Weise »Risikokompetenz« zu vermitteln (Gigerenzer 2014). Das kann einem durchaus einmal das Leben retten. In einer bekannt gewordenen Studie konnte er später zeigen, dass in den zwölf Monaten nach 9/11 das Verkehrsaufkommen in den USA deutlich angewachsen war. Zugleich ging die Zahl der Verkehrstoten nach oben. Aus Angst vor dem Fliegen waren viele Amerikaner auf das Auto umgestiegen. Man kann davon ausgehen, dass ca. 1600 von ihnen das mit dem Leben bezahlten.

Auch hier gilt also: Wir müssen lernen, entgegen den spontanen Tendenzen unseres Selbst vernünftig und rational zu handeln. In komplexen Gefahrensituationen gilt es, auf das Frontalhirn zu hören und nicht auf das Geschrei des Mandelkerns. Bei einer rationalen Gefahreneinschätzung helfen auch die Bücher von David Spiegelhalter (Blastland, Spiegelhalter 2015). Er greift hierzu auf die Einheit »Micromort« zurück – das durchschnittliche Risiko für einen Erwachsenen in Westeuropa, innerhalb eines Tages zu Tode zu kommen. Es liegt bei eins zu einer Million, vergleichbar mit der Wahrscheinlichkeit, bei 20 Münzwürfen hintereinander immer Zahl zu werfen. Auf dieser Basis lassen sich dann unsere Alltagsaktivitäten hinsichtlich ihrer durchschnittlichen Gefährlichkeit gut vergleichen. Einige Beispiele: Besteigung des Mount Everest: 35 000 Micromort, regelmäßiger Heroinkonsum: 380 Micromort pro Woche, 1 Fallschirmsprung: 10 Micromort, 1 Marathonlauf: 7 Micromort, Terrorrisiko (bei ganzjährigem Aufenthalt in Frankreich 2015): 2 Micromort. Für 1 Micromort kann man 16 000 km Zug fahren, 12 000 km fliegen, 530 km Auto fahren, 45 km Fahrrad fahren und 11 km Motorrad fahren. Zug und Linienflugzeug sind also mit Abstand die sichersten Verkehrsmittel. Gleichwohl ist auch der Straßenverkehr über die Jahre kontinuierlich und deutlich sicherer geworden. Starben in Deutschland pro 100 000 gefahrenen Kilometern 1970 noch 114 Menschen, so sind es derzeit nur noch sechs.

Für besorgte Mütter sei noch angefügt: In der gesamten Geschichte der Menschheit war laut Spiegelhalter niemals jemand sicherer als ein siebenjähriges Kind in der westlichen Welt – in allen Belangen vom Unfall über Kidnapping bis zur Krankheit. Sie müssen also Ihr Kind wirklich nicht mit dem SUV in die Schule fahren.

Wie Gigerenzer weist auch Spiegelhalter darauf hin, dass wir die Gefahren durch sinnlich präsente Schock-Ereignisse überbetonen und die sich über die Zeit summierende Gefahr durch kleinere, aber dauerhafte Risikomomente unterschätzen – neben dem Straßenverkehr sind hier v.a. ungesunde Verhaltensweisen zu nennen: Rauchen, Alkohol, Fast Food und Bewegungsmangel. Auch hier liefert er eine Liste. Einige Beispiele: 1 Zigarette kostet 15 Minuten Lebenszeit, 1 Liter Bier 30 Minuten, 2 Stunden Fernsehen ebenfalls 30 Minuten (wegen des Bewegungsmangels), 5 kg über dem Idealgewicht verkürzen das Leben um ca. 1 Jahr. Auch wenn in umgrenzten Bereichen wie »resistente Keime im Krankenhaus« oder »Terror im öffentlichen Raum« die Risiken leicht zunehmen sollten – durch Veränderungen der Lebensweise haben wahrscheinlich die meisten von uns derartige Kompensationsmöglichkeiten, dass sie die Gesamtrisikobilanz ihres Lebens jederzeit deutlich ins Positive verschieben könnten.

Wir neigen dazu, Gefahren durch sinnlich präsente Schock-Ereignisse überzubetonen und die sich über die Zeit summierende Gefahr durch kleinere, aber dauerhafte Risikomomente wie Rauchen, Alkohol und Bewegungsmangel zu unterschätzen.

So sicher wie noch nie

Wie die Gefahrenlage unserer Welt vor dem geschichtlichen Hintergrund zu sehen ist, hat der bekannte amerikanische Evolutionspsychologe Steven Pinker untersucht und in seinem tausendseitigen Monumentalwerk »Gewalt« zu Papier gebracht (Pinker 2013). Zumindest für mich war und ist dieses Buch die beste Medizin gegen chronischen Kulturpessimismus und akute Anfälle von Endzeitstimmung. Ich habe diesen rot eingebundenen Wälzer in meinem Arbeitszimmer so ins Regal gestellt, dass ich ihn immer sehen kann. Unser Lebensgefühl wird durch kurze Zeitspannen von wenigen Jahren geprägt, in denen wir einem permanenten Bombardement von Negativmeldungen aus den Medien ausgesetzt sind – und das vor dem Hintergrund, dass wir ohnehin schon per evolutionspsychologischer Prägung Gefahrensucher sind.

Auch hier ist Abstandnehmen die erste, wichtigste und beste Maßnahme in Sachen Stressmanagement: Wir müssen aus der negativ verzerrten Nahkampfperspektive heraustreten, um den Zeithorizont der Menschheitsgeschichte in den Blick zu nehmen. Dann wird uns wieder bewusst, was für dramatische Entwicklungsfortschritte doch über die Jahrtausende stattgefunden haben. In Geschichtsbüchern und Fernsehdokumentationen werden in Bezug auf Kriege oder andere menschengemachte Katastrophen die Opfer immer in absoluten Zahlen aufgeführt. Durch moderne Waffen erreichen diese Zahlen leider Dimensionen, die fassungslos machen und Angst erzeugen. Das ist wirklich schrecklich. Der gewaltsame Tod eines jeden Menschen ist für sich genommen eine unverzeihliche Katastrophe. Dabei gerät aber aus dem Blick, dass über die letzten Jahrhunderte die Weltbevölkerung ebenso dramatisch gewachsen ist. Trotz größerer absoluter Opferzahlen hat sich der relative Anteil der Gewalttoten an den Verstorbenen erheblich vermindert. Kamen in vorstaatlichen Gesellschaften – Horden und Stämmen – noch ca. 25 % aller Verstorbenen durch vom Menschen ausgehende Gewalt zu Tode, lag diese Quote selbst in den blutigsten Jahrzehnten des 20. Jahrhunderts bei 3 % und in der Gegenwart beträgt sie unter 1 %. Insgesamt ist die Welt durch die Segnungen der Moderne sehr, sehr viel sicherer geworden. Und das betrifft nicht nur die tödlichen Formen von Aggressivität, wenn wir an das denken, was Pinker die »Revolution der Rechte« nennt. Seit der Allgemeinen Erklärung der Menschenrechte 1948 wurden große Fortschritte gemacht in Bereichen wie Bürgerrechte, Minderheitenrechte, Frauen- und Kinderrechte bis hin zu den Rechten von Tieren.

Natürlich verteilen sich diese Risikoverminderungen und Fortschritte regional recht unterschiedlich über den Globus. Aber gerade in Westeuropa profitieren wir von fast allen positiven Entwicklungen im Übermaß. Dennoch nimmt das subjektive Empfinden von Unsicherheit und Angst zu. Offenbar hat dies nichts mit der Realität zu tun, sondern damit, dass unsere Wirklichkeit zunehmend von Medien bestimmt wird, die aus Quotengründen immer sensationalistischer agieren. Es ist wichtig, sich dies immer wieder bewusst zu machen, das Frontalhirn zu stärken und sich an objektiven, seriösen Zahlen zu orientieren.

Nehmen wir den ersten Satz aus Pinkers Buch als letztes Wort für diesen Abschnitt: »Dieses Buch handelt vom Wichtigsten, was in der Menschheitsgeschichte jemals geschehen ist. Ob Sie es glauben oder nicht – und ich weiß, dass die meisten Menschen es nicht glauben: Die Gewalt ist über lange Zeiträume immer weiter zurückgegangen, und heute dürften wir in der friedlichsten Epoche leben, seit unsere Spezies existiert.«

Ordnung ins Chaos: die Sorgen sortieren und systematisch bearbeiten

Damit sind einige wichtige Weltbild-Fundamente skizziert, die sich besonders für den Aufbau angstreduzierender »innerer Burgen« eignen. Schauen wir uns jetzt genauer an, wie man die Dauersorgen Schritt für Schritt reduzieren kann.

Wir haben ja gesagt, dass die Betroffenen bei generalisierten Ängsten in einen Zustand dauerhaft gesteigerter ängstlicher Erregtheit geraten. Dabei werden das Denken und andere höhere geistige Funktionen ineffektiv und konfus. Das Sorgen springt

von Thema zu Thema. Probleme werden nicht mehr systematisch gelöst. Nichts wird mehr konsequent zu Ende gedacht.
Der erste wichtige Schritt muss darin bestehen, in dieses innere Chaos etwas mehr Ordnung zu bringen. Welche Sorgen plagen mich überhaupt? Gibt es wiederkehrende Grundthemen? Hierfür gilt es ggf. die Selbstbeobachtung zu verbessern hinsichtlich Dauer, Präzision und Systematik. Dabei kann ein »Sorgentagebuch« helfen. Hier tragen Sie eine Zeit lang nicht nur Ihre Sorgen ein, sondern auch wann sie aufkamen, ob es Auslöser gab und wie lange sie anhielten. Zusätzlich könnten Sie vermerken, was Ihnen an Vermeidungs- und Sicherungs-Verhaltensweisen bei Ihnen auffällt. Vielleicht bemerken Sie dann, dass es durchaus längere sorgenfreie Zeiten gibt und unter welchen Begleitumständen es besser oder schlechter ist. Das gibt dann schon erste Hinweise darauf, wie Sie Ihren Zustand positiv beeinflussen können.
Aber zunächst interessieren uns Art und Themen Ihrer Sorgen. Wenn Sie nach zwei bis vier Wochen systematischer Buchführung das Gefühl haben, dass Ihr Überblick einigermaßen repräsentativ ist, setzen Sie sich an eine erste Auswertung. Trennen Sie als Erstes unbedeutende Sorgen von bedeutsamen Sorgen. Schauen Sie, ob sich ein Teil der Sorgen in beiden Bereichen durch sinnvolle Vorsorgemaßnahmen reduzieren lässt oder mit Problemen zusammenhängt, die lösbar wären. Manche Sorgen beruhen darauf, dass man zu wenig Bescheid weiß. Sobald man sich informiert, erkennt man, dass sie unbegründet sind. Wenn sich hier sinnvolle Handlungsmöglichkeiten finden, gehen Sie das systematisch an; wir kommen in Aufgabe 10 noch einmal darauf zurück.
Dann schauen Sie sich die bedeutsamen Sorgen an, die sich nicht so ohne Weiteres aus der Welt schaffen lassen. Versuchen Sie, sie zu sortieren und zu möglichst wenigen Sorgenschwerpunkten zusammenzufassen. Die Sorge wegen der Schädlichkeit der Ängste fürs Herz, die Sorge wegen der nächsten Vorsorge-Untersuchung, die Sorgen wegen des leicht erhöhten Blutdrucks etwa gingen auf in einem Schwerpunktthema, das man »Angst vor Krankheit, Schmerz und Tod« nennen könnte. Die Sorgen um den Arbeitsplatz des Ehemannes, einen möglichen Erbstreit in der Familie

und die allgemeine Wirtschaftslage könnten wir zum Schwerpunkt »Angst vor Verarmung und sozialem Abstieg« zusammenfassen usw. Schauen Sie, welche Elemente der im Vorabschnitt besprochenen Angsttheorien als Brandbeschleuniger am Aufflackern Ihrer Sorgen beteiligt sind.

Sie werden sehen, dass diese Sorgenschwerpunkte zumeist einen mehr oder weniger direkten Bezug zu unseren »Ur-Ängsten« haben. Diese gehen auf unsere Erbantriebe zurück, die wir in Kapitel 1 besprochen haben. Unsere Gene haben hier gemäß den Prinzipien der Evolution einen Drang eingepflanzt für all die Verhaltensweisen, die ihrer Ausbreitung dienen. Alles, was diese Antriebe derart hemmt, dass die Kette der Genweitergabe zu zerreißen droht, erzeugt eine Urangst. Das Thema »Angst vor Vereinsamung« wurde im vorigen Kapitel über die Sozialphobie ausführlich besprochen. Im Zusammenhang mit der Panikstörung haben wir in Teilen das Thema »Krankheit, Sterben und Tod« berührt, was gleich noch einmal aufgegriffen wird. Sodann müssen wir noch Themen wie »Verarmung«, »Leid von Angehörigen« oder »Angst vor dem Kollaps der Weltordnung« behandeln.
Machen Sie sich noch einmal unsere Anti-Angst-Grundhaltung aus Kapitel 4 bewusst: Als körpergetragenen Wesen ist uns ein gewisses Maß an Frustration, Schmerz und Leid schicksalhaft und unausweichlich aufgegeben. Wenn wir uns dem mit Achtsamkeit und Mut stellen, können wir es aushalten. Wenn wir innerlich eskalieren und vermeiden, vergrößern wir das Leid. Versuchen Sie also Mut zu fassen, und schauen Sie, welche der Urängste Ihren Schwerpunktsorgen zugrunde liegen. Tasten Sie sich erst einmal gedanklich an sie heran, beginnen Sie, sich mit ihnen auseinanderzusetzen, sich ihnen zu stellen. Suchen Sie unter Nutzung des hier angebotenen Gedankenmaterials nach Möglichkeiten für ein Reframing, das Ihnen dies aushaltbar macht. Lassen Sie uns dieses Gedankenmaterial, anknüpfend an die oben stehenden Grundlagenüberlegungen, hier noch ein wenig für unsere Urängste zurechtbasteln.

Verarmung, sozialer Abstieg und Vereinsamung

Die Vorteile innerer Glücksgüter

Wichtiges Hintergrundwissen hierfür haben wir ja schon an verschiedenen Stellen begonnen, Schritt für Schritt aufzubauen: bei der Besprechung von Ressourcen und Kulturantrieben, im Abschnitt »Autonomie gewinnen« sowie unter »Grundlagen der Glücksforschung«.

Fassen wir das noch einmal zusammen und gehen wir dabei sehr grundsätzlich an die Sache heran: Stellen Sie sich vor, Sie schauen aus der Astronautenperspektive auf den Erdball. Sie sehen diese dünne Atmosphäre und erahnen, wie darunter alles Leben vor sich hin wuselt, unter anderem mehr als sieben Milliarden Menschen. Was soll das alles? Was könnte Sinn und Zweck dieser ganzen merkwürdigen Veranstaltung sein? Nun, wie gesagt, einen Urgrund des Seins im Sinne eines »Gottes« oder eines Äquivalents zu ihm muss es wohl geben. Aber er spricht nicht direkt zu uns. Und wenn doch, so könnten wir ihn nicht verstehen, weil er viel größer und ganz anders wäre als wir. Aus unserer Perspektive gibt es keinen höheren Sinn für unser Leben. Sollten wir etwa die Milchstraße fegen und ihre schwarzen Löcher mit Sternenstaub auffüllen? »Gott« hat den Sinn unseres Lebens in dieses selbst gelegt, das Leben ist Selbstzweck. Und das heißt: Das Leben muss Freude machen. Der Sinn unserer Existenz ist es, das Sein, »die Schöpfung« zu genießen, Glück und Erfüllung im Leben zu finden. Und ja, dazu gehören auch Leistung und Dienst am Mitmenschen. Aber nur in einem Maß, das das persönliche Glück nicht gefährdet. Es darf nicht zu einer Zweck-Mittel-Vertauschung kommen: Wir leisten, um glücklich zu leben – wir leben nicht, um zu leisten. Wenn sich alle im wechselseitigen Dienst aneinander oder an Leistungskennziffern aufopfern und dabei niemand mehr glücklich ist, verliert die Veranstaltung »Leben« ihren Sinn. Jeder Mensch hat das Recht – und die Pflicht –, sich

das ihm zustehende Stück aus dem Glückskuchen herauszuschneiden.
Wie kommen wir nun zu Glück? Zunächst einmal werden wir durch unsere Gene auf äußere Quellen orientiert: sinnliche Reize und materieller Konsum, sozialer Statusgewinn, soziale Beziehungen im Rahmen von Partnerschaft, Elternschaft und Freundschaft. Aus diesen Quellen gute Gefühle zu gewinnen fällt uns leicht, es ist uns in die Wiege gelegt. Für nicht wenige Menschen bleiben das auch die Hauptquellen ihres Glücks. Nicht wenige von ihnen bleiben mit diesen Begehren auch unkritisch identifiziert. Dann aber ist und bleibt man vom Sprudeln dieser äußeren Quellen abhängig, und die Kehrseite jeder Abhängigkeit heißt Angst. Dauerhaftes Glück, das auch ausreichend von Momenten wie Gelassenheit, Muße und innerem Frieden geprägt ist, kann man so nicht erlangen. Immer macht die Gewöhnung materielle Errungenschaften schal. Beziehungen, die unter der Ägide materialistisch-statusbezogener Werte geschlossen werden, scheitern oft. Aber auch sonst tragen Beziehungen immer einiges Konfliktpotenzial in sich. Wer sich im Ernstfall von ihnen nicht ausreichend zu distanzieren vermag, wird leiden. Tatsächlich kann man im Bereich dieser äußeren Glücksgüter Verluste niemals ausschließen.
Immer will man also mehr und Neues, immer wird man von Verlustangst gequält und angetrieben. Und genau so wollen es ja auch unsere Gene, denen es nur um ihre Ausbreitung geht und nicht um unser Glück.
Wie besprochen, haben wir Menschen aber die Option, uns aus der biologischen Ebene zu lösen, sie zu überschreiten, uns über sie zu stellen. Wir haben das Potenzial, uns immer mehr und am Ende sogar ganz überwiegend zu geistig-kulturellen Wesen zu entwickeln. Vor allem in Form der in Kapitel 1 besprochenen Kulturantriebe können wir innere Glücksgüter aufbauen und ansammeln – Freude an und Meisterschaft im Umgang mit jedweden Kulturgütern: Musik, Kunst, Literatur, Wissenschaft, Tanz, Meditation etc. Diese Inhalte sind uns nicht angeboren, wir müssen sie uns durch Lernen und Übung aneignen. Was uns allen aber ange-

boren ist, ist die Befähigung dazu. Im Vergleich zu den äußeren Glücksgütern haben diese inneren Glücksgüter viele Vorteile:

1. Sie sind komplexer, facettenreicher sowie wandel- und entwickelbar. Deshalb kommt es sehr viel weniger zu einer Entwertung durch Gewöhnung. Und wenn Gewöhnung zu Neuem treibt, dann entsteht hieraus keine ungesunde Neu-Gier, sondern persönliche Weiterentwicklung.
2. Innere Glücksgüter haben keine oder nur geringe äußere Voraussetzungen, die sich in den meisten Lebenssituationen ausreichend schaffen lassen. Sogar im Gefängnis finden sich eine ruhige Ecke zum Meditieren, Papier und Stift zum Schreiben, ein Schachspiel oder gar eine Bibliothek. Die Verbreitung der modernen elektronischen Medien hat den Zugang zu Kulturinhalten nochmals vereinfacht und verbilligt. Im Prinzip sollte es deshalb jedenfalls in den westlichen Wohlstandsgesellschaften möglich sein, selbst aus einer Situation der Sozialhilfe heraus ein reiches und zumindest phasenweise glückliches Innenleben weiterzuführen. Viele Literatur-Klassiker mit abgelaufenen Rechten kann man inzwischen kostenlos auf das Tablet laden (das ja kein iPad sein muss). Jedes neue Buch findet man im Internet nach einiger Zeit gebraucht zum halben Preis. Sogar ein gutes E-Piano bekommt man heute schon für einige Hundert Euro, es passt in ein Einraum-Appartement, und mit Kopfhörern könnte man es auch so betreiben, dass einem raue Gesellen aus der Nachbarschaft nicht die Tür eintreten.
3. Innere Glücksgüter kann einem nichts und niemand nehmen, Verlustängste kommen hier sehr viel weniger auf.

Der Gewinn äußerer Güter macht uns also nicht glücklich und ihr Verlust muss nicht ins Unglück führen. Glück kommt überwiegend aus inneren Quellen. In vieler Hinsicht bringt dieser Weg von außen nach innen die zentrale Entwicklungsaufgabe des Menschen auf den Punkt. Und dabei handelt es sich nicht um schwarmgeistiges Gesäusel, sondern um eine harte Tatsache, die wissenschaftlich begründbar und verifizierbar ist.

Was Aussteiger berichten

Leuchtet Ihnen das ein? Können Sie es nachvollziehen? Nehmen Sie sich einmal etwas Zeit, um Ihre bisherigen Lebenserfahrungen vor diesem Hintergrund zu rekapitulieren: Wie ist es Ihnen mit materiellen Anschaffungen ergangen? Wie lange hat die Freude vorgehalten? Wann waren Sie wirklich glücklich und zufrieden in Ihrem Leben? Wodurch wurde Ihr Leben in diesen Phasen getragen und bestimmt? Ich vermute, dass jeder von Ihnen schon Erfahrungen gemacht hat, die in die oben aufgezeigte Richtung weisen.

Um Ihren Mut zu stärken, könnten Sie natürlich auch einmal die Erfahrungsberichte von »Aussteigern« lesen. Den meisten von uns ist nicht bewusst, welche Fülle alternativer Lebensmodelle es jenseits des »Normlebens« in der Leistungsgesellschaft gibt. Ich behaupte: Für jeden, der in der Leistungsgesellschaft nicht mehr mithalten kann oder will, findet sich ein alternatives Lebensszenario, in dem er leben und Zufriedenheit finden kann, in dem er sogar die Chance hätte, mehr Lebenstiefe und Glück zu erlangen als vorher. Man kann sich als Einzelner eine alternative Nische basteln oder einer alternativen Lebensgemeinschaft beitreten. Immer wird dies mit materiellem Verzicht verbunden sein, den »glücksnotwendigen« materiellen Mindeststandard wird man aber immer haben. Je nach Modell wären die möglichen Vorteile:

- weniger Kampf, Anstrengung, Stress und Angst;
- mehr Zeit für Schönes und Wichtiges, für das Entwickeln und Genießen innerer Glücksquellen, für Kreativität, Selbstverwirklichung und den Gewinn von mehr Lebenstiefe;
- mehr Zeit für die Gestaltung tiefer menschlicher Beziehungen;
- Freiraum für Umschulung oder Weiterbildung mit dem Ziel der Rückkehr auf einen Berufsweg, der näher an den eigenen Interessen, Stärken und Werten liegt.

Man müsste ja im Übrigen nicht gleich ganz »aussteigen«. Das niederschwelligste Szenario wäre Teilzeitarbeit in Verbindung mit »Downshifting« (auch »Minimalismus« oder »Einfaches Leben«

genannt): Kostenverminderung durch Reduktion der materiellen Lebensbasis auf das absolut Notwendige. Zumindest übergangsweise Leistungen der Sozialhilfe in Anspruch zu nehmen wäre in der Not ein nächster Schritt. Ein sehr weitgehendes Beispiel hierfür ist die Lehrerin und Krankenschwester Anne Donath, die am Rande eines schwäbischen Dorfes in einem kleinen Blockhaus ohne Strom und mit Regenwasser lebt. Sie braucht monatlich ca. 370 Euro. Um dieses Geld zu verdienen, machte sie jeweils im Sommer mehrere Wochen Urlaubsvertretung in einem Krankenhaus. Jetzt ist sie Rentnerin (Donath 2017). In den Youtube-Filmen, die es von ihr gibt, macht sie einen recht glücklichen Eindruck.

Nicht größer ist das hölzerne Heim des Journalisten Marc Bielefeld. Er kaufte sich ein kleines Segelboot, auf dem er seither zufrieden und glücklich lebt und arbeitet. Überwiegend berichtet er von seinen Reisen, in Küstennähe findet er immer ein WLAN, über das er seine Texte übermitteln kann (Bielefeld 2016, auch ihn finden Sie auf Youtube). Nicht einmal ein hölzernes Heim hat Christine Thürmer. Früher war sie Unternehmensberaterin, heute lebt sie als Thru-Hikerin (Dauerwandererin). Mit einer leichten Überlebensausrüstung – Zelt, Isomatte, Schlafsack und einige wenige andere Dinge – ist sie ständig weltweit auf attraktiven Wanderrouten unterwegs (Thürmer 2016).

Wer es etwas sozialer mag, könnte sich an Heidemarie Schwermer ein Beispiel nehmen. Die leider 2016 verstorbene ehemalige Lehrerin hatte es geschafft, seit 1996 ohne Geld zu leben. Sie bestritt ihr Leben allein auf Basis des Tausches von Dienstleistungen: in Häusern von Verreisten wohnen und dort für Haustiere und Pflanzen sorgen, oder bei Menschen, die sich einfach über ihre Hilfe und Gesellschaft freuten; in einer Internet-Firma putzen, dafür einen der PCs zum Buchschreiben nutzen; für ein Frühstück den Hund des Nachbarn ausführen etc. (Schwermer 2003). Als Rentnerin hatte sie sich dann immerhin eine Krankenversicherung geleistet; was an Geld übrig war, verschenkte sie.

Man könnte noch viele weitere Beispiele anführen. Menschen, für die Beziehungen sehr wichtig sind, könnten sich einer alternativen Lebensgemeinschaft anschließen: Es gibt Ökodörfer, autarke Bauernhöfe, Klöster, spirituelle Gemeinschaften, ja selbst so etwas wie einen wiedergegründeten matriarchalen Keltenstamm. Der Journalist Jan Grossarth hat einige solcher Gemeinschaften besucht und darüber ein sehr lesenswertes Buch geschrieben (Grossarth 2012).

Der Gewinn äußerer Güter macht uns also nicht glücklich und ihr Verlust muss nicht ins Unglück führen. Glück kommt überwiegend aus inneren Quellen.

Luxus als Leihgabe

Um es noch einmal ganz klar zu sagen: Ich will Sie hier nicht dazu animieren, heute Ihren Besitz wegzuschenken und morgen einen teilweisen oder vollständigen Ausstieg durchzuziehen. Es geht lediglich darum, manches bisher vielleicht Denkunmögliche einmal in Gedanken zuzulassen. Nehmen Sie diese Möglichkeiten in ihrer Breite zur Kenntnis und erkennen Sie, dass sie nicht zwangsläufig ins Unglück führen müssten. Versuchen Sie sie als eine Notfalloption für sich selbst zuzulassen. Realistisch betrachtet, wäre ein solcher Umstieg sicher nicht leicht. Vielleicht gäbe es eine Zwischenphase der Subdepressivität. Denken wir aber immer an die enorme Anpassungsfähigkeit unserer Psyche. Wenn Menschen wie die o.g. in so extremen Lebensformen zufrieden leben, dann haben wir alle die Möglichkeit, uns zumindest in gemäßigteren Verzichtssituationen einzurichten. Und mehr wäre ja für die meisten von uns nicht einmal im Notfall gefordert. Und ich persönlich glaube fest daran, dass ein solcher gemäßigter Konsumverzicht am Ende sogar gut wäre, weil er persönliches Wachstum fördert. Also:

1. Bauen Sie zu äußeren Glücksgütern innere Distanz auf. Identifizieren und definieren Sie sich nicht mehr über Besitz und Status, reduzieren Sie Ihr Streben danach. Genießen Sie die-

sen Luxus, wenn Sie ihn haben, aber stärken Sie die Bereitschaft, das auch wieder loszulassen. Halten Sie es mit den Stoikern, die das Konzept »Besitz« ablehnten und alle materiellen Dinge grundsätzlich als Leihgabe auf Zeit betrachteten.
2. Arbeiten Sie gezielt und langfristig am Aufbau innerer Glücksgüter. Suchen Sie nach geistig-kulturellen Inhalten, die Sie interessieren und faszinieren – im Bereich von Kunst und Handwerk, in Bereichen wie Meditation, Yoga, Tai-Chi oder Aikido oder im Wissenschaftsbereich. Machen Sie sich auf den Weg, Meisterschaft in diesen Dingen zu erlangen. Entwickeln Sie die Fähigkeit, durch die Ausübung und Erweiterung dieser Meisterschaft Freude und Genuss zu finden. Entwickeln Sie Ihre Fähigkeit zur Vita contemplativa, d.h. Ihr Vermögen, allein aus der verstehenden und reflektierenden Betrachtung des Weltgeschehens Freude und Genuss zu gewinnen.
3. Erarbeiten Sie sich im Sinne eines Worst-Case-Szenarios einen gestuften Um- oder Ausstiegs-Plan, der zu Ihnen passt und realistisch für Ihre Lebenssituation ist. Arbeiten Sie langfristig und in kleinen Schritten daran, die Voraussetzungen für dieses Szenario zu schaffen bzw. zu sichern. Dazu könnten Dinge gehören wie: den Chef wie nebenbei einmal fragen, ob im Prinzip auch Teilzeitarbeit für Sie möglich wäre. Weiterbildungen absolvieren, die berufliche Umstiege erleichtern und unabhängiger machen. Basale und universelle Kompetenzen stärken, die Selbstversorgung oder Teilnahme am Tausch von Dienstleistungen ermöglichen (Gärtnern oder Brotbacken lernen, PC- oder Internet-Kompetenzen aufbauen etc.), einen Notgroschen ansparen und in Goldbarren ins Schließfach legen, eine kleine »Notwohnung« kaufen etc. Ein Bekannter von mir lehrte seine Kinder, ein Blockhaus zu bauen, Feuer mit den Mitteln der Natur zu machen und das Schießen mit der Armbrust.

Allein diese Dinge zu wissen und zu verstehen lindert den Sorgendruck schon etwas. Dieses Wissen zu verinnerlichen, auszubauen und weitere bestätigende Erfahrungen zu machen lindert den Sorgendruck weiter. Die o.g. drei Wege im Inneren und Äußeren in kleinen Schritten umzusetzen, über Monate und Jahre, entzieht den Sorgen ihren Boden. Versuchen Sie ab jetzt, drohende Verluste nicht als etwas Schlechtes zu sehen, sondern als Wachstumschance. Versuchen Sie Ihre Angst in eine Kraft zu transformieren, die Sie auf den o.g. Wegen vorantreibt – Wege, die nicht nur von der Angst wegführen, sondern zugleich hinführen zu mehr Glück und Lebenstiefe.

Krankheit, Schmerz und Tod

Erkrankungsrisiken

Furcht vor Schmerzen haben wohl alle höheren Lebewesen – und das aus gutem Grund, zeigen doch Schmerzen zumeist (drohende) Verletzungen oder ungute innere Prozesse an. Erst der Mensch und die von ihm entwickelte Heilkunde führen dann aber zu Konzepten und Theorien von Krankheiten und ihren Folgen – Sterben und Tod eingeschlossen. Es kann nicht ausbleiben, dass ein katastrophisierendes Denken vielfältige Ängste und Sorgen in Bezug auf die Gesundheit hervortreibt. Und ja, es gibt natürlich Krankheiten, unter ihnen solche, die das Leben mit hoher Wahrscheinlichkeit stark verkürzen. Es gibt Risikofaktoren für solche Erkrankungen, es gibt ein Alter, in dem ihr Auftreten wahrscheinlicher wird – und an irgendetwas müssen wir ja dann schlussendlich auch einmal sterben.
Wenn es Ängste und Sorgen gibt, die wir am ehesten als nachvollziehbar und gerechtfertigt ansehen dürfen, dann hat ein Großteil davon ganz sicher hier seinen Platz. Gleichwohl sind auch die gerechtfertigten Gesundheitsängste oft übertrieben. Und in kaum einem Bereich wuchern mehr Sorgen und Ängste, die sowohl ungerechtfertigt als auch überzogen sind.

Lassen Sie uns nun noch einmal Wissen zusammentragen, das hier für Deeskalation und Linderung sorgen kann. Für das Erkrankungsrisiko gilt grundsätzlich das, was wir allgemein zu den Risiken in den westlichen Wohlstandsländern gesagt haben: Die Situation ist hier so gut, wie sie es noch nie zuvor für Menschen war. Die allgemeinen Rahmenbedingungen des Lebens, Medizin und Gesundheitssystem verbessern sich immer noch, zumindest in kleinen Schritten. In vielen Bereichen verbessern sich deshalb die Gesundheitsdaten, und die Lebenserwartung steigt ungebrochen. Letzteres hat natürlich zur Folge, dass die Häufigkeit chronischer Alterskrankheiten zunimmt. Hierzu gehören Diabetes, Herz-Kreislauf-Erkrankungen und auch Krebs. Aufgrund von Früherkennung und besseren Behandlungsmöglichkeiten sinkt dennoch die Krebssterblichkeit von Frauen und Männern seit Jahren. Zusätzlich trägt individuell ungesunde Lebensweise zur Zunahme dieser Erkrankungen bei: Übergewicht, Bewegungsmangel, Rauchen, Alkohol in größeren Mengen, hoher Konsum roten Fleisches. An dieser Stelle können Sie gegensteuern – hier können Sie auch selbst sehr viel zur Verminderung Ihrer Risiken tun. Verwandeln Sie die Angst in eine Kraft, gesünder zu leben!

Aufs Ganze gesehen gilt: Sofern es nicht besondere genetische oder andere Risikofaktoren in Ihrem Leben gibt, ist die Gefahr, dass Sie in Ihrem Leistungsalter eine schwere Krankheit bekommen, recht gering, so gering wie noch nie zuvor in der Menschheitsgeschichte. Versuchen Sie hier einen Grundoptimismus aufzubauen, stärken Sie Ihr Vertrauen in die Selbstheilungskräfte und die Robustheit Ihres Körpers. Denken Sie daran: Er ist eine in Jahrmillionen optimierte Überlebensmaschine, die dafür gemacht ist, auch schwere Verwundungen, Entbehrungen und Erkrankungen zu überstehen.

Unser Körper ist ein hochkomplexes biologisches System, in dem alles pulsiert, schwingt und schwankt. Viele Körperprozesse sind noch unverstanden, manche werden wir niemals verstehen. Zumindest einige Grundprinzipien seines Funktionierens wurden in Kapitel 1 erläutert. Dort haben wir gesehen, dass es sehr häufig kleinere, seltener auch größere Abweichungen von der Norm gibt. In aller Regel pendeln sie sich von allein wieder ein. Gehen Sie mit funktionellen Störungen – wir haben sie Anpassungsschwankungen genannt – oder unklaren Befunden erst einmal gelassen um. Lassen Sie sie abklären, aber gehen Sie erst einmal davon aus, dass es nichts Schlimmes ist, dass es wahrscheinlich von allein wieder weggeht. Die meisten der Beschwerden, mit denen Menschen ihren Hausarzt aufsuchen, bilden sich von allein wieder zurück.

Akuter und chronischer Schmerz

Sorgen Sie sich nicht zu sehr wegen möglicher Schmerzen: Wenn Sie Angst vor ihnen haben, werden sie größer. Wenn Sie ihnen dagegen achtsam, deeskalierend und aufgestellt begegnen, sind sie erträglich und sie klingen eher ab. Gewöhnlich assoziieren wir Schmerz mit einem realen Gewebeschaden. Ein wichtiger Punkt ist, diese Verbindung aufzulösen. Schmerz ist nur ein Signal, eine rote Lampe in Ihrem Psycho-Cockpit. Manchmal spielen diese Warnlampen auch verrückt, ohne dass ein Schaden droht – das kennen Sie von Ihrem Auto. Auch damit sind Sie schon weitergefahren, obwohl irgendeine rote Lampe blinkte, und es ist gut gegangen. Zusätzlich kann es helfen, sich selbst weniger mit seinem Körper zu identifizieren: Ich bin nicht mein Körper. Also: »Dieser Schmerz ist nur ein Warnsignal, das muss erst mal nicht bedeuten, dass meinem Körper Schaden droht. Und außerdem bin ich nicht mein Körper. Ich muss mich deswegen jetzt nicht wie gelähmt und katastrophisierend in die Sofaecke legen.«
Akuter Schmerz ist selbstbegrenzend, es werden körpereigene Schmerzmittel – Endorphine – ausgeschüttet und zur Not fällt man in Ohnmacht. Auch Warnlampen können nicht explodieren, sie brennen schlimmstenfalls durch. Chronischer Schmerz ist meist zu großen Anteilen ein falsches Signal, das auch durch einen ungünstigen Umgang mit der Situation entstanden ist. Meist kann man hier so korrigieren und umlernen, dass die Beeinträchtigungen deutlich geringer werden (v. Wachter 2014). Leistungssportler oder Balletttänzerinnen lernen es, über Jahrzehnte mit Schmerzen zu leben. Wer proaktiv mit Schmerz umgeht, dessen Lebensqualität wird deutlich weniger beeinträchtigt.

Also: Keine Angst vor Schmerz! Wie hatte es Jens Corssen noch einmal formuliert: Schmerz – ja, sofort!

Selbstheilung ist möglich

Und wenn man nun Risikofaktoren für eine schwere, chronische und potenziell lebensbedrohliche Erkrankung hat, wenn etwa bestimmte Krebserkrankungen sehr häufig in der Familie aufgetreten sind? Wenn man womöglich richtig Pech hat und eine solche Erkrankung tatsächlich ausbricht?

Das wäre natürlich schlimm, Angst und Sorgen wären in einer solchen Situation angemessen. Gleichwohl gibt es ein Wissen, das die Sorge vor dem Eintreten einer solchen Situation mindern und die Verzweiflung in einer solchen Lage eingrenzen kann. Auch hier gilt: Nie waren die Chancen auf ein Überleben oder zumindest eine lange Überlebenszeit bei relativ hoher Lebensqualität so gut wie für uns Bewohner der westlichen Wohlstandsgesellschaften. Immer noch sind auch Durchbrüche in medizinischer Wissenschaft und Heilkunst möglich, die die Überlebenschancen unerwartet und dramatisch verbessern. Bei der Melanom-Therapie z.B. haben die letzten Jahre erhebliche Fortschritte gebracht.

Zudem sollte man sich bewusst machen: Medizinische Prognosen sind immer nur statistische Aussagen. Immer gibt es Fälle, bei denen die Dinge weit besser laufen, als vom ärztlichen Standpunkt aus erwartet. Manchmal schreiten Krankheiten unerwartet langsam voran oder sie sprechen auf Therapien unerwartet gut an. Manchmal kommen sie zum Stillstand oder heilen sogar spontan aus. Für alle Krebsarten sind Spontanheilungen auch im fortgeschrittenen Stadium wissenschaftlich dokumentiert (Hirshberg, Barasch 1997). Es ist selten, aber möglich. Letztlich gilt auch hier: Alle wissenschaftlichen Theorien und medizinischen Aussagen sind hypothetische Gedankenkonstrukte. Und Gedankenkonstrukte sind erst einmal nur flüchtige Blinkmuster in Gehirnen, nicht aber die Realität, auf die sie sich beziehen. Letztlich ist jede Realität, auch die Realität einer Erkrankung, anders und reicher, als es alle Theorie über sie sein könnte. Auch hier wäre es gut und gerechtfertigt, wenn man sich einen Rest an Urvertrauen und

Hoffnung in Bezug auf das Selbstheilungspotenzial des Körpers erhalten könnte.

Anpassung auch an schwerste chronische Erkrankungen

Aber das vielleicht Wichtigste ist, sich die enorme Gewöhnungs- und Anpassungsfähigkeit von Psyche und Gehirn bewusst zu machen, die eben auch beim Umgang mit schweren Krankheiten und Behinderungen unerwartet stark hilft, wie im Abschnitt über die Glücksforschung schon angesprochen. Natürlich, an negative Nachrichten und neue Einschränkungen oder Beschwernisse im Krankheitsverlauf schließen sich immer Phasen der Niedergeschlagenheit an. Aber die meisten Betroffenen schaffen es doch immer wieder, sich zu arrangieren, und finden zu einem ausreichend positiven Niveau der Lebenszufriedenheit zurück. Nicht wenige Betroffene berichten sogar von positiven Effekten: Konzentration auf Wesentliches, Intensivierung und Aufwertung des Positiven, Vertiefung von Beziehungen, Entdeckung eigener Stärken oder Vertiefung eines spirituellen Bewusstseins.

Es gibt kaum eine schlimme Diagnose, zu der inzwischen nicht viele Erfahrungsberichte Betroffener vorlägen. Im Falle des Falles könnte es sehr stützend, hilfreich und tröstend sein, sich mit dieser Literatur auseinanderzusetzen. Die Hauptbotschaft ist: Es ist längst nicht so schlimm, wie man als Gesunder wähnt, dass es sein würde, wenn man sich in die Situation eines Betroffenen hineinzudenken versucht. Man »überspringt« dabei quasi den erleichternden Anpassungsprozess, den der Betroffene über Monate und Jahre vollzogen hat. Auch mit schwersten Erkrankungen ist also ein Leben möglich, das als lebenswert empfunden wird. Dieses Wissen kann Ängste und Sorgen in Bezug auf schlimme Krankheiten sicher nicht ganz beseitigen, aber vielleicht doch deutlich abmildern.

Wohl alle denkbaren positiven Botschaften in diesem Kontext bündeln sich in dem Fall von Stephen Hawking, der als »berühmtester Wissenschaftler unserer Zeit« gilt. Hawking lieferte bedeutende Beiträge zu Kosmologie, Theorie der schwarzen Löcher und

Relativitätstheorie. Vielen ist er durch seine populärwissenschaftlichen Bücher bekannt. In seinen frühen 20ern begann sich bei ihm eine schwere neurodegenerative Erkrankung zu entwickeln: die sog. Amyotrophe Lateralsklerose (ALS). Sie führt in den meisten Fällen wegen fortschreitender Lähmung in wenigen Jahren zum Tod. Auch ihm wurden von seinen Ärzten nach Diagnosestellung nur noch maximal drei Jahre gegeben. Tatsächlich schritten die Lähmungen fort: Nach fünf Jahren war er auf den Rollstuhl angewiesen, später verlor er auch noch die Fähigkeit zu sprechen. Seit 30 Jahren ist er auf einen Sprachcomputer angewiesen, den er durch Augenbewegungen steuert. Für die Formulierung eines Satzes braucht er etwa zehn Minuten. Aber er lebt, gibt an, mit seinem Leben sehr zufrieden zu sein, und feierte vor Kurzem seinen 75. Geburtstag.
Hier eine Zusammenstellung von Zitaten aus seiner Autobiografie (Hawking 2013): »Oft werde ich gefragt: Was bedeutet es für Sie, ALS zu haben? Die Antwort lautet: Nicht sehr viel. Ich versuche, so normal wie möglich zu leben, nicht über meine Krankheit nachzudenken oder den Dingen nachzutrauern, die ich ihretwegen nicht tun kann – es sind im Übrigen gar nicht so viele. […] Meine Behinderung hat meine wissenschaftliche Arbeit nicht wesentlich beeinträchtigt. Tatsächlich war sie in mancher Hinsicht eher von Vorteil: Ich brauchte keine Vorlesungen zu halten und keine Studienanfänger zu unterrichten, und ich musste nicht an langweiligen und zeitraubenden Institutssitzungen teilnehmen. Auf diese Weise konnte ich mich uneingeschränkt meiner Forschung hingeben.« Die ALS »hat mich nicht daran gehindert, eine liebenswerte Familie zu gründen und erfolgreich meine Arbeit zu tun. Ich hatte insofern Glück, als meine Krankheit langsamer vorangeschritten ist als in vielen anderen Fällen. Was beweist, dass man die Hoffnung nie aufgeben sollte.«

Insbesondere macht das Leben von Hawking deutlich, in wie hohem Maße der Mensch dazu fähig ist, äußere Versagungen durch den Ausbau seiner Innenwelt und den Aufbau innerer Glücksquellen zu kompensieren. Und ähnlich wie in Kapitel 6 im

Zusammenhang mit Johannes Paul II. angesprochen, sehen wir auch hier einen ermutigenden Triumph des Geistes über die Biologie.

Die Erfahrungsberichte Betroffener zeigen: Auch mit schwersten Erkrankungen ist ein Leben möglich, das als lebenswert empfunden wird. Dieses Wissen kann Ängste und Sorgen in Bezug auf schlimme Krankheiten sicher nicht ganz beseitigen, aber vielleicht doch deutlich abmildern.

Loslassen in der Leere

Hawking verfügt glücklicherweise noch über ein Minimum motorischer Funktionen, was ihm eine wenn auch mühselige Kommunikation erlaubt. Leider gibt es auch Patienten, bei denen die motorischen Möglichkeiten vollständig verlöschen. Man spricht hier vom »Locked-in-Syndrom«. In ausgeprägten Fällen sind die Betroffenen quasi in ihren Körper eingeschlossen, ohne noch irgendein Signal in die Außenwelt senden zu können. Für viele Menschen gehört ein solcher Zustand zum Schrecklichsten, was sie sich überhaupt vorstellen können. Ein einsames Verschüttetsein in einer Gruft ohne Hoffnung auf Rettung – das kann doch nur mit höllischer Verzweiflung verbunden sein. Auch Personen, die mit solchen Patienten eng und lang zu tun haben – Angehörige, Ärzte, Pfleger –, gehen zu über 90% davon aus, dass ein solches Dasein nicht mehr lebenswert ist. Nicht selten wird erwogen, ob »Abschalten« nicht im Sinne einer Erlösung humanitär geboten sei. Und oft mögen ja die letzten Signale, die von dem »Versinkenden« gekommen sind, Zeichen der Verzweiflung gewesen sein. Aber hier ist der Betroffene eben noch in der Phase, in der sich der Zustand verschlechtert, und für diese Phase ist schwerstes Deprimiertsein normal und nachvollziehbar. Doch was passiert, wenn er quasi den Tiefpunkt erreicht hat, wenn er Wochen und Monate dort verharrt, wenn er schließlich alles Kämpfen und Wollen aufgibt, wenn er alle Hoffnung loslässt?

Was passiert dann vor dem Hintergrund der enormen Gewöhnungs- und Anpassungsfähigkeit unserer Psyche und unseres Gehirns? Das müssen wir natürlich auch hier bedenken und in unsere projektive Einfühlung einbeziehen. Bis vor Kurzem gab es auf diese Fragen keine Antworten.

Seit Jahren arbeitet der Tübinger Neuropsychologe Niels Birbaumer an Methoden, Gehirnprozesse direkt in die Kommunikation einzubeziehen, was eben auch »einen Draht« zu Locked-in-Patienten aufbauen könnte. Über die Erfassung typischer Durchblutungsmuster im Gehirn gelingt es tatsächlich seit einiger Zeit mit hoher Trefferquote, Ja/Nein-Antworten auf gestellte Fragen von diesen Patienten zu bekommen. Birbaumer (2016) schreibt: »Je weiter die Patienten in ihrem Locked-in-Zustand fortgeschritten sind, desto positiver reagieren sie auf Fragen zu ihrer Lebensqualität. Ausgerechnet diejenigen, die eingeschlossen sind und auch wissen, dass sich daran nichts mehr ändern wird, scheinen besonders stark am Leben zu hängen.« Mit funktionellen Hirnscans wurde ihre Reaktion auf emotionale Reize untersucht. Birbaumer resümiert die Ergebnisse: Es »machte sie das, was uns alle glücklich macht, noch glücklicher als uns, während sie das, was uns schwer mitnimmt, weniger beeindruckte. Was unter dem Strich nichts anderes bedeutet, als dass ihre Lebensqualität höher ist als die unsrige. Von Depression und Resignation keine Spur.«
Die Hirnaktivität der Betroffenen zeigt überwiegend Theta-Wellen, wie sie Birbaumer auch in angenehmen Zuständen der gedanklichen Leere gefunden hat, u.a. bei Menschen in meditativer Versenkung. Er schreibt: »Wir müssen […] auf Sex, Musik, Meditation […] und andere Entleerungstechniken zurückgreifen, um wenigstens zeitweise dorthin zu kommen. Der Locked-in-Patient hat dies alles hinter sich. Die Leere kommt zu ihm, ohne dass er sie suchen müsste. Aber was noch entscheidender ist: sie macht ihn *glücklich.*« Manch einem mag diese Schlussfolgerung etwas weit gehen. Was aber sicher zutrifft, und darauf kommt es hier an: Unser Gehirn ist ein hochgradig anpassungsfähiges, selbstregulierendes System, in dem auch das Leiden Momenten

der Selbstbegrenzung unterliegt. Endlose Höllenqualen gibt es wohl nur in der katastrophisierenden Fantasie. Die Angst vor dem Schlimmsten ist fast immer schlimmer als das Schlimmste selbst.

Dem Tod ins Auge sehen

Und natürlich: Viele Ängste und Sorgen in diesem Kontext beziehen sich auf unser definitives Ende – zumindest in dem Teil des Universums, den wir wahrnehmen können. Grundsätzliches dazu haben wir ja schon erläutert, dass man das Sterben heute weitgehend schmerzfrei gestalten kann und dass niemand definitiv weiß, was der Übergang in den Tod wirklich bedeutet. Vielleicht geht einfach nur das Licht aus und es ist wie in einem traumlosen Schlaf, oder aber wir erwachen in eine andere Seinsform hinein. Wir haben Albert Einstein zitiert – selbst er mochte offenbar nicht ausschließen, dass wir Verstorbenen wiederbegegnen könnten.

Wie naheliegend und einleuchtend diese trostreichen Denkfiguren sind, erkennt man auch daran, dass schon die Alten über sie verfügten: »Das schauerlichste Übel also, der Tod, geht uns nichts an; denn solange wir existieren, ist der Tod nicht da, und wenn der Tod da ist, existieren wir nicht mehr«, schrieb Epikur. Und Platon formulierte: »Niemand weiß, was der Tod ist, ob er nicht für den Menschen das größte ist unter allen Gütern. Sie fürchten ihn aber, als wüssten sie gewiss, dass er das größte Übel ist.«

Man kann auf diese Reise ins Unbekannte mit Angst reagieren. Man kann aber auch versuchen, Vertrauen in den Urgrund des Seins zu entwickeln, das Ganze als ein spannendes Abenteuer zu betrachten und Neugier zu empfinden. Wenn man nicht weiß, was auf einen zukommt, ist es am förderlichsten, sich eine positive Vorstellung zu machen. Sofern man einer bestimmten Religion angehört, wäre es naheliegend, auf die dort verfügbaren Bilder zurückzugreifen. Ist dies nicht der Fall, findet man in der Weisheitsliteratur eine Fülle sehr ansprechender Metaphern. Die bekannteste ist sicher die vom Schmetterling: Die Raupe stirbt nicht, sie wandelt sich zum Schmetterling, der seinen Kokon ablegt wie der Sterbende seinen Körper. Oder auch die Vorstellung, Menschen seien wie Wellen auf dem Ozean des Seins. Sie schäumen eine Zeit lang auf, kehren in die Tiefe zurück und entstehen wieder neu.

Hilfreich sein kann der Versuch, auf philosophische Distanz zu gehen, sich selbst nicht so wichtig zu nehmen und den Fokus auf das zu legen, was bleibt: die Kinder; Häuser, die man gebaut hat; eine Fülle guter Taten, die sich nach dem Dominoeffekt in die Zukunft fortpflanzen, mit ungeahnten Wirkungen. Weiter kann es helfen, sich einmal vorzustellen, was die Alternative wäre: Es gibt keine Krankheiten, der Körper altert ab 25 nicht weiter und hätte die Fähigkeit, sich unendlich lange zu regenerieren. Versuchen Sie sich einmal vorzustellen, was das für Ihren Psychohaushalt bedeuten würde. Vieles könnte sich entwerten – man hätte ja für alles noch so viel Zeit, man könnte unendlich viele Anläufe nehmen. Manch einer würde vielleicht aus Bequemlichkeit gar nicht mehr aus dem Bett kommen. Andere kämen nicht aus dem Bett, weil in ihrer Sichtweise eine beängstigende Aufwertung und Risikosteigerung stattgefunden hätte: Wenn ein Sterblicher beim Raustreten auf die Straße überfahren wird, verliert er schlimmstenfalls einige Jahrzehnte. Der Unsterbliche aber riskierte, Jahrhunderttausende zu verlieren. Oder würden wir nicht doch irgendwann lebensüberdrüssig werden? Irgendwann ist der Raum menschlicher Entwicklungs- und Erlebensmöglichkeiten ausgeschritten, immer mehr wiederholt sich immer öfter. Irgendwann wären die letzten Kulissen gefallen, die letzten Illusionen aufgebraucht. Ich persönlich würde mir vielleicht 50 Jahre mehr wünschen – na ja, und dann nochmal 20 –, aber ich würde den Tod wohl nicht grundsätzlich abschaffen wollen. Schon deshalb nicht, weil man als Evolutionist ja weiß: Ohne den Tod hätte es keine Evolution gegeben und keine Entwicklung zum Menschen.

In seinem oben zitierten, sehr lesenswerten Buch geht Niels Birbaumer ebenfalls auf die Themen Sterben und Nahtoderfahrungen ein. In Tierexperimenten fanden sich auch in der Phase des Sterbens Thetawellen, die so charakteristisch sind für jene Zustände der Leere, die viele Menschen durch vielerlei Praktiken zu erreichen suchen. Nach Prüfung all dessen mit dem strengen Blick des empirischen Wissenschaftlers stellt er fest: »Offenbar müssen wir uns also keine übertriebenen Sorgen ums Sterben machen. Die große Entleerung am Ende unseres Lebens scheint [...] eher für eine entspannte, manchmal sogar euphorische Stimmungslage zu sorgen.«

Leiden und Tod von Angehörigen

Ein großes Sorgenthema ist das Wohlergehen von geliebten Menschen: Partner, Kinder, Eltern, Geschwister und auch enge Freunde. Vielen Müttern stockt das Herz, wenn Sie auch nur daran denken, dass einem ihrer Kinder etwas Schlimmes zustoßen könnte – ein Unfall, eine Entführung, ein chronisches psychisches Leiden, eine tödliche Krankheit. Und für uns alle gehört es zum Schlimmsten, was wir uns vorstellen können, wenn Eltern am Bett ihres sterbenden Kindes stehen. In dieser krassen Form ist es gottlob selten, aber auf irgendeine Weise werden wir alle einmal mit Leid von geliebten Menschen und dem Mitleiden daran konfrontiert sein. Auch dem müssen wir uns stellen, auch hierfür müssen wir im ersten Schritt Denkfiguren verinnerlichen, die uns Halt geben und den Schmerz eingrenzen. Wenn wir dies tun, wird das schon im Vorfeld vorauseilenden Sorgen und Erwartungsängsten ein wenig den Schwung nehmen.

Wir brauchen die Fähigkeit zu einer stoischen Lebenshaltung, die den Mut zu radikaler Akzeptanz des Unabänderlichen aufbringt, den Mut zu Distanz, Härte, verzweifeltem Egoismus und Loslassen im Wissen, dass man Prinzipien wie Selbstverantwortung letztlich nicht zu hintergehen vermag, dass es »Points of no return« gibt, an denen das Schicksal eines Menschen unentrinnbar wird. Es gibt Situationen, in denen uns die Vernunft ein Verhalten abzwingt, das im Hier und Jetzt unmenschlich wirken mag, es aber nicht ist, weil es aufs Ganze gesehen Schaden und Leid vermindert. Es kann einem Kind das Leben retten, wenn die Mutter es über sich bringt, sich seinen wimmernden Armen zu entringen, um Hilfe zu holen. Wir müssen uns die Fähigkeit erarbeiten, unse-

re Gefühle – auch die menschlichsten – so weit einzugrenzen, dass eine basale Handlungsfähigkeit erhalten bleibt.
In Bezug auf Situationen, die etwas mit Krankheit, Schmerz und Sterben zu tun haben, kann natürlich vieles von dem hilfreich sein, was wir im vorangegangenen Abschnitt erörtert hatten. Insbesondere gilt dies für die Selbstbegrenzung des Leidens qua Gewöhnung und Anpassung und die Tatsache, dass dies durch unsere Empathiemechanismen nicht »eingerechnet« wird: Betroffene leiden oft weniger, als Angehörige vermuten oder gar selbst mitleiden. Aber nicht nur im Falle von Krankheit leiden Angehörige mit – das Mitleiden beginnt ja oft schon dann, wenn Nahestehende Lebensentwürfe wählen, die den eigenen Lebensvorstellungen und Werten diametral entgegenstehen: Wenn das Kind der Banker-Eltern eine prekäre Künstlerexistenz führt, wenn es sich dem Extremsport verschreibt, politischer Aktivist wird oder gar ein Aussteigerleben führt. Oft könnte die Befindensdiskrepanz zwischen beiden Parteien dann kaum größer sein.

Menschen sind schon von Geburt an recht verschieden. Durch unterschiedliche Lebenswege entwickeln sie innere Wirklichkeiten und Erlebensweisen, die sich noch mehr voneinander unterscheiden. Was am Ende dem einen als Unglück scheint, erlebt der andere als Glück. Verabsolutieren Sie also niemals Ihre eigenen Vorstellungen vom Leben. Halten Sie sich immer vor Augen, dass Sie sich niemals vollständig in die innere Wirklichkeit eines anderen Menschen hineindenken können. Jeder muss seinen eigenen Weg zu Zufriedenheit finden, jeder muss seine ureigenen Erfahrungen machen. Und all das kann er nur, wenn man ihm gestattet, seinen Weg zu gehen. Und dieser je eigene Weg wird immer auch Fehler und Phasen des Unglücks einschließen – für Lernen und persönliches Wachstum ist das unverzichtbar. Außenstehende können das immer nur in sehr engen Grenzen beeinflussen oder verhindern. Niemand kann die Schicksalskurve eines anderen Menschen nach eigenem Gusto prägen oder umformen. Jeder Mensch hat unausweichlich sein Eigenschicksal, für das er die Selbstverantwortung trägt.

Zu viel Druck erzeugt Gegendruck und zerstört die Beziehung. Eher sollte man Anregungen geben, Fragen stellen und Konsequenzen aufzeigen, sodass der andere sich ggf. aus eigener Einsicht und Motivation heraus korrigieren kann. Menschen durchlaufen Phasen und zeigen oft auch unerwartete Entwicklungsschübe. Viele berühmte Hochleister waren schlecht in der Schule oder haben ihr Studium abgebrochen.

Aufgrund der innenbestimmten, stark genetisch geprägten Eigenlogik der menschlichen Entwicklung haben die bewussten Erziehungsbemühungen von Eltern oft nicht die gewollte Wirkung (Harris 2000). Kinder spüren, was sie brauchen, und holen sich das aus ihrer Umgebung, wo immer sie es finden – wenn nicht bei den Eltern, dann beim Onkel, bei der Lehrerin oder in der Clique. Man sieht das allein schon daran, wie unterschiedlich Geschwister trotz »Gleichbehandlung« geraten. Wichtig ist, dass Eltern mit Konsequenz bestimmte Grenzen setzen, ein an Möglichkeiten und Anregungen reiches Umfeld bieten, bei Bedarf zur Verfügung stehen und die Grundbotschaft vermitteln: Wir lieben dich, so wie du bist; wir glauben, dass du es kannst und schaffen wirst. Kinder sind sehr fehlertolerant, über das Gesagte hinaus kann man da gar nicht so viel richtig oder falsch machen. Wie viele Studien zeigen, wachsen viele traumatisierte Kinder zu gesunden Erwachsenen heran, und nicht wenige Sprösslinge aus behütetem Elternhaus haben später einen »Absturz«. Viele Eltern sehen ihre Einflussmöglichkeiten und ihre Verantwortung überzogen, sorgen sich zu viel und machen sich viele unberechtigte Schuldvorwürfe.

Und zuletzt: Auch die größte Liebe sollte niemals zur Selbstaufgabe führen. Verschmelzung ist eine vergängliche Gefühlsillusion. Am Ende bleiben wir alle eigenständige Wesen mit eigenen Rechten und Pflichten. Wir sind nicht unsere Partner, unsere Kinder oder unsere Eltern. Es gibt viele Gründe, sich gegen die Mitzerstörung durch das Leid eines Nahestehenden zu wehren. In einer gesunden Beziehung würde auch der andere das nicht wollen, es würde im Gegenteil sein eigenes Leiden noch vergrößern. Es wird ihm vielmehr wichtig sein, dass es Ihnen ausreichend gut

geht und Sie Ihre Chancen auf eigenes Lebensglück nicht verspielen. Der bedrohte Angehörige ist nicht das einzig Wertvolle auf der Welt – es gibt weitere Menschen in Ihrem Umfeld, die womöglich Ihre Hilfe brauchen, für die Sie wichtig sind.
Wir brauchen Ihre Kraft für die Lösung von Aufgaben in dieser Welt, die für uns alle Bedeutung haben. Schließlich haben Sie nicht nur ein Recht auf, sondern auch die Pflicht zu eigenem Glück. Wie oben schon gesagt: »Gott« oder was auch immer veranstaltet diese verrückte Party »Leben«, damit wir Spaß haben. Ich bin sicher, dass er sauer wird, wenn das nicht bei uns ankommt. Nehmen Sie das ernst und legen Sie sich besser nicht mit ihm an. Nehmen Sie sich vor zu lernen, auf eine Weise mit den Dingen umzugehen, dass Sie irgendwann wieder Spaß am Leben haben können. Ringen Sie sich durch zu einem gesunden Egoismus.

Ängstliche Selbstüberforderung

Die 80/20-Regel

»Ich muss alles selber machen, alles unter Kontrolle haben. Ich muss allzeit höchste und perfekte Leistung bringen. Nur dann bin ich sicher, nur dann bin ich etwas wert – in den Augen der anderen, aber auch in meinen eigenen. Wie soll ich das nur auf Dauer schaffen? Das macht mir richtig Angst.« So oder ähnlich spricht die innere Stimme oft bei Menschen, und bei Angstbetroffenen tut sie das besonders laut.
Wie im Grundlagenabschnitt schon erläutert, entspringen solche Muss-Vorstellungen gern einer Weltsicht, die etwas mechanistisch-maschinenhaft ist. So tickt unsere Welt aber nicht. Unsere Welt ist ein lebendes Netzwerk mit aktiven Knoten, das ständig in eigengetriebener Entwicklung und Veränderung ist. So gesehen gleicht unser Leben nicht einer langen Fahrradtour, sondern eher dem Schwimmen in einem Fluss. Bei einer Fahrradtour muss man immer selber treten, beim Schwimmen kann man sich tragen und treiben lassen. Wer nur schlecht schwimmen kann, der strampelt angstgetrieben immer mit voller Kraft auf die nächste

Sandbank oder Flussinsel zu. Der gute und erfahrene Schwimmer aber nimmt viel Luft in die Lungen und lässt sich gelassen treiben, was er nur mit sparsamen Bewegungen unterstützen und steuern muss. Nur selten krault er mit ganzer Kraft, etwa wenn es eine Stromschnelle zu umschwimmen gilt. Viele Menschen strampeln ihr Leben lang wie Nichtschwimmer. Sie kennen nur den Strampelmodus. Oder sie fallen nach Entwicklung einer Angststörung in ihn zurück. Und auch die guten Schwimmer strampeln wahrscheinlich noch viel zu viel.

Es gibt ein Gesetz, das in komplexen Welten in den allerverschiedensten Bereichen auf merkwürdige Weise grobe Gültigkeit besitzt: die 80/20-Regel (nach seinem Entdecker auch Pareto-Prinzip genannt, s. Prof. Google). 20% der Aufwendungen haben Wirkung und 80% sind für die Katz. Ca. 20% der Produkte einer Firma bringen ca. 80% des Umsatzes, ca. 20% der Worte einer Sprache tragen ca. 80% der Kommunikation, auf ca. 20% Ihrer Fußbodenfläche finden 80% der Abnutzung statt etc. Und wahrscheinlich gilt für die meisten von uns: 80% der guten Effekte auf unser Leben stammen von nur 20% unserer Aktivitäten! Mit anderen Worten: 80% von dem, was wir tun, ist Bullshit. Wir lassen uns ablenken, wir regen uns über Kleinigkeiten auf, wir betreiben Prinzipienreiterei, wir schurigeln unsere Kinder ohne Effekt, wir sind in der Firma in einer Weise überschießend fleißig und perfekt, die niemand erwartet und manchen ärgert. An vielen Stellen kämpft man umsonst:

- weil es unwichtig ist,
- weil es nichts bewirkt,
- weil es Schlechtes bewirkt,
- weil es nicht erwartet wird,
- weil es sich von ganz allein erledigen würde,
- weil ein anderer es besser hinbekommen hätte,
- weil unser ganzer irrer, sich summierender Aktionismus die Welt in die Katastrophe treibt.

Das Dumme ist natürlich: Ganz genau wissen wir eben nicht, welche Aktionen zu den »goldenen Zwanzigern« gehören und welche nicht. Aber wenn wir etwas achtsamer durch den Tag gingen, könnten wir wahrscheinlich vieles besser einsortieren. Also:

- weniger kämpfen,
- innehalten und sich bremsen lernen,
- die Dinge mehr aus sich heraus geschehen lassen,
- mehr Mut zur Lücke aufbringen,
- geduldiger und langsamer werden,
- bewusster und mit mehr Achtsamkeit auch für das Bauchgefühl durch den Tag gehen,
- nur das gut tun, was wirklich wichtig ist.

Es wäre gut, wenn man immer mehrere Projekte am Laufen hätte – ist eines blockiert, kann man an einem anderen weiterarbeiten. Geschmeidig bleiben wie ein Fisch im Wasser. Wenn wir lernen könnten, 80% der Störungen und Angriffe zu ignorieren und unsere Spontanimpulse zu blockieren, würden wir glücklicher sein und unsere wirklichen Ziele schneller erreichen. Viele Problemknoten lösen sich im Zeitenstrom von allein wieder auf, das meiste wird nicht so heiß gegessen, wie es gekocht wurde. Machen Sie einfach Ihr Ding weiter, verfolgen Sie einfach unbeirrt und in geschmeidigem Umschalten Ihre wichtigen Ziele, bis sich Ihnen wirklich jemand in den Weg stellt. Meist ist es nur Hundegebell und die Karawane kann weiterziehen.

Vor dem Hintergrund all dessen, was wir in den obigen Abschnitten gesagt haben, gilt: Kaum einer der Konflikte, an denen wir uns verkämpfen, bedroht wirklich unser Leben oder unser Glück. Auch dann nicht, wenn wir taktische Niederlagen erleiden oder zeitweise Rückschritte machen.

In einem Buch über Angststörungen muss man natürlich anfügen: Kluges Unterlassen ist unbedingt zu unterscheiden von Vermeidung! Wenn man sich eingestehen muss, Dinge aus überstarker Angst heraus unterlassen zu wollen, ist es klug, sie zumindest so lange zu tun, bis sich die Angst normalisiert hat.

Es gibt keine Fehler und kein »Muss«

Auch mit den Fehlern ist das so eine Sache. Bei einer einfachen Rechenaufgabe ist klar definiert, was ein Fehler ist. In komplexen Welten verschwimmen da die Grenzen: Die Kriterien für Richtig und Falsch sind unschärfer, komplexe Welten sind fehlerfreundlich, d.h., sie kompensieren Störungen durch Selbstregulation und Selbstheilung. Nicht selten kehren sich heutige Fehler morgen in Vorteile um – denken Sie an die Geschichte vom alten Mann und dem Pferd aus Kapitel 3. Und so etwas passiert andauernd: Die Entdeckung des Penicillins verdanken wir der Verunreinigung einer Petrischale (s. Prof. Google). Wäre es im Labor des Dr. Fleming in jeder Hinsicht perfekt zugegangen, hätten Tausende mehr an Infektionen sterben müssen. Sie grübeln, ob es ein Fehler war, dass Sie gestern die Spiele-Konsole Ihres Sohnes auf dem Boden zertrümmert haben? Er wird es verkraften. Wenn Sie manches andere richtig gemacht haben, wird Ihre Beziehung das überleben. Und wenn er dabei am Ende seine Freude am Lesen wiederentdeckt, wäre es ein Segen.

Wir sollten es üben, nicht in ein für alle Mal abgeschlossenen Ereignissen zu denken, sondern in offenen Prozessen. Machen Sie sich bewusst, dass Sie in komplexen Welten niemals die Richtigkeit von Entscheidungen bis auf die dritte Kommastelle absichern können. Seien Sie bewusst unperfekter, improvisations- und experimentierfreudiger: Wir probieren das jetzt mal so, und dann steuern wir ggf. nach. Es gibt keine Fehler. Es gibt nur Ereignisse, bei denen wir noch daran arbeiten, sie so in unseren Lebensprozess zu integrieren, dass sie uns am Ende nützen. Wir selbst und unsere Welt sind derart kreativ und komplex, dass das fast immer möglich ist.

Machen Sie sich vor diesem Hintergrund auch noch einmal bewusst, dass Ihr Wert als Mensch nicht von Leistung, Perfektion und Fehlerfreiheit abhängt. Wenn eine unordentliche Laborantin Hunderttausende Menschenleben retten kann – wer weiß, was Ihre »Fehler« für Fern- und Folgewirkungen haben. Dass wir Menschen immer glauben, wir könnten absolut werten und urteilen – was für eine Hybris. Und überhaupt: Wir haben ja oben erarbeitet, dass Ihre Existenzaufgabe darin besteht, das Leben, das Sein und sich selbst – also die ganze »Schöpfung« – so differenziert und intensiv wie möglich zu genießen. In gesundem Maß gehört dazu auch die Freude an Leistung und Perfektion. Aber sie sind und bleiben Mittel und nicht Zweck. Wir leisten, um das Leben besser genießen zu können. Wir leben nicht, um zu leisten. Ein Behinderter kann den ihm offenstehenden Raum des Lebensgenusses genauso ausschreiten wie ein Schauspielstar oder ein Nobelpreisträger. Alle erfüllen ihre Existenzaufgabe gleich gut, alle sind gleich viel wert. Der Lebens- und Weltentwurf eines Indianerstammes am Amazonas, bei dem man drei Stunden am Tag jagt und den Rest der Zeit mit den Kindern spielt, ist genauso gerechtfertigt wie der unsere. In gewisser Weise ist er sogar wertvoller, weil er ökologisch verträglicher ist. Bauen Sie zumindest innerlich eine kritische Distanz auf zu den überzogenen, z.T. pervertierten Ansprüchen unserer Leistungsgesellschaften. Fühlen Sie sich nicht entwertet, wenn Sie ihnen einmal nicht gerecht werden können oder wollen.

Wir müssen also viel weniger, als uns unsere Muss-Sätze ständig weismachen wollen! Genau besehen müssen wir eigentlich gar nichts. Das »Muss« ist ein toxisches Hirngespinst, das nur in unserem Geist existiert. Es blockiert uns und vermiest uns das Leben. Noch deutlicher wird das, wenn wir die Dinge mit schwarzem Humor wieder etwas ins Groteske überziehen. Wenn es passt, sage ich dann gelegentlich zu meinen Patienten etwas in der Art wie »Ich muss jetzt z.B. auch gar nicht weiter mit Ihnen sprechen! Was würde denn passieren, wenn ich ab jetzt schweigen und einfach gar nichts mehr machen würde, außer vor mich hin starren? … Okay, und was würde dann passieren? … Und dann? …« Am Ende landen wir bei einem Szenario in der Art: Ich sitze als Dauerpatient in irgendeiner Psychiatrie und bin das große Rätsel meiner Kollegen, auf das keine der offiziellen Diagnosen wirklich passt. Vielleicht gehe ich dann als erster Fall des »Bartleby-Syndroms« in die Psychiatrie-Geschichte ein (Bartleby

s. ggf. Prof. Google). Äußerlich passiv wäre ich innerlich natürlich umso aktiver. Vielleicht würde ich versuchen, ein Zen-Meister zu werden, oder ununterbrochen lesen und mir in heimlichen philosophischen Weltbetrachtungen genügen. Oder ich würde versuchen, im Geist Romane zu schreiben, und sie dann nachts in einen versteckten Laptop hauen. Und wenn nicht als Bartleby-Fall, so würde ich womöglich mit diesen dann doch noch berühmt werden. Manchmal gewinnt man am Ende doch noch, was man einmal wirklich losgelassen hat.
Der schon zitierte Psychologe Jens Corssen setzt bei seinen Vorträgen dann immer noch einen drauf: »Sie müssen nicht mal essen! In Deutschland oder der Schweiz findet sich immer jemand, der das für Sie übernimmt und Ihnen eine Magensonde legt.« Und jetzt setz ich noch einen drauf: Sie müssen nicht mal atmen. Schon nach zehn Sekunden würde ich das für Sie übernehmen (zumindest wenn Sie mir als Patient gegenübersitzen). Entgegen einer verbreiteten Mähr müssen wir ja nicht mal sterben! Es stirbt uns – auch das übernimmt die Natur für uns. Wir müssen also wirklich gar nichts. Streichen Sie das Wort »muss« aus Ihrem Wortschatz. Ich möchte, dass Sie es gar nicht mehr aussprechen können.

Wir leisten, um das Leben besser genießen zu können.
Wir leben nicht, um zu leisten.

Kulturpessimismus und Weltuntergangsbefürchtungen

Lineares Denken deprimiert

Als ich noch ein frecher Bengel war, haben wir uns oft verbotenerweise auch auf Baustellen herumgetrieben. Da konnte man gelegentlich beobachten, wie große Sand- oder Kieshaufen mit dem Förderband aufgeschüttet wurden. Von oben kommt immer neuer Sand, und an den Seiten des Haufens gehen immer mehr oder weniger große Lawinen herunter: anfangs und lange Zeit viele kleine, der Haufen wird immer steiler und höher, dann etwas häufiger auch größere, sodass der Haufen wieder flacher wird, und ganz selten gibt es mal einen Riesenrutsch, bei dem der Haufen auf die halbe Höhe zusammenbricht. In meiner Studentenzeit wurden solche Sandhaufen dann nochmals unerwartet zum Spielgegenstand. Sie sind beliebte Modelle der sog. Katastrophentheorie. In vielen Wirklichkeitsbereichen zeigt sich Ähnliches: Kleine Katastrophen passieren häufig, größere seltener, ganz große ganz, ganz selten, aber irgendwann eben doch.

Mit den »kleineren« Katastrophen wie Unfällen oder Morden haben wir uns ja im Abschnitt »Risikogesellschaft? Wie gefährlich unsere Welt wirklich ist« schon beschäftigt. Weil sie häufiger passieren, kann man sie zählen, eine Statistik erstellen und Wahrscheinlichkeitsaussagen machen. Mit größeren Katastrophen wie Weltuntergängen geht das leider nicht. Auch wenn sie oft vorhergesagt werden – der letzte Weltuntergang hätte laut Maya-Kalender 2012 stattfinden sollen –, sind sie gottlob extrem selten. Und damit eben auch nicht vorhersagbar. Auch mittelgroße Katastrophen sind kaum prognostizierbar: Der Erste Weltkrieg, der Tsunami von 2004, die Finanzkrise von 2008 – all dies hat die meisten Menschen kalt überrascht. Aber auch Ereignisse dieser Größenordnung sind eben viel seltener, als sie vom Bauchgefühl her eintreten sollten.

Seit Menschengedenken leben die Leute ja in der Angst, dass der Weltuntergang unmittelbar bevorstehe. Dass diese Sorge so übergroß ist, hat zum Ersten sicher wieder damit zu tun, dass wir Menschen per evolutionspsychologischer Prägung Gefahrensucher sind und als solche in einer Medienwelt mit hoher »Quotenbeschaffungskriminalität« leben – das wurde schon besprochen. Was zweitens noch dazukommt, ist, dass wir aus unserer Alltagserfahrung heraus gewohnt sind, linear zu denken, d.h., wir gehen von einer allmählichen und stetigen Weiterentwicklung der Dinge aus: Wenn die Badewanne nach 5 Minuten zu einem Viertel gefüllt ist, dann ist sie nach 10 Minuten halb voll usw. – und wenn das Wasser weiterläuft, gibt es unausweichlich nach 20 Minuten eine Überschwemmung. In dieser Art schlussfolgern wir dann auch in Bezug auf das große Ganze: »Ich höre immer öfter von

Terroranschlägen. Wenn das so weitergeht, versinken wir im Kampf jeder gegen jeden.« – »Immer öfter hört man wieder von Finanzblasen, höheren Schuldenständen etc. – die nächste Finanzkrise steht bevor.« – »Jahr um Jahr neue Rekorde in Sachen CO_2-Ausstoß und Hitzerekorde – der Klimakollaps ist nicht mehr abzuwenden« etc., etc.

Der in Variationen zu lesende Running Gag an dieser Stelle ist: Um 1850 prognostizierten die New Yorker Stadtplaner, dass die Straßen ihrer Stadt wegen der Zunahme an Kutschen bis zum Jahr 1910 in meterhohem Pferdemist ersticken würden. Nun, wir alle wissen, so ist es nicht gekommen. Vielmehr sind die Autos erfunden worden. Die Todesprognosen lauten heute auf Feinstaub & Co. Und auch diesmal besteht die Chance, dass bald die Mehrheit der Autos mit Windstrom fährt, am Ende doch noch irgendwie die Energiegewinnung durch Kernfusion gelingt – oder auf eine ganz neue Weise, von der wir noch gar nichts ahnen. Komplexe Welten sind kreativ und selbstorganisationsfähig. Sie entwickeln sich nicht allmählich und stetig, sondern zeigen Sprünge – Sprünge in völlig neue, unerwartete Qualitäten und Eigenschaften. Sauerstoff und Wasserstoff sind Gase. Wenn sie bei der Verbrennung zusammenkommen, entsteht nicht ein drittes Gas, sondern etwas völlig Neues und anderes: die Flüssigkeit Wasser. Dieses unerwartete und unvorhersagbare In-die-Welt-Treten neuer Qualitäten wird in der Systemtheorie »Emergenz« genannt.

Das Wunder der Emergenz

Emergenz ist gewissermaßen das Pendant zum Wunder in der Religion. Emergenz ist nicht ganz so potent wie das Wunder in Märchen oder Bibel, aber dafür gibt es sie wirklich. Hoffen wir also immer auf das Wunder der Emergenz. Und dafür kann man sogar mehr tun als hoffen und beten – man kann forschen, arbeiten und kämpfen. Und das lohnt sich. Viele in der Vergangenheit prognostizierte Katastrophen konnten verhindert werden: die atomare Weltvernichtung, die viele zu Zeiten des Kalten Krieges für unvermeidlich hielten; das Waldsterben; und auch das Ozonloch wird seit 2012 wieder kleiner. Vieles weitere ließe sich anführen,

und von noch viel mehr nahen und dann doch noch irgendwie verhinderten Katastrophen wissen wir gar nichts. Weil wir spontan auf das Negative schauen, müssen wir uns diese Positivmomente immer wieder bewusst vor Augen führen.
Ja, es gibt globale Gefahren, sie sind real, und manche von ihnen nehmen zu. Zugleich aber wachsen unsere Bewältigungspotenziale und es gibt immer wieder unerwartete Durchbrüche ins Positive. »Wo aber Gefahr ist, wächst das Rettende auch«, formulierte Friedrich Hölderlin.

Das Wunder der Emergenz kann einen prinzipiellen Optimismus begründen: Wie schlimm und ausweglos die Lage auch immer scheinen oder sein mag – geben wir niemals die Hoffnung auf, Besserung ist prinzipiell und immer möglich. Stärken wir unser Urvertrauen. Es ist schon lange gut gegangen und es kann auch noch sehr, sehr lange gut gehen. Sollten wir Verluste erleiden, auch schwere Verluste – wir haben ja gesehen, wie anpassungsfähig wir sind und wie wenig wir für Lebenszufriedenheit letztlich brauchen.
Und wenn doch in absehbarer Zeit »Schluss« sein sollte? Wenn sich doch die finale globale Katastrophe aufschaukelt oder ein gewaltiger Asteroid schon im Anflug ist? Wenn im Tod wirklich auf immer das Licht ausgeht? Wäre all das ein sinnvoller Grund für sorgenvolles Grübeln? Ist es nicht ein merkwürdiges Paradox, dass viele Menschen nur dann den Moment genießen können, wenn sie in dem Glauben sind, dass noch unendlich viele solcher Momente kommen? Vernünftig wäre doch eigentlich das genaue Gegenteil: Wir sollten das Hier und Jetzt, die Tage, die uns bleiben, umso intensiver genießen! Je begrenzter die Perspektive, desto wertvoller doch der Moment! Wenn wir uns das immer wieder glasklar vor Augen führen und mit der ganzen Trotzmacht unseres Geistes innerlich aufstampfen – vielleicht kann das die Sorgenmühle eine Zeit lang aus dem Takt und zum Anhalten bringen.

Obwohl der antike Dichter Äsop das Wort »Emergenz« noch nicht kannte, hat er das »Wunder der Emergenz« doch in einer seiner Fabeln auf geniale Weise anschaulich gemacht: Zwei Frösche, deren Tümpel die heiße Sommersonne ausgetrocknet hatte, gingen auf Wanderschaft. Gegen Abend erreichten sie ein Gehöft. Sie krochen in die Speisekammer und fanden dort eine große Schüssel Milch, die zum Abrahmen aufgestellt worden war. Sie hüpften sogleich hinein und ließen es sich schmecken. Als sie ihren Hunger gestillt hatten und wieder ins Freie wollten, gelang ihnen das nicht. Die glatte Wand der Schüssel war nicht zu bezwingen, und sie rutschten immer wieder in die Milch zurück. Über Stunden mühten sie sich vergeblich ab, und ihre Schenkel wurden allmählich immer matter. Da rief der eine Frosch: »Alles Strampeln ist umsonst, das Schicksal ist gegen uns, ich geb's auf!« Er glitt auf den Boden des Gefäßes und ertrank. Sein Gefährte aber kämpfte aus Prinzip weiter bis in die Nacht hinein. Endlich entstand unter seinen Füßen ein Butterklumpen, der größer und fester wurde. Mit letzter Kraft konnte er auf ihm der Schüssel entsteigen und war gerettet.

Stufen der Sicherheit: äußere, innere und spirituelle Sicherheit

Spontan streben wir alle nach äußerer Sicherheit. Wir hätten gern, dass unsere äußere Lebenssituation ohne Gefahren ist und uns dauerhaft all die Dinge bietet, die wir uns wünschen. Dies herzustellen ist Ziel eines Großteils aller menschlichen Bemühungen in Wissenschaft, Wirtschaft, Verwaltung und Verteidigung. Und wie beschrieben, haben wir hier erhebliche Fortschritte gemacht – nie zuvor in der Menschheitsgeschichte war die äußere Sicherheit größer als in den westlichen Gesellschaften. Gleichwohl: Absolute äußere Sicherheit ist nicht möglich und der Aufwand, noch mehr Sicherheit herauszuholen, wird immer größer. Es gibt einen Punkt, an dem dieser Aufwand derart groß wird, dass er ein normales, auf positive Ziele orientiertes Leben verunmöglicht – und dann wird das Ganze natürlich sinnlos. Wir sollten uns mit vertretbarem Aufwand nach außen absichern – das Restrisiko müssen wir akzeptieren.

Dies geht umso besser, je mehr es uns gelingt, eine neue, höhere Stufe der Sicherheit zu erlangen: die innere Sicherheit. Innere Sicherheit heißt, die Lücke zwischen Reiz und Reaktion zu vergrößern; die Fähigkeit zu stärken, sich von der Außenwelt abzukoppeln, um mehr in der Innenwelt zu leben. Man lebt in dem Bewusstsein, dass man sich ausreichend in seiner Innenwelt einrichten und wohlfühlen kann, unter fast allen äußeren Umständen, sofern diese die grundlegenden Überlebensvoraussetzungen bieten (was in den westlichen Wohlstandsgesellschaften in aller Regel für jeden gegeben ist). Man fürchtet keine materiellen Verluste und auch keine Beziehungsverluste. Man liebt, aber tiefer und reifer, deshalb »nichtbesitzergreifend« und damit auch ohne Verlustangst. Man kann sich daran freuen, dass es einen bestimmten Menschen gibt, in der realen Begegnung wie im Geiste. Man muss ihn aber dafür nicht besitzen oder etwas von ihm »bekommen«. Das meiste, was wir in diesem Buch besprechen, dient direkt oder indirekt der Stärkung von Autonomie und innerer Sicherheit.

Auf der Stufe der inneren Sicherheit lässt man die Außenumstände los, hält aber an einem ausreichend gesunden und funktionstüchtigen Körper fest. Wem es gelingt, auch dieses Letzte noch loszulassen, der hat eine Stufe erreicht, die man spirituelle Sicherheit nennen könnte. Man wehrt sich dann nicht mehr gegen den ewigen Wandel und kann die Auflösung auch der eigenen materiellen Strukturen und Formen radikal akzeptieren,

- weil man es schafft, sein Ich loszulassen und sich mit dem Ganzen zu identifizieren: Ich bin nicht die Welle, sondern der Ozean;
- weil man sein Ich ablöst vom Materiellen: Ich bin nicht der Ozean, ich bin nicht die Welle, ich bin nicht mein Körper. Mein Geist, meine Seele, was mich ausmacht, ist etwas anderes, »Immaterielles«, das unverlierbar und unangreifbar ist;
- weil man konkretere religiöse Vorstellungen hat: Ich kann nicht tiefer fallen als in Gottes Hand;
- weil man weiß, dass man nichts weiß, und alles Reflektieren loslässt: Ich bin, was geschieht, und was geschieht, ist gut.

Bestimmt gibt es noch andere Wege. Und wir wissen ja wirklich nichts – vielleicht sind alle diese Vorstellungen nur Illusionen. Aber es wären dann gesunde, förderliche und damit vernünftige Illusionen, die einer rationalen und wissenschaftlich fundierten Weltsicht nicht entgegenstehen. Im Prinzip sollte man jetzt dazu fähig sein, auch schlimmste Lebensphasen zu durchleben wie eine Fahrt mit der Gespensterbahn: Man erschrickt nicht mehr bis ins Mark; tief im Innersten weiß man, dass alle Gespenster letztlich aus Pappe sind. Man hat das Spiel durchschaut. Es sind unsere Gene, die uns gemäß ihrem egoistischen Interesse nach Ausbreitung erschrecken machen. Aber wir sind nicht unsere Gene, wir sind nicht in erster Linie biologische Wesen, wir sind überwiegend geistig-kulturelle Wesen.

Welche Sicherheiten sollte man nun anstreben? Auch hier vertrete ich das Prinzip des mittleren Weges. Äußere Sicherheit ist in absoluter Form prinzipiell nicht herstellbar, und wer die höchstmögliche Form erreichen will, bezahlt auf andere Weise mit seinem Leben: Er müsste sich in einem Atombunker verbarrikadieren. Absolute innerlich-spirituelle Sicherheit zu erlangen scheint im Prinzip möglich, aber selbst höchstgradige Formen zu erreichen, würde den durchschnittlich Begabten wohl zu einem Leben in extremer Askese und Dauermeditation zwingen. Wir sind nun einmal biologisch-geistige Mischwesen, sollten in vernünftigem Maß an all unseren Potenzialen arbeiten und für all unsere »Anteile« Sorge tragen. Gleichwohl würde ich in der Tendenz deutlich mehr in den inneren Weg investieren, zumal in den westlichen Wohlstandsgesellschaften, in denen die äußere Sicherheit schon in ausreichendem Maße gegeben ist. Sein Inneres hat man letztlich doch besser unter Kontrolle. Es geht hier um den Aufbau mentaler Werkzeuge, die nicht nur Angst reduzieren, sondern auch beim Finden von Glück und Sinn helfen. Das innere Streben wird das Leben universeller und tiefer bereichern als das äußere.

Radikale Akzeptanz, totale Anheimgabe

Im paradoxen Sinne kann eine hochgradige innerlich-spirituelle Sicherheit sogar die äußere Sicherheit steigern. Es gibt Situationen, in denen man das volle Potenzial seines Selbst braucht, um eine ausreichende Performance hinzubekommen. Wenn man dies in kritischen Situationen erkennt, macht das Angst; aber die Angst blockiert sofort Teile des Selbst und schon ist man unter Umständen in einem tödlichen Teufelskreis. Wichtige Mechanismen, die dies bewirken, haben wir kennengelernt: den Tausendfüßer-Teufelskreis und das Phänomen. Prototypisch hierfür sind Duell- und Kampfsituationen. Das leiseste Zittern, und die Pistolenkugel geht vorbei. Hier können nur Dinge helfen wie radikale Akzeptanz, vollständiges Loslassen, totale Anheimgabe. Nicht umsonst heißt es in Japan: Die Samurai kommen aus dem Kampf zurück, die mit der Bereitschaft gingen zu sterben.

Spielt für unser Leben keine Rolle? Nun, in dieser Form hoffentlich nie, aber es gibt durchaus vergleichbare Situationen. Einmal hatte ich es auf der Autobahn sehr eilig. Vor mir eine Kolonne aus dicken Brummis, die schnell fuhren, aber mir nicht schnell genug. Das Ganze in einer recht langen, recht eng geführten Baustellenpassage. Schließlich traute ich mich doch zu überholen. Ich weiß nicht, ob es dann besonders eng wurde, die Brummis besonders dick oder sie besonders weit links fuhren – jedenfalls hatte ich plötzlich den Eindruck, dass es kritisch werden könnte, und bekam leichte Panik. Ich steuerte nicht mehr intuitiv aus dem Selbst heraus, das panische Ich wollte übernehmen, alles explizit mit Bewusstsein und Verstand machen: Wie viele Zentimeter sind es rechts noch, wie viele links, wie viele Grad Lenkradeinschlag etc. So was geht natürlich gar nicht. Ich war in der Situation unseres Tausendfüßers – was weiß ich denn, um wie viele Grad man den Lenker einschlagen muss, um fünf Zentimeter weiter nach rechts zu kommen? Als ich schon ein bisschen zu schlingern begann, wurde mir klar: »Du musst loslassen. Gib dich dem Lauf der Dinge anheim. Wenn es dein Los ist, hier jetzt zu sterben, wohlan. Frische Unterwäsche hast du ja an. Gestorben wird immer und überall, was ist schon dabei. Das wirst du schon hinkriegen.« So oder ähnlich schossen mir die Dinge durch den Kopf. Ich hörte auf zu denken, schaute nur noch nach vorn in die Mitte der Straße, das Lenken übernahm wieder mein Körper, mein Selbst. Und alles ging noch mal gut.

Manchmal bessern sich psychische Erkrankungen erst, wenn der äußere und innere Kampf zum Erliegen kommt. Das kann geschehen nach langem Verlauf, im Ergebnis von Überdruss und Erschöpfung. Es kann geschehen, wenn alle möglichen äußeren Verluste schließlich eingetreten sind. Das Beste wäre natürlich, wenn es uns von innen her gelänge, den Kampfkrampf zu lösen, bevor es zu Schaden und Verlusten kommt. Trainieren Sie deshalb radikale Akzeptanz und totale Anheimgabe mit den Methoden, die in diesem Buch vorgeschlagen werden. Radikale Akzeptanz und totale Anheimgabe sind die vielleicht mächtigsten Mittel gegen psychisches Leid. Denken Sie an unsere Anti-Angst-Grundhaltung aus Kapitel 4. Stellen Sie sich mutig den existenziellen Fragen, um die es in diesem Kapitel geht. Setzen Sie sich mit diesen Themen gedanklich auseinander und konfrontieren Sie sich immer wieder mutig in Vorstellung und Realität.

> *Manchmal bessern sich psychische Erkrankungen erst, wenn man aufgegeben hat, wenn man sich anheimgibt, wenn der äußere und innere Kampf zum Erliegen gekommen ist.*

Aufgabe 10

Ich gehe davon aus, dass Sie unterdessen fleißig Ihr Sorgentagebuch führen (s. Abschnitt »Ordnung ins Chaos: Die Sorgen sortieren und systematisch bearbeiten«). Dies hilft Ihnen, vor dem Hintergrund der uns allen angeborenen »Urängste« Ihren individuellen Sorgenschwerpunkten auf die Spur zu kommen. Unterdessen habe ich Ihnen mit groben Strichen Facetten eines Weltbildes, Sichtweisen und innere Haltungen skizziert, die hier als Anti-Angst-Konzepte hilfreich sein könnten. Vertiefen und erweitern Sie dieses Wissen ggf. dort, wo die Ängste besonders heftig sind, und dort, wo sich Ihr Interesse regt. An einigen Stellen habe ich Ihnen Literatur angegeben, in meinen weiterführenden Büchern finden Sie zu all diesen Themen mehr und generell auch im weiten Spektrum der »Weisheitsliteratur«.

Und dann gilt es wieder, zur Schrift zu schreiten! Arbeiten Sie das alles zusammenfassend aus! Stellen Sie den Schwerpunkt-Sorgen ausführliche Texte mit Ihren neuen Anti-Sorgen-Konzepten gegenüber. Meditieren Sie wiederholt darüber. Sie müssen es am Ende abrufbereit im Kopf haben! Lernen Sie Schlüsselpassagen und Kernsätze auswendig! All das muss in Ihrem Kopf zu Materie werden! All das bildet wichtige Stützen, Streben und Pfeiler bei der Neubefestigung Ihrer Lebensregulierungsstrukturen, die dann Ängste und Sorgen wieder besser einzudämmen vermögen. Diese systematische »gedankliche Befestigungsarbeit« ist bei der Behandlung der GAS der Hauptansatzpunkt.

Setzen Sie sich nach Möglichkeit in lebenslangem Lernen mit diesen Inhalten auseinander, entwickeln Sie Ihr Weltbild bewusst weiter. Es sollte in Wissenschaft und Vernunft gründen und so realistisch wie nötig sein, um in der Außenwelt zu bestehen. Es sollte aber auch die Grenzen des Wissens erkennbar machen und die Freiräume so ausgestalten, dass Sie in Ihrer Innenwelt möglichst sorgenfrei und glücklich leben können.

Aber auch die begründeten Sorgen, die mit lösbaren Problemen zusammenhängen, dürfen wir nicht vergessen. Bei der GAS gerät ja nicht nur die Innenwelt ins Chaos, auch das äußere Handeln verliert an Systematik, Konsequenz und Problemlösekraft.

Nehmen Sie sich einmal Zeit und prüfen Sie Ihre Lebenssituation in Bezug auf die Frage, ob es Bereiche gibt, in denen Sie in puncto sinnvoller Vorsorge und Risikoverminderung noch etwas tun können. Gemeint sind Maßnahmen wie

- einen Notgroschen vorhalten für kleinere unvorhersehbare Ausgaben und Reparaturen;
- die Ressourcen für den Worst Case aufbauen und absichern:

eine kleine Wohnung kaufen, einen bestimmten Geldbetrag möglichst sicher anlegen;
- gesunde Lebensweise, Vorsorgeuntersuchungen;
- so oft wie möglich öffentliche Verkehrsmittel nutzen anstelle des Autos oder das Auto ganz abschaffen;
- die Wohnung einbruchsicherer machen;
- griffbereite Selbstverteidigungsmittel wie Pfefferspray;
- Rauchmelder, Feuerleiter – auch zusammenlegbar zum Aus-dem-Fenster-Hängen;
- ausreichender Versicherungsschutz etc.

Sind diese grundlegenden Dinge geregelt, gilt es, eine Problemlöse-Systematik im Alltag zu etablieren: ein Zeitplanungssystem – am besten elektronisch: in dem Sie regelmäßige Termine mit sich selbst ritualisieren: je nach Bedarf und Situation von zweimal täglich bis einmal pro Woche. Diesen Termin können Sie zur »Sorgenzeit« deklarieren – in zweierlei Sinn: Zum Ersten ist es eine Zeit, in die Sie das Sich-Sorgen verschieben können. Es schießt Ihnen irgendwann am Tag eine Sorge in den Kopf und Sie sagen sich: »Darüber denk ich jetzt nicht weiter nach – ich verschiebe das in meine Sorgenzeit morgen früh um acht.« In einem zweiten Sinn wäre das eine Zeit, in der Sie Ihre Sorgen nicht nur haben und hin und her bewegen dürfen, sondern sie auch bearbeiten sollten. Wenn es sich um eine neuartige Sorge handelt: Ist sie begründet? Kann ich sie durch Informationsbeschaffung, Beratung, Abklärung etc. mildern oder aus der Welt schaffen? Entscheiden, was Sie wann und wo in dieser Sache unternehmen wollen, und das in den Kalender eintragen. Oder handelt es sich um eine »alte Bekannte«, die Sie schon in einem Sorgenschwerpunkt erfasst und in einem Anti-Sorgen-Konzept »entschärft« haben? Wenn nicht: Hat sie sich bereits wiederholt vorgestellt und auch schon Schwestern und Freundinnen mitgebracht? Macht es Sinn, einen neuen Schwerpunkt aufzumachen und ein Anti-Konzept zu erarbeiten?
Ansonsten: die Sorgen zu Ende denken. Führen sie auf Probleme bzw. Risiken zurück, für die Lösungen bzw. sinnvolle Vorsorge-

maßnahmen möglich sind? Generell: Gibt es neue sichtbare oder noch unterschwellige Probleme, Konflikte oder Risiken? Welche davon sollten Sie angehen? Wann und wie? Ringen Sie sich zu Entscheidungen und Maßnahmen durch oder terminieren Sie diese zumindest. So haben Sie immer das Gefühl, Ihr Leben, so weit es möglich und sinnvoll ist, im Griff zu haben. Das entzieht den Sorgen wichtigen Nährboden. Wenn im Alltag dann schwarze Sorgenvögel auftauchen und Sie umkreisen, können Sie immer sicher sein: Das sind Schatten ohne Substanz; was getan werden kann, ist getan.

Schauen wir uns den Umgang mit im Alltag plötzlich aufschießenden Sorgen noch einmal genauer an. Dieses variable, oberflächliche Wellenspiel der Alltagssorgen ist nun die dritte Schicht, auf der wir das Sorgengeschehen zu betrachten haben. In der Tiefe liegen die Urängste: Verarmung, Vereinsamung, Schmerz, Sterben, Tod. Diese Themen sind für die meisten Menschen weitgehend gleich, weil sie auf die uns allen angeborenen Erbantriebe zurückgehen. Darüber lagert sich die zweite Schicht, die Sorgenschwerpunkte: Sie hängen mit den Urängsten zusammen, aber hier ist die individuelle Variabilität schon etwas größer, weil die unterschiedlichen prägenden Lebenserfahrungen des Einzelnen mit einfließen. Und dem überlagert sich nun zum Dritten das sehr variable Spiel der Oberflächensorgen: Sie verdichten sich zwar deutlich über den Sorgenschwerpunkten, da aber die vielen wechselnden Irritationen des Alltagsgeschehens mit einfließen, ist die Variationsbreite hier noch einmal größer.

Reframing der Alltagssorgen: Und wie schlimm wäre das wirklich?

Wenn die Aufgabe 10 ausreichend gut erledigt ist, haben Sie eine gute Grundlage für den Umgang mit Sorgen im Alltag. Inzwischen ja schon gut bekannte Stressmanagement-Techniken wie Distanzierung, Reframing, Akzeptanz/Achtsamkeit, Worst-Case-Szenario und paradoxe Intention sollten vor dem Hintergrund

Ihrer verinnerlichten Anti-Sorgen-Konzepte und Ihrer realen Vorsorgemaßnahmen gut funktionieren.

Sobald in Alltagssituationen Sorgen aufkommen, egal ob von außen oder innen angestoßen, gilt es, innerlich auf Abstand zu gehen. Es gilt, sich den eskalierenden Automatismen der Sorgenspirale zu verweigern, bewusst zu sortieren und zu reframen:

1. Bei unbedeutenden Kleinstsorgen hilft es oft schon, sich Fragen zu stellen wie: Was könnte schlimmstenfalls passieren? Wie wahrscheinlich ist das? Oder: Was werde ich in einem Jahr dazu sagen? »Die im Internet bestellte DVD ist längst überfällig! Was könnte da wieder passiert sein? ... Unwichtig! Bisher ist noch jede Post angekommen. Schlimmstenfalls hab ich zehn Euro verloren. In einem Monat ist das vergessen!« Es gilt, dem »Was, wenn?« ein »Na und!« entgegenzusetzen.
2. Bedeutsame Sorgen, die Variationen von bekannten und bearbeiteten Schwerpunktsorgen sind: Sofern man sie nicht sofort erkennt, führt auch hier die fortgesetzte Frage »Was könnte schlimmstenfalls passieren?« auf den richtigen Sorgenschwerpunkt. Dann macht man sich das entsprechende Anti-Sorgen-Konzept bewusst, vielleicht über prägnante Schlüsselmomente wie Kernsätze oder innere Bilder, was die Sorge dann auffängt, dämpft oder gar neutralisiert. Nach einiger Übung passiert das dann blitzschnell und intuitiv – man muss es nicht mehr explizit innerlich ausbuchstabieren. Das Entscheidende ist dann, schnell genug den inneren Schritt zurück zu tun. Und je weiter die in Aufgabe 10 besprochene »gedankliche Neubefestigung« eines entängstigenden Weltbildes fortgeschritten ist, desto nachhaltiger wirkt diese Sorgenneutralisation durch Reframing.

   »Oh Gott, was, wenn die gestern getroffene Verkaufsentscheidung doch ein Riesenfehler war? Ich hätte mir mehr Zeit nehmen müssen, das war doch wichtig!« ... Abstand: »Niemand kann Marktentwicklungen sicher prognostizieren, ein Restrisiko bleibt immer. Zur Not greift Plan B (in eine andere Firma wechseln, zu der schon gute Kontakte bestehen) oder Plan C (das Aussteiger-Worst-Case-Szenario).

Vielleicht wären das sogar bessere Optionen. Ich freu mich schon mal darauf! Das Schicksal wird schon richtig entscheiden!«
»Oh Gott, da ist ja ein leicht schmerzender Knoten! Was, wenn das Krebs ist?« … Abstand: »Bestimmt nur eine kleine Entzündung, hatt ich ja schon mal und ist von allein wieder weggegangen. Auf die Selbstheilungskräfte meines Körpers ist Verlass! Es ist sehr unwahrscheinlich, dass Krebs dahintersteckt. Und wenn, werd ich mein Schicksal tapfer tragen. Seit ich mich mit dem Thema ›Sterben‹ intensiv auseinandergesetzt habe, macht es mir etwas weniger Angst.« (Nicht alle zehn Minuten darauf rumdrücken – das macht's schlimmer. Und natürlich zum Arzt gehen, sollte der Knoten nach einigen Tagen tatsächlich immer noch da sein.)
3. Bei neuartigen Sorgen, bei denen nicht sofort erkennbar ist, dass sie unter Punkt 1 fallen, sollte man sich zunächst fragen, ob sie überhaupt begründet sind. Gibt es stichhaltige Argumente dafür, dass eine reale und bedeutsame Gefahr droht? Sitze ich einem der gleich zu besprechenden Denkfehler auf und kann die Sorge gleich ad acta legen? Falls nicht, verschieben Sie die Bearbeitung der Sorge auf Ihre Sorgenzeit. Es kann hilfreich sein, ein Notizbuch mitzuführen und sich die Befürchtung aufzuschreiben. Das entlastet schon einmal und gibt die Sicherheit, dass einem nichts »durchrutscht«.

Achten Sie bei all dem auf die typischen »Denkfehler«, zu denen wir alle mehr oder weniger neigen:

- *Negativdenken:* Bei allem, was passiert, nur die negativen oder gar schlimmstmöglichen Aspekte suchen und sehen.
- *Übertreiben und Überverallgemeinern:* Die Dinge viel schlimmer machen, als sie sind. Die umgrenzte Bedeutung einer Sache über Gebühr in andere Bereiche ausweiten. Man macht irgendwo einen kleinen Fehler, vielleicht bei einer Sache, zu der man kein Talent hat, aber die innere Stimme schreit: »Du bist doch ein kompletter Versager, du kannst doch nichts, wirklich gar nichts!«

- *Personalisieren:* Neutrale Ereignisse und Aussagen im negativen Sinne auf die eigene Person beziehen. Ein Freund hat Stress und ist kurz angebunden. Die innere Stimme fragt: »Hab ich was falsch gemacht? Bestimmt mag er mich nicht mehr.«
- *Hellsehen:* Immer schon im Voraus wissen, wie etwas ausgeht – natürlich negativ.

Sie sollten diese Denkfehler kennen, erkennen und bewusst korrigieren – auch das reduziert natürlich das Gewicht vieler Sorgen und Befürchtungen.
Und dies gilt es nun wieder einzubauen in unsere universellen mentalen Tanzschritte, mit denen wir generell auf bekannte und sich wiederholende Störimpulse antworten sollten – Abstand, reframen/annehmen, Achtsamkeit oder refokussieren: Der Sorgenauslöser und der Sorgengedanken möglichst schnell aus einer distanzierten Beobachterposition heraus gewahr werden, sie dann reframen und annehmen wie oben beschrieben, den aktiven Gedankenprozess dann abbrechen und in eine Haltung der Achtsamkeit gehen – sich auf die Wahrnehmung der Außenwelt oder des eigenen Atems konzentrieren. Oder aber sich auf die Ausführung einer Tätigkeit konzentrieren – sich auf das refokussieren, was man gerade getan hat, als die Sorgen kamen. Oder aber eine möglichst attraktive Tätigkeit neu aufnehmen, um sich im positiven Sinne abzulenken.
Nicht selten bringt das den Sorgenprozess nicht gleich zum Abklingen. Die Sorgen drängen weiter aus dem eigenaktiven Selbst herauf, versuchen sich ins Bewusstsein zu schieben, um die Selbststeuerungsfunktionen des Ich zu kapern. Man kann dann den Dreischritt ganz oder in Teilen ein paar Mal wiederholen: die Sorgengedanken nochmals aktiv aufgreifen und reframend bearbeiten. Dies sollte man aber nicht zu oft wiederholen oder zu sehr ausdehnen. (Gegebenenfalls können Sie eine Fortsetzung auf die Sorgenzeit verschieben und dort eventuell auch die Anti-Sorgen-Konzepte noch einmal nachbearbeiten.) Im Gegensatz zum unkontrolliert-kreisenden Sich-Sorgen handelt es sich beim Refra-

ming zwar um eine systematisch-konstruktive Form der Sorgenbearbeitung, aber auch das kostet Aufmerksamkeit und ist im weiteren Sinne immer noch ein Sich-Sorgen, und das wollen wir im Alltag ja abstellen. Es gilt also, diesen Schritt der aktiven Beschäftigung mit den Sorgeninhalten bald auszulassen und nur noch im Doppelschritt zu tanzen: annehmen/refokussieren, annehmen/refokussieren. Versuchen Sie die nach dem Reframing verbleibenden Restsorgen positiv-akzeptierend im »seitlichen Gesichtsfeld« zu belassen, ohne aktiv auf sie einzugehen, und führen Sie Ihren Fokus immer wieder auf Ihre positive Aktivität zurück. Irgendwann laufen sich die Restsorgen von alleine müde und klingen ab. Irgendwann werden Sie in Ihre positive Aktivität hineingezogen und kommen in Flow.

Je mehr Sie diese Techniken üben, desto besser wird es Ihnen gelingen, zweierlei zu verhindern: Sie sollen nicht in den unkontrollierten Sorgenprozess zurückfallen, bei dem die Sorgen mit Ihnen Schlitten fahren. Sie sollen aber auch nicht versuchen, gegen die Sorgen zu kämpfen oder sie aktiv zu unterdrücken. Sie wissen ja: Das macht sie nur stärker, Druck erzeugt Gegendruck. Also: üben, üben, üben! annehmen/refokussieren, annehmen/refokussieren …

Sehr schön wird dies wieder durch die Metapher von der Mutter mit dem quengelnden Kleinkind im Arm verdeutlicht, die im Gespräch mit einer Freundin ist (s. Kap. 6, Aufg. 5). Als das Kind zu quengeln begann, hatte sie sich ihm kurz mit voller Aufmerksamkeit zugewandt und gesehen, dass nichts Schlimmes ist. Danach wandte sie ihre volle Aufmerksamkeit wieder der Freundin zu und wirkt nur noch aus ihrem Randbewusstsein heraus beruhigend auf das Kind ein, indem sie es wiegt und streichelt. Bald beruhigt es sich wieder. Weder riecht die Mutter immer wieder aufs Neue an den Windeln, noch wird sie böse und schlägt das Kind.

Wissen, Achtsamkeit und paradoxe Techniken gegen Metasorgen

Menschen, die sich sehr viele Sorgen machen, nehmen dies natürlich wahr. Und es kann nicht ausbleiben, dass sie sich zu diesem Tatbestand ihre Gedanken machen. Sie denken also auf einer Metaebene über ihr eigenes Denken und Sich-Sorgen nach. Von den hier sich bildenden Metasorgen-Konzepten hängt es wesentlich ab, wie auf das spontane Aufsteigen von Sorgen aus dem Selbst vom Ich her reagiert wird – »bewusste Zweitreaktion« (s. Abb. 4.3). Wie wir schon gesehen haben, spielt das, was hier geschieht, für das Entstehen psychischer Erkrankungen eine zentrale Rolle. Meist kommt es durch den Kampf gegen das Selbst zu Teufelskreisen. Bei der Panikstörung ist der Teufelskreis »Angst vor der Angst« die entscheidende Triebkraft, bei der Sozialphobie zumindest eine wichtige. Wie schon im Zusammenhang mit Abbildung 15 angesprochen, wird auch bei der GAS oft auf ungute Weise gegen die Sorgen gekämpft, wir gehen gleich ausführlicher darauf ein.

Lassen Sie uns zuvor noch eine Besonderheit betrachten, die es wohl nur bei der GAS gibt: Hier können auch positive Metasorgen-Konzepte zur Aufrechterhaltung der Störung beitragen. Tatsächlich gibt es hier auch Betroffene, die zwar unter ihren Sorgen leiden, aber dennoch Gründe finden, warum das Sich-Sorgen gut ist und beibehalten werden sollte. Gerade wenn die Störung schon sehr lange besteht, wird das oft als Teil von Normalität und Identität empfunden. Spontan aus dem Selbst aufsteigende Sorgengedanken werden dann durch das Ich und seine Selbststeuerungskräfte positiv aufgegriffen und weitergeführt. Ein solches positives Sorgen-Konzept könnte z.B. sein: »Eine gute Mutter sorgt sich ständig um ihre Kinder, damit sie sich nicht einmal Vorwürfe machen muss, wenn etwas passiert.« Latentes magisches Denken könnte zu folgendem Konzept führen: »Sorgen halten Gefahren fern. Wenn ich mir über irgendetwas Sorgen mache, dann tritt es nicht ein.« Andersherum könnte ein übertrieben realistisches Denken zu Glaubenssätzen dieser Art führen: »Sorgen lassen mich reale Maßnahmen zur Gefahrenabwehr treffen. Ich bin dann besser vorbereitet und mache weniger Fehler.«

Wie ist das bei Ihnen? Spielen Glaubenssätze dieser Art eine Rolle? Beobachten Sie das eine Zeit lang. Wenn ja, schreiben Sie sie auf und entwickeln Sie Gegenpositionen. Gedankenmaterial auch hierfür stellen die Vorkapitel zur Verfügung.

Einige wiederholende Stichworte:

- Komplexe Welten entwickeln sich auf längere Sicht in unvorhersagbarer Weise.
- Restrisiken lassen sich durch noch so vieles (Vor-)Sorgen nicht ausschließen.
- Der Aufwand zum Ausschalten von Risiken darf ein positives und glückliches Leben nicht verunmöglichen.
- Auch Sie haben das Recht und die Pflicht, Ihr Stück vom Glückskuchen zu genießen.

Eine vernünftige und begrenzte Sorge und Vorsorge ist gut, zu viel Sorgen aber verschlechtern die Leistung und steigern damit das Risiko (Blockaden, Störung höherer geistiger Funktionen).

Versuchen Sie dann, Ihr Sich-Sorgen nicht mehr in der gewohnten Weise weiterzuführen, sondern wie im Vorabschnitt beschrieben einzugrenzen.

Deutlich verbreiteter und zumeist auch stärker eskalierend sind allerdings die negativen Metasorgen-Konzepte, weshalb diese auch in Abbildung 15 ihren Platz gefunden haben. Aufgrund dieser Negativ-Konzepte wird gegen die Sorgen gekämpft und es schließt sich ein eskalierender Teufelskreis: Wer sich über seine Sorgen sorgt, hat damit nur neue Sorgen, verstärkt den Dysstress und kommt damit nur noch schlechter von seinen Sorgenthemen weg. Im Grunde handelt es sich um ähnliche Katastrophengedanken, wie wir sie in Bezug auf die Panik besprochen haben (s. Kap. 5, ggf. noch einmal nachlesen). Hier folgen die wichtigsten gleich mit einigen entkräftenden Stichworten im Anschluss:

Ich kann meine Sorgen nicht mehr abstellen, ich kann sie nicht kontrollieren, sie beherrschen mich total.
Das stimmt nicht: Im Schlaf und in Situationen, in denen Sie stark von anderen Aufgaben oder intensiven Situationseindrücken beansprucht sind, haben Sie keine Sorgen im Kopf. Auch wenn es nicht einfach ist – jeder kann lernen, Sorgenprozesse einzudämmen, auch Sie.

Das Ganze steigert sich immer mehr, ich drehe durch, ich werde verrückt.
Das stimmt nicht: Weder Panik noch Sorgen steigern sich so weit, dass die Birne durchbrennt. Angststörungen sind keine Vorstufe einer Psychose. Derartige Entwicklungen wurden bisher nicht beobachtet. Bei Angsterkrankungen sind bestimmte Erlebensphänomene quantitativ gesteigert, was aber der Selbstbegrenzung unterliegt. Hinsichtlich der Qualität der Symptome bleibt alles im Bereich des Normalen.

Sorgen bedeuten Dauerstress, das schadet meiner Gesundheit. Bestimmt bekomme ich hohen Blutdruck, einen Herzinfarkt oder Krebs.
Das stimmt so nicht. Das »durchschnittliche Sich-Sorgen« ist ein überwiegend gedanklicher Vorgang, verbunden mit nur leichtem Stress, von dem nur geringe Herz-Kreislauf-Wirkungen ausgehen. Intensives, verzweifeltes Sorgen mit stärkeren Kreislaufeffekten macht ja nur einen eher kleinen Prozentsatz Ihrer Gesamttageszeit aus (wenn Sie die Nacht mit einrechnen). Jeder Rennfahrer, trainierende Triathlet, gestresste Börsenhändler oder Fluglotse hat wahrscheinlich längere Phasen mit stress- oder aktivitätsbedingtem erhöhten Blutdruck. Ein Zusammenhang zwischen Stress und Krebs ist nicht gesichert, und wenn es einen gibt, ist er gering. Ich würde nicht ausschließen, dass eine über viele, viele Jahre bestehende GAS auf verschiedenen Wegen zu einer Beeinträchtigung auch der körperlichen Gesundheit beitragen kann. Aber diese

Wirkung wäre nicht zwangsläufig und nicht allzu groß. Sie haben genügend Zeit, Ihre Erkrankung zu bessern. Sie könnten Ihr Zusatzrisiko durch positive Veränderungen im Bereich »gesunde Lebensweise« mehr als ausgleichen.

Sollten Metasorgen ein wichtiges Thema für Sie sein, dann arbeiten Sie diese Anti-Sorgen-Konzepte ausführlicher aus. Nutzen Sie sie dann zum Reframing im Hier und Jetzt. Auch die Achtsamkeitstechnik können Sie versuchen, direkt auf Sorgen und Metasorgen anzuwenden. Eine längere Sorgenkette entsteht ja immer im Wechselspiel zwischen Ich und Selbst (vgl. Abb. 4). Durch äußere oder innere Anstöße oder auch spontan schleudert das Selbst immer wieder Sorgengedanken nach oben (was, wenn ...). Das Ich nimmt die Sorgen ernst, greift sie auf und gibt Energie hinein, indem es die Sorgenanstöße in aktiven Denkprozessen weiterverfolgt oder gegen sie kämpft. Es entsteht leichte Angst, das Selbst heizt sich auf und es kommt zu immer häufigeren Sorgeneruptionen, die dann vom Ich noch weiter angeheizt werden.
Dieses ungute Zusammenspiel gilt es jetzt durch Achtsamkeit zu beenden. Sie haben Ihre Urängste und Schwerpunktsorgen durchgearbeitet. Sie wissen: »Das sind die Ängste meiner Gene. Für mich als geistige Person sind diese Gefahren ohne Substanz. Meine Sorgen sind leere, harmlose Schatten. Nur das Fleisch ängstigt sich – der Geist ist frei und furchtlos!«
Üben Sie, Ihr Ich und seine Selbststeuerungsfunktionen ruhigzustellen. Machen Sie Ihr Ich zum distanzierten Beobachter, der auf die Sorgenanwürfe aus dem Selbst nicht mehr reagiert. Sobald ein Sorgengedanke aufkommt, gehen Sie auf Distanz und springen in die Beobachterperspektive. Beschäftigen Sie ggf. Ihre Ich-Funktionen mit dem Zählen der Atemzüge, mit dem Sprechen von Mantras oder passenden Selbstinstruktionen (»Alles nur leeres Neuronen-Blabla ... leeres Blabla ... leeres Blabla ...). Lassen Sie die Sorgenschatten in Ihrem Randbewusstsein herumflattern und beobachten Sie, wie schnell sie sich auflösen, weil Sie ihnen keine Energie mehr geben. Sie fahren eine Runde Gespensterbahn. Und das soll manchen ja sogar Spaß machen.

Und schließlich können Sie erwägen, auch paradoxe Techniken auf Ihre Metasorgen anzuwenden. Dies sollten Sie allerdings nur dann tun, wenn ausschließlich negative Metasorgen-Konzepte eine Eskalationsfunktion bei Ihnen haben, wenn Sie also Ihre Sorgen hassen, gegen sie kämpfen und versuchen, sie zu unterdrücken. In diesem Fall können Sie versuchen, die o.g. positiven Metasorgen-Konzepte zum Unterbrechen des Teufelskreises zu nutzen. »Hallo, liebe Sorgen. Ja, begleitet mich gern, meine schwarzen Jagdfalken. Beschützt mich, stürzt euch auf jede noch so kleine Gefahr, die ihr entdecken könnt.« Oder: »Ja, liebe Sorgen, werft gern euren Schatten über mich. Ich bin eben ein ernsthaft-tiefgründiger Mensch, der am Leid dieser Welt teilhat. Noch jeder wirklich große Denker hatte tiefste Sorgenfurchen im Gesicht.« Oder: »Gut, dass ich mich darüber jetzt sorge! Dann tritt es gewiss nicht ein, denn: Es kommt ja immer anders, als man denkt. Auch Oma – sie war ein bisschen abergläubisch – hat ja immer gesagt, dass Sorgen die Gefahr abwenden.«
Sie könnten Ihre Hauptsorgen auch nummerieren, eine Hitliste aufmachen und versuchen, mit diesem Thema ein wenig schwarzhumorig zu spielen: »Ah, Nr. 3! Lange nicht gesehen! Dich mag ich noch am liebsten. Besser als Nr. 7!«

Schauen Sie, welche dieser Techniken sich bei Ihnen als hilfreich erweisen, und üben Sie sie ein. Üben Sie, diese Momente beim Aufkommen von Metasorgen in unsere oben erarbeiteten Tanzschritte ersetzend oder erweiternd einzubauen: die Sorgen (paradox) reframen, annehmen, dann Achtsamkeit oder refokussieren, (paradoxes) annehmen/refokussieren, (paradoxes) annehmen/refokussieren usw.

Im Angesicht des Schreckens (Stufen 2 und 3)

Schreckensbilder in diffusen Angstnetzen

Im Gegensatz zu den anderen besprochenen Angststörungen liegt bei der GAS der Schwerpunkt der pathologischen Prozesse im gedanklichen Bereich. Entsprechend ist die Hauptarbeit wie eben besprochen auf Stufe 1 zu leisten: Neuaufbau und Befestigung gesunder, entängstigender Weltbild- und Lebensregulierungsstrukturen. Gleichwohl spielen Eskalationsprozesse durch Konditionierung und Vermeidung, in die Momente sinnlichen Erlebens eingebunden sind, auch hier eine Rolle, die man meist nicht vernachlässigen darf.
Lassen Sie uns diese Arbeit auf den Stufen 2 und 3 integriert in einem Kapitel besprechen. Dies auch aus folgendem Grund: Anders als bei den bisher behandelten Angststörungen ist eine reale äußere Konfrontationstherapie bei der GAS nur mit Einschränkungen möglich. Schließlich kann man es dem Ehepartner nicht zumuten, nur zur Probe zehnmal hintereinander einen schweren Autounfall zu haben. Die Konfrontation ist deshalb zu größeren Teilen als innere Konfrontation im Rahmen der Imaginationsübungen zu leisten.

Bei Panik, Agora- und Sozialphobie sind im Kern sehr konkrete, oft selbsterlebte, zumeist ungefährliche Situationsmomente mit unrichtigen angsterzeugenden Katastrophengedanken fest zusammenkonditioniert, z.B. die Empfindung von Herzrasen mit dem Katastrophenkonzept »Herzinfarkt«. Bei der GAS sind diese Verbindungen und Zusammenhänge diffuser, indirekter, vielfältiger und variabler: In einem komplexen Assoziationsnetzwerk hängen gedankliche Sorgenkonzepte zusammen mit inneren Bildern, Vorstellungen oder undeutlichen Schemata, die aus dem eigenen Erleben, aus den Medien oder aus der Fantasie stammen und ihren Angstbezug erhalten durch

- katastrophisierende Angstgedanken und/oder
- einen dirckten Bezug zu den Auslösern unserer Urängste und

anderer negativer Erbgefühle (Traurigkeit, Eifersucht, Mitleiden u.a.). Diese Angstanteile können dann auch real, nachvollziehbar und mehr oder weniger adäquat sein.

Die hierdurch entstehende Angst wird weiter gesteigert durch

- innere Vermeidung: Die »Vollbilder« und die durch sie erzeugten Emotionen werden nicht zugelassen;
- äußere Vermeidung und übertriebenes Absicherungsverhalten.

So werden in weiten Bereichen gesunde Lebensregulierungsstrukturen im Gehirn abgebaut und durch weitgreifende Sorgennetze ersetzt, in denen die Verbindungen zwischen den o.g. Inhalten aber nur mäßig stark eingebahnt sind. Wir haben gesagt, dass sich in einem solchen »Angstmyzel« Sorgen wie Schwelbrände ausbreiten (s. Abschn. »Nicht schon wieder!«). Im Bereich der Sorgenschwerpunkte kann es durch häufige Wiederholung sehr ähnlicher Sorgenketten aber auch zu stärkeren Konditionierungen kommen, sodass bestimmte Hauptsorgen wie innere Lawinen abgehen. Nicht selten werden sie auch mit äußeren Triggern zusammenkonditioniert.

Stellen Sie sich vor, Frau S. sei eine ehemals alleinerziehende Mutter mit einer »Sorgentochter«, die ihr von Kindesbeinen an auch einige reale Gründe zum Sorgen gegeben hat: Schulprobleme, Alkoholabstürze, Lehrabschluss mit Mühe und Not, schlechter Umgang, psychische Probleme, eine Kündigung, Schulden. Jetzt scheint es zu gehen, aber Frau S. hofft und sorgt sich natürlich weiter. Sie hat ihr Leben ganz auf die Hilfe für die Tochter abgestellt. Ihre Angst ist, dass die Tochter zum »Sozialfall« wird und ganz »in die Gosse« abrutscht, wenn sie selbst einmal »nicht mehr ist«. Ersteres verbindet sie mit Erinnerungsbildern an eine Schulfreundin, die seit Jahren unter materiell sehr prekären Umständen lebt, und Letzteres mit inneren Bildern von körperlich heruntergekommenen Obdachlosen, die sie aus dem Film und von Großstadtbahnhöfen kennt. Fast immer ist sie es, die die Tochter anruft. Ihr eigenes Telefon klingelt selten, und wenn,

dann ist es meist die Tochter, weil sie Geld braucht oder andere Probleme hat. Entsprechend löst jedes Telefonklingeln eine schlimme Sorgenlawine aus, manchmal bis an den Rand der Panik.
Bei dem Bild von der Schulfreundin, die selbst immer beteuert, ganz zufrieden zu sein, entsteht der Angstbezug durch Katastrophengedanken, die im Kern weitgehend unzutreffend sind. Diese Angst sollte sich im Prinzip »wegüben« lassen. Die Angstbilder von der Tochter als körperlich geschundene Obdachlose hängen dagegen direkt mit angeborenen Auslösern von negativen Erbgefühlen zusammen. Sie »wegzuüben« dürfte schwer bis unmöglich sein. Es ist aber möglich und anzustreben, sie so weit einzugrenzen, dass sie aushaltbar werden. Die Telefonphobie wiederum sollte sich »wegüben« lassen, da das Telefon nichts mit den Urzeitgefahren zu tun hat und im Kern ein positiver Gegenstand ist.

In Filmen werden heutzutage immer brutalere Bilder gezeigt, bis hin zu schlimmsten Brand- und Wasserleichen. Ich selbst kann das zwar sehen, aber es ist und bleibt unangenehm, und meist kneife ich dann doch die Augen zu oder ich gucke schnell neben den Fernseher, um das schlimme Bild nur undeutlich-schemenhaft im seitlichen Gesichtsfeld zu haben. In ähnlicher Weise gehen GAS-Betroffene mit ihren angstbesetzten inneren Bildern um. So werden diese inneren Bilder weiter mit Angst, Katastrophengedanken und inneren Fluchtreaktionen zusammenkonditioniert, es kommt nicht zu einer korrigierenden Auseinandersetzung oder Problemlösung. Statt Gewöhnung erfolgt eine weitere Sensibilisierung.

Imaginationsübungen zur Umkonditionierung

Nachdem wir auf Stufe 1 nun das Chaos unzutreffender Gedanken korrigiert, systematisiert und in neuer Ordnung befestigt haben, gilt es nun, diese Anti-Sorgen-Konzepte für ein Reframing der schlimmen inneren Bilder zu nutzen, die neue Sicht durch Wiederholung einzukonditionieren, aus der resultierenden Angstreduktion heraus den Mut zu voller Konfrontation zu finden – mit der Folge von Gewöhnung und weiterer Angstreduktion auf ein Niveau, das man vergleichgültigen und aushalten kann. So wird den vielen kleinen Schwelbränden im Angstnetzwerk an immer mehr Stellen der Brennstoff genommen, und der in Abbildung 15 gezeigte Teufelskreisprozess kommt allmählich zum Abklingen.

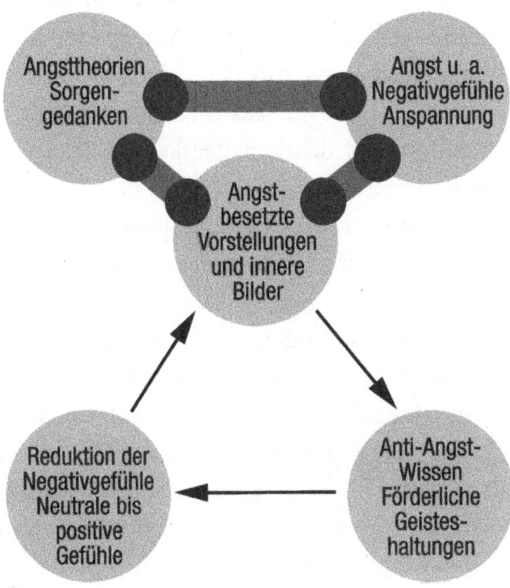

Abb. 17: Das Sorgennetz der GAS positiv umkonditionieren

Wir können uns die Kernmomente auch noch einmal mit Blick auf Abbildung 17 verdeutlichen. Sie zeigt den Kernprozess von Abbildung 11, angepasst an die Situation bei GAS: Schlimme innere Bilder sind mit Sorgenkonzepten und negativen Gefühlszuständen zusammenkonditioniert (Angst, Traurigkeit, Mitleiden, Entwertung, Abgewiesenwerden etc.). Jetzt gilt es, diese inneren Bilder durch Anti-Sorgen-Konzepte zu reframen. In der Folge entstehen deutlich weniger intensive Negativgefühle oder sogar neutrale bis positive Gefühlslagen. Gefestigt wird das Ganze durch wiederholte Umkonditionierungs- und Imaginationsübungen, die ganz ähnlich ablaufen wie bei den anderen Angststörungen (s. die Aufgaben 2, 5 und 8). So lösen sich auf Ebene der Nervenzellen die Sorgennetze allmählich auf. Die ängstigenden Situationsbilder werden Schritt für Schritt in neue Netzstrukturen eingewoben, in denen Negativgefühle weniger stark oder gar nicht mehr eskalieren.

Hierfür muss man zunächst die wichtigsten und soweit möglich auch die schlimmsten dieser inneren Angstbilder identifizieren und zum Vollbild ausformen. Aus dem Material von Stufe 1 werden dann wieder Anti-Sorgen-Texte erstellt, die eine möglichst positive oder zumindest deutlich deeskalierende Interpretation der Angstbilder offerieren.

Die Texte können Sie sich nach dem Auswendiglernen selbst vorsprechen oder in MP3 aufnehmen und abspielen. Durch die Brille dieser Texte gilt es dann, die inneren Bilder neu und in einem etwas positiveren Licht zu sehen oder zumindest auf eine aushaltbare Distanz zu bringen. Überwiegend wird man sie wieder in der Vorstellung als Situationsbild oder kurze Ablaufsequenz entstehen lassen. Im Schmelztiegel des Bewusstseins sollten dann die Gedankeninhalte und die Bilder möglichst intensiv und lange gleichzeitig aktiv sein und im Kontakt verschmelzen. Reframing und Wiederholung bewirken, dass Angst und andere Negativgefühle schwächer werden. Dies ermöglicht ein gestuftes Vorgehen: mit Vorstellungen beginnen, die man sicher aushalten kann, die Bilder dann Schritt für Schritt plastischer und drastischer werden lassen, nach Möglichkeit bis zum Maximum. Die Restangst kann dann durch innere Konfrontation weiter vermindert werden, womit wir auf der Lernstufe 3 angekommen sind: sich den plastischen und farbigen inneren Bildern so lange aussetzen, bis Gewöhnung eintritt und die Negativgefühle noch weiter abklingen. Wenn möglich, kann man diesen Prozess ergänzen durch Momente einer äußeren Konfrontation. Man könnte z.B. Fotos oder Filmsequenzen einbeziehen oder passende Situationen aufsuchen. Bei Problemen mit Krankheit, Schmerz und Sterben sollte man z.B. jede Gelegenheit nutzen, um Krankenbesuche in Kliniken zu machen und zu Beerdigungen zu gehen. Auch bei diesen Begegnungen gilt es, immer wieder die neuen, reframenden Sichtweisen zu aktivieren und sie möglichst als Dauerhaltung zu stabilisieren. Mit den verbleibenden Negativgefühlen sollte man annehmend und achtsam umgehen, sie in dem Bewusstsein, mit ihnen leben zu können, vergleichgültigend in den Hintergrund stellen und sich auf andere relevante Aspekte refokussieren. Außerdem gehört wie immer zur Arbeit auf Stufe 3 das Beenden äußeren Vermeidungs- und Sicherungsverhaltens (s. Aufgabe 11).

Nach meinem Verständnis und meiner Erfahrung könnte sich aus diesen Übungen allmählich die Fähigkeit aufbauen, immer öfter und länger in einem Seelenzustand zu sein, den man in der Weisheitsliteratur als »universelles Mitgefühl« oder »universelle Liebe« bezeichnet. Dies ist ein komplexer Zustand, in dem philosophische Distanz, tief verinnerlichtes und stabilisierendes Wissen sowie verschiedene, durch all dies gemäßigte Gefühle zusammenfließen. Das Wissen integriert die »negativen Seiten« unseres Lebens – destruktives Verhalten, Leid, Zerfall, Vergänglichkeit – in ein Gesamtbild, in dem deutlich wird, dass dieses Negative notwendig und unausweichlich dazugehört, dass alles Schöne und Gute nicht sein könnte ohne die dunkle Rückseite. Wenn man in einem reifen und dialektischen Sinne lernt, dieses Ganze zu lieben, dann strahlt diese Liebe immer auch ein bisschen auf die Negativaspekte aus. Man kann sie dann mit bitterer Süße im Herzen aus einer Position der Stärke heraus annehmen. Aus überquellendem Mitleiden wird so ein Mitgefühl, das authentische Teilnahme spürbar macht, zugleich aber Stützung und Trost gibt.

Texte für eine Stufenfolge angstbesetzter Situationen

Wie könnte das im Fall unserer Frau S. aussehen? Hier eine mögliche Stufenfolge ihrer angstbesetzten Bilder:

1. sich ihre Schulfreundin in ihrer Lebenssituation vorstellen (Einraum-Plattenbauwohnung, Geld vom Sozialamt, ärmliche Einrichtung etc.), sich auf konkrete Lebensmomente/-sequenzen festlegen: z.B. ein Besuch bei der Freundin, die

einen kärglichen Kaffeetisch gedeckt hat, vielleicht mit mehrfach gereinigtem Wegwerf-Geschirr;
2. sich selbst in diese Lebenssituation hineindenken;
3. sich die Tochter in dieser Lebenssituation vorstellen;
4. sich das Leben einer Obdachlosen vorstellen (Schlafplatz unter einer Brücke, Betteln, Suppenküche, Obdachlosenzeitung verkaufen, aber auch positive Gemeinschaftsmomente mit anderen Obdachlosen), ggf. sich dazu vorher informieren.
5. Sie sollte versuchen, sich eine Obdachlose schwer erkrankt in kritischem Zustand auf der Intensivstation vorzustellen, dann sich selbst und schließlich die Tochter in diese Situation hineinzudenken. Wenn möglich auch hierfür den Mut finden, ggf. mit Therapeutenunterstützung: sich das Sterben dieser Personen vor Augen führen.

Material für Texte, die diesen Bildern den Schrecken nehmen (1.–3., evtl. 4.) oder sie aushaltbar machen (5.), haben wir im Vorkapitel besprochen. Hier noch einmal einige Stichworte:

- Wir können uns auch an erhebliche Lebenseinschränkungen halbwegs gewöhnen und anpassen.
- Auch das Leiden unterliegt selbstregulativ-selbstbegrenzenden Mechanismen.
- Das katastrophisierende Mitleiden des Außenstehenden ist deshalb nicht selten größer, als es mit Bezug zum realen Leid beim Betroffenen angemessen wäre. Tatsächlich sind nicht wenige Obdachlose mit ihrem Leben zufrieden und wollen es nicht mehr ändern (um nicht missverstanden zu werden: Das ändert natürlich nichts daran, dass das unwürdige Zustände sind, die politisch unbedingt verändert gehören. Hier geht es lediglich um den inneren Umgang mit der Welt, wie sie ist).
- Lebensglück hängt nur wenig von äußerem Luxus ab.
- An jedem Punkt einer Abwärtsentwicklung ist – auch unverhofft – Umkehr möglich, und manchmal braucht es dafür das Durchqueren einer Talsohle.
- Zu viel Hilfe kann das Erreichen dieses Umkehrpunktes auch verzögern, weshalb sie auch kontraproduktiv sein kann. Sie

kann die Entwicklung von Selbstverantwortung behindern – ein Prinzip, das im Übrigen nicht nur für die Tochter gilt, sondern auch für die Mutter: Um möglichst lange in den wirklich kritischen Momenten für ihre Tochter eine Hilfe sein zu können, muss sie ihr eigenes Leben in der Balance halten. Dafür muss sie sich ausreichend distanzieren und auch »abhärten«, um die Freiheit für ein eigenes Leben und eigenes Glück zu finden.
- Beim Umgang mit Sterben und Tod können Vorstellungen aus dem spirituell-religiösen Bereich helfen.

Zum Aufbau eines eigenen Lebens gehört auch die Neubelebung des Kontaktes zu Freundinnen. Von ihnen kann sie sich dann gezielt eine Zeit lang sehr häufig anrufen lassen, um sich ihre Telefonphobie wegzukonditionieren. Auch das könnte man natürlich durch Imaginationsübungen unterstützen, und es wird gefördert durch die Sorgen- und Angstreduktion infolge der Imaginationsübungen, die auf die Tochter bezogen sind.

Auch wenn es sehr, sehr schwerfällt – es wäre gut, wenn Sie den Mut fänden, sich auch mit dem Schrecklichsten, das Sie sich vorstellen können, in dieser Weise zu konfrontieren, ggf. mit Unterstützung durch einen Therapeuten. Erst dann verlieren die Angstgespenster wirklich ihre Macht.

Offenbar ist das eine alte Menschheitserfahrung. So riet uns der Stoiker Seneca: »Übe dich täglich darin, mit Gleichmut das Leben verlassen zu können.« Und seit Jahrtausenden empfehlen und praktizieren die Buddhisten die sogenannten Leichenfeld-Meditationen, bei denen es darum geht, sich den eigenen Körper in allen Stadien der Verwesung imaginativ vor Augen zu führen.

Vielleicht denkt der eine oder andere von Ihnen jetzt etwas wie: »Was für eine verrückte Therapie! Da soll ich mich als Angstkranker Situationen stellen, die schon Gesunde kaum aushalten können!« Oder: »Der macht sich's leicht! Sagt einfach: ›Sie haben Angst vor etwas? Blödsinn, gibt doch gar keinen Grund. Stellen

Sie sich dem einfach!« Na ja, wenn man einzelne Abschnitte aus dem Zusammenhang reißt, könnten einem solche Gedanken vielleicht kommen. So ist es natürlich nicht gemeint, und wer die Dinge im Gesamtzusammenhang betrachtet, wird das auch erkennen. Hier noch einmal ein paar Stichworte dazu:

1. Machen Sie sich immer wieder die Logik unserer Anti-Angst-Grundhaltung aus Kapitel 4 bewusst. Aus dieser Einsicht kann die Kraft erwachsen, in eine Offensivhaltung zu gehen. Die innere Situation ist dann eine ganz andere, als wenn man in der automatisierten und gewohnten Vermeidungshaltung verbleibt.
2. Machen Sie sich klar, dass auch Ihr Selbst Potenziale birgt, die Ihnen auf der Ich-Ebene vielleicht gar nicht (mehr) bewusst sind. Menschen sind in Jahrtausenden gestählte Überlebensmaschinen, die das Potenzial haben, extrem viel auszuhalten. Diese Fähigkeiten kann man wiederbeleben und systematisch trainieren wie alle anderen Fähigkeiten auch.
3. Das gilt auch für die Fähigkeit, Ihre schlimmsten Fantasien in der Vorstellung anzunehmen und auszuhalten. Auch hier haben Sie die Zeit und die Möglichkeit, Ihr Reframing- und Konfrontationstraining in sehr kleinen Schritten über sehr lange Zeit auszudehnen – es kommt auf Konsequenz und Systematik an.
4. In einem ganzheitlichen Sinne kann man sich für all das auch dadurch stärken, dass man positive Gegenkräfte aktiviert: äußere Belastungen reduzieren, Sport treiben, Hobbys reaktivieren, Beziehungen leben und stärken, sich Sinn- und Wert-Bezüge bewusst machen.
5. Und schließlich: Hier geht es erst einmal darum, sich schlimmen Situationen in der Vorstellung auszusetzen. Das ist letztlich viel erträglicher, als es in der Realität erleben zu müssen. Für die meisten von uns werden die meisten unserer schlimmen Angstfantasien gottlob nicht Realität werden. Wir müssen uns deshalb nicht so sehr mit der Frage quälen, wie standhaft wir dann wirklich in einer Realsituation bleiben könnten. Wie man reagiert, wenn man real geprüft würde, weiß im

> Vorfeld niemand. Aber in der Vorstellung können wir alle Helden sein. Da ist es allemal besser, 30 Jahre glücklich in der Illusion zu leben, ein Held zu sein, und am Ende schmerzvoll, aber kurz eines Besseren belehrt zu werden, als umgekehrt sich 30 Jahre mit dem Glaubenssatz klein zu machen, dass man ein Angsthase ist, um im Moment der Prüfung den Herkules in sich zu entdecken.

In gewissem Sinne ist die Behandlung der GAS tatsächlich ein »Unternehmen der Extreme«. Einerseits sollten wir uns wirklich den schlimmsten Vorstellungen stellen. Andererseits können wir das nur dadurch auffangen, dass wir unser Denken maximal ins Positive dehnen oder gar überdehnen (was dann hier und dort auch wieder unrealistisch und übertrieben wirken mag). Die Hoffnung ist, dass sich dieses »mentale Stretching« die sorgenvoll angespannten psychischen Funktionen wieder lockern, um sich frei und flexibel in der Mitte einzuschwingen. Drückt die Strömung das Boot maximal nach links, muss ich das Steuer maximal nach rechts einschlagen, um einen mittleren Kurs zu halten.

> *Wenn Sie die Angst vermeiden, stärken Sie sie – wenn Sie sich ihr stellen, können Sie sie bewältigen. Aus dieser Einsicht kann die Kraft erwachsen, in eine Offensivhaltung zu gehen. Die innere Situation ist dann eine ganz andere, als wenn man in der automatisierten und gewohnten Vermeidungshaltung verbleibt.*

Aufgabe 11: Die textgestützten Imaginationsübungen praktisch durchführen

Nun gilt es, das imaginative Umkonditionieren, die innere Konfrontation und – wo möglich – auch die äußere Konfrontation in die Praxis umzusetzen.

Im ersten Schritt sollten Sie herausfinden, mit welchen Bildern Sie arbeiten wollen. Sie sollten hierfür nach angstbesetzten Bildern fahnden, die es vielleicht schon in Ihrem Inneren gibt. Fallen

Ihnen spontan solche Bilder ein? Erinnerungen an schlimme eigene Erlebnisse? Schreckliche Bilder aus den Medien, die sich Ihnen »eingebrannt« haben? Oder Produkte Ihrer eigenen Fantasie, die immer wieder hochkommen? Solche inneren Bilder wirken wie Glutherde im Sorgenmyzel. Sie müssen offengelegt und »konfrontativ gelöscht« werden.

Beobachten Sie Ihre Sorgen eine Zeit lang und fahnden Sie nach inneren Bildern, Vorstellungen oder Schemata, die an diesem Prozess mehr oder weniger deutlich und zentral beteiligt sind. Folgen Sie diesen Assoziationen und versuchen Sie, unscharfe Vorstellungen so weit scharf zu stellen, bis Sie erkennen, was sich dahinter verbirgt. Nutzen Sie ggf. Ihr Sorgentagebuch, um die Ergebnisse festzuhalten.

Es kann aber auch sein, dass es auf der Bildebene gar nicht so viele »eigenaktive Glutherde« in Ihrem Sorgenmyzel gibt. Die Hauptaktivität bei der GAS liegt ja auf der gedanklichen Ebene und oft werden ängstigende Bilder nur assoziativ und latent mitaktiviert, ohne deutlich ins Bewusstsein zu treten. Oft werden diese Bilder durch Flucht in die Sorgen auch vermieden.

Wenn es keine Bilder gibt, die sich aufdrängen, können Sie auch welche konstruieren. Nehmen Sie Ihre Schwerpunkt-Sorgen her. Welche Situationen würden eintreten, wenn sich Ihre Befürchtungen tatsächlich bewahrheiteten? Schreiten Sie nach Möglichkeit Stufe für Stufe fort bis zur schlimmstmöglichen Situation. Überlegen Sie sich dann für jede dieser Situationen ein möglichst drastisches und plastisches Bild, eventuell eingebunden in eine kurze Ereignissequenz. Gewissermaßen wird so eine Vielzahl kleinerer Sorgenfunken zu einem Gluthaufen zusammengekehrt, um dann als Ganzes ausgetreten zu werden – in einem mutigen und großen Schritt der konfrontativen Abhärtung. Für jedes Bild sollten Sie sich fragen: Was sind die Auslösereize, die besonders starke Negativgefühle bewirken? Von diesen sollten Sie eine klare Vorstellung gewinnen, diese gilt es dann bei den Übungen in den Fokus der Vorstellung zu nehmen und besonders plastisch auszuformen. Informieren Sie sich ggf.

Wenn Frau S. z.B. noch nie auf einer Intensivstation war, könnte Sie bei Google Fotos aufrufen und nach besonders aversiven Momenten suchen, etwa einen geschundenen Arm eines Patienten mit vielen »Schläuchen« drin. Sodann gilt es, die Bilder zu einer Stufenfolge von Konfrontationsaufgaben mit wachsendem Schwierigkeitsgrad zu ordnen, in etwa so, wie wir es oben für den Fall von Frau S. skizziert haben. Verfassen Sie dann für jedes dieser Bilder einen Anti-Sorgen-Text. Wenn Sie Aufgabe 10 gründlich erledigt haben, können Sie auf die dort erstellten Texte zurückgreifen, diese modifizieren und ggf. ergänzen.

Oft wird und soll es bei diesen Übungen ja wirklich um sehr schlimme Vorstellungen gehen. Deshalb ist es von zentraler Bedeutung, diese Texte und ihren Inhalt schon vor Übungsbeginn tief zu verinnerlichen. Setzen Sie sich mit den Inhalten intensiv auseinander, modifizieren Sie sie so, dass sie zu wirklichen eigenen Überzeugungen werden. Nur dann sind sie in Ihrem Gehirn zu materiellen Barrieren gegen die Angst geworden, nur dann kann eine nachhaltige Reframing-Wirkung von ihnen ausgehen. Sie müssen diese Texte nicht wortgetreu auswendig lernen, aber Sie sollten die Hauptinhalte prompt und flüssig wiedergeben können. Schließlich können Sie die Texte zu kurzen Formeln verdichten, sodass der Gesamtinhalt des Textes intuitiv mitschwingt und latent bewusst wird, wenn Sie die Formel sprechen oder denken, z.B. »Glück im einfachen Leben« oder »Nicht tiefer als in Gottes Hand«.
Eine andere Möglichkeit, die reframenden Inhalte während des Übens präsent zu halten, besteht wieder darin, die Texte als MP3-Tonspur aufzuzeichnen und sie dann abzuspielen. Technische Hinweise dazu finden Sie in Aufgabe 2 (Kap. 5). Planen Sie dann möglichst oft, am besten täglich, eine Zeit von 30 bis 60 Minuten für Ihre Imaginationsübungen ein. Eine Einzelübung könnte fünf bis zehn Minuten dauern. Machen Sie mehrere Übungen, unterbrochen von Entspannungspausen. Jede Übung beginnen Sie mit dem Bewusstmachen der Texte, ihre Inhalte halten Sie sich während der Übung präsent, indem Sie sie aus dem Gedächtnis

referieren, Ihre Formeln laut oder leise verbalisieren oder Ihre MP3-Spur ablaufen lassen.
Ist diese innere Haltung gefestigt, lassen Sie die Vorstellungsbilder zu, lassen Sie sie plastischer werden, stellen Sie sie schärfer. Halten Sie sich v.a. die Auslösereize für einige Minuten sehr präsent im Fokus Ihres inneren Auges. Versuchen Sie, das alles durch Wirkung der reframenden Brille in einer veränderten Gefühlstönung zu erleben: sich abschwächende, aushaltbare Negativgefühle, neutrale Gefühlszustände bis hin zu bittersüßgemischten Seelenverfassungen wie universeller Liebe oder universellem Mitgefühl. Bringen Sie durch Wiederholung all diese Elemente immer wieder intensiv in innere Berührung, sodass sich durch Konditionierung ihre Verbindung festigt. Zugleich erfolgt eine Gewöhnung an die inneren Bilder und an die verbleibenden Negativgefühle.
Wenn Sie bei der schlimmstmöglichen Scharfstellung die Situationsbilder gut aushalten können, gefasst und stark bleiben; wenn Sie Ihre Gefühle als angemessen erleben und Sie sie in Achtsamkeit annehmen können, ist das Ziel der Übung erreicht. Bei Situationen ohne realen Bezug zu unseren Urängsten sollten die Negativgefühle weitestgehend verschwunden sein (Frau S.: die Tochter in der Sozialwohnung); besteht ein solcher Bezug in starkem Maße, wäre es gut, wenn die Negativgefühle auf einer Skala bis 10 ein Niveau von 3–4 nicht mehr überschreiten (Frau S.: die Tochter auf der Intensivstation). Wird dieses Ziel bei einer Vorstellungsaufgabe mindestens zweimal erreicht, können Sie zur nächstschwierigeren Stufe fortschreiten. Überlegen Sie, ob ein Erfolgstagebuch hilfreich sein könnte (s. Aufg. 5, Kap. 6).

Wiederum muss man sagen, dass diese Übungen in der 100%-Form erhebliche mentale Anforderungen stellen. Sie wirken aber auch, wenn man sie nur zu 50% umsetzen kann.
Auch hier ist es möglich, das Vorstellungsvermögen separat zu trainieren. Man kann üben, sich die Situationen und Bilder vorzustellen, und die emotionalen Auslösereize dabei erst einmal weglassen – also z.B. ein Intensivstation-Bett ohne Patienten.

Generell kann es helfen, äußere Stützen zur Stabilisierung der mentalen Prozesse zu Hilfe zu nehmen – z. B. Fotos der Situation, möglichst unter Einschluss der emotionalen Auslösereize. Frau S. etwa könnte ein Foto von ihrer Freundin in deren Wohnung oder ein Foto von einer Intensivstation betrachten und dazu Formeln sprechen (z. B. die oben vorgeschlagenen). Geht es um die Erstbearbeitung sehr schlimmer Vorstellungen, kann man einen kompetenten und informierten Vertrauten um Beistand bitten. Bei stärkeren Erregungszuständen hilft die inzwischen bewährte Lippenbremsatmung (s. Kap. 3). Im Zweifel aber sollte man sich hierfür immer ins therapeutische Setting begeben, insbesondere dann, wenn zur Emotionsgeladenheit der zu bearbeitenden Situation eigene traumatische Erlebnisse beitragen.

Sicherungsverhalten abbauen und Realkonfrontation

Zuletzt sollte man sich fragen, wo überall man im äußeren Lebensvollzug zu Vermeidungs- und Sicherungsverhalten neigt, das abgebaut gehört, und ob es sonstige Möglichkeiten der realen Konfrontation gibt. Wenn Ihr Sorgentagebuch eine Spalte »Vermeidungsverhalten« hatte, wissen Sie ja wahrscheinlich schon gut Bescheid – ansonsten beobachten Sie sich eine Zeit lang gezielt. Zur Planung Ihrer Realkonfrontation können Sie Ihren Termin mit sich selbst nutzen. Fragen Sie sich retrospektiv: »Wie ist es seit dem letzten Termin gelaufen, ist mir neues Vermeidungs- oder Absicherungsverhalten aufgefallen? Hab ich meine Verhaltensänderungsziele erreicht?« Führen Sie eventuell darüber Buch. Nehmen Sie immer ein bestimmtes Verhalten in den Fokus und formulieren Sie abrechenbare Ziele für seine Veränderung. Wenn Sie gründlich auf den Stufen 1 und 2 gearbeitet haben, wird Ihnen jetzt auf Stufe 3 die Verhaltensveränderung zumeist recht leichtfallen und Sie können in großen Schritten vorgehen. Bei speziellen, sehr angstbesetzten Verhaltensweisen können Sie kleine Schritte wählen. Die mentale Vorbereitung sieht genauso aus wie bei den Imaginationsübungen: sich die Anti-Sorgen-Inhalte in Bezug auf die hinter dem Verhalten stehenden Ängste im Bewusstsein halten und die Situation durch diese reframende Brille hindurch positiver sehen und erleben. Natürlich können Sie besonders angstbesetzte Verhaltensaufgaben auch speziell durch imaginatives Üben vorbereiten. Wieder gilt es, ein Anti-Angst-Mindset aufzubauen, dieses von Stufe zu Stufe mitzunehmen, es auszubauen und zu stärken (vgl. Abb. 6, Kap. 4).

Hier einige Beispiele für mögliche Verhaltensänderungen:

- wieder die Zeitung lesen, auch die schlechten Nachrichten, über den Todesanzeigen meditieren; wieder Nachrichten hören; an Gesprächen über ängstigende Themen teilnehmen
- mit dem Partner abends wieder den »Tatort« gucken, dann auch »härtere« Filme schauen, eventuell bis hin zu Horrorstreifen; bei schlimmen Szenen sich zwingen hinzusehen
- sich angewöhnen, unangenehme Telefonate bei nächstmöglicher Gelegenheit zu erledigen, Amtspost, Rechnungen etc. sofort zu öffnen und zu lesen
- sich häufiger, spontaner und unvorbereiteter auf Unternehmungen einlassen
- im Berufsbereich sich mehr zutrauen, selbstständiger Entscheidungen treffen, vertretbare Risiken eingehen, Kontrollverhalten abbauen
- sich im sozialen Bereich mehr trauen, berechtigte Forderungen stellen, sich stärker abgrenzen, auch Norm- und Regelverstöße zulassen, z. B. mal zu spät kommen
- anstehende medizinische (Vorsorge-)Untersuchungen terminieren und durchführen lassen
- den Kindern angemessen Selbstständigkeit gewähren, sie nicht mehr mit dem Auto zu allen Terminen fahren, in Bezug auf die Familie Rückversicherungsanrufe auf ein Minimum reduzieren

Fragen Sie sich, ob es »globalere Konfrontationsunternehmungen« gibt, die hilfreich sein könnten. Ich meine damit Sachen wie:

- zwei Wochen vom Jahresurlaub abzwacken und den Jakobsweg gehen oder als Gast in einem Kloster oder einer alternativen Lebensgemeinschaft leben;

- an einem Kurs »Überlebenstraining in der Wildnis« teilnehmen (ja, das mit dem Würmeressen);
- für die Lokalzeitung einen Bericht über den örtlichen Friedhof oder das Krematorium schreiben und dafür dort recherchieren;
- ehrenamtlich in einem Hospiz oder in der Obdachlosenhilfe arbeiten, wobei Sie hier natürlich das Helfenwollen als Motivation bewusst in den Vordergrund stellen sollten.

9 Zwei weiterführende Optionen

Frühe Prägungen, Persönlichkeitsakzentuierungen, spezifische Defizite – Dispositionen bearbeiten

Mit Blick auf unser 2e3s-Schema (Abb. 7, Kap. 4) sind wir nun drauf und dran, den Kreis zu schließen. Wir waren ausgegangen von den allgemeinen Hilfsmaßnahmen: Entlastung, Stressreduktion, Entspannungsverfahren, ausreichend Schlaf, Bewegung an der Natur, Beziehungen leben, Hobbys reaktivieren usw. – Mittel, die bei allen Erkrankungen hilfreich sind. Detaillierter wurden wichtige Techniken des Stressmanagements behandelt.

Dann haben wir die speziellen Anti-Angst-Maßnahmen besprochen, die darauf abzielen, störungsspezifische Angsteskalationsstrukturen abzubauen und durch Anti-Angst-Strukturen im Rahmen des Wiederaufbaus gesunder Lebensregulierungsstrukturen zu ersetzen. Dies haben wir für die vier wichtigsten Angststörungen mit Bezug auf die drei Lernstufen »durchdekliniert«.

Mit Blick auf Abbildung 5 (Kap. 2) waren wir damit ja überwiegend im Bereich von Wegbereitern, Auslösern, Eskalations- und Chronifizierungsmechanismen unterwegs – was noch nicht speziell im Fokus stand, war all das, was man unter Dispositionen

zusammenfassen kann: alle genetisch oder frühkindlich geprägten äußeren und inneren »Ecken und Kanten« eines Menschen, mit denen es sich unter ausreichend günstigen Umständen lange leidlich leben lässt. In vielen Fällen muss man sich mit den Dispositionen nicht unbedingt befassen – die Betroffenen haben im Vorfeld ja über Jahre ausreichend angstfrei mit ihnen gelebt. Im Idealfall lassen sich durch die bisher besprochenen Behandlungsmaßnahmen die »ausreichend günstigen Umstände« wiederherstellen, die Angst klingt weitestgehend ab und das »lange leidlich leben« kann weitergehen.
Gleichwohl gibt es eben auch Fälle, bei denen sich die Angststörung als recht hartnäckig erweist. Dann ist es einen Versuch wert, »tiefer zu bohren« und zu sehen, ob es möglich ist, auf Ebene der Dispositionen Ansatzpunkte zu finden. Dies kann im vorliegenden Buch nicht im Detail erörtert werden, da die Probleme hier natürlich sehr persönlich und individuell werden. Je weiter man sich von den Fakten im Hier und Jetzt entfernt, desto spekulativer und wissenschaftlich ungesicherter werden die Zusammenhänge. Oft kann man nur Vermutungen anstellen und Wahrscheinlichkeitsaussagen treffen. Dabei entstehende Vorstellungen und Konzepte können aber schon allein dadurch hilfreich und wirksam sein, dass sie in hohem Maße einleuchten und plausibel sind. Sie befriedigen unser Bedürfnis nach Erklärung und steigern die innere Stimmigkeit und Kohärenz. An dieser Stelle empfiehlt es sich, die Hilfe eines erfahrenen Therapeuten in Anspruch zu nehmen.

Man kann dann nach früh entstandenen »wunden Punkten« suchen, die vielleicht durch das Geschehen im Hier und Jetzt berührt wurden und überschießende Angstreaktionen auslösen. Stellen Sie sich einen Panikpatienten vor, in dessen Angstreaktion auch der Magen mit leichter Übelkeit bis hin zu leichtem Schmerz reagiert. In längeren Gesprächen wird dann deutlich, dass dies besetzt ist mit einer ganz alten, lange vergessenen Angst. Als Schüler hatte er im Bücherschrank der Eltern ein altes Hausbuch der Krankheiten gefunden. Da er immer schon etwas magensensibel war, schlug er an entsprechender Stelle nach und musste die schrecklichsten Dinge über den Magenkrebs erfahren, mit der Folge einer mehrmonatigen starken Krebsphobie. Es könnte hilfreich sein, sich dies bewusst zu machen und zu bearbeiten: dass Übelkeit und leichte Magenbeschwerden ganz allgemeine Symptome sind, die bei vielen Störungen – insbesondere auch bei Panikanfällen – häufig sind, dass aktuell das Auftreten von Magenkrebs in der Gesamtbevölkerung rückläufig ist; zur Not könnte man eine Magenspiegelung anordnen.

Es ist möglich, dass in bestimmten Fällen wirkliche Traumata aufgedeckt werden. Dann wäre eine spezialisierte Traumatherapie in Betracht zu ziehen.

Man kann nach früh geprägten »verborgenen Programmen« fahnden. Eine Vielzahl auch subtiler elterlicher Einflussnahmen verdichtet sich manchmal zu Grundbotschaften wie »Ich bin nicht willkommen«, »Ich genüge nicht« oder »Ich bin zu kurz gekommen«. Solche Tiefenprägungen sind oft nicht bewusst, können aber das Erleben und Verhalten an der Oberfläche mehr oder weniger stark und ungut beeinflussen.

Ferner sollten »angstrelevante Defizite« erkannt und bearbeitet werden. Das eine ist, die äußeren Ursachen von Stress zu beseitigen und z.B. aus der Einflugschneise des Airports wegzuziehen. Oft tragen aber auch »Eigenanteile« zu vermehrtem Stress mit Angst bei, also umschriebene Schwächen, mit denen man in Gefahr ist, peinlich aufzufallen, Ärger zu bekommen oder untergebuttert zu werden. Das kann beginnen bei Problemen wie einer Legasthenie, geht über einen inadäquaten Umgang mit Gefühlen und kann enden beim Mangel an bestimmten sozialen Kompetenzen (Nein sagen, Konflikt- und Durchsetzungsfähigkeit etc.). Dies gilt es, aufzuspüren und durch Lernen und Üben so weit wie möglich auszugleichen.

In ähnlicher Weise gilt das für Persönlichkeitsakzentuierungen wie Schüchternheit, mangelndes Selbstwertgefühl, überstarke Abhängigkeit von anderen Menschen oder starkes Kontroll- und Perfektionsbedürfnis. Manches davon wurde im vorliegenden Buch ja auch zumindest kurz angesprochen. Sind die Akzentuierungen stark oder bleibt nachhaltige Besserung aus, kann und sollte man an diesen Punkten mit speziellen und intensiven Therapiebemühungen ansetzen.

Aufbau von Selbstkompetenz und Ressourcen – Ursachen 2. Ordnung bearbeiten

Sich aus dem Negativen herauszubewegen ist das eine. Man kann und sollte diese Bewegung aber fortsetzen, man sollte versuchen, sich so weit wie möglich ins Positive hineinzubewegen. Jeder Schritt zur Steigerung dessen, was wir Selbstkompetenz, persönliches Wachstum oder persönliche Meisterschaft nennen könnten, trägt auch ein wenig zur Besserung jedweder psychischer Störung bei. Aber nicht nur dies – jeder Schritt auf solchen Wegen vergrößert die Chancen auf ein erfülltes Leben, auf Erfolg und Gesundheit im Allgemeinen.

Die eigene persönliche Entwicklung zu einem lebenslangen Projekt zu machen, für das man ein gewisses Quantum an zeitlichen und finanziellen Ressourcen zur Verfügung stellt, könnte eine der wichtigsten »Hebelentscheidungen« Ihres Lebens werden. Hierfür finden Sie in meinen weiterführenden Büchern, aber natürlich auch in den Schriften anderer Autoren, ausführliche Anleitungen (Hansch 2008, 2009, Corssen 2004, Sprenger 2015, Huhn u. Backerra 2008). Für den Umgang mit so starken und zentralen Gefühlen wie Angst spielen natürlich die meisten, wenn nicht alle Momente persönlicher Meisterschaft eine Rolle. Entsprechend ist vieles davon im vorliegenden Buch zumindest angeklungen. Hier noch einmal einige systematisierende und zusammenfassende Stichpunkte zu den Kerninhalten persönlicher Meisterschaft:

1. Grundwissen über Aufbau und Funktion von Gehirn und Psyche, insbesondere aus der Perspektive der Evolutionspsychologie.
   Wie schon angesprochen, wurde unsere Psyche in der Steinzeit geformt. Sowohl unsere Erkenntnisfunktionen als auch unsere Gefühls- und Motivationsmechanismen sind deshalb

angepasst an die damaligen Überlebensnotwendigkeiten. Da sich unsere Lebenswelt seither dramatisch verändert hat, sind hier riesige Diskrepanzen entstanden, die vielen Menschen gar nicht bewusst sind und deshalb Probleme erzeugen, mit denen sie nicht umgehen können. Unsere Erkenntnisfunktionen suchen überwiegend nach den Fehlern und übersehen das Positive. Unsere Angst lässt uns zurückschrecken vor harmlosen Insekten, aber nicht vor Feuerwaffen oder Tempo 200. Auch auf ein paar andere Gefühlsbereiche wurde in diesem Buch eingegangen.

Es ist von zentraler Bedeutung, diese Fehlausrichtungen und ihre Hintergründe zu verstehen. Erst vor einem solchen Hintergrund ist eine wirklich tiefgehende und zutreffende Selbsterkenntnis möglich. Wir müssen lernen, die oft falschen Spontanreaktionen unseres Selbst zu bremsen. Wir müssen lernen, sie unter Leitung von Ich und Vernunft so zu modulieren, dass sie besser in unsere geistig-kulturelle Welt passen, und sie dann durch Übung automatisieren. Hilfreich hierbei sind das tiefe Verstehen und eine feste Verinnerlichung förderlicher Lebensprinzipien und Geisteshaltungen. Sie geben die Orientierung, in welche Richtung wir unsere angeborenen oder früh geprägten Spontanreaktionen verändern sollten. Ein Beispiel hierfür waren unsere Anti-Angst-Grundhaltungen aus Kapitel 4. Dort aber, wo die Spontanreaktionen unseres Selbst passen bzw. niemandem schaden, sollten wir lernen, sie freier und ungehemmter auszuleben, v. a. durch den Abbau falscher, einengender Muss-Vorstellungen.

2. Wichtig ist ferner das Einüben von Selbstmanagement-Tools, im Idealfall bis hin zu einer konsequenten lebenslangen Meditationspraxis. Beispiele waren der innere Schritt zurück, Reframing, innere Entscheidungsalgorithmen, Techniken wie Achtsamkeit oder paradoxe Intention u. a.
3. Wir sollten die Prinzipien persönlichen Wachstums verstehen und möglichst viel inneren Reichtum aufbauen in Form von Kulturantrieben – Wissensgebiete und Fertigkeiten, die zu hoher Meisterschaft heraufgeübt wurden, die begeistern und

zu deren Erweiterung ein hohes Bedürfnis entsteht: Schach- oder Klavierspielen, Geschichte oder Philosophie, Tango oder Tai-Chi, positive Engagements in allen Bereichen, die mit unseren Werten und unserem Sinnempfinden übereinstimmen. Die Aufmerksamkeitsbindung hierdurch verhindert das Grübeln, die entstehenden positiven Gefühle neutralisieren Angst und Depressivität.
Persönliches Wachstum heißt, dass die mit Bedeutung aufgeladene Repräsentation der Welt im Inneren sich ausweitet, während das eigene Ich gewissermaßen relativ dazu immer kleiner und randständiger wird. Interesse und Faszination an Themen und Problemen der Außenwelt wachsen, Interesse, Sorgen und Ängste in Bezug auf das eigene Ich nehmen ab.
4. Und zuletzt sind besondere Kompetenzbereiche von zentraler Bedeutung: soziale Kompetenzen wie Kommunikationsfähigkeit, die Kunst der Beziehungsgestaltung in allen Bereichen (Erziehung, Führung, Partnerschaft), Systemkompetenzen (vgl. hierzu Hansch 2009), Gesundheitskompetenz, insbesondere Vorbeugung und Selbstbehandlung psychischer Störungen (Hansch 2013). Vor dem o.g. Hintergrund kann man in diesen und anderen Kompetenzbereichen ein neues Niveau erreichen.

Sollten Sie unter einer schweren und hartnäckigen Angststörung leiden, versuchen Sie unbedingt auch auf diesen vier Wegen so weit wie möglich voranzukommen. Sie machen so Ihre Angst zu einer in Teilen positiven Kraft, die Sie zu neuen, ungeahnten Ufern führen kann.

Die eigene persönliche Entwicklung zu einem lebenslangen Projekt zu machen, für das man ein gewisses Quantum an zeitlichen und finanziellen Ressourcen zur Verfügung stellt, könnte eine der wichtigsten »Hebelentscheidungen« Ihres Lebens werden.

10 Über Psychotherapeuten, Kliniken und Medikamente

An vielen Stellen im Buch wurde darauf hingewiesen, dass es sinnvoll oder gar unbedingt notwendig sein kann, zusätzlich zu Ihren Selbstbehandlungs-Bemühungen professionelle therapeutische Hilfe in Anspruch zu nehmen. Dies ist der Fall, wenn:

- Sie sehr stark unter Druck stehen und es schnell besser werden muss, damit kein großer Schaden entsteht – wenn es also z.B. darum geht, eine Prüfung zu schaffen, ein wichtiges Projekt abzuschließen, eine Firmenpleite abzuwenden;
- Sie schon sehr lange bzw. unter sehr starken Symptomen leiden und Sie das Gefühl haben, das nicht mehr lange aushalten zu können;
- das menschliche Miteinander generell sehr wichtig für Sie ist und Sie glauben, dass eine therapeutische Beziehung Sie in besonderem Maße stützen, motivieren und voranbringen könnte;
- erhebliche Neben- oder Folgeprobleme bestehen: Zweiterkrankungen wie Burn-out, Depression oder PTBS; Alkohol- oder Medikamentenmissbrauch;
- Sie überlegen, ob Sie zusätzlich zu Ihren Bemühungen um psychische Veränderung Medikamente einnehmen sollten;
- Sie sehr stark unter Hoffnungslosigkeit leiden, an irgendeinen Ausweg nicht mehr glauben oder sich sogar schon Suizidgedanken aufdrängen;
- Sie sich mit den in diesem Buch oder in alternativen Titeln gestellten Aufgaben für Ihre Selbstbehandlung überfordert fühlen, auch weil Ihr gegenwärtiger Zustand es schwer macht, systematisch und kontinuierlich zu arbeiten;
- Sie eine Zeit lang nach diesem oder einem anderen Buch gearbeitet haben und sich keine ausreichende Besserung einstellt.

Ambulante Therapie

Der erste und einfachste Schritt wäre es, einen ambulant tätigen Psychiater oder Psychotherapeuten aufzusuchen. Hier kommen infrage: Fachärzte für Psychiatrie und Psychotherapie, psychologische Psychotherapeuten, Fachärzte für Psychosomatische Medizin und Psychotherapie oder andere Fachärzte mit Zusatztitel Psychotherapie, die schwerpunktmäßig psychotherapeutisch arbeiten.

Aus Geschichte und Tradition heraus gibt es eine Vielzahl von Psychotherapieschulen, was die Entscheidung bei der Therapeutensuche erst einmal erschwert. In Deutschland werden von den gesetzlichen Krankenkassen folgende Verfahren erstattet: Verhaltenstherapie, tiefenpsychologisch fundierte Psychotherapie sowie die analytische Psychotherapie (»Psychoanalyse«). Als wissenschaftlich anerkannt gelten ferner die Systemische Therapie und die Gesprächstherapie. In der Schweiz dagegen sind die zugelassenen ambulanten Therapeuten hinsichtlich der von ihnen angewandten Psychotherapieverfahren deutlich freier.
Von der Theorie her müsste man vor diesem Hintergrund sagen: Für den Rückbau der Eskalationsmechanismen und eine schnelle Reduktion starker Beschwerden sind eher die Verfahren aus dem Bereich der Verhaltenstherapie geeignet. Der tiefenpsychologisch-psychoanalytische Ansatz zielt eher auf die Arbeit an Dispositionen und frühen Prägungen. In der Praxis wird manches dadurch einfacher, dass viele Therapeuten in mehreren Verfahren ausgebildet sind und daher oft die Behandlung eines recht breiten Spektrums psychischer Probleme abdecken können.
Die Herangehensweise des vorliegenden Buches hat eine große Nähe zu folgenden Verfahren: kognitive Verhaltenstherapie, Akzeptanz-Commitment-Therapie, achtsamkeitsbasierte Verfahren, metakognitive Therapie, Hypnotherapie, Logotherapie und systemische Therapie.

Nutzen Sie die Möglichkeit von »Probesitzungen«. Sprechen Sie offen über Ihre Probleme, artikulieren Sie klar Ihre Wünsche, fragen Sie den Therapeuten, wie er glaubt, Ihnen helfen zu können. Besonders wichtig ist, dass Sie sich Fragen stellen wie: Wirkt der Therapeut kompetent auf Sie? Fühlen Sie sich verstanden, respektiert und aufgehoben? Haben Sie das Gefühl, dass eine offene und vertrauensvolle Beziehung entstehen könnte? Haben Sie bei diesen Fragen Zweifel, dann zögern Sie nicht, das anzusprechen oder bei weiteren Therapeuten Probesitzungen in Anspruch zu nehmen. Auch gute Selbsthilfegruppen können eine starke Hilfe sein.

Stationäre Therapie

Die Behandlung von unkomplizierteren Angststörungen hat im ambulanten Bereich ihren Schwerpunkt. Der Bertoffene kann so die vielfältigen Alltagssituationen für Konfrontationsübungen nutzen. Wenn eine ambulante Therapie gut möglich ist, könnte der Gang in eine Klinik auch ein ungutes Moment von Flucht und Vermeidung bergen.

Allerdings gibt es auch Situationen, in denen eine stationäre Therapie in einer psychosomatischen oder psychiatrischen Klinik anzuraten oder unbedingt notwendig ist. Dies abzuklären und mit Ihnen zu besprechen wäre ggf. Aufgabe Ihres ambulanten Behandlers. Insbesondere die folgenden Situationen sprechen für den Schritt in die Klinik:

- Eine ambulante Therapie ist nur unter größten Schwierigkeiten möglich – weil Sie sehr abgelegen wohnen oder weil Sie wegen einer schweren Agoraphobie oder einer körperlichen Behinderung kaum das Haus verlassen können.
- Das häusliche Umfeld ist eine so gravierende Mitursache Ihrer Erkrankung, dass Distanznahme eine Bedingung der Besserung ist. Dies wäre bei schweren Ehe- oder Familienkonflikten der Fall, bei großer Nähe zum Arbeitsplatz – wenn sich etwa das Büro oder pflegebedürftige Angehörige im Haus befinden – oder in sehr beobachtenden und rigide bewertenden sozialen Umfeldern, etwa in kleinen dörflichen oder religiösen Gemeinschaften.

- Es handelt sich um eine »komplizierte Angststörung« mit gravierenden Nebendiagnosen – Burn-out, Depression, Suchterkrankung – und womöglich damit zusammenhängenden Behandlungsnotwendigkeiten: Tabletten- oder Alkoholentzug.
- Es besteht eine Suizidgefährdung, die im ambulanten Rahmen nicht mehr »aufgefangen« werden kann.
- Eine länger laufende ambulante Psychotherapie bringt keinen ausreichenden Fortschritt.
- Sie möchten die Gesamtbehandlungsdauer und Gesamtleidenszeit dadurch verkürzen, dass Sie nach einem sehr konzentrierten und intensiven Behandlungsbeginn auf einer spezialisierten Psychotherapiestation »gut gerüstet« ins ambulante Therapiesetting übergehen.

Medikamente

Eine weitere Möglichkeit, bei Angsterkrankungen Besserung zu bewirken, ist die Einnahme von Medikamenten. Allerdings sollte dies eher das letzte Register sein, das gezogen wird. Und niemals darf das die einzige Behandlungsform sein.

Die ersten und wichtigsten Maßnahmen sind angeleitete Selbsthilfe und Psychotherapie. Nur wenn es notwendig ist, kann und sollte dies durch eine medikamentöse Behandlung ergänzt werden. Die Einnahme von Medikamenten stärkt immer die folgende Denkfigur: »Ich kann meine Angst nicht allein bewältigen. Wenn ich meine Tabletten vergessen habe oder sie mir jemand nehmen will, muss ich Angst haben, dass die Angst wiederkommt.« Diese Gefahr besteht tatsächlich – man kann ihr dadurch begegnen, dass man die Medikamente, wenn sie später abgesetzt werden sollen, sehr langsam »ausschleicht«. Über diese mehr oder weniger starke »psychische Abhängigkeit« hinaus kann es bei bestimmten Medikamenten auch zur Entstehung einer körperlichen Abhängigkeit mit entsprechenden Entzugssymptomen bei schnellem Absetzen kommen. Werden z.B. Benzodiazepine sehr lange in hohen Dosen eingenommen, wird dies oft zu einem erheblichen Problem.

Darüber hinaus kann es bei allen Medikamenten zu merklichen Nebenwirkungen kommen.

Gleichwohl gilt: Bei den »gängigen« hier infrage kommenden Psychopharmaka sind die häufigen Nebenwirkungen meist gut tolerabel, und gefährlichere Nebenwirkungen sind ausgesprochen selten. Wenn es gute Gründe für die Einnahme von Medikamenten gibt und Ihnen dies auch von Ihrem ambulanten Behandler empfohlen wird, sollten Sie nicht zu lange zögern, einen Versuch damit zu machen.

Was wären »gute Gründe«?

- Wenn Sie so starke Symptome haben oder diese schon so lange bestehen, dass Sie es kaum mehr aushalten können.
- Wenn es schnell besser werden sollte, damit ein großer Schaden vermieden werden kann (Firmenpleite, Abbruch einer Ausbildung).
- Wenn Psychotherapie allein über längere Zeit keine ausreichende Besserung bewirkt.
- Wenn zusätzlich vom Vorliegen einer behandlungsbedürftigen Depression auszugehen ist.

Als Mittel der ersten Wahl gelten heute die Selektiven Serotonin-Wiederaufnahme-Hemmer (SSRI) und die Selektiven Noradrenalin-Serotonin-Wiederaufnahme-Hemmer (SNRI), z.B. Citalopram, Escitalopram, Fluoxetin, Paroxetin, Sertralin oder Venlafaxin. Primär fungieren diese Medikamente als Mittel gegen Depressionen – sie haben aber auch eine positive Wirkung bei Angststörungen. Bei Angstpatienten sollten diese Medikamente besonders vorsichtig, beginnend mit einem Viertel oder der Hälfte der üblichen Dosis, »eingeschlichen« werden (evtl. sogar in Tropfenform). Sie können in den ersten Tagen Nebenwirkungen erzeugen wie Unruhe, Zittern, Schwitzen, Schwindel, Übelkeit oder Schlafstörungen. Dies kann den Angstsymptomen ähneln, auf deren Vermeidung viele der Betroffenen ja ängstlich fixiert sind. Wenn die Patienten dies nicht wissen und nicht darauf vorbereitet sind, reagieren Sie nicht selten mit Panik und erheblicher Abwehr, was dann oft zum Abbruch der Medikamenteneinnahme führt.

Nach 1–2 Wochen regelmäßiger Einnahme klingen diese Nebenwirkungen in aller Regel wieder ab. Hinzu kommt: Die gegen Angst und Depression gerichteten positiven Wirkungen zeigen sich erst mit einer Zeitverzögerung von 2–3 Wochen (bis hin zu sechs Wochen). Es ist verständlich, dass in dieser Situation Patienten nicht selten dazu neigen, vorschnell auf einen Wechsel des Medikaments oder auf einen Abbruch der medikamentösen Behandlung zu drängen. Vermeiden Sie dies, sollten Sie in diese Situation kommen! Geben Sie Ihrem Körper ausreichend Zeit, sich auf das Medikament einzustellen. Beraten Sie sich gut mit Ihrem Arzt und versuchen Sie, Geduld aufzubringen. Im Einzelfall kann es sinnvoll sein, in den ersten Tagen zusätzlich Beruhigungsmittel (Benzodiazepine) einzunehmen, um die Nebenwirkungen »abzudämpfen«. Es gibt einige ältere Antidepressiva, die sogenannten Trizyklika, die bei Angststörungen ebenfalls eine gute Wirkung zeigen, z.B. Clomipramin oder Imipramin. Aufgrund ihrer häufigeren Nebenwirkungen werden diese heute aber seltener empfohlen.

Da die Wirkungs- und Nebenwirkungsprofile der einzelnen Medikamente etwas unterschiedlich sind, sollte die Entscheidung für oder gegen ein bestimmtes Präparat in einer ausführlichen Beratung mit Ihrem Arzt getroffen werden. Das Gleiche gilt für den Einsatz weiterer Substanzen/Substanzgruppen, die meist erst dann zum Zuge kommen, wenn o.g. Medikamente keine ausreichende Wirkung zeigen, etwa Pregabalin, Buspiron, Opipramol oder Quetiapin.

Auch in der Angstbehandlung sollten Antidepressiva regelmäßig und längerfristig eingenommen werden, wenigstens für einige Monate. Schon aufgrund der o.g. zeitlichen Verläufe der (Neben-) Wirkungen eignen sie sich nicht als sporadisch eingenommene Krisenmedikamente. Die Gefahr einer Abhängigkeitsentwicklung besteht nicht.

Für alle längerfristig einzunehmenden Medikamente gibt es mehr oder weniger häufige Kontrolluntersuchungen, die nach einem bestimmten Schema auszuführen sind (EKG- und Laborkontrollen). Bei allen Ihren Ärzten sollten Sie immer alle Ihre Medikamenteneinnahmen offenlegen, damit mögliche Nebenwirkungen und Wechselwirkungen mit anderen Arzneimitteln beachtet werden können.

Als »Notfallmedikament« in akuten Paniksituationen oder zum Durchstehen kritischer Lebensphasen von wenigen Wochen können Beruhigungsmittel eingesetzt werden, insbesondere die sogenannten Benzodiazepine: Lorazepam (Tavor, Temesta) oder Alprazolam (Tafil, Xanax). Diese Medikamente lösen die Angst sehr schnell und effektiv. Sie wirken gewissermaßen so gut, dass sie süchtig machen. Bei zu häufiger Einnahme kann es zu einer Gewöhnung kommen, sodass die Dosis gesteigert werden muss, um eine ausreichende Wirkung zu erzielen. Bereits nach 2–3 Monaten kann so eine Abhängigkeit entstehen. In regelmäßiger Verordnung sollten diese Mittel deshalb nicht länger als vier Wochen eingenommen werden. Der sporadische Einsatz ist auf wirkliche Krisensituationen zu begrenzen, in denen andere Interventionsmöglichkeiten nicht bestehen oder versagen (körperliche Bewegung, Lippenbremsatmung).
Es ist unbedingt zu beachten, dass unter Wirkung von Benzodiazepinen das Führen von Autos oder anderen Maschinen beeinträchtigt und zu unterlassen ist.

Generell gilt: Bei jeglicher Einnahme von Psychopharmaka sollten Sie die Themen »Fahrtauglichkeit« und »Möglichkeit von Alkoholgenuss« unbedingt explizit mit Ihrem Arzt besprechen, das Vorgehen ist hier immer individuell anzupassen. Sofern keine zu starke Beeinträchtigung durch die Erkrankung vorliegt und Medikamente über längere Zeit in nicht zu hoher Dosis eingenommen werden (»Erhaltungstherapie«), wird das Autofahren meist möglich sein – immer unter der Voraussetzung einer gesteigerten selbstverantwortlichen Beachtung des je aktuellen Befindens. In den Phasen von Neueinstellung, Umstellung oder Dosissteigerung ist mindestens für einige Tage vom Fahrzeugführen Abstand zu nehmen. Alkohol ist unter Medikation generell mit größter Vorsicht zu genießen. Benzodiazepine, Antidepressiva und Alkohol (besonders in größeren Mengen) können sich in ihrer Wirkung gefährlich wechselseitig verstärken (bis hin zum Koma).

Wie geht es weiter?

Sie haben den Schluss dieses Buches erreicht. Vielleicht ist der eine oder die andere erst einmal etwas erleichtert. Es ist ja doch ein ausführliches Buch geworden, ein Buch, das ein Spektrum an Arbeitsmöglichkeiten mit auch sehr anspruchsvollen Aufgaben eröffnet. Für Sie ergibt sich nun die Frage, wie Sie weiter damit umgehen wollen. Es ist Ihre Entscheidung, ob Sie sich kleine oder große Aufgaben zurechtschneidern, ob Sie mit kleinen Aufgaben beginnen und die großen später in Angriff nehmen.

Vielleicht geht es Ihnen im Moment nicht so gut. Sie fühlen sich beeinträchtigt durch starke Angst, Erschöpfung und Alltagsstress. Dann machen Sie sich bewusst: Sie haben Zeit – mit allergrößter Wahrscheinlichkeit sind auch bei Ihnen die wahren Grundlagen eines erfüllten Lebens nicht in Gefahr. Sie können kleine Schritte wählen und Pausen machen. Nehmen Sie zusätzliche Hilfe in Anspruch – eine professionelle Psychotherapie, eventuell auch Medikamente. Arbeiten Sie mit dem Buch in Phasen, in denen es Ihnen ausreichend gut geht, fangen Sie mit kleinen Aufgaben an. Wenn Sie es wollen, kann dieses Buch ein geduldiger Langzeitbegleiter für Sie werden, der Ihnen auch in Jahren noch wichtige Auskünfte gibt, wenn Sie ihn fragen.

Vielleicht gehören Sie aber auch zu den Glücklichen, die nur von geringem Leidensdruck und umgrenzten Problemen geplagt werden. Möglicherweise haben Sie schon durch die Erstlektüre manches besser verstanden und einige mentale Techniken aufgenommen, die Sie wie nebenbei in Ihrem Alltag ausprobieren und einüben können. Vielleicht genügt das schon, und Sie können dieses Buch erst einmal in Ihr Regal stellen. Sie wissen dann, wo es

steht, sollten sich die Probleme irgendwann einmal verschärfen, etwa in Belastungssituationen.
Oder aber Sie gehören zur nicht kleinen Gruppe derjenigen, die aufgrund ausgeprägter Veranlagung seit vielen Jahren von Angstproblemen mit wechselnder Intensität geplagt werden. Sie hatten schon ein Grundwissen, die meisten der »einfachen Tricks« haben Sie schon probiert – leider ohne dauerhaften Erfolg. Jetzt sind Sie in einer guten Phase, Sie haben ausreichend Energie, Zeit und Ressourcen. Ehe Sie aufgeben, wollen Sie Ihre Probleme noch einmal auf eine möglichst gründliche und nachhaltige Weise angehen. Dann müssen Sie Ihre Aufgaben größer zuschneiden – versuchen Sie, die für Ihre Problematik einschlägigen Aufgabenstellungen des Buches so gründlich und umfassend wie möglich zu bearbeiten. Aber auch Menschen ohne medizinische Diagnose könnten sich das Ziel setzen, ihre noch »normalen«, aber durchaus beeinträchtigenden und unnötigen Alltagsängste deutlich zu reduzieren, um mehr Glück und Erfüllung im Leben zu finden. Auch das wäre eine recht umfassende und deshalb »große« Aufgabe, die einer längerfristigen Arbeit bedarf. Zumindest dann, wenn Sie in allen wichtigen Lebensbereichen deutliche Fortschritte erzielen wollen.

Ich habe dieses Buch bewusst eher ausführlich und anspruchsvoll gestaltet, damit es dieses breite Spektrum abdecken kann; damit auch die Menschen, die sich größeren Aufgaben gegenübersehen, genügend Material an die Hand bekommen. Zur Bewältigung großer Aufgaben braucht es große Kräfte. Ich wollte ein Buch schreiben, das bei Bedarf als maximaler Kraftverstärker für unseren Geist dienen kann, der im Hier und Jetzt schwach ist gegen die Gewalt starker Wellen von Angst oder anderen negativen Gefühlen.
Dies sind die Kraftverstärker unseres Geistes:

- *Differenzierung:* genaues Verstehen auch in möglichst vielen Einzelheiten. Je mehr Gedankenfäden in eine Richtung ziehen, desto mehr kann durch sie bewegt werden.
- *Systematisches und kontinuierliches Üben:* Über Jahre festigt es jeden einzelnen der Gedanken- und Kompetenzfäden in

unserem Nervengewebe und führt zu einer immer besseren Vernetzung.

- *Synergie:* Je dichter das Netz geknüpft ist, das in die neue Richtung zieht, desto mehr kann bewegt werden.

Wenn es unser schwacher Geist lernt, diese Kraftverstärker zu nutzen, wird er zu gewaltigen Kraftleistungen fähig. Jeder von Ihnen kann Schritte nach vorn machen, zur Not eben ganz kleine. Und auch mit ganz kleinen Schritten kann man weit entfernte Ziele erreichen. Man muss sich die Zeit dafür nehmen, muss seine Schritte systematisch in die richtige Richtung setzen und man darf das Ziel nicht aus den Augen verlieren.
Wenn Sie also vor den eher größeren Aufgaben stehen: Nehmen Sie dieses Buch wieder zur Hand und arbeiten Sie damit. Versuchen Sie die für Sie wichtigen Aufgaben so gut wie möglich zu erledigen. Nehmen Sie wichtige Themen immer wieder auf und führen Sie sie fort, wiederholen Sie Übungen erweiternd. Folgen Sie der einen oder anderen Literaturempfehlung. Arbeiten Sie in dieser Weise über 1–3 Jahre, und es werden sich durchgreifende Erfolge einstellen. Viele Angsterkrankungen kann man weitestgehend heilen, bei jeder Angststörung lässt sich deutliche Besserung erreichen. Ich habe das bei einer großen Zahl von Patienten gesehen. Die methodischen Grundprinzipien, auf denen dieses Buch beruht, sind seit Jahrtausenden bewährt. Sie finden sich in alten Weisheitslehren wie der Stoa oder dem Buddhismus, auf ihnen fußt die moderne, wissenschaftlich begründete Psychotherapie. Auch ganz persönlich kann ich ihre Wirksamkeit bezeugen. Ich habe zwar keine Angsterkrankung, gehöre aber anlagebedingt auch zu den Menschen, die dazu neigen, alles erst mal negativ zu sehen, viel zu grübeln und sich große Sorgen zu machen. Alles, was in diesem Buch steht, hat auch mir geholfen, im Laufe der Jahre deutlich gelassener und positiver zu werden.
Immer öfter und immer länger wird sich Ihr Bemühen ins Positive wenden: Je mehr Synergien sich aufbauen, je mehr Erfolge sich einstellen, desto mehr wird sich das Ganze von der Pflicht zur Freude wandeln. Wenn Sie Ihren Geist schulen und stärken am

Umgang mit der Angst, werden Sie später noch ganz andere große Aufgaben bewältigen.
Ich wünsche Ihnen von ganzem Herzen gutes Gelingen dabei!

Nochmals möchte ich Sie auf die Webseite www.angst-selbst-bewältigen.de einladen – hier werden von Zeit zu Zeit vielfältige ergänzende und erweiternde Inhalte eingestellt: aktuelle Informationen, Videos, Hörsequenzen, Texte, Veranstaltungstermine und interessante Links.

Lassen Sie mich schließen mit der Abwandlung eines bekannten asiatischen Sprichwortes:

> *Es war eine Jahrhundertflut – und doch hat*
> *der Große Damm gehalten. Die berühmten Männer,*
> *die diesen Damm bauten, waren die gleichen, die viele*
> *Jahre zuvor damit begonnen hatten, kleine Steine*
> *zusammenzutragen. Es waren die gleichen Männer,*
> *die auch dann unbeirrt am Großen Damm weiterbauten,*
> *wenn das Wetter schön war und die anderen Menschen*
> *die Flutgefahr längst vergessen hatten.*

Literatur

Baker, R.: *Wenn plötzlich die Angst kommt.* SCM Brockhaus, Witten 2014.

Bandelow, B.: *Das Angstbuch.* Rowohlt, Reinbek 2008.

Bandelow, B.: *Das Buch für Schüchterne.* Rowohlt, Reinbek 2009.

Baumeister, R., Tierney, J.: *Die Macht der Disziplin.* Campus, Frankfurt/M. 2012.

Beckfield, D.: *Panikattacken meistern und das Leben zurückgewinnen.* Junfermann, Paderborn 2014.

Berger, M. (Hrsg.): *Psychische Erkrankungen: Klinik und Therapie.* Urban & Fischer, München 2015.

Bielefeld, M.: *Den Wind im Gepäck: Über das einfache Leben auf einem alten Segelboot.* Ludwig, München 2016.

Birbaumer, N., Zittlau, J.: *Denken wird überschätzt. Warum unser Gehirn die Leere liebt.* Ullstein, Berlin 2016.

Blastland, M., Spiegelhalter, D.: *Wirst du nicht vom Blitz erschlagen, lebst du noch in tausend Jahren: Was wirklich gefährlich ist.* Bastei, München 2015.

Butollo, W.: *Die Angst ist eine Kraft.* Herbig, München 2015.

Corssen, J.: *Der Selbst-Entwickler.* Marix, Wiesbaden 2004.

Covey, S.: *Die sieben Wege zur Effektivität.* Heyne, München 1998.

Donath, A.: *Wer wandert, braucht nur, was er tragen kann: Bericht über ein einfaches Leben.* National Geographic, Hamburg 2017.

Elkin, A.: *Stressmanagement für Dummies.* Wiley-VCH, Weinheim 2012.

Gigerenzer, G.: *Risiko. Wie man die richtigen Entscheidungen trifft.* Random House btb, München 2014.

Gilbert, D.: *Ins Glück stolpern.* Riemann, München 2006.

Grossarth, J.: *Vom Aussteigen und Ankommen: Besuche bei Menschen, die ein einfaches Leben wagen.* Riemann, München 2012.

Hansch, D.: *Psychosynergetik. Die fraktale Evolution des Psychischen.* Westdeutscher Verlag, Opladen 1997.

Hansch, D.: *Persönlichkeit führt.* Gabal, Offenbach 2008.

Hansch, D.: *Erfolgsprinzip Persönlichkeit.* Springer, Berlin/Heidelberg 2009.

Hansch, D.: *Erfolgreich gegen Depression und Angst.* Springer, Berlin/Heidelberg 2013.

Hansch, D.: *Burnout. Mit Achtsamkeit und Flow aus der Stressfalle.* Knaur, München 2014.

Hansch, D.: *Von der Mastergleichung zur Lebenshilfe: Meine Synergetik-Biografie.* In: Kriz, J., Tschacher, W. (Hrsg.): Synergetik als Ordner. Die strukturierende Wirkung der interdisziplinären Ideen Hermann Hakens. 77–84, Pabst, Lengerich 2017.

Hansch, D., Haken, H.: *Wie die Psyche sich selbst in Ordnung bringt.* In: Psychologie heute, Heft 7, 36–41, 2004.

Hansch, D., Haken, H.: *Synergetik in Hirnforschung, Psychologie und Psychotherapie.* In: Petzer T., Steiner S. (Hrsg.) *Synergie: Kultur- und Wissensgeschichte einer Denkfigur.* 371–394, Fink, Paderborn 2016.

Harris, J. R.: *Ist Erziehung sinnlos? Die Ohnmacht der Eltern.* Rowohlt, Reinbek 2000.

Hawking, S.: *Meine kurze Geschichte.* Rowohlt, Reinbek 2013.

Hirshberg, C., Barasch, M.: *Gesund werden aus eigener Kraft. Spontanheilung bei Krebs.* Knaur, München 1997.

Huhn, G., Backerra, H.: *Selbstmotivation: Flow statt Stress oder Langeweile.* Hanser, München 2008.

Jammer, M.: *Einstein und die Religion.* UVK, Konstanz 1995.

Kabat-Zinn, J.: *Im Alltag Ruhe finden: Meditationen für ein gelassenes Leben.* Knaur, München 2015.

Kahnemann, D.: *Schnelles Denken, langsames Denken.* Siedler, München 2011.

Kaluza, G.: *Gelassen und sicher im Stress.* Springer, Heidelberg 2015.

Mischel, W.: *Der Marshmallow-Test.* Siedler, München 2015.

Morschitzky, H.: *Angststörungen.* Springer, Wien 2009.

Morschitzky, H.: *Raus aus dem Schneckenhaus: Soziale Ängste überwinden.* Patmos, Ostfildern 2011.

Pinker, S.: *Gewalt. Eine neue Geschichte der Menschheit.* Fischer, Frankfurt/M. 2011.

Schiepek, G., Wegener, C., Wittig, D., Harnischmacher, G.: *Synergie und Qualität in Organisationen.* DGVT Verlag, Tübingen 1998.

Schwermer, H.: *Das Sterntalerexperiment. Mein Leben ohne Geld.* Goldmann, München 2003.

Sprenger, R.: *Das Prinzip Selbstverantwortung.* Campus, Frankfurt/M. 2015.

Tausch, R.: *Hilfen bei Stress und Belastung: Was wir für unsere Gesundheit tun können.* Rowohlt, Reinbek 1996.

Thürmer, C.: *Laufen. Essen. Schlafen.: Eine Frau, drei Trails und 12 700 Kilometer Wildnis.* Malik, München 2016.

Wachter, M. v.: *Chronische Schmerzen.* Springer, Berlin/Heidelberg 2014.

Weiterführende Literatur

Angst allgemein

Bandelow, B.: *Das Angstbuch.* Rowohlt, Reinbek 2008.

Butollo, W.: *Die Angst ist eine Kraft.* Herbig, München 2015.

LeDoux, J.: *Angst. Wie wir Furcht und Angst begreifen und therapieren können.* Ecowin, Salzburg 2016.

Stossel, S.: *Angst. Wie sie die Seele lähmt und wie man sich befreien kann.* C. H. Beck, München 2014.

Panikstörung/Agoraphobie

Baker, R.: *Wenn plötzlich die Angst kommt.* SCM R. Brockhaus, Witten 2014.

Beckfield, D.: *Panikattacken meistern und das Leben zurückgewinnen.* Junfermann, Paderborn 2014.

Morschitzky, H.: *Endlich leben ohne Panik.* Fischer u. Gann, Munderfing 2015.

Rufer, M., Alsleben, H.: *Stärker als die Angst.* Huber, Bern 2011.

Soziale Angststörung

Bandelow, B.: *Das Buch für Schüchterne.* Rowohlt, Reinbek 2009.

Markway, B. G., Markway, G. P.: *Frei von Angst und Schüchternheit: Soziale Ängste besiegen – ein Selbsthilfeprogramm.* Beltz, Weinheim 2012.

Morschitzky, H.: *Raus aus dem Schneckenhaus: Soziale Ängste überwinden.* Patmos, Ostfildern 2011.

Generalisierte Angststörung

Becker, E., Margraf, J.: *Vor lauter Sorgen … Hilfe für Betroffene mit Generalisierter Angststörung.* Beltz, Weinheim 2008.

Morschitzky, H., Hartl, T.: *Die Angst vor Krankheit verstehen und überwinden.* Patmos, Ostfildern 2014.

Schmidt-Traub, S.: *Generalisierte Angststörung.* Hogrefe, Göttingen/Bern 2008.

Depression/Burn-out

Burisch, M.: *Dr. Burischs Burnout-Kur.* Springer, Berlin/Heidelberg 2015.

Hansch, D.: *Erfolgreich gegen Depression und Angst.* Springer, Berlin Heidelberg 2013.

Hansch, D.: *Burnout. Mit Achtsamkeit und Flow aus der Stressfalle.* Knaur, München 2014.

Hell, D.: *Depression: Wissen, was stimmt.* Kreuz, Freiburg 2015.

Lebenskunst/Persönliche Meisterschaft

Corssen, J.: *Der Selbst-Entwickler.* Marix, Wiesbaden 2004.

Covey, S.: *Die sieben Wege zur Effektivität.* Heyne, München 1998.

Csikszentmihalyi, M.: *Flow. Das Geheimnis des Glücks.* Klett-Cotta, Stuttgart 1993.

Elkin, A.: *Stressmanagement für Dummies.* Wiley-VCH, Weinheim 2012.

Evans, D., Zarate, O.: *Evolutionspsychologie. Ein Sachcomic.* Tibia Press, Mülheim a. d. R. 2016.

Hanh, T. N.: *Das Herz von Buddhas Lehre.* Herder, Freiburg/Basel/Wien 1998.

Hansch, D.: *Persönlichkeit führt.* Gabal, Offenbach 2008.

Hansch, D.: *Erfolgsprinzip Persönlichkeit.* Springer, Berlin/Heidelberg 2009.

Hansch, D., Haken, H.: *Wie die Psyche sich selbst in Ordnung bringt.* In: Psychologie heute, Heft 7, 36–41, 2004.

Höfler, H.: *Atementspannung.* Trias, Stuttgart 2012.

Huhn, G., Backerra, H.: *Selbstmotivation: Flow statt Stress oder Langeweile.* Hanser, München 2008.

Kabat-Zinn, J.: *Im Alltag Ruhe finden: Meditationen für ein gelassenes Leben.* Knaur, München 2015.

Revenstorf, D., Zeyer, R.: *Hypnose lernen. Leistungssteigerung und Stressbewältigung durch Selbsthypnose.* Carl-Auer, Heidelberg 2006.

Seligman, M.: *Der Glücksfaktor. Warum Optimisten länger leben.* Ehrenwirth, München 2003.

Sprenger, R.: *Das Prinzip Selbstverantwortung.* Campus, Frankfurt/M. 2015.

Zitatnachweis

S. 351: Daniel Gilbert, *Ins Glück stolpern. Erkenntnisse über die Unvorhersehbarkeit.* Die Rechte an der Nutzung der deutschen Übersetzung von Burkhard Hikisch liegen beim Riemann Verlag, München, in der Verlagsgruppe Random House GmbH.

S. 357: Steven Pinker, *Gewalt. Eine neue Geschichte der Menschheit.* Aus dem Amerikanischen von Sebastian Vogel. © S. Fischer Verlag GmbH, Frankfurt/M. 2011.

S. 372: Stephen W. Hawking, *Meine kurze Geschichte.* Deutsche Übersetzung von Hainer Kober. Copyright © 2013 Rowohlt Verlag GmbH, Reinbek bei Hamburg.

S. 374: Niels Birbaumer/ Jörg Zittlau: *Denken wird überschätzt. Warum unser Gehirn die Leere liebt* © 2016 Ullstein Buchverlage GmbH, Berlin.

Dr. med. Dietmar Hansch

Burnout

Mit Achtsamkeit und Flow aus der Stressfalle

Haben Sie das Gefühl, von allem nur noch überfordert zu sein? Fühlen Sie sich so, als würden Sie immer tiefer in eine Erschöpfungsspirale geraten? Dann wird es dringend Zeit für eine radikale Änderung Ihrer Situation.

Der Arzt Dietmar Hansch hat ein Anti-Burnout-Programm entwickelt, in dem Achtsamkeit, Meditation und konstruktives Denken eine wichtige Rolle spielen. Mit seiner großen beruflichen Erfahrung, seinen klaren Ansagen und viel praktischer Weisheit führt er aus dem Teufelskreis heraus und weist den Weg in ein entspannt und gleichzeitig souverän geführtes Leben.

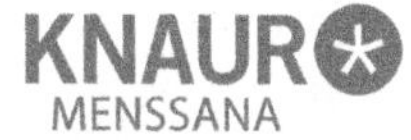

Jon Kabat-Zinn

Im Alltag Ruhe finden

Meditationen für ein gelassenes Leben

Meditieren kann man im Gehen, im Stehen und im Liegen, zu Hause und unterwegs, beim Treppensteigen und sogar beim Geschirrspülen.

Der weltbekannte Meditationslehrer Jon Kabat-Zinn bietet eine Fülle von Übungen, durch die man lernen kann, alle Situationen im Leben mit erhöhter Achtsamkeit und Ruhe zu meistern. Auf diese Weise bleibt man auch im stressigen Alltagstrubel kontinuierlich in seiner inneren Mitte, was positive Folgen für die geistige und körperliche Gesundheit hat.

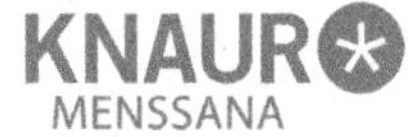